复杂血管病变多学科诊疗实践

顾　问　王玉琦　景在平
名誉主编　陈　忠　符伟国　郭　伟
主　编　曲乐丰　郑月宏　黄建华

天津出版传媒集团
天津科技翻译出版有限公司

图书在版编目(CIP)数据

复杂血管病变多学科诊疗实践/曲乐丰,郑月宏,黄建华主编. — 天津 :天津科技翻译出版有限公司,2020.12

ISBN 978-7-5433-4060-2

Ⅰ. ①复… Ⅱ. ①曲… ②郑… ③黄… Ⅲ. ①血管疾病-诊疗 Ⅳ. ①R543

中国版本图书馆 CIP 数据核字(2020)第 228417 号

复杂血管病变多学科诊疗实践
FUZA XUEGUAN BINGBIAN DUOXUEKE ZHENLIAO SHIJIAN

出　　版:天津科技翻译出版有限公司
出 版 人:刘子媛
地　　址:天津市南开区白堤路 244 号
邮政编码:300192
电　　话:(022)87894896
传　　真:(022)87895650
网　　址:www. tsttpc. com
印　　刷:天津海顺印业包装有限公司分公司
发　　行:全国新华书店
版本记录:889mm×1194mm　16 开本　26 印张　600 千字
　　　　　2020 年 12 月第 1 版　2020 年 12 月第 1 次印刷
　　　　　定价:268.00 元

主编简介

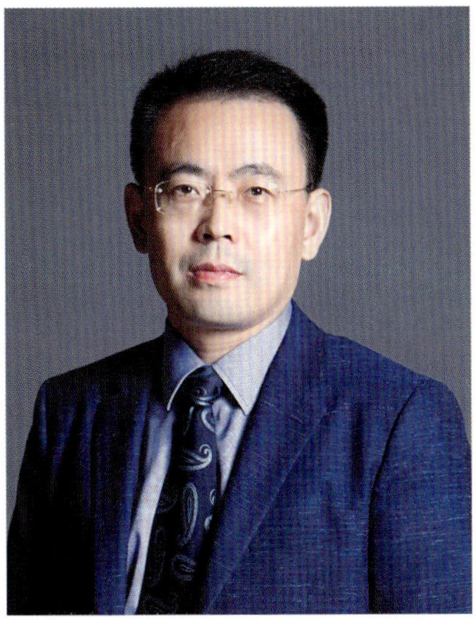

曲乐丰 主任医师、教授、博士研究生导师，现任海军军医大学附属长征医院血管外科主任，海军军医大学颈部血管疾病诊疗中心主任，国家人力资源社会保障部授予的国家级专家服务基地“颈动脉相关脑卒中筛查防治”负责人。我国血管外科专业首位博士后，德国纽伦堡医院血管外科执业医师(注册号：Nr. 620-2411.2-Qu)。美国哈佛大学、耶鲁大学、斯坦福大学和纽约大学等访问学者。

现担任中华医学会外科学分会血管外科学组委员、中国医师协会血管外科医师分会常务委员兼颈动脉学组副组长、国家卫生计生委脑卒中防治工程中青年专家委员会及缺血性卒中外科专业委员会副主任委员、中国微循环学会周围血管疾病专业委员会副主任委员兼颈动脉学组组长、中国医药教育协会血管外科专业委员会副主任委员、国家心血管病专家委员会全国委员、上海市医师协会血管外科医师分会副会长、中国卒中学会心血管疾病分会常务委员等。

荣获首届“国之名医·优秀风范奖”、国家卫生计生委脑卒中筛查与防治工程“突出贡献奖”与“优秀中青年专家奖”、海军军医大学首届“金手术刀”奖。享受军队优秀专业技术人才一类岗位津贴。荣立个人三等功 2 次。入选上海领军人才培养计划、上海市优秀学术带头人计划、上海高校特聘教授(东方学者)计划/跟踪计划、上海市青年科技启明星计划/启明星跟踪计划、上海市浦江人才计划、上海市优秀青年医学人才培养计划、海军军医大学首届“研究型医师”培养计划和优秀青年学者培养计划。

培养研究生 20 余名，获得国家发明专利 6 项，承担国家级和上海市科研项目 19 项。主编及副主编(译)专著 8 部，在核心期刊发表论文 200 余篇，其中 SCI 收录 46 篇。荣获全军医疗成果一等奖、二等奖、三等奖各 1 项，上海医学科技奖三等奖 1 项。

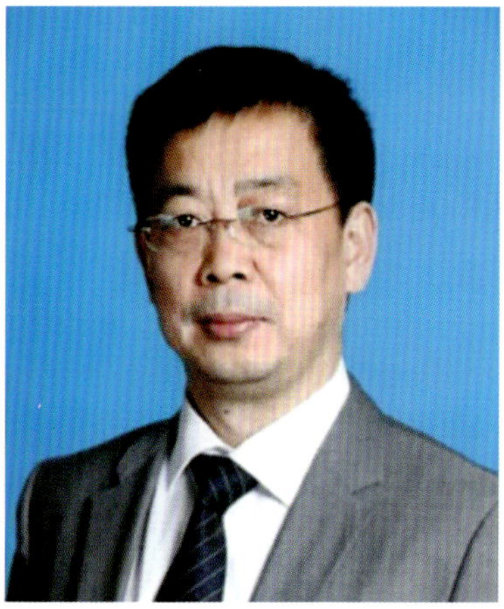

郑月宏 主任医师、教授、博士研究生导师，现任北京协和医院血管外科主任。从医27年，始终工作在临床和科教一线。师从我国著名血管外科专家管珩教授。曾于美国克利夫兰医学中心、Eppworth Healthcare等研修。擅长周围血管外科疾病的开放手术和介入治疗，对血管疑难杂症的治疗有独到见解和创新。对颈部、胸部大血管病变和腹主动脉瘤腔内介入治疗和手术治疗有较多研究。

兼任中国微循环学会副秘书长、中国微循环学会周围血管疾病专业委员会主任委员、亚太血管学术联盟(APA)大会主席、白求恩公益基金会血管专业委员会主任委员、欧美同学会医师协会血管分会主任委员、中国医师协会血管外科医师分会委员等。兼任多家杂志编委和SCI杂志审稿人。

培养研究生20余人，获得“北京协和医院优秀教师”“北京市优秀医师”等称号。目前主持国家自然科学基金、北京市自然科学基金、中国医学科学院重大专项课题等多项科研基金项目和课题。在中文核心期刊发表论文100余篇，发表SCI文章40余篇。主编《腔静脉外科学》《血液透析通路的建立及维护》等专著10余部。获得中华医学科技奖和华夏医学科技奖等4项，并多次获得北京协和医院医疗成果奖。

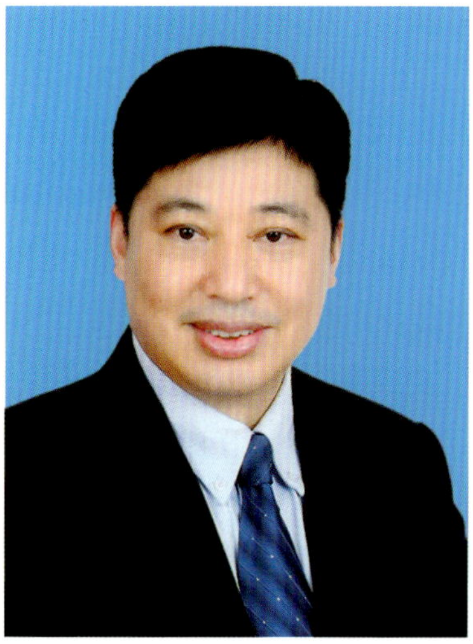

黄建华 主任医师、教授、硕士研究生导师，现任中南大学湘雅医院血管外科主任、普通外科副主任。在腹主动脉瘤、主动脉夹层动脉瘤、动脉硬化闭塞症、下肢静脉曲张等血管疾病的腔内治疗方面深有造诣。腹主动脉瘤和主动脉夹层的治疗达到了国内先进水平，率先开展了3D打印用于腹主动脉瘤腔内治疗、主动脉夹层腔内治疗术中原位开窗重建左锁骨下动脉、预开窗保留左锁骨下动脉、肾动脉支架治疗短瘤颈腹主动脉瘤、EVAR术中“三明治”法保留髂内动脉。较早在国内开展了下肢静脉曲张的腔内激光治疗和腔内射频治疗，取得了良好的效果。

现任中华医学会外科学分会血管外科学组委员、中国老年医学学会周围血管疾病管理分会副会长、国际血管联盟中国分部血管外科专家委员会常务委员、国际血管联盟中国分部血管病围术期管理委员会副主任委员、中国医师协会血管外科医师分会委员、中国医师协会血管外科医师分会血管并发症学组副组长、湖南省医学会血管外科学专业委员会主任委员、湖南省医院管理协会血管病综合诊疗管理专业委员会副主任委员等。主编专著3部，副主编专著2部，参编专著15部。主持和参与国家级及省部级课题10余项。

编者名单

顾　　问　王玉琦　景在平

名誉主编　陈　忠　符伟国　郭　伟

主　　编　曲乐丰　郑月宏　黄建华

副 主 编　李拥军　沈晨阳　周为民　冯　骏

主编助理　吴鉴今　蒋庆君

编　　者　(按姓氏汉语拼音排序)

柏　骏　海军军医大学附属长征医院血管外科

蔡　舟　中南大学湘雅医院血管外科

蔡火营　中南大学湘雅医院血管外科

陈作观　北京医院血管外科

邓礼明　南华大学附属第二医院血管外科

冯　骏　西安交通大学第一附属医院血管外科

顾光超　北京协和医院血管外科

桂欣钰　北京协和医院血管外科

宦　玮　海军军医大学附属长征医院血管外科

黄建华　中南大学湘雅医院血管外科

季相国　海军军医大学附属长征医院血管外科

蒋庆君　海军军医大学附属长征医院血管外科

金　杰　海军军医大学附属长征医院血管外科

李　刚　中南大学湘雅医院血管外科

李　俊　海军军医大学附属长征医院血管外科

李方达　北京协和医院血管外科

李拥军　北京医院血管外科

刘　暴　北京协和医院血管外科

刘　澄　南京鼓楼医院血管外科

刘　倩　中南大学湘雅医院血管外科

刘　睿　中南大学湘雅医院血管外科

刘　伟　西安交通大学第一附属医院血管外科

刘昌伟　北京协和医院血管外科

刘光强　中南大学湘雅医院血管外科

刘建龙　北京积水潭医院血管外科

刘炎东　海军军医大学附属长征医院血管外科

吕彦泽　北京协和医院血管外科

孟庆友　苏州大学附属第一医院心脏大血管外科
苗雨晴　北京医院血管外科
欧阳欢　南昌大学第二附属医院血管外科
欧阳洋　中南大学湘雅医院血管外科
潘柏宏　中南大学湘雅医院血管外科
乔　彤　南京鼓楼医院血管外科
曲乐丰　海军军医大学附属长征医院血管外科
任华亮　首都医科大学附属北京朝阳医院心脏与血管外科
邵　江　北京协和医院血管外科
沈　旭　海军军医大学附属长征医院血管外科
沈晨阳　北京大学人民医院血管外科
苏成锴　苏州大学附属第一医院心脏大血管外科
陶　珍　中国人民解放军海军第 971 医院神经外科
田　轩　北京积水潭医院血管外科
王　超　海军军医大学附属长征医院血管外科
王　威　北京协和医院血管外科
王　伟　中南大学湘雅医院血管外科
王豪夫　青岛大学附属医院血管外科
王宪伟　中南大学湘雅医院血管外科
王曰伟　青岛大学附属医院血管外科
温兴铸　海军军医大学附属长征医院血管外科
吴鉴今　海军军医大学附属长征医院血管外科
吴科敏　中南大学湘雅医院血管外科
吴永发　海军军医大学附属长征医院血管外科
吴志远　北京医院血管外科
熊国祚　南华大学附属第二医院血管外科
徐佳升　南昌大学第二附属医院血管外科
薛冠华　上海交通大学医学院附属仁济医院血管外科
杨　猛　山东省东阿县人民医院普外科
杨　璞　中南大学湘雅医院血管外科
伊志强　北京大学第一医院神经外科
张　慧　北京协和医院血管外科
赵　磊　中南大学湘雅医院血管外科
赵同源　河南省人民医院脑血管疾病科
郑月宏　北京协和医院血管外科
职康康　海军军医大学附属长征医院血管外科
周为民　南昌大学第二附属医院血管外科
邹思力　海军军医大学附属长征医院血管外科

序言一

欣闻由海军军医大学附属长征医院血管外科曲乐丰教授、北京协和医院血管外科郑月宏教授和中南大学湘雅医院血管外科黄建华教授共同主编、由国内众多知名专家共同参与编写的《复杂血管病变多学科诊疗实践》一书即将面世，我欣然应邀为之作序。本书融合国内多个知名血管疾病中心的诊疗经验，以疑难复杂病例个案的诊疗过程为主要形式，结合精美的图片资料，旨在介绍如何通过多学科协作，利用最新理念、器具及术式来治疗疑难复杂血管系统病变。该书内容涵盖了颅内动脉疾病、弓上血管疾病、主动脉疾病、内脏动脉疾病、下肢动脉疾病和下肢静脉疾病等全身血管系统疾病，每个病例都有其特殊之处，从其诊疗过程中能够体会到很多技术和经验的运用，并充分体现了人体疾病的整体观，通过多学科的合作诊疗，实现疾病的最佳转归。

本人致力于胰腺外科的诊疗工作，正如公众所知，胰腺是个沉默的器官，当其恶性病变得以揭示时，患者往往已经预后不佳。除先进的诊疗手段外，首诊医师的全局观念和相关学科的配合程度可能决定着胰腺恶性肿瘤的早期诊断和合理治疗。这也是我一直坚持倡导多学科合作诊疗的原因。

随着人民生活水平的日益提高，血管疾病的发病率也逐年上升。而血管是遍布全身的生命管道，对其病变的诊疗更要求医疗团队具有人体的全局观和多学科协作精神。以曲乐丰教授团队、郑月宏教授团队和黄建华教授团队为代表的血管外科中坚力量，治疗理念和技术始终与国际最前沿接轨。由他们领衔编写的《复杂血管病变多学科诊疗实践》一书，不但秉承了现代国际医疗领域广为推崇的领先诊疗模式，还体现了多方面的理念革新和技术创新。

相信本书能够为各年资从事血管系统疾病诊疗的医师提供参考和帮助。

赵玉沛

2020 年 9 月

序言二

血管系统疾病是当前严重危害人类健康的“第一杀手”，其致死率已经超过了肿瘤，在国际上排名第一位。20世纪70年代，我从协和医科大学毕业时，医务人员对外周血管疾病如主动脉夹层、腹主动脉瘤、颈动脉狭窄和肺动脉栓塞等了解甚少，更谈不上有效的治疗。几十年间，血管外科专业在几代人的艰苦努力下，由最初的几十人发展到上万人，从小到大、由弱到强，很多方面已经具有国际竞争力。血管外科学组也从无到有，逐渐壮大，在我国血管外科事业发展中起到巨大的作用。

改革开放40多年来，我国的医疗健康事业得到了快速的发展，血管外科也迎来了春天，尤其是20世纪末腔内血管外科在我国的萌芽、发展，促使了近20年来血管外科的腾飞。血管外科的中青年专家是这次“飞跃”的中坚力量。本书的主编曲乐丰教授、郑月宏教授和黄建华教授就是其中的代表，他们编写的《复杂血管病变多学科诊疗实践》系统地收集、整理了血管系统疑难复杂病例，而特别令我印象深刻的是，他们能够兼具医学发展非常关键的两个特点。一是科技创新，他们对书中很多疑难复杂病例都采用了非常新颖、原创的方法，巧妙解决难题，还能结合临床问题自主研发临床器械。二是学科交叉，利用多种优势学科交叉融合，如3D打印、多模态和仿生材料等前沿技术，将困难的医学问题多角度、多方位转化，从而促进问题有效解决。

血管疾病不是单纯的某一器官的疾病，因为血管系统遍布人体各个器官与组织，因此，血管疾病的诊疗具有其特殊性。同一种疾病在不同患者中的表现也千差万别，其治疗方法也需要个体化、精准化，我想本书中大量复杂病例的诊疗经验可以帮助大家拓展思路、激发创新思维。目前，我们仍然面临着巨大的挑战，尤其是科技创新。最后，希望血管疾病方面的专家和学者们与所有医学科技工作者一样，在这个具有历史意义的新时代，以科技创新为动力，推动医学人才培养、医学科技创新、临床医疗服务及公共卫生事业的全面发展。

王玉琦

2020年9月

前言

血管病学是一门较为新兴的学科，主要研究血管系统疾病的病因、病理、发病机制及诊疗方法。血管外科学则是其重要的分支学科，由于我国血管系统疾病诊疗发展的历史、传承与创新，血管外科目前主要针对人体外周血管系统疾病，如颅外段颈动脉、椎动脉、胸主动脉、腹主动脉和下肢动/静脉病变等。

血管系统疾病是全球范围内危害人类健康的第一杀手，同时也是我国居民第一位的死亡原因。心、脑、血管系统本质上同属于人体的循环系统，尽管医学专家对其有不同的学科分类，但其发病机制、病理生理等方面实则“同根同源”，如分别诊治则难免陷入“头痛医头”的尴尬局面。近一个世纪以来，随着医学研究手段的进步，以及分子生物学、材料学和人工智能等学科的跨越式发展，血管病学的相关学科如心内科、心脏外科、神经内/外科、血管外科均取得了飞速发展，单个学科的理论体系相对丰满，相关教材、专著趋于完善。但随着人类社会的发展、年龄结构的变化和饮食习惯的改变，疾病谱也随之改变，从治疗“疾病”到治疗“患者”的诊疗模式的调整，给当前相对孤立的单学科诊疗模式带来挑战，一种全新的多学科合作模式成为当前及未来的发展趋势。

鉴于以上原因，我们在血管系统疾病临床诊疗过程中将多学科合作（MDT）的理念融入其中，尤其在面对全身血管系统多处、多支病变的复杂患者时，将其所有病变与患者视为一个整体，个体化地制订适用于每例患者的“定制方案”，力争做到最优化的诊疗效果。本书正是基于大量的血管系统疾病临床 MDT 诊疗实践，将相关的病例及经验进行整理总结，希望能借助于一个个复杂的临床实战病例，将 MDT 原则、诊疗新理念、外科新方法等展现出来，以供同道专家共同讨论、提高。由于团队的经验及知识有限，本书并不是系统理论专著，而是更倾向于理论结合实践的病例合集，希望对读者有所启发和帮助，也恳请大家批评指正。

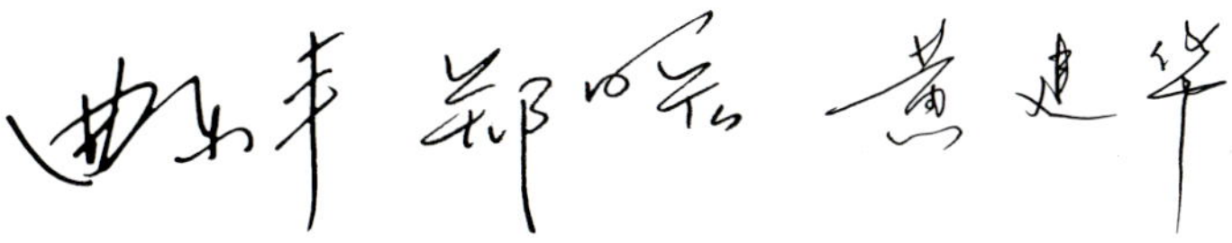

2020 年 10 月

目 录

第 1 篇

颈动脉狭窄性疾病

病例 1

肱动脉入路颈动脉支架成形术治疗高危解剖结构复杂的颈动脉狭窄

导　读

颈动脉支架成形术(carotid artery stenting,CAS)是治疗颈动脉狭窄、预防缺血性脑卒中的有效方法,由于具备创伤小、易操作、恢复快、无须全身麻醉、疗效确切等优点,近年来在国内各级医疗机构得到广泛开展。但在临床实践中,针对合并弓上血管复杂解剖条件,例如,颈动脉严重扭曲、Ⅲ型弓、牛型主动脉弓等,CAS 往往存在较大的技术困难。如患者同时存在高龄、心肺功能不全等情况而难以耐受颈动脉内膜斑块切除术(carotid endarterectomy,CEA)时,如何针对此类复杂病例制订安全、有效、适宜的治疗方案?本文分享 1 例右肱动脉入路 CAS 病例,为此类复杂病例的治疗提供思路及经验。

病例简介

男性患者,76 岁。主诉:突发口角歪斜伴言语不利 4 个月。

【现病史】 患者 4 个月前无明显诱因突发口角歪斜伴言语不利,持续 3~5 分钟后自行缓解,无头晕,无恶心、呕吐,无意识丧失,二便失禁。于外院行 CT 血管造影(CT angiography,CTA)检查,提示左侧颈内动脉重度狭窄。为进一步诊治,门诊以"左侧颈内动脉重度狭窄"收入院。

【既往史】 高血压Ⅲ级(极高危);经皮冠状动脉介入治疗(percutaneous coronary intervention, PCI)史,近来主诉仍有胸闷症状;窦性心动过缓。

【查体】 神志清楚,对答切题。双侧眼球位置正常,无眼震;双侧瞳孔等大等圆,直径约 3mm;双侧瞳孔直接、间接对光反射灵敏。双侧额纹对称,伸舌居中。双侧肢体肌张力和肌力正常,无不自主运动。双侧 Babinski 征(-),Oppenheim 征(-),Gordon 征(-)。左侧颈动脉搏动减弱,听诊可闻及吹风样杂音。

【辅助检查】

颈动脉 CTA:左侧颈内动脉重度狭窄(图 1-1)。

脑部 CT:双侧大脑多发性腔隙性梗死。

冠状动脉 CTA:右冠状动脉多发钙化斑块,管腔

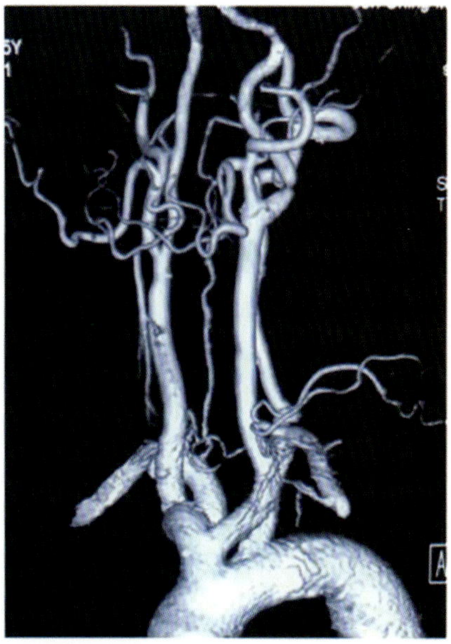

图 1-1　颈动脉 CTA 提示:左侧颈内动脉重度狭窄,牛型主动脉弓。

不同程度狭窄；左前降支多发钙化斑块及非钙化斑块，管腔不同程度狭窄；左主干钙化斑块(两枚)，局部管腔轻至中度狭窄；左回旋支近段钙化斑块(两枚)，局部管腔轻度狭窄。

心电图：窦性心动过缓，ST段压低(V4~V6)。

诊断

1. 左侧颈内动脉重度狭窄。
2. 高血压Ⅲ级(极高危)。
3. 冠状动脉粥样硬化性心脏病。
(1)不稳定性心绞痛。
(2)PCI术后。
(3)心功能2级(NYHA)。
4. 腔隙性脑梗死。
5. 窦性心动过缓。

病情分析

患者为高龄男性，以短暂性脑缺血发作(transient ischemic attack, TIA)表现入院，合并吸烟、高血压等高危因素，查体提示：左侧颈动脉区闻及吹风样杂音。术前检查提示左侧颈内动脉重度狭窄。根据病史、临床表现及辅助检查，患者系症状性左侧颈内动脉重度狭窄，诊断明确。根据《美国心脏协会心血管疾病诊疗指南(2014年)》，手术指征强烈，需尽快手术，解除狭窄，预防再次脑卒中。但患者年龄较大，同时全身系统性动脉粥样硬化，血管条件较差，既往PCI术史，目前仍有胸闷不适主诉，心肺耐受能力较差，CEA围术期发生心脑血管意外风险较高。术前CTA提示弓上解剖结构复杂，合并牛型主动脉弓，常规CAS存在一定挑战。

临床决策分析

针对该高危、解剖结构复杂的颈动脉狭窄患者，无论选择传统的CEA或经股动脉入路CAS都存在相应的难点，各有优劣。手术方案的讨论与制订首先在于选择何种手术方式，其次在选定术式的基础上细化方案，克服难点，减少手术并发症的发生。

1.选择CEA

弓部解剖方案对于CEA无明显影响，该病例行CEA治疗的主要难点在于如何避免围术期心脑血管意外风险。术前需请麻醉科和心内科会诊，详细评估心功能及全身麻醉手术耐受情况，同时需复查冠状动脉支架通畅情况，并评估窦性心动过缓病情，必要时先给予干预措施。另外，术前需调整抗血小板药物方案，预防围术期出血风险。术前行颅内血管造影，评估大脑Willis环情况及前后循环、左右侧代偿情况。如代偿良好，术中应选择外翻式CEA，尽量缩短阻断时间及手术麻醉时间，术中无创经颅多普勒实时监测脑部血氧饱和度。术后密切监测生命体征，稳定血压、心率，保证冠状动脉灌注，同时给予药物扩张冠状动脉。加强翻身、拍背等床上护理，鼓励患者早日下床锻炼，预防循环、呼吸系统并发症的发生，缩短术后住院时间。

2.选择CAS

该病例合并牛型主动脉弓，其中左颈总动脉与弓部成角锐利，常规行股动脉入路CAS可能存在两个难点：①导丝超选困难，反复的弓上超选有可能造成弓部及左颈总动脉斑块脱落而导致栓塞；②导丝到位后，长鞘跟进支撑力不足，有滑脱危险。针对这两个难点，可通过合理选择导管、鞘管及相应腔内操作技巧克服，例如，可选择8F短鞘穿刺股动脉，6F长鞘内套5F单弯导管，利用“望远镜”技术增加支撑力，一次将长鞘及造影导管同步跟进到位，避免反复交换鞘管、导丝。但该操作对于腔内技术的精细操作要求较高。另一个方法是直接选择右肱动脉入路，利用该病例的牛型主动脉弓，可有效避开血管成角，常规行远端保护下左侧CAS，手术技巧要求较低，操作简便，同时可保留微创优势，避免全身麻醉可能带来的围术期神经系统、循环系统和呼吸系统的严重并发症。

综合以上各方案优缺点，CEA因术前准备时间较长，术后围术期风险较高等因素首先被排除。而在CAS方案中，根据既往经验，上肢入路对于牛型主动脉弓适应性更高，同时手术疗效与传统经股动脉入路CAS无差异，患者获益最大，风险最小，因而，最终确定方案为经右肱动脉入路行左侧CAS。

诊疗过程

1.术前多学科会诊

请心内科、麻醉科和急救科等多学科会诊，制订详细的心、肺、肾、脑功能围术期保护预案：①心内科评估冠状动脉支架情况，冠状动脉造影提示：左前降支和左回旋支狭窄程度约为40%，植入支架通畅，围术期进行冠状动脉扩张（单硝酸异山梨酯缓释片 40mg，每日 1 次）；②心内科评估窦性心动过缓，并于术前行临时心脏起搏器植入术；③予以雾化、抗感染防治呼吸系统并发症；④术前注意充分水化、碱化，同时强化他汀类用药（阿托伐他汀，由 20mg 每日 1 次，调整为 40mg 每日 1 次），术中应用等渗造影剂，并适当稀释，减少剂量；⑤为预防术后缺血再灌注损伤，围术期严格控制血压，术后选择 15°半卧位，应用营养神经及抗自由基药物，必要时进行脱水治疗。

2.手术方案

在远端保护下，经右肱动脉行左侧颈内动脉支架成形术。

3.手术过程

常规消毒右上肢，局部麻醉后，于右侧肘窝逆行穿刺肱动脉，置入 6F 短鞘，0.035 英寸（1 英寸≈25.4mm）泥鳅导丝配合 5F 单弯导管超选进入主动脉弓，交换 5F 猪尾导管，以 20mL/s、总量 40mL、压力 1000Pa 造影，见牛型主动脉弓如术前 CTA。交换 5F 单弯导管，超选至左颈总动脉造影，提示左侧颈内动脉重度狭窄（图 1-2）。继续超选至颈外动脉，交换 0.035 英寸（1 英寸≈25.4mm）加硬泥鳅导丝，将 6F 90cm 长鞘导入左侧颈总动脉（图 1-3）。使用保护伞输送器，将保护伞精确定位输送至狭窄段上方 5cm 处释放（图 1-4）。退出输送器，沿保护伞导丝导入 5mm×20mm 球囊进行预扩，造影显示狭窄得到解除（图 1-5）。将 7mm×30mm 颈动脉支架（Boston Scientific，Wallstent）送至狭窄处，完全覆盖病变后定位释放，回收保护伞。再次造影提示狭窄解除，颅内血管未见明显栓塞（图 1-6）。拔除导丝、导管，穿刺点采用封堵器封堵后加压包扎。手术顺利，出血约 10mL，使用造影剂约 80mL。

术后处理及随访

术后注意密切监测患者生命体征和意识变化，严格控制血压、心率，予以双联抗血小板、稳定斑块、营养神经、扩张冠状动脉的药物，适当进行脱水、抗应激、水化和碱化等处理。

术后第 2 天：取出心脏起搏器，自主呼吸 18 次/分，心率 72 次/分，神志清楚，查体配合。

术后第 5 天：出院。出院后口服拜阿司匹林肠溶片 100mg，每日 1 次；硫酸氢氯吡格雷片 75mg，每日 1 次；阿托伐他汀钙片 20mg，每日 1 次；丁苯酞软胶囊 200mg，每日 3 次；单硝酸异山梨酯缓释片 40mg，每日 1 次。

术后 1 个月：生命体征平稳，呼吸、心率正常，神志清楚，对答自如，四肢感觉、活动无异常。外院复查

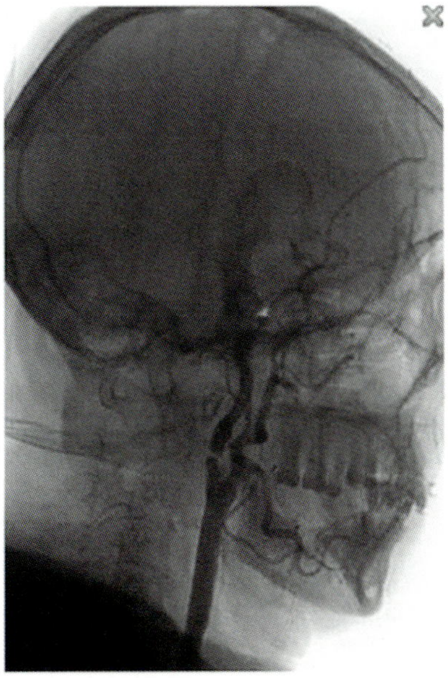

图 1-2　右肱动脉入路造影显示：左侧颈内动脉重度狭窄。

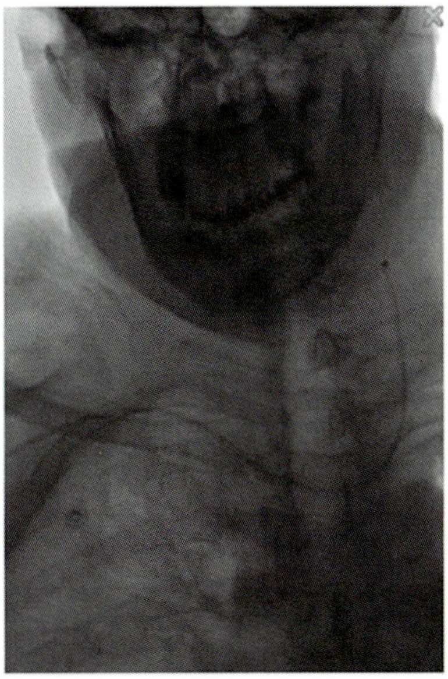

图 1-3　交换 6F 90cm 长鞘，跟进至左颈总动脉。

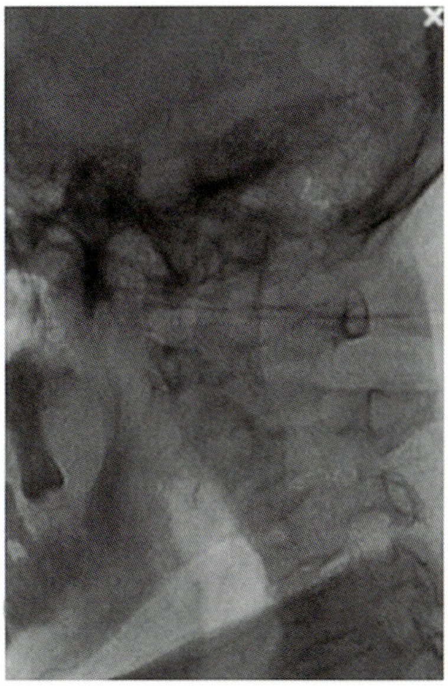

图 1-4　打开远端脑保护装置。

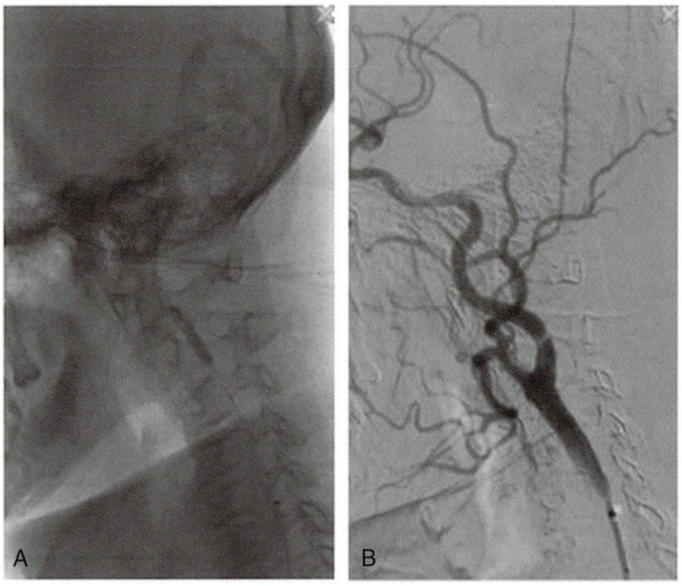

图 1-5 球囊预扩后造影显示：狭窄部分解除。

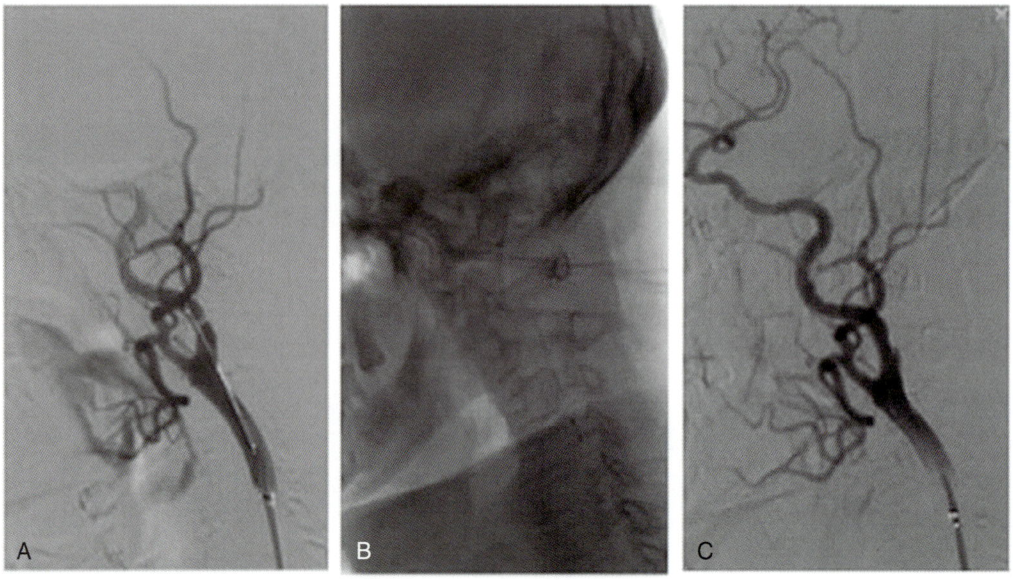

图 1-6 植入 7mm×30mm 颈动脉支架(Boston Scientific,Wallstent)1 枚，造影显示狭窄解除，颅内血管无异常。

颈动脉彩色多普勒超声，提示支架通畅。

经验与体会

脑卒中已成为威胁人类生命的第二大疾病，而颈动脉狭窄是导致缺血性脑卒中的重要病因。对于症状性中重度颈动脉狭窄及无症状性重度颈动脉狭窄患者，及时的外科干预能显著降低缺血性脑卒中的发生率。CAS 对颈动脉狭窄性疾病的卒中预防效果已得到诸多临床大型试验的证实，其主要终点事件(致残性脑梗死、心肌梗死、死亡)结果并不差于 CEA。但当传统股动脉入路遇到不利解剖条件，例如，Ⅲ型弓、牛型主动脉弓、远端腹主动脉和髂股动脉疾病、病态肥胖等情况时，手术难度将大大增加。而这些不利解剖条件往往更容易出现在高龄患者中，愈有挑战性的手术会带来愈多的导管操作，这将显著增加卒中及死亡风险。有报道其术后 30 天的发生率可高达 11.3%。

相较于传统股动脉入路，上肢入路可将此复杂解剖条件转弊为利，尤其在处理合并牛型主动脉弓的左侧颈动脉狭窄病例时，其血管操作路径简便易行，特有的“纯弓上操作”可减少导管对主动脉弓的接触，减少弓部斑块脱落的风险。上肢入路 CAS 可选择肱动脉、桡动脉及尺动脉入路，其中肱动脉入路由于管径较粗、定位穿刺准确等优点，在国内外已经得到较广泛应用，但其多作为股动脉入路失败时的备选转换入路，其作为高危、解剖结构复杂的颈动脉狭窄病例的首选入路尚属少见。

本例患者全身状况较差，年龄较大，合并冠心病、窦性心动过缓，如选择 CEA 治疗，围术期发生心脑血管意外事件风险较大。但同时其弓部解剖条件对于传统股动脉入路 CAS 来说是较大挑战，如何选择、制订个体化的最优治疗方案，既能保证疗效又能保证安全成为本病例的难点及创新点。我们对冠状动脉狭窄、心动过缓等高危因素进行充分评估、干预，同时选择微创腔内方式避免全身麻醉风险，具体入路方面大胆地首选肱动脉入路，减少转换入路的可能，缩短手术时间。

小结

通过术前多学科会诊，选择肱动脉入路 CAS 可有效克服牛型主动脉弓的解剖困难，将复杂病例简单化，提高安全性。

（温兴铸 曲乐丰）

参考文献

1. Zoltán R, Kedev S. Transradial/transbrachial carotid artery stenting with proximal or distal protection: a promising technique for the reduction of vascular complications and stroke. J Endovasc Ther, 2016,23(4):561–565.
2. Brott TG, Howard G, Roubin GS, et al. Long-term results of stenting versus endarterectomy for carotid-artery stenosis. N Engl J Med, 2016,374(11):1021–1031.
3. Rosenfield K, Matsumura JS, Chaturvedi S, et al. Randomized trial of stent versus surgery for asymptomatic carotid stenosis. N Engl J Med, 2016,374(11):1011–1020.
4. 温兴铸，曲乐丰，职康康，等. 经右桡动脉入路行颈动脉支架成形术的可行性研究. 中华普通外科杂志，2017, 32(9):750–753.

病例 2

鼻咽癌放射治疗后颈动脉狭窄的微创腔内治疗

导读

放射治疗后颈动脉狭窄临床并不少见。有报道证实，头颈部放射治疗后患者卒中及短暂性脑缺血发作(transient ischemic attack, TIA)的发病率增高。由于放射线作用导致的颈动脉异常病理变化，放射治疗后颈动脉狭窄的病理生理表现与单纯动脉粥样硬化性狭窄不尽相同，其临床诊治和外科干预与常规颈动脉狭窄存在区别，尚存争议。本文分享 1 例鼻咽癌患者放射治疗后颈动脉狭窄的微创腔内治疗经验。

病例简介

男性患者，73 岁。主诉：鼻咽癌放射治疗后 18 年，四肢无力伴头晕 2 个月。

【现病史】 患者 18 年前因鼻咽癌接受头颈部放射治疗，具体剂量及时间不详。2 个月前逐渐出现四肢无力伴头晕，伴随明显记忆力下降，无恶心、呕吐及视物旋转。外院颈部血管超声提示：双侧颈动脉粥样硬化斑块形成，右侧颈内动脉起始处重度狭窄，面积狭窄率约为 90%，收缩期峰值流速 (peak systolic velocity, PSV)为 202cm/s。

【既往史】 高血压史，血压最高达 200/110mmHg (1mmHg=0.133kPa)，应用洛丁新、拉西地平和比索洛尔三联降压，控制效果一般；冠心病史，平时稍劳累即出现胸闷不适；慢性阻塞性肺疾病(chronic obstructive pulmonary disease, COPD)史；高脂血症史。

【查体】 一般情况较差，神清，桶状胸。右颈部皮肤明显挛缩(图 2-1)。声音轻度嘶哑，无饮水呛咳。右侧颈动脉搏动减弱；双侧桡动脉、股动脉搏动正常。双侧眼球位置正常，无眼震，双侧瞳孔等大同圆，直径约为 3cm；双侧瞳孔直接、间接对光反射灵敏。双侧额纹对称，伸舌居中，双侧肌张力略增高。双侧肢体肌力 4+级，肌张力正常，无不自主运动。双侧 Hoffmann 征(-)，双侧腱反射略亢进，双侧 Babinski 征(-)。

【辅助检查】

脑部扩散加权成像(diffusion-weighted imaging, DWI)：脑内多发陈旧性缺血灶、腔隙性梗死灶、软化灶(图 2-2)。

CTA：Ⅱ型弓，弓上动脉多支、多处钙化形成。右侧颈总动脉远端及颈内动脉起始处重度狭窄。左侧颈内动脉起始处轻中度狭窄(图 2-3)。

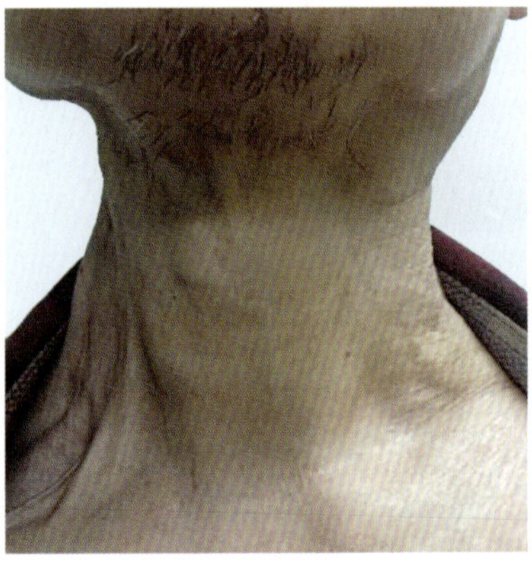

图 2-1　右颈部皮肤挛缩，质韧。

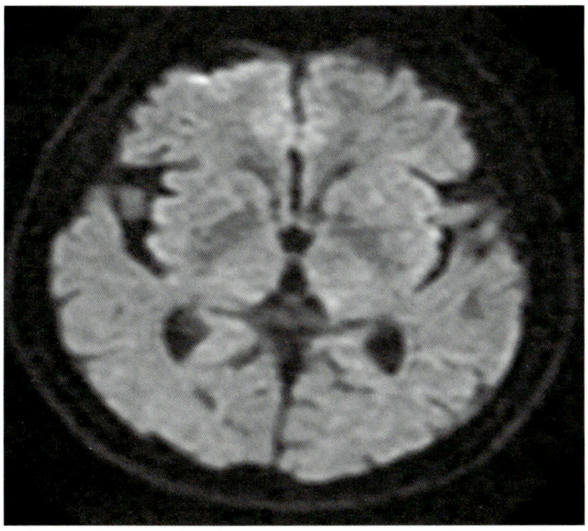

图 2-2 脑部 DWI 提示，脑内多发陈旧性缺血灶、腔隙性梗死灶、软化灶。

诊断

1. 右侧颈内动脉重度狭窄。
2. 左侧颈内动脉轻中度狭窄。
3. 鼻咽癌放射治疗后。
4. 冠状动脉粥样硬化性心脏病。
5. 慢性阻塞性肺疾病。
6. 高脂血症。

病情分析

患者为老年男性，以四肢无力、头晕和记忆力减退等慢性头向缺血等为主要表现，脑部 MRI 排除急性脑梗死；影像学检查明确右侧颈内动脉起始处钙

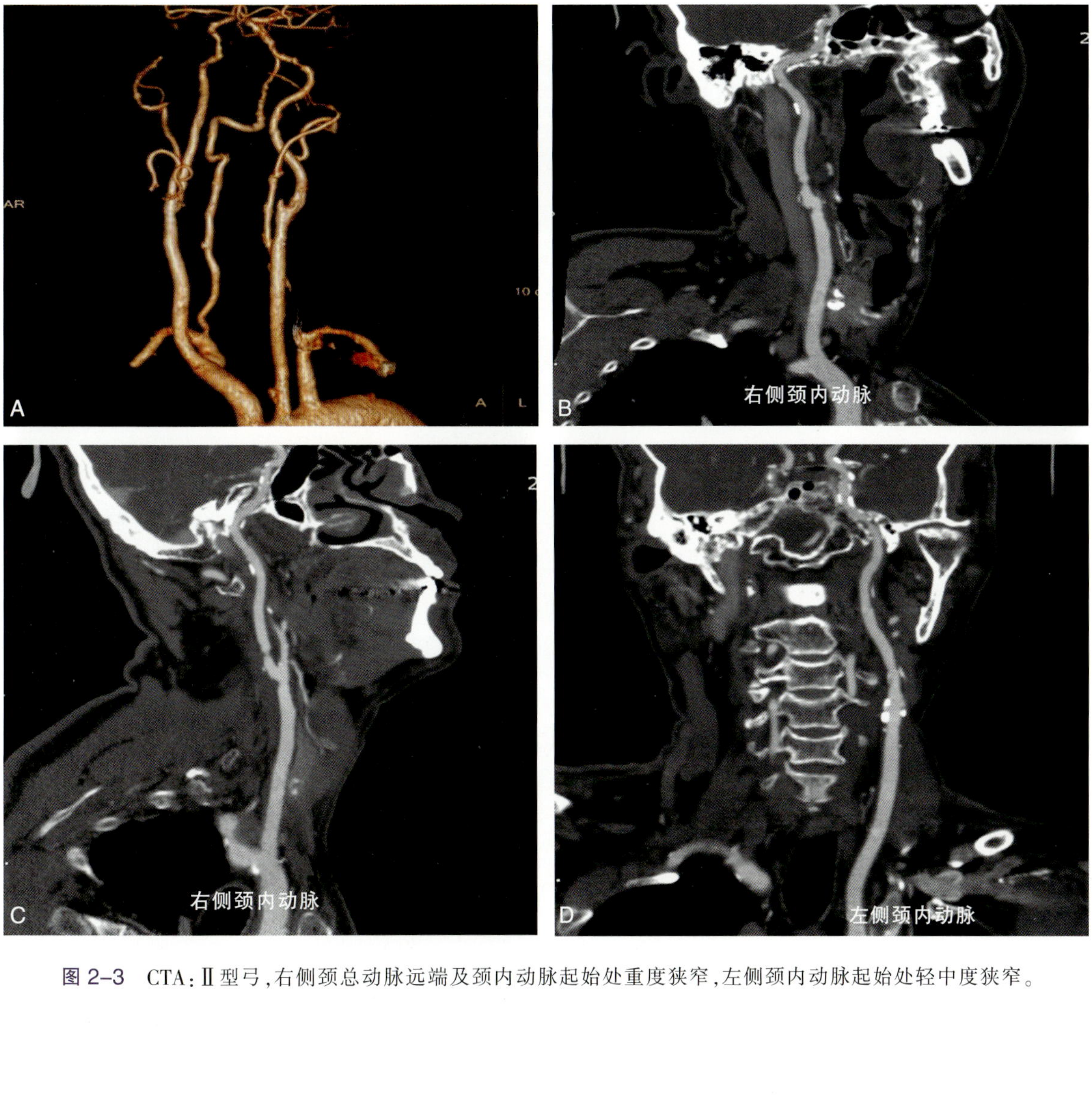

图 2-3 CTA：Ⅱ型弓，右侧颈总动脉远端及颈内动脉起始处重度狭窄，左侧颈内动脉起始处轻中度狭窄。

化伴重度狭窄；根据《北美多学科指导委员会颅外段颈动脉和椎动脉疾病诊疗指南(2011 年)》和我国《颈动脉狭窄诊治指南(2017 年)》，该患者手术指征明确，需手术治疗右侧颈动脉狭窄。

临床决策分析

对于单纯右侧颈动脉起始处狭窄，依据临床常规，行颈动脉内膜斑块切除术(carotid endarterectomy, CEA)或颈动脉支架成形术(carotid artery stenting, CAS)均可。但本患者存在 3 点特殊之处，需谨慎分析，规避潜在风险，并选择最佳手术方案。

(1)患者既往有鼻咽癌放射治疗史，查体颈部皮肤及皮下组织瘢痕明显、质韧，声音嘶哑提示存在放射治疗相关神经损伤可能，行 CEA 存在解剖难度较大的问题，而且会有神经、血管损伤和感染的风险。

(2)加之合并冠心病、COPD 和高血压等基础疾病，心肺储备功能较差，行 CEA 全身麻醉风险较高，且围术期发生心脑血管事件的风险也较高。

(3)右侧颈动脉狭窄处钙化严重，若行 CAS 需充分预扩张或后扩张，尽可能降低残余狭窄，降低术后再狭窄发生的风险。

综上，最终手术方案确定为 CAS。

诊疗过程

1.术前多学科会诊

请心内科、呼吸科、麻醉科和急诊科等多学科会诊，制订详细的心、肺、肾和脑功能围术期保护预案：①患者有不稳定性心绞痛病史，围术期注意冠状动脉扩张，以及他汀类和抗血小板药物的使用，注意心电监护，及时处理心脏不良事件；②患者目前处于慢性阻塞性肺疾病稳定期，注意适当运动或进行肺康复训练，注意围术期肺部感染的预防；③术前注意充分水化、碱化，同时强化他汀类药物的使用(阿托伐他汀，由 20mg 每日 1 次调整为 40mg 每日 1 次)，术中应用等渗造影剂，并适当稀释，减少剂量；④为预防术后缺血再灌注损伤，围术期严格控制血压，术后选择 15°半卧位，应用营养神经及抗自由基药物，必要时进行脱水治疗。

2.手术方案

局部麻醉下，在远端脑保护装置下，经右股动脉入路行右侧颈动脉经皮腔内血管成形术(percutaneous transluminal angiopalsty, PTA)。

3.手术过程

局部麻醉下逆行穿刺右股总动脉，导入 6F 短鞘。软导丝配合猪尾导管进入升主动脉后行弓上动脉造影，提示Ⅱ型弓，弓上动脉开口未见明显狭窄(图 2-4)。交换 5F 单弯导管，顺利超选进入右侧颈总动脉后，造影提示右侧颈内动脉起始处环形重度狭窄(图 2-5)。决定行右侧颈动脉支架成形术。超选进入右侧颈外动脉后，交换 0.035 英寸加硬泥鳅导丝，撤出导管并引入 6F 90cm 长鞘(Cook)进入右颈总动脉。退出导丝，手推进行颅内血管造影。使用保护伞输送器，将保护伞(Boston Scientific, Filterwire)输送至右侧颈内动脉狭窄远端约 5cm 处释放。使用 4mm×20mm 球囊(Boston Scientific, Sterling)充分预扩张病变(图 2-6)，期间患者心率一过性降低至 50 次/分，嘱其咳嗽后随即恢复。在狭窄处引入 6mm×8mm×40mm 支架(Abbott, Acculink)，精确定位并释放。复查造影提示狭窄解除，颅内动脉未见明显栓塞(图 2-7)。顺利回收保护伞并撤出导丝鞘管，封堵穿刺点并加压包扎。患者无明显不适，手术顺利，使用造影剂约 50mL。

术后处理及随访

术后注意密切监测患者生命体征、血压和心率，予以双联抗血小板、他汀类、营养神经和扩张冠状

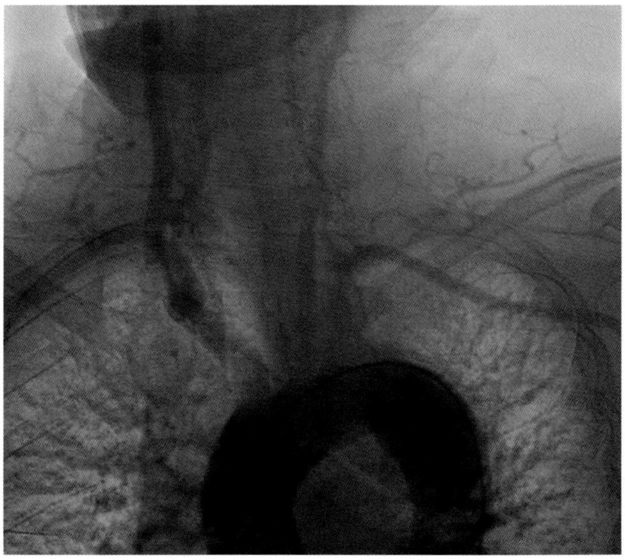

图 2-4 弓上动脉造影：Ⅱ型弓，分支动脉开口未见狭窄。

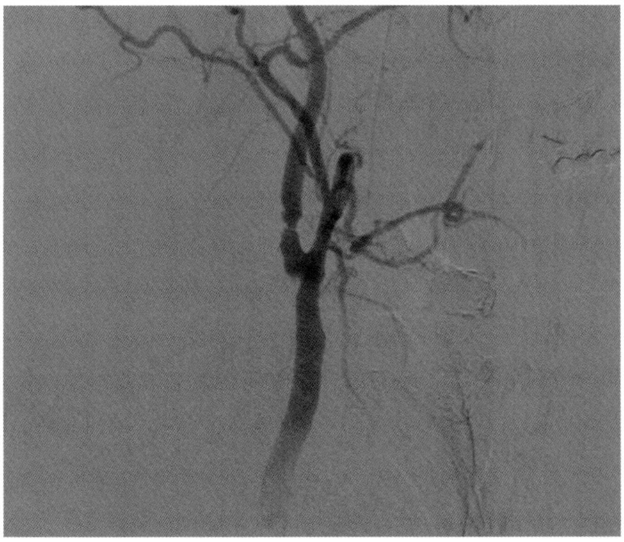

图 2–5　右颈内动脉起始处环形重度狭窄。

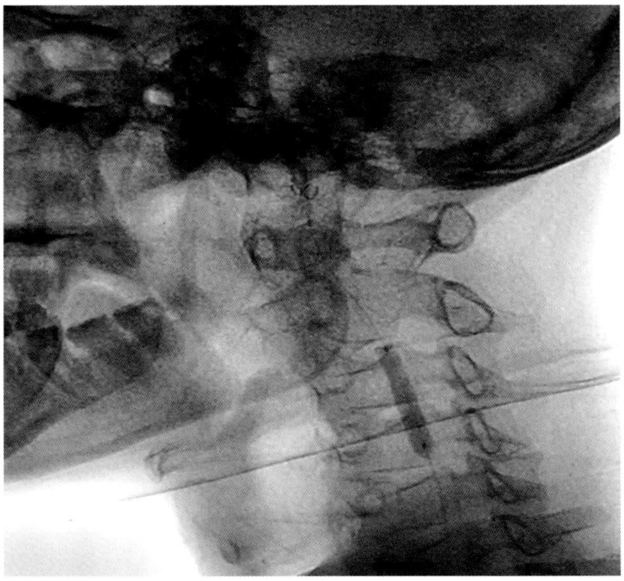

图 2–6　弓上动脉造影：Ⅱ型弓，分支动脉开口未见狭窄。

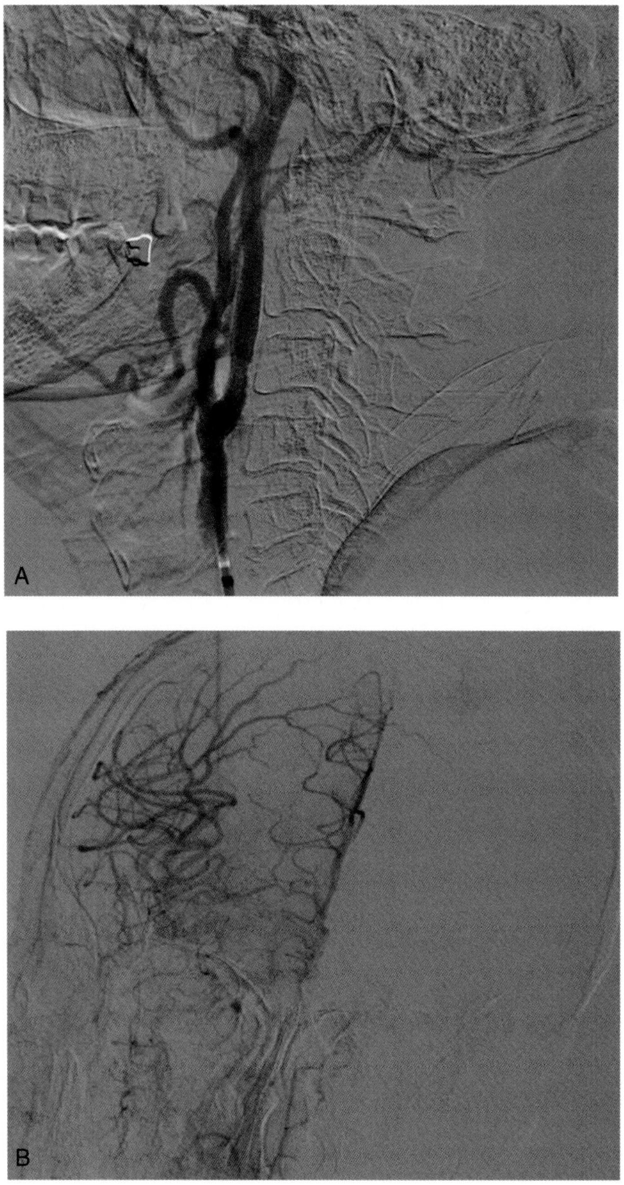

图 2–7　术毕造影：右侧颈内动脉狭窄解除，支架在位通畅，形态良好；颅内动脉未见明显栓塞。

动脉的药物，适当进行脱水、抗应激、水化和碱化等处理。

术后第 1 天：头晕症状明显缓解，四肢肌力改善不明显，无明显头痛、头胀等高灌注表现。

术后第 3 天：出院。

经验与体会

近年来，我国头颈部肿瘤年发病率约为 23.85/10 万，占全身恶性肿瘤的 7.61%，放射治疗已成为治疗头颈部肿瘤的重要手段。放射治疗导致的颈动脉损伤包括早期的颈动脉爆裂综合征、颈动脉闭塞及晚期的颈动脉粥样硬化性狭窄。其中放射治疗 10 年后狭窄程度>50%的颈动脉狭窄发病率为 36.7%~78.9%。放射治疗后颈动脉狭窄与常规颈动脉狭窄在临床表现上并无区别。Silverber 于 1978 年率先报道了放射治疗后患者颈动脉狭窄的特殊病理表现与流行病学特点，而目前已有多项研究证明，头颈部放射治疗后的患者，其卒中及 TIA 的发病率升高。因此，对于放射治疗后颈动脉狭窄的患者，需要及时、有效地治疗，以预防脑卒中等的发生，但因其与常规颈动脉狭窄患者的区别，目前学术界对其外科处理的时机及术式选择尚存争议。

对于术式选择，《北美多学科指导委员会颅外段颈动脉和椎动脉疾病诊疗指南(2011年)》《欧洲心脏病学会外周动脉疾病诊断与治疗指南(2011年)》和我国《颈动脉狭窄诊治指南(2017年)》均仅提及应首选CAS，但对于时机与术式选择之间的关系并无相关文献报道。本中心近10年共完成73例放射治疗后重度颈动脉狭窄的外科干预，其中CEA 36例，CAS 37例。中远期随访结果显示：CEA组1例患者发生一过性脑缺血，其余未见颈动脉再狭窄，亦无卒中、心肌梗死等不良事件；CAS组2例患者发生一过性脑缺血，2例患者出现术后再狭窄，1例患者发生心肌梗死。CEA术后再狭窄率及不良事件发生率较低。因此，笔者认为两种手术方式治疗放射治疗后颈动脉狭窄均安全有效，关键在于如何个体化选择最佳手术方式。

外科干预时机与术式选择方面，放射治疗后时间与放射治疗总剂量是主要参考标准。早期(放射治疗后时间<5年)或总剂量较大：首选CAS；中期(放射治疗后时间5~20年)：根据常规原则选择CEA或CAS；后期(放射治疗后时间>20年)或总剂量较少：首选CEA。

外科操作的技术要点方面，CAS应注意：①充分预扩张或后扩张，降低再狭窄风险；②由于放射治疗后狭窄病变范围常较长，应选用较长支架以保证全程覆盖病变；③支架放置位置尽量避免近颅底，为后期CEA取支架保留机会。CEA应注意：①选择颈动脉探查式斜切口；②操作时，应注意遵循"就近原则"对血管进行锐性解剖，先简单部位后复杂部位，先安全部位后危险部位；③推荐补片式CEA，优选牛心包或覆银补片以预防感染；④备6mm ePTFE人工血管间置。

针对本例患者，放射治疗后18年颈动脉重度狭窄，原则上CEA与CAS在技术上均可行。但局部颈部皮肤及皮下组织瘢痕明显、质韧，既往存在神经功能障碍，CEA术后局部并发症发生率较高；且一般情况较差，心、肺功能不全，CEA不但全身麻醉风险较高，围术期发生心脑血管事件的风险也较高。故首选CAS治疗。注意围术期发生心脑血管事件的预防和心肺功能保护；术中简捷操作，充分预扩张，减少残余狭窄，降低再狭窄风险；术后注意密切监测患者生命体征、血压和心率，予以双联抗血小板、他汀类、营养神经和扩张冠状动脉的药物，适当进行脱水、抗应激、水化和碱化等处理。

小结

在放射治疗后颈动脉重度狭窄的外科治疗中，CEA与CAS在技术上均安全有效，但CAS在高危病例中可作为首选。

(吴鉴今　柏骏　曲乐丰)

参考文献

1. Plummer C, Henderson RD, O'Sullivan JD. Ischemic stroke and transient ischemic attack after head and neck radiotherapy. Stroke, 2011, 42:2410-2418.
2. 曲乐丰，柏骏，Raithel D，等.颈动脉内膜切除手术技巧及围手术期处理：多中心临床经验总结. 中华神经外科杂志，2014，30(11)：1104-1107.
3. 杨復唐，刘炎东，曲乐丰，等.放射治疗后颈动脉狭窄外科处理的时机及术式选择.中华医学杂志，2019，99(4)：256-259.

病例 3

保护伞断裂合并颈动脉支架术后再狭窄的复合手术治疗

导　读

随着颈动脉支架成形术(carotid artery stenting, CAS)在颈动脉狭窄外科治疗中的广泛应用,相关并发症的处理日益受到重视。支架术后再狭窄(in-stent restenosis, ISR)作为最严重的中远期并发症之一,临床并不少见。重度症状性 ISR 不但严重影响患者生活质量,还显著增加了卒中风险。保护伞断裂临床罕见,合并 ISR 的病例几乎无报道。本文分享 1 例保护伞断裂合并颈动脉支架术后再狭窄患者的复合手术治疗。

病例简介

男性患者,65 岁。主诉:左侧颈动脉支架术后 9 年,头晕伴视物旋转 1 年。

【现病史】 患者 9 年前和 7 年前分别于外院接受两次 CAS,分别于左颈总动脉近端和远端分叉处置入 10mm×30mm (Boston Scientific, Wallstent)、10mm×40mm(Cordis, Precise)支架各 1 枚。近 1 年来反复出现发作性头晕伴视物旋转。CTA 提示左侧颈动脉支架术后再狭窄,右侧颈总动脉起始处至颈内动脉颅内段长段闭塞,右侧椎动脉起始处重度狭窄。

【既往史】 高血压Ⅲ级(极高危)、2 型糖尿病、13 年前因主髂动脉硬化闭塞症行主动脉–双股动脉人工血管转流术、吸烟史(已戒烟 9 年)。

【查体】 一般情况可。双侧肢体肌力、肌张力正常,感觉、运动良好。双侧 Babinski 征(–)、Oppenheim 征(–)、Gordon 征(–)。双侧股动脉、桡动脉搏动良好。

【辅助检查】

颈部血管超声(外院):左侧颈总动脉近端支架术后再狭窄,左侧颈总动脉中段(两支架之间)狭窄(50%~69%),右侧颈总动脉及颈内动脉闭塞,右侧椎动脉起始处重度狭窄(60%~89%)。

CTA(外院):Ⅱ型主动脉弓,左侧颈动脉支架术后长段再狭窄,两支架之间可见异常金属异物影,右侧颈总动脉起始处至颈内动脉颅内段长段闭塞,右侧椎动脉起始处重度狭窄(图 3–1)。

DSA(本院):左颈总动脉长段狭窄,支架术后再狭窄,左颈总动脉起始处支架的远端可见一金属异物影(图 3–2)。

诊断

1. 左侧颈动脉支架术后再狭窄。
2. 左侧颈总动脉内异物。
3. 右侧颈动脉闭塞。
4. 右侧椎动脉重度狭窄。
5. 高血压Ⅲ级(极高危)。
6. 2 型糖尿病。
7. 主动脉–双股动脉人工血管转流术后。

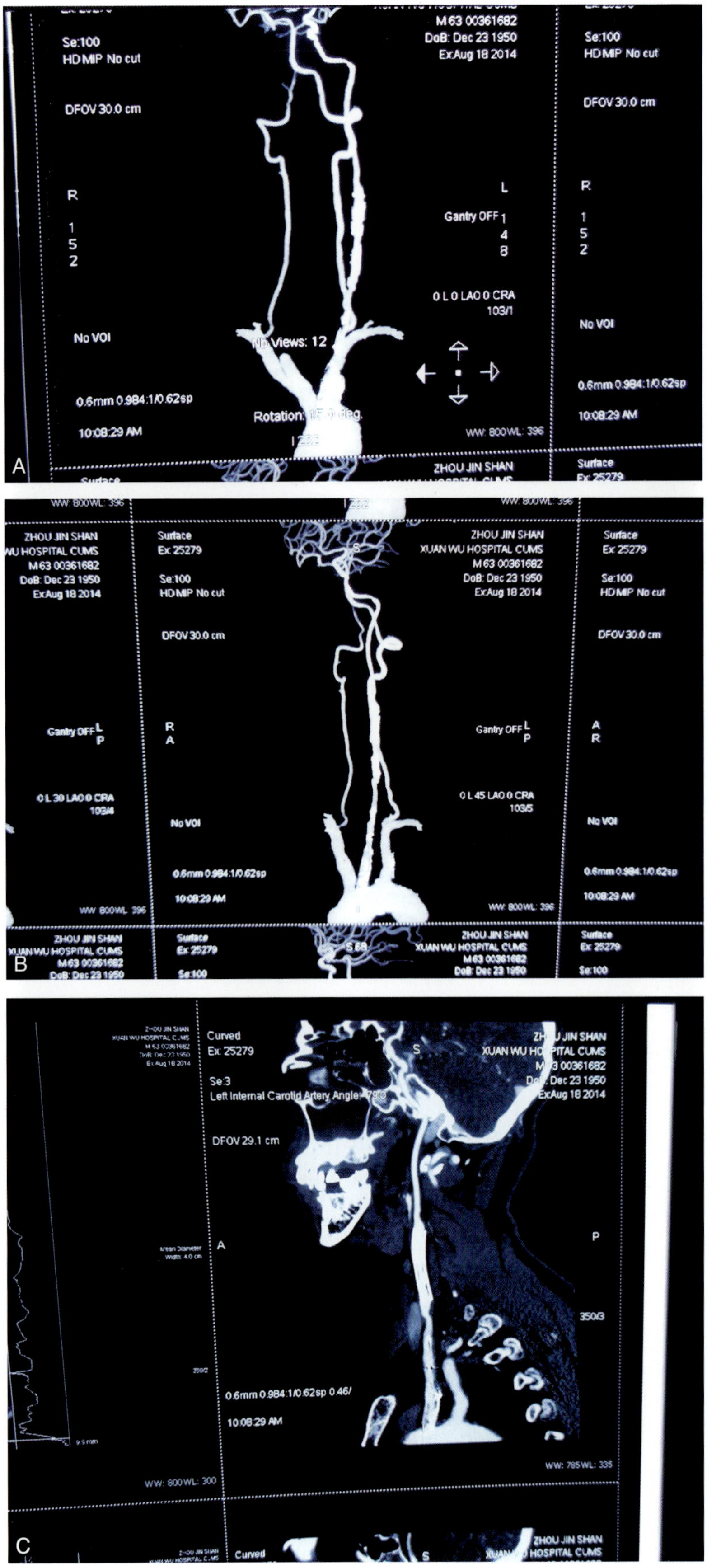

图 3-1 CTA 提示左侧颈动脉支架术后长段再狭窄，两支架之间可见异常金属异物影，右侧颈总动脉起始处至颈内动脉颅内段长段闭塞，右侧椎动脉起始处重度狭窄。

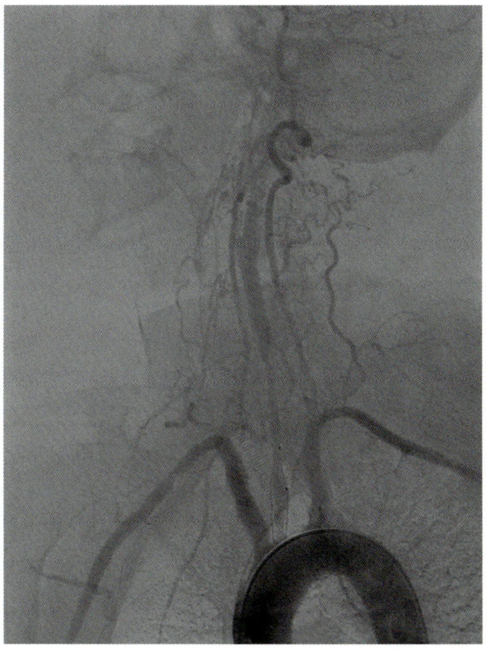

图 3-2　左颈总动脉起始处支架的远端可见一金属异物影。

病情分析

患者为老年男性，症状性弓上动脉多支、多处狭窄和闭塞性病变：左侧颈动脉支架术后再狭窄和右椎动脉起始处重度狭窄，有明确手术指征；左侧颈总动脉金属异物，来源性质不明，不排除既往 CAS 过程中遗留可能；右侧颈总动脉至颈内动脉颅内段长段闭塞，目前暂无手术指征。既往高血压、糖尿病等多种动脉硬化高危因素。患者诊断明确，左颈总动脉异物需取出，解除狭窄，改善前循环血供；右侧椎动脉需解除狭窄，改善后循环血供。

临床决策分析

对于本病例弓上多支、多处病变，性质不一：左侧颈动脉狭窄系支架、金属异物刺激内膜增生合并动脉粥样硬化，右侧椎动脉狭窄系动脉粥样硬化。右侧椎动脉按照常规选择支架成形术，左侧颈动脉手术方式主要在腔内手术、开放手术及复合手术之间进行选择。

1.腔内手术：左侧颈动脉 PTA+支架成形术。

患者既往左侧颈动脉 2 次置入支架，术后控制高危因素、术后正规应用双联抗血小板药物和他汀类药物后仍发生再狭窄，提示属于“易再狭窄”人群；再次置入支架，虽可短期缓解狭窄、解除症状，但中远期再狭窄风险很高；加之无法取出左颈总动脉两支架间的金属异物，腔内手术被否定。

2.开放手术：左侧颈动脉探查+支架、异物取出术。

患者左侧颈总动脉分叉附近支架位置尚可，可以行左颈动脉探查+支架异物取出术；两支架之间的金属异物虽位置稍低，但可通过适当向下延长纵行切口、多显露近端颈总动脉、止血钳向下探查和钳夹异物进行解决；对于颈总动脉起始处支架，单纯开放手术取出支架需开胸、侧壁钳阻断，创伤过大。

3.复合手术：第一步，左侧颈动脉纵行切开+支架、异物取出+补片成形术；第二步，左侧颈外动脉穿刺，逆行左侧颈总动脉 PTA+支架成形术。

复合手术第一步同开放手术。第二步可通过 CEA 的颈动脉阻断方式行术中脑保护，同时以相对微创的手术方式治疗近端颈总动脉支架术后再狭窄。技术可行，简捷微创，术后恢复快，预期术后中远期通畅率较好。

最终手术方案确定为复合手术一期处理：第一步：左侧颈动脉纵行切开+支架、异物取出+补片成形术；第二步：左侧颈外动脉穿刺，逆行左侧颈总动脉 PTA+支架成形术；第三步：右侧椎动脉支架成形术。

诊疗过程

1.术前多学科会诊

请内分泌科、麻醉科、急救科等多学科会诊，制订详细的心、肺、肾、脑功能围术期保护预案：①患者血糖控制不佳，根据内分泌科建议，术前予以强化胰岛素治疗来控制血糖；②麻醉科评估患者心肺功能，认为患者可以耐受全身麻醉；③术前注意充分水化、碱化，同时强化他汀类药物的使用（阿托伐他汀，由 20mg 每日 1 次调整为 40mg 每日 1 次），术中应用等渗造影剂，并适当稀释，减少剂量；④为预防术后缺血再灌注损伤，围术期严格控制血压。术后选择 15°半卧位，应用营养神经及抗自由基药物，必要时进行脱水治疗。

2.手术方案

复合手术一期处理：全身麻醉下，第一步为左侧颈动脉纵行切开+支架、异物取出+补片成形术；第二步为左侧颈外动脉穿刺，逆行左侧颈总动脉 PTA+支架成形术；第三步为右侧椎动脉支架成形术。

3.手术过程

第一步为左侧颈动脉纵行切开+支架、异物取出+补片成形术：全身麻醉后，在胸锁乳突肌前缘做 8cm 纵行切口，打开颈阔肌并游离胸锁乳突肌前缘。打开颈动脉鞘，轻柔显露颈动脉分叉部，注意保护迷走神经、舌下神经、舌咽神经。充分显露足够的颈总动脉(common carotid artery, CCA)、颈外动脉(external carotid artery, ECA)和颈内动脉(internal carotid artery, ICA)，轻柔触及 CCA 和 ICA，评估颈动脉支架位置。先后阻断支架远端 CCA、ECA 和 ICA，纵行切开颈总动脉及起始段颈内动脉前壁。切口长度需稍超过两端支架，分离支架-斑块复合物并完全取出。稍微松开 ICA 阻断钳，查看反流血良好。彻底清除残留内膜碎屑，反复冲洗。最后运用涤纶颈动脉补片(法国 Maquet 公司)行补片式血管成形术(图 3-3)。于补片近端 CCA 做横切口，在透视下使用蚊式钳向下探查，并顺利完整取出医源性金属异物(图 3-4)。动脉切口用 6-0 Proline 线连续缝合修补。

第二步为逆行左侧颈总动脉 PTA+支架成形术：经右侧股动脉入路行弓上动脉造影，提示左颈总动脉起始处支架术后再狭窄。保持 ICA 阻断，解除 CCA

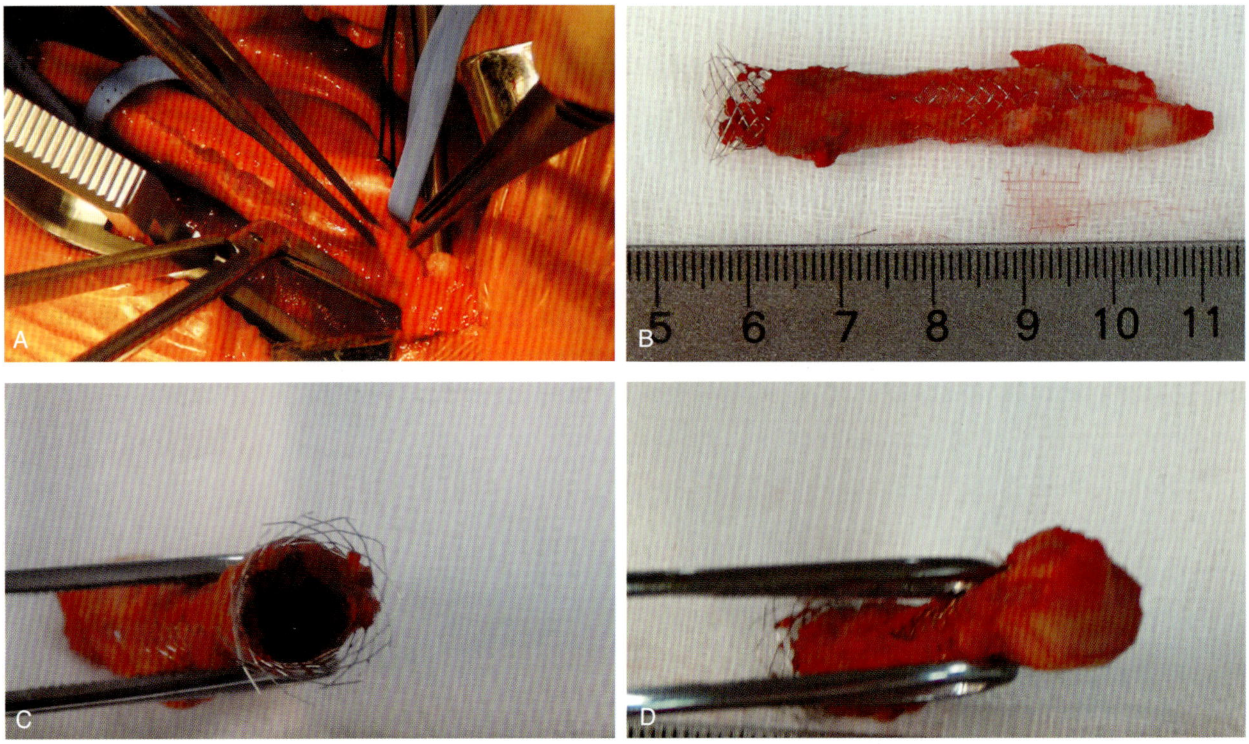

图 3-3 左侧颈动脉纵行切开+支架、斑块取出。

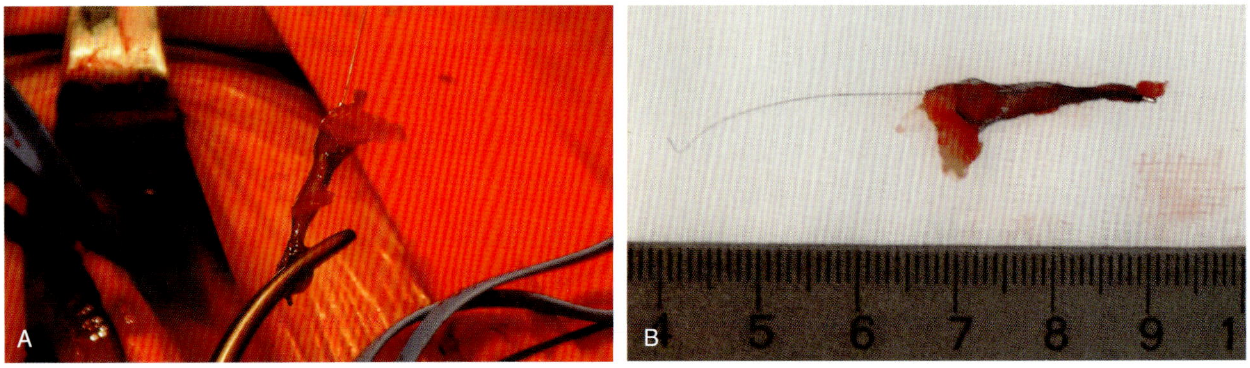

图 3-4 补片近端颈总动脉横切口，取出斑块及医源性异物。

和ECA 阻断。选用 6F 动脉穿刺鞘,经皮逆行穿刺左颈外动脉(图 3-5),路图引导下置入 0.035 英寸软导丝进入主动脉弓。引入 8mm×57mm 支架(Boston Scientific,Express LDTM),定位于狭窄处释放。复查造影证实狭窄解除(图 3-6)。

第三步为右侧椎动脉支架成形术:经右股动脉入路, 使用 5F 单弯导管配合 0.035 英寸软导丝顺利超选入右锁骨下动脉远端,交换 6F 90cm 长鞘顺利进入右锁骨下动脉起始处,并引入 V-18 导丝配合单弯导管超选进入右侧椎动脉。撤出导管,引入 5mm×19mm 支架(Boston Scientific, Express SDTM),定位于右侧椎动脉起始处释放,复查造影证实狭窄解除(图 3-7)。

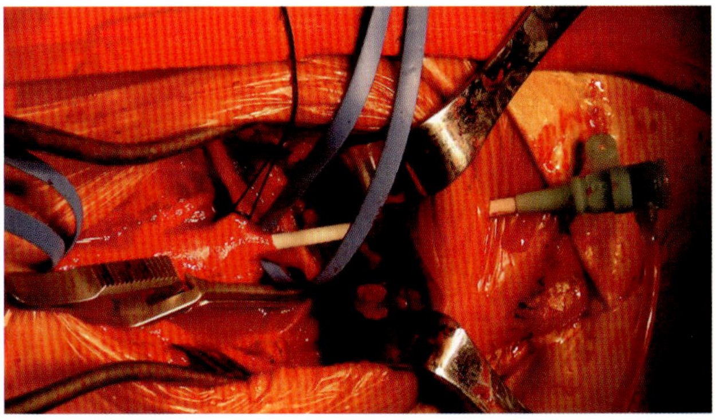

图 3-5　颈外动脉逆行穿刺。

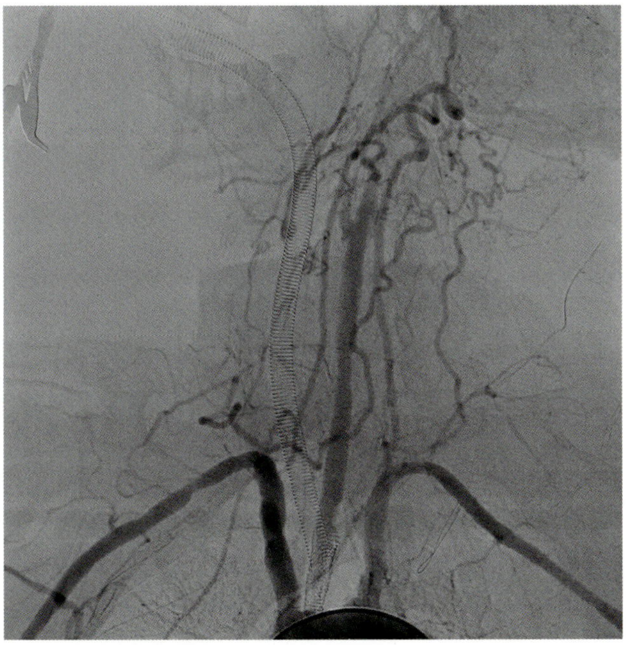

图 3-6　复查造影证实左侧 CCA 狭窄解除。

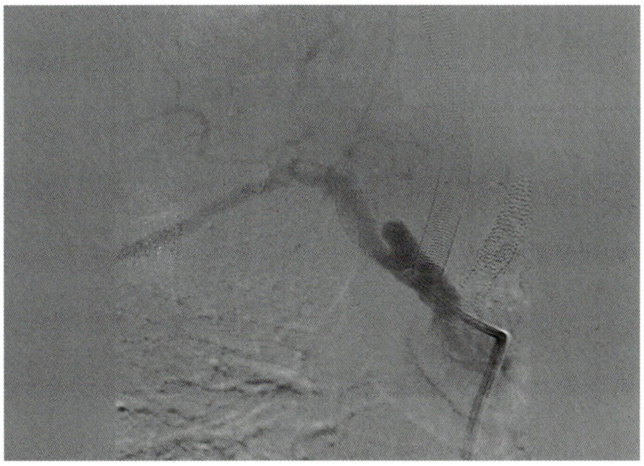

图 3-7　复查造影证实右侧椎动脉狭窄解除。

手术顺利,出血约 20mL,使用造影剂约 60mL。

术后处理及随访

术后即刻拔管,患者神清语利,四肢活动良好,伸舌居中。注意密切监测患者生命体征、意识变化,严格控制血压、心率,予以单抗血小板、他汀类、营养神经的药物,适当进行脱水、抗应激、水化和碱化等处理。

术后第 1 天:头晕症状明显改善。

术后第 2 天:拔除引流管。

术后第 5 天:出院。出院后口服阿司匹林肠溶片 100mg,每日 1 次;瑞舒伐他汀钙片 10mg,每日 1 次;丁苯酞软胶囊 200mg, 每日 3 次; 贝前列素钠片 20μg,每日 3 次。

术后 6 个月:神清语利,四肢活动良好,伸舌居中,无饮水呛咳和声音嘶哑,头晕症状无复发。颈部动脉 CTA 复查提示左颈总动脉、左颈内动脉和右侧椎动脉通畅(图 3-8)。

经验与体会

随着 CAS 被广泛用于治疗颈动脉狭窄、预防缺血性脑卒中,CAS 相关中远期并发症的防治日益受到重视。颈动脉支架术后再狭窄作为 CAS 术后较常见的一种中远期并发症,其病理基础是内膜增生和动脉粥样硬化。该病发病率为 3%~28%,约为 CEA 术后再狭窄的 3 倍。狭窄程度>70%的严重颈动脉支架术后再狭窄多引起明显头向缺血症状或支架植入前的症状复发,影响患者生活质量,并有可能增加脑卒中的

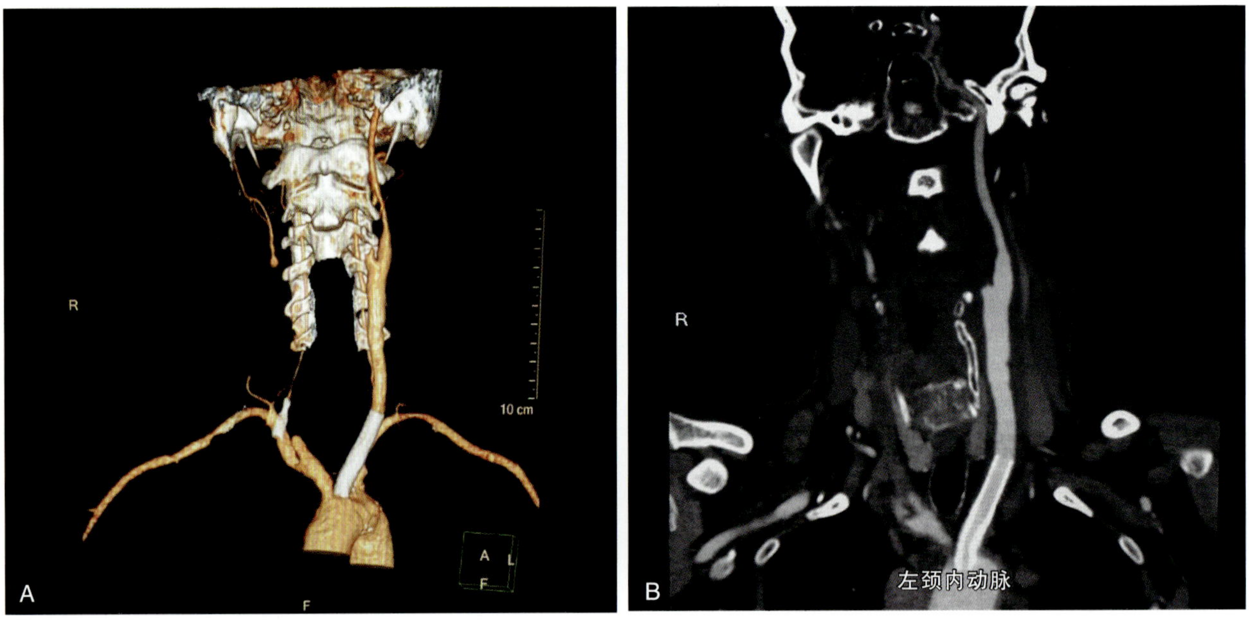

图 3-8 复查 CTA 提示，左颈总动脉、左颈内动脉、右侧椎动脉通畅。

发生风险，需积极干预。考虑到我国有更大比例颈动脉狭窄患者接受 CAS 治疗，颈动脉支架术后有再狭窄潜在风险的患者不在少数。此外，由于器械设计本身、局部病变血管成角扭曲、导入动脉扭曲、支架阻挡等因素，保护伞断裂也偶有报道。

对于颈动脉支架术后再狭窄的治疗，主要有腔内治疗和外科手术治疗两大类。尽管 PTA 或再次支架置入等腔内治疗具有创伤小、恢复快、短期内原有症状改善明显等优点，但在原有支架内部再次行球囊扩张或支架成形术，对管腔扩张程度有限，却进一步刺激内膜增生，术后再次狭窄比例很高，已有行多次腔内治疗但多次再狭窄复发的病例报道。通过外科手术方式将支架取出的同时，可行颈动脉内膜切除术取出支架近、远端的粥样硬化斑块并行吻合口成形术，更有利于充分恢复颈动脉通畅、预防再狭窄。在不改变正常颈动脉解剖的情况下，恢复并重建血流，与其他外科手术方式相比更加微创，且对原有血流动力学影响较小，同时可完整取出支架-斑块复合物，从根本上移除再狭窄病因。

本例患者颈动脉内遗留的金属异物，取出后被证实为颈动脉保护伞。结合患者既往两次颈动脉支架置入病史，考虑可能为第二次行远端颈动脉支架置入时，其发生断裂而遗留体内。笔者运用“一元化”思路推测，可能在回收保护伞的过程中没有完全回收，引起远端支架的钩挂拖曳，将原本位于颈内动脉的支架向近端牵拉移位至颈总动脉，同时保护伞断裂遗留在两个支架之间。对于原本左颈总动脉合并颈内动脉串联狭窄病变，最初也可以选择 CEA+颈总动脉逆行支架置入的方式进行干预，规避保护伞断裂风险。

本例患者弓上多支、多处病变，合并颈动脉支架术后再狭窄与异物残留，通过复合手术一期解决，安全、简捷有效地处理了问题。术后患者症状显著改善，中远期随访结果良好。符合我中心提出的颈动脉外科干预简捷熟练（simple），确保安全（safe），缩短手术及阻断时间（short），减少费用（save），减少并发症（avoidance），增加通畅率（durable），即“4S+1A+1D”原则。

小结

通过复合手术，一期解决了患者弓上多支、多处病变合并颈动脉支架术后再狭窄与异物残留，该术式安全、简捷、有效。

（吴鉴今 曲乐丰）

参考文献

1. 吴鉴今，曲乐丰，柏骏，等.颈动脉术后再狭窄的手术治疗.中华医学杂志，2015，95(24)：1902-1905.
2. 陈铭，吴鉴今，曲乐丰.颈动脉支架成形术后再狭窄的治疗进展.中华血管外科杂志，2016，1(1)：60-63.
3. Qu LF，Ritter W，Raithel D. Fracture of a cerebral protection device wire in carotid artery stenting：an unexpected complication. Chin Med J，2008，121(12)：1148-1149.
4. Texakalidis P，Giannopoulos S，Kokkinidis DG，et al. Effect of open-vs closed-cell stent design on periprocedural outcomes and restenosis after carotid artery stenting：a systematic review and comprehensive meta-analysis. J EndovascTher，2018，25(4)：523-533.

病例 4

颈动脉内膜切除术后颈内动脉闭塞伴血栓形成的治疗

导　读

颈动脉内膜切除术于 1953 年由 DeBakey 等首次施行，至今已有 60 余年的历史。其目的是切除或剥脱导致颈动脉管腔狭窄或闭塞的局部动脉粥样硬化斑块，避免斑块脱落和栓塞导致缺血性脑卒中；同时扩大颈动脉管腔，改善大脑的血供。因其能够直接清除血管内斑块，扩大管腔，通常认为，其远期通畅率要高于颈动脉支架成形术。因此，颈动脉内膜斑块切除术是国际上公认的治疗颅外段颈动脉粥样硬化性狭窄的“金标准”。但这项技术对手术医生的要求比较高，如操作不慎可能产生一系列并发症。本文分享 1 例颈动脉内膜切除术后颈内动脉闭塞伴血栓形成的再干预治疗。

病例简介

男性患者，62 岁。主诉：头痛、头晕 8 天。

【现病史】 患者 8 天前因“右颈内动脉重度狭窄”于外院行右侧颈内动脉内膜切除术。术后出现头痛、头晕等症状，较术前加重。复查颈部 CTA 提示右侧颈内动脉闭塞。当地医院给予抗血小板、营养神经、改善循环、稳定斑块等治疗，效果不佳，转入我科。

【既往史】 1 年前曾有脑出血病史，残留右侧肢体麻木、无力等症状。否认高血压、糖尿病、高血脂病史，否认结核、肝炎等传染病史，否认外伤史。

【查体】 神清，对答切题，心率 72 次/分，呼吸 19 次/分。右侧颈动脉搏动未及，左侧尚可，双侧桡动脉搏动可，双侧股动脉搏动可。双侧眼球位置正常，无眼震，双侧瞳孔等大同圆；双侧瞳孔直接、间接对光反射灵敏。双侧额纹对称，双侧睑裂对称，伸舌居中。右侧肢体肌张力略增高，右侧肢体肌力 3 级，左侧肢体肌力 4+级，无不自主运动。双侧 Hoffmann 征(+)，双侧腱反射亢进，双侧 Babinski 征(–)。

【辅助检查】

颈动脉 CTA：外院行右侧颈动脉内膜切除术前，颈动脉 CTA 提示右侧颈内动脉重度狭窄；术后 CTA 示右侧颈内动脉闭塞(图 4–1)。

脑部 MRI：无大面积脑梗死灶(图 4–2)。

诊断

1.右侧颈内动脉闭塞。

2.右侧颈动脉内膜切除术后。

3.多发腔隙性脑梗死。

4.脑出血后遗症。

病情分析

患者为老年男性，右侧颈内动脉内膜切除术后出现头痛、头晕，较术前加重。既往有脑出血病史。体格检查右颈部见长约 10cm 斜行切口，右颈动脉搏动未触及，右侧肢体肌张力略增高，右侧肢体肌力 3 级，左侧肢体肌力 4+级，双侧 Hoffmann 征(+)，双侧腱反射亢

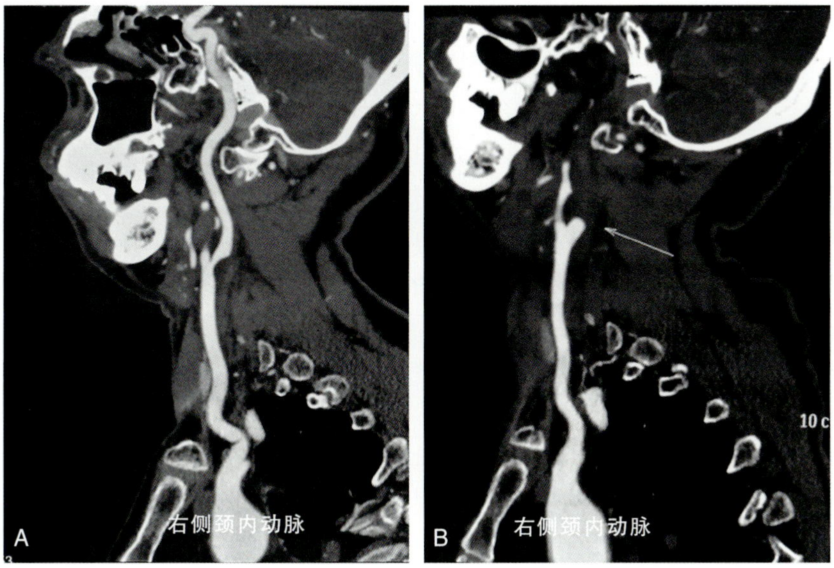

图 4–1　外院行颈动脉内膜切除术前后颈动脉 CTA 对比。(A)术前提示右侧颈内动脉重度狭窄；(B)术后示右侧颈内动脉闭塞。

进，双侧 Babinski 征(–)。影像学检查提示右侧颈内动脉闭塞，无大面积脑梗死灶。该患者为颈动脉内膜切除术后出现术侧颈内动脉完全闭塞，如能在时间窗内尽快复通颈内动脉，有望改善患者症状。脑部 MRI 未见大面积脑梗死，可排除相关手术禁忌。因此，需尽快干预，复通右侧颈内动脉，改善头向血供。

临床决策分析

对于本例颈内动脉切除术后出现术侧颈内动脉急性闭塞的患者，处理方案主要围绕以下两个方面进行讨论。

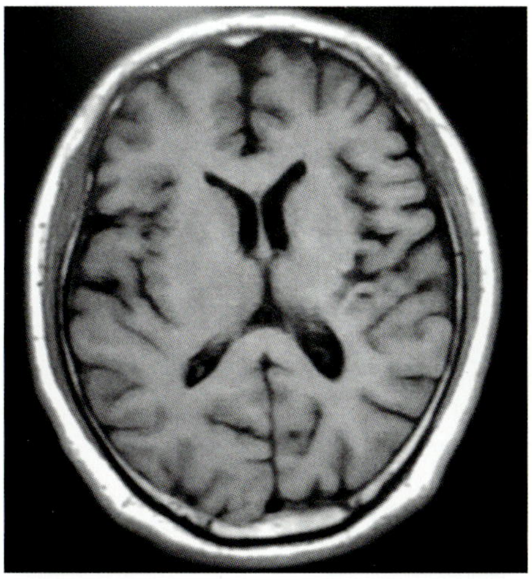

图 4–2　脑部 MRI 未见大面积脑梗死灶。

1.保守治疗还是外科干预

结合文献报道和笔者的临床经验，有症状的颈动脉闭塞患者，如能在闭塞发生两周内进行手术，复通颈动脉，患者将获益最大。但若同时存在大面积脑梗死，则颈动脉复通后可导致梗死灶炎性反应放大，甚至发生致死性脑出血。本例患者出现颈内动脉闭塞时间不足两周，且不存在大面积脑梗死，因此，应积极手术，恢复头向血供。

2.手术方式的选择

本病例可以考虑复合手术和腔内手术。①复合手术：因前次颈动脉内膜切除术中情况不明，需行颈动脉探查术，了解颈动脉吻合口及远端流出道情况。根据术前影像学资料，考虑颈内动脉吻合口以远血栓形成可能较大，可行 Fogarty 导管取栓术。根据血管缺损情况，考虑是否需要补片移植物，行颈动脉重建。术中需结合颈动脉造影，明确颈动脉复通情况，必要时多次取栓；②腔内手术：Solitaire AB 支架取栓术，已有报道采用全腔内方式实现闭塞颈动脉的再通，但本例患者前次颈动脉内膜切除术具体情况不详，闭塞原因是吻合口狭窄抑或夹层形成尚不明确，采用 Solitaire AB 支架取栓术有可能无法进入血管真腔，且远端无保护装置，操作过程中可能发生血栓脱落导致脑梗死。

最终手术方案确定为右侧颈动脉探查+颈动脉内膜切除、取栓+右侧颈动脉重建术。

诊疗过程

1.术前多学科会诊

请影像科、神经内科和麻醉科等多学科会诊，对围术期管理和手术方案进行进一步优化：①进一步分析颈动脉CTA及脑部MRI资料，评估流出道情况，并确认颅内无大面积新鲜梗死灶；②进一步评估患者神经系统症状和体征，评估患者术后继发脑出血的风险，判断患者手术的风险获益比；③制订围术期血压管理方案，术中注意血压的监控和调节，术后注意预防颅脑高灌注损伤。

2.手术方案

右侧颈动脉探查+颈动脉内膜切除、取栓+右侧颈动脉重建术。

3.手术过程

患者取平卧位，肩部垫高。气管插管全身麻醉成功后导尿、常规消毒铺巾，于右侧颈部胸锁乳突肌前缘原手术切口处重新打开切口，依次显露和分离皮下组织、颈深筋膜、胸锁乳突肌前缘，显露颈动脉分叉部。可见颈动脉分叉处管壁僵硬，颈总动脉搏动好，颈内动脉起始段无搏动。全身肝素化后，分别阻断右颈总动脉、颈外动脉，于颈动脉膨大处纵行切开颈总动脉、颈内动脉。颈内动脉起始部见内膜片残存，夹层形成，远端继发血栓导致管腔完全阻塞(图4-3)。完整切除游离内膜片，向远端剥离内膜约3cm后仍无反流血。遂使用2F Fogarty取栓导管通过颈内动脉闭塞段约10cm，取出大量血栓，随即见明显反流血。保留取栓导管起到阻断远端血流的作用，剥除颈总动脉、颈外动脉处增生内膜后，用6-0 Prolene线将血管补片连续缝合于颈总动脉、颈内动脉，撤回取栓导管以开放颈内动脉，随后顺次释放颈外动脉、颈总动脉阻断钳。造影示右颈内动脉彻底开通，吻合口无狭窄，远端血流良好(图4-4)。术野彻底止血后，留置颈部引流管接负压吸引球，逐层缝合皮下组织及皮肤。手术顺利，麻醉满意，出血约30mL。

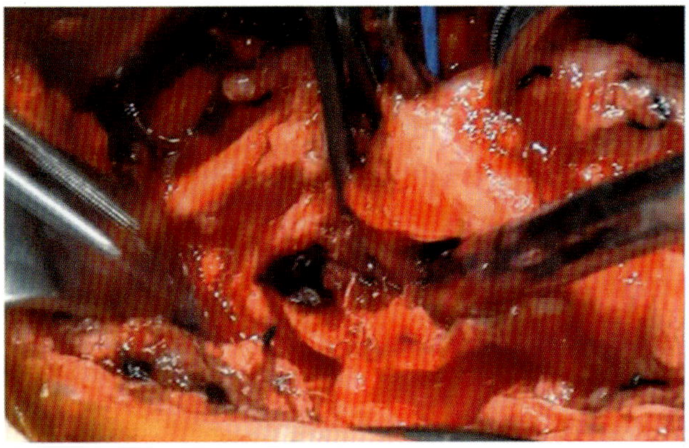

图4-3 切开颈动脉，见内膜片残留导致夹层形成，远端继发血栓形成。

术后处理及随访

术后注意密切监测患者生命体征、意识变化、伤口引流情况，控制血压，予以扩张血管、营养神经等药物，适当进行脱水、抗应激及对症支持等处理。

术后第2天：拔除引流管。患者生命体征平稳，神志清楚，对答切题，伸舌居中，四肢感觉、肌力正常。

术后第5天：出院。出院后口服阿司匹林肠溶片100mg，每日1次；阿托伐他汀钙片20mg，每日1次；贝前列素钠片20μg，每日3次；丁苯酞软胶囊200mg，每日3次。

术后第20天：患者生命体征平稳，神志清楚，对答自如，双侧肢体肌力5级，自由活动。颈动脉CTA复查显示右侧颈内动脉术后改变，无明显狭窄(图4-5)。

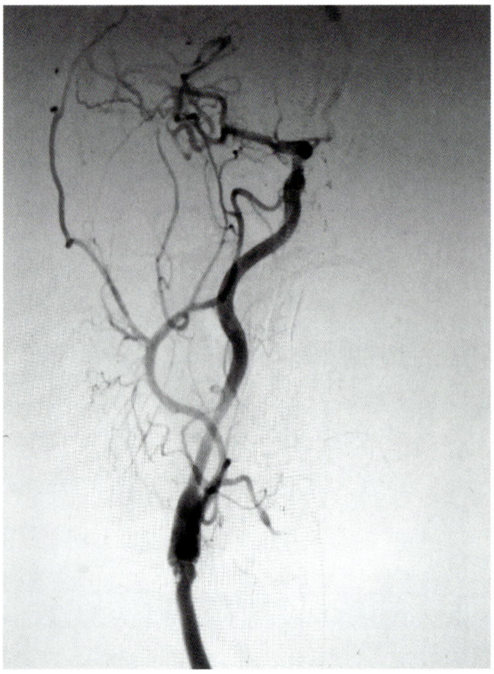

图4-4 颈动脉造影示右侧颈内动脉彻底开通，吻合口无狭窄，远端血流良好。

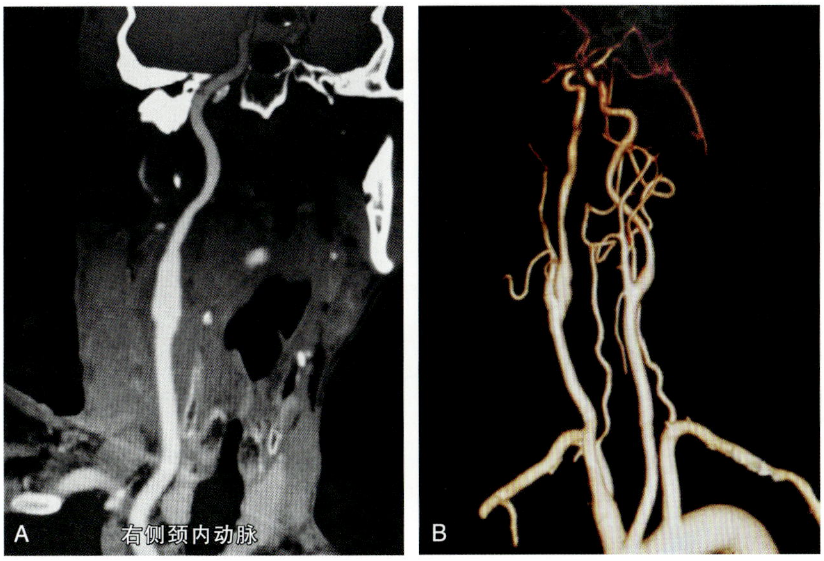

图 4-5　复查颈动脉 CTA，显示右侧颈内动脉术后改变，无明显狭窄。

经验与体会

颈内动脉完全闭塞的原因主要包括：颈动脉重度狭窄继发血栓形成、颈动脉粥样斑块内出血继发血栓形成、颈动脉夹层形成等。

病变形成的原因、闭塞段长度、闭塞时间的长短与治疗效果密切相关。颈内动脉完全闭塞的患者是否需要行手术治疗来复通颈内动脉，一定程度上存在争议。支持保守治疗的学者认为，如病变为重度狭窄或斑块内出血继发的急性血栓形成，闭塞时间较短，经抗凝、抗血小板治疗，部分患者可获得颈动脉复通；另外，由于颈内动脉完全闭塞，不会产生血栓而引发颅内栓塞，而且有相当一部分颈动脉完全闭塞的患者无明显临床症状，因此，无须强行开通颈动脉。

但本例患者在外院行颈动脉内膜切除术前仅有颈内动脉起始段的重度狭窄，术后出现完全闭塞，考虑颈动脉闭塞与手术因素相关，可能存在吻合口狭窄或夹层导致的急性血栓形成，经保守治疗复通可能性较小。另外，临床研究证实，颈内动脉闭塞后仍有可能发生缺血性脑卒中。本例患者术后出现颈内动脉闭塞后头晕、头痛症状较前加重，因此，有通过手术复通颈动脉的指征。而且患者前次手术距离入院时间为 8 天，根据文献报道，缺血事件发生两周内行手术治疗，手术成功率较大，患者获益最大。但行颈动脉复通术必须排除急性期的大面积脑梗死，否则术后继发脑出血的风险较大。

针对颈内动脉急性血栓形成，行 Fogarty 导管取栓术效果确切，成功率较高。术中需注意导管必须由颈内动脉真腔进入足够长度，方能避免夹层加重或者血栓脱落。取栓完成后，可保留取栓导管，起到阻断血流的作用，从而避免解剖、钳夹颈内动脉远端的操作。

因本例患者在外院行颈动脉内膜切除术，术后导致术侧颈内动脉完全闭塞，本次术中探查发现颈内动脉起始部内膜片残存，夹层形成，远端继发血栓导致管腔完全阻塞。可见，颈动脉内膜切除术中对内膜片的处理十分重要。根据笔者行 4000 多例颈动脉内膜切除术的经验，必须于正常内膜移行区完整切除斑块，否则容易导致夹层形成。

小结

使用颈动脉内膜切除、取栓联合右侧颈动脉重建术治疗颈动脉内膜切除术后颈内动脉闭塞伴血栓形成安全、有效。

（邹思力　曲乐丰）

参考文献

1. 黄亚波,周鹏,陆挺,等.颈动脉内膜切除术治疗症状性颈动脉极重度狭窄.中华神经外科杂志,2018,34(5):490-494.
2. Schneider J, Sick B, Luft AR, et al. Ultrasound and clinical predictors of recurrent ischemia in symptomatic internal carotid artery occlusion. Stroke, 2015,46(11):3274-3726.
3. 蔡栋阳,赵同源,李天晓,等.慢性长节段颈内动脉闭塞血管内开通术初步研究结果.中华放射学杂志,2018,52(6):457-462.

病例 5

单纯腔内途径开通症状性慢性长节段颈内动脉闭塞

导　读

颈内动脉闭塞是导致脑梗死的重要原因之一，这些患者虽然度过了闭塞急性期，但侧支循环供血不足，进一步可能发生梗死。长期低灌注可导致脑组织退行性变化，影响正常功能，使患者生活质量降低。目前症状性慢性长节段颈内动脉闭塞开通手术是国内外研究的热点课题之一，治疗方案包括：药物治疗、动脉搭桥、单纯介入开通和复合手术开通等。在此介绍 1 例通过单纯介入方法成功开通颈内动脉的病例。

病例简介

女性患者，65 岁。主诉：头晕伴头部“束缚感”两年余，头晕加重伴眩晕 40 天。

【现病史】 患者两年前头部出现束缚感，未及时治疗。近 40 天出现头晕加重伴眩晕，伴随明显记忆力下降，无恶心、呕吐。外院颈动脉 CTA(外院报告，无介质)：左侧颈内动脉颈段及部分颅底段闭塞，双侧颈总动脉多发斑块，左锁骨下动脉中度狭窄。

【既往史】 高血压、冠心病、吸烟史，PCI 术后，甲状腺功能减退、子宫全切术+化疗后。

【查体】 无特殊阳性体征。

【辅助检查】

颈部血管彩色多普勒超声(外院)：左侧颈内动脉无血流信号，提示闭塞可能。

颈动脉 CTA(外院报告，无介质)：左侧颈内动脉颈段及部分颅底段闭塞，双侧颈总动脉多发斑块，左锁骨下动脉中度狭窄。

弓上动脉+脑血管造影：Ⅰ型弓，左锁骨下动脉开口处斑块伴轻中度狭窄(图 5-1)；左侧颈内动脉开口至海绵窦段不显影，远端显影延迟，管腔尚通畅；右侧颈内动脉及其他颅内血管未见明显异常。脑血管造影：左侧颈内动脉开口至海绵窦段闭塞，眼动脉段以远显影延迟，管腔尚通畅(图 5-2 和图 5-3)。

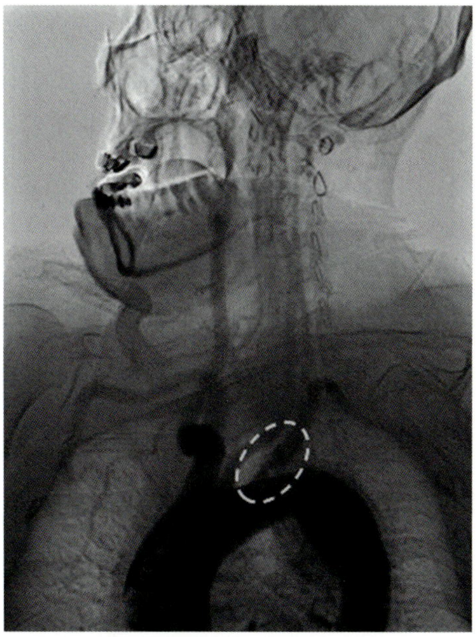

图 5-1　左锁骨下动脉开口处斑块伴轻中度狭窄。

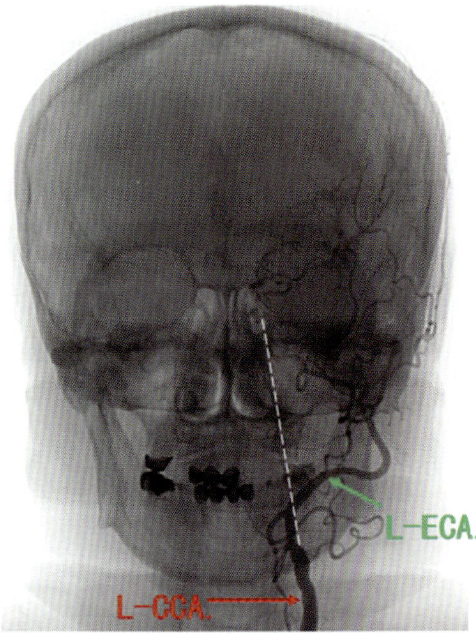

图 5-2 左侧颈内动脉 C1~C4 段闭塞，正位。

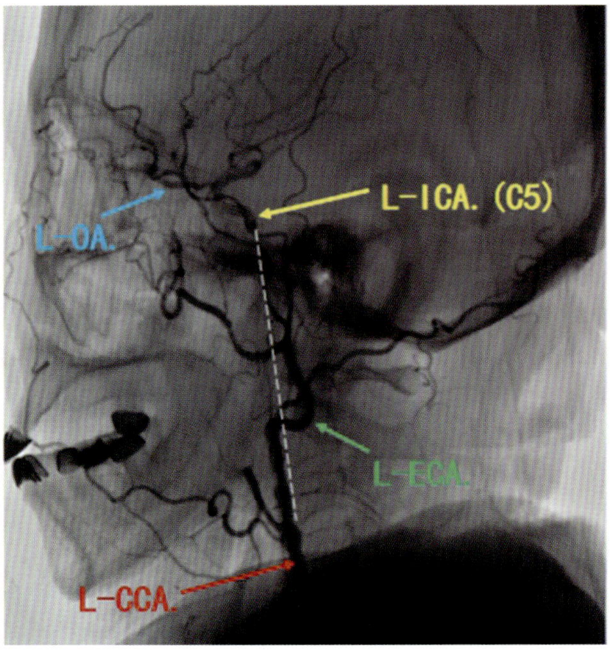

图 5-3 左侧颈内动脉 C1~C4 段闭塞，侧位。

CT 灌注成像：左侧大脑中动脉供血区域脑血容量(cerebral blood volume, CBV)、脑血流量(cerebral blood flow, CBF)轻度升高，对比剂平均通过时间(mean transit time, MTT)、对比剂峰值时间(time to peak, TTP)延长(图 5-4)。

诊断

1.左侧颈内动脉(C1~C4)闭塞。
2.高血压Ⅲ级(极高危)。
3.甲状腺功能减退。
4.子宫癌子宫全切术+化疗后。
5.PCI 术后。

病情分析

患者为老年女性，慢性病程，有动脉硬化等危险因素，心、肺功能等全身情况尚可。

症状性慢性长段左侧颈内动脉闭塞(颈动脉狭窄基础上慢性闭塞可能)，病变侧脑灌注减低，流入道及流出道条件尚可，保守治疗效果不明显。患者外科治疗意愿强烈，倾向于微创手术。

临床决策分析

患者为症状性慢性长节段颈动脉闭塞，术前 CT 灌注成像(CT perfusion imaging, CTP)检查提示左侧大脑半球广泛低灌注，平素抗血小板聚集、降脂等治疗并不能有效地改善脑缺血症状，有明确的开通指征。术前 DSA 显示闭塞节段自左侧 C1 段起始至 C4 段，术前彩色多普勒超声提示左侧颈动脉窦部存在较大斑块，推测颈动脉窦部狭窄演变成闭塞。术前讨论方案包括：单纯介入腔内开通，如果导管、导丝不能通过颈内动脉开口处斑块，必要时先行颈动脉内膜剥脱术，采用复合手术方式。

手术预案：

1.近端脑保护下长段颈内动脉闭塞全腔内复通术(首选)。

2.颈动脉内膜斑块切除术+Fogarty 导管取栓术+颅内动脉 PTA/支架成形术(备选)。

诊疗过程

1.术前多学科会诊

请神经内科、神经外科、麻醉科和影像科等多学科会诊，患者为症状性颈动脉闭塞，CT 灌注成像显示

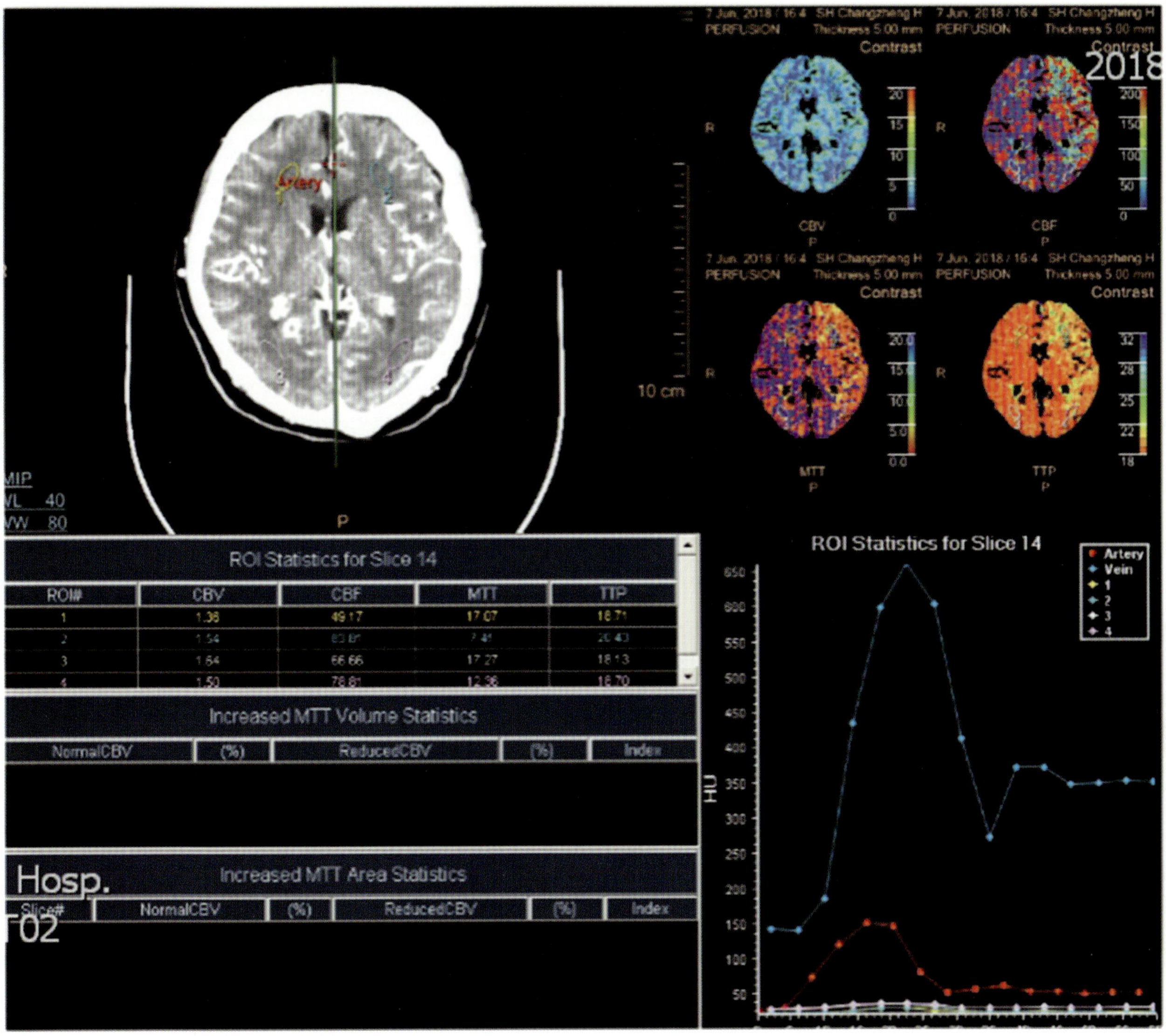

图 5-4　CT 灌注成像显示左侧大脑中动脉供血区域 CBV、CBF 轻度升高，MTT、TTP 延长。

左侧大脑半球明显低灌注，经药物治疗后脑缺血症状仍有加重，有手术治疗指征。充分探讨单纯腔内开通颈内动脉、复合手术开通颈内动脉、颞浅动脉-大脑中动脉搭桥联合硬膜翻转、颞肌贴敷等手术方案的优缺点，结合患者意愿，首选单纯腔内颈内动脉闭塞开通手术，其他方案备选。制订强化抗血小板聚集、降脂稳定斑块药物治疗方案，围术期抗凝方案，术后控制血压、镇静等控制高灌注方案。

2.手术方案

近端保护下单纯腔内颈内动脉闭塞开通术。

3.手术过程

(1)全身麻醉后股动脉穿刺，MOMA 球囊放置到位，充盈球囊阻断颈外动脉、颈总动脉，避免开通过程中血栓移位，导致血栓栓塞事件(图 5-5 和图 5-6)。

(2)Prograat 微导管/微导丝套件，经闭塞后潜在间隙开通闭塞节段，微导管到达远端后，造影确认导管位于血管腔内，导丝头端放置于左侧大脑中动脉 M3 平直节段(图 5-7 至图 5-9)。

(3)应用 4mm×100mm 球囊，对闭塞节段进行一次性扩张成形(图 5-10)。球囊扩张后造影显示血管仍闭塞不通，主要原因是血管和血栓弹性回缩。

(4)颈动脉 C1 段 7mm×50mm 支架(Boston Scientific，Wallstent)植入，C2 段 3.5mm×20mm 球囊扩张支架植入(图 5-11)。

(5)支架植入后，对支架内展开不满意部位进行球囊扩张。术后造影显示：支架形态、位置良好，支架内通畅，颅内血管床完整(图 5-12 和图 5-13)。

术后处理及随访

术后患者苏醒后即刻拔管。患者生命体征平稳，神清语利，四肢活动如常。

术后第 2 天：症状明显改善，头部"束缚感"得到显著缓解。

术后用药：阿司匹林 100mg，口服，每日 1 次；波立维 75mg，口服，每日 1 次；瑞舒伐他汀 10mg，口服，每日 1 次；依达拉奉 30mg，静脉滴注，每日 2 次；潘妥洛克 40mg，静脉滴注，每日 2 次。

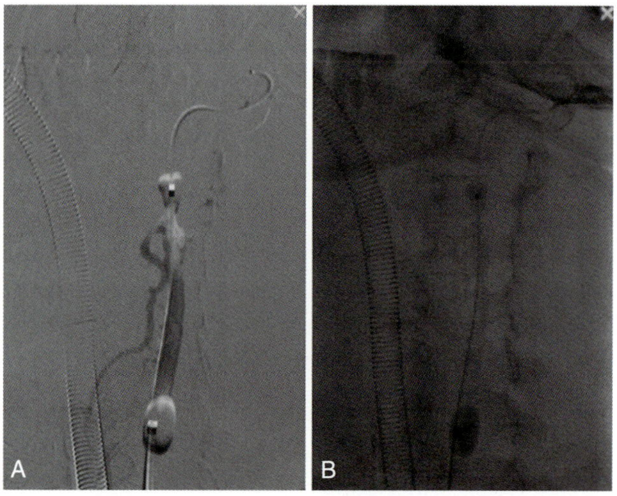

图 5-5　使用 MOMA 球囊阻断颈总动脉、颈外动脉。

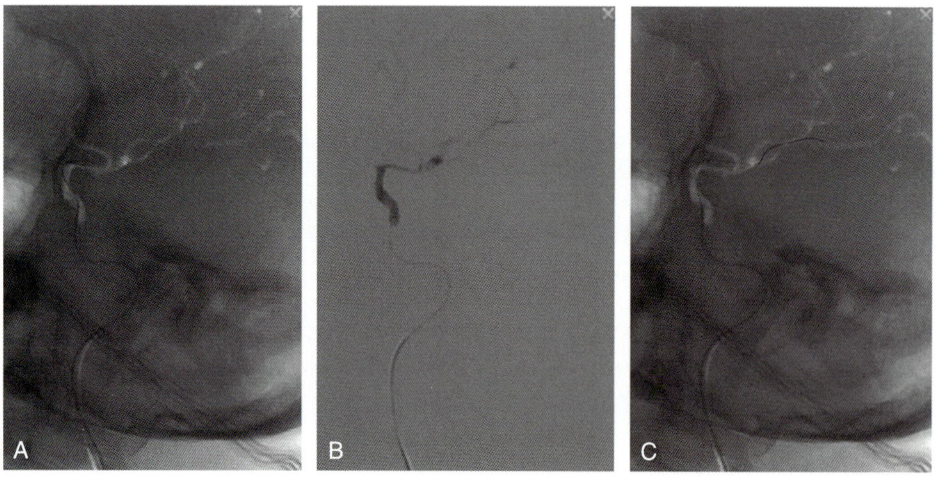

图 5-6　MOMA 球囊充盈后造影剂滞留在颈内动脉内。

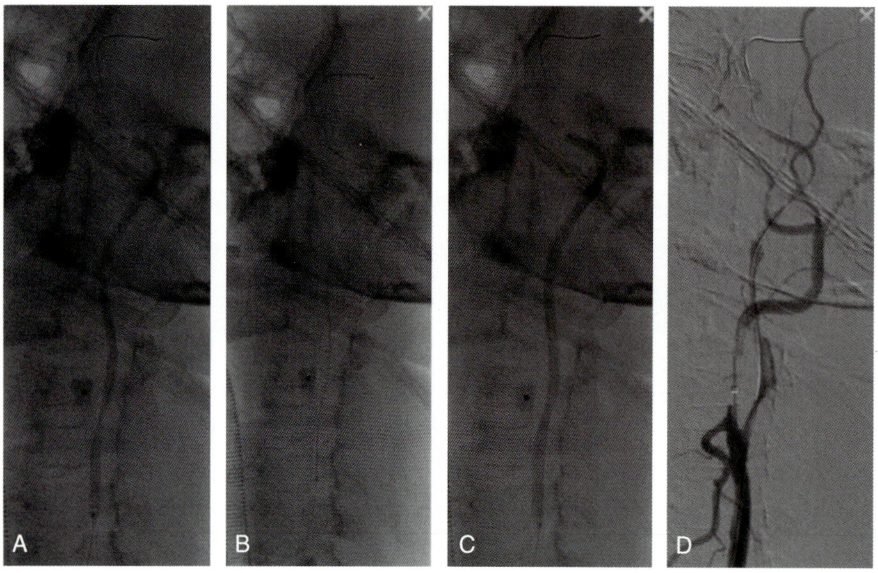

图 5-7　微导管/微导丝通过闭塞节段。

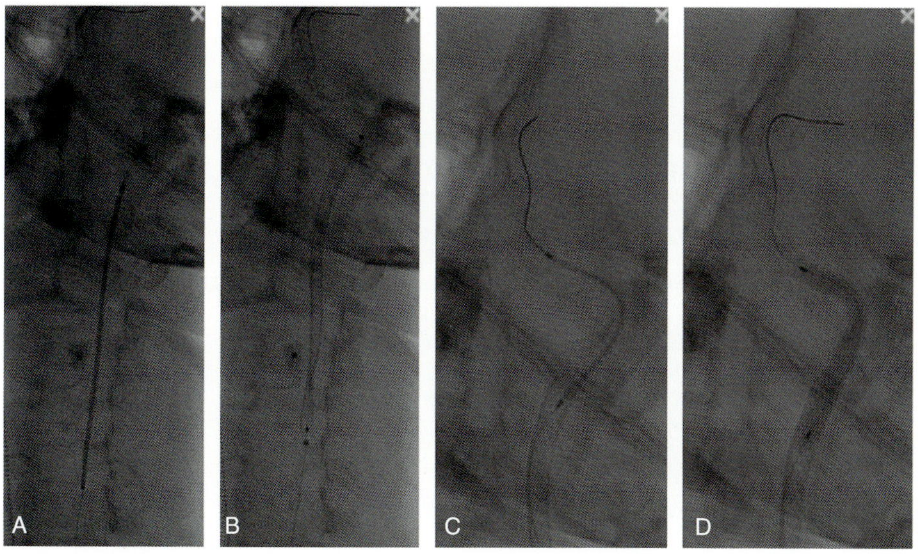

图 5-8　微导管造影显示颅内血管床完整。

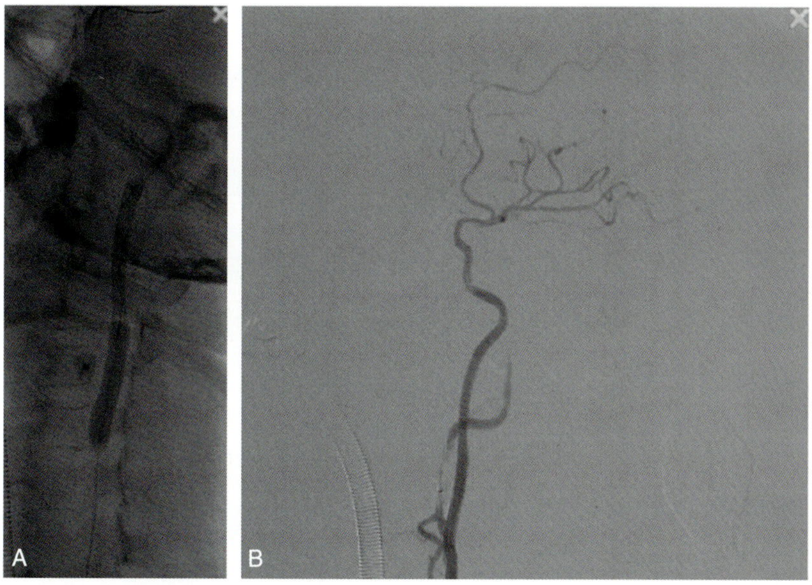

图 5-9　微导丝到达左侧大脑中动脉 M3 平直节段。

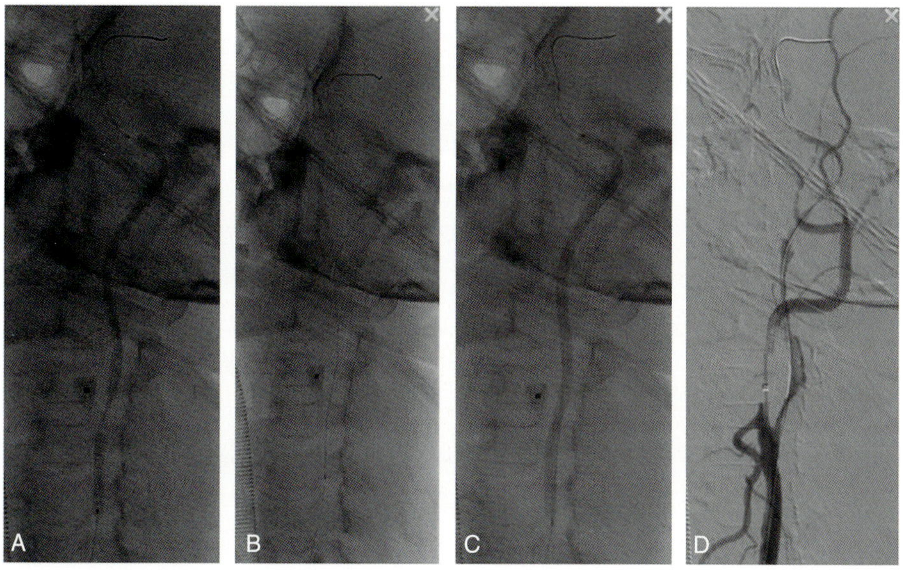

图 5-10　使用 4mm×100mm 球囊对闭塞节段进行扩张。

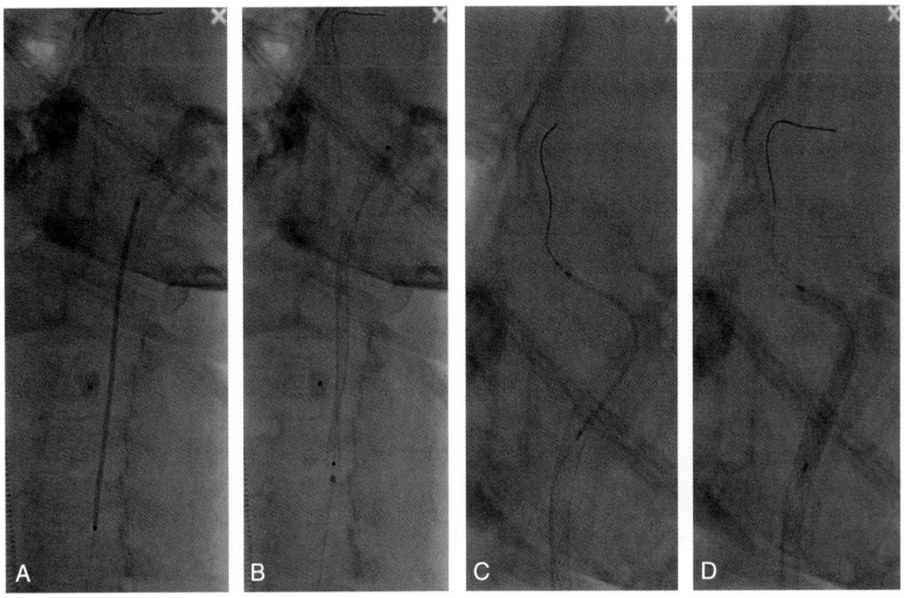

图 5-11 颈内动脉闭塞节段放置5mm×7mm 支架(Boston Scientific, Wallstent)。

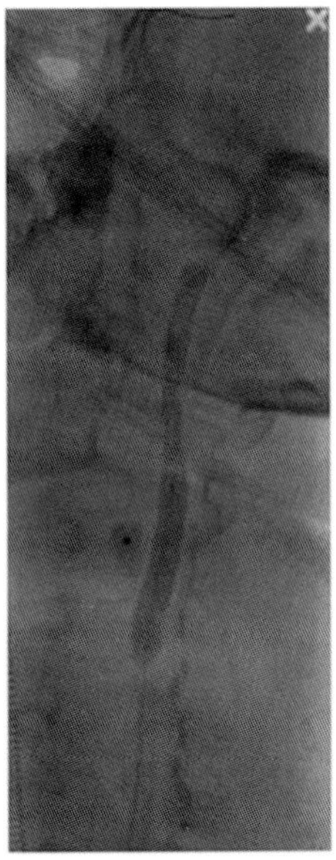

图 5-12 支架植入后对残余狭窄区域进行后扩张处理。

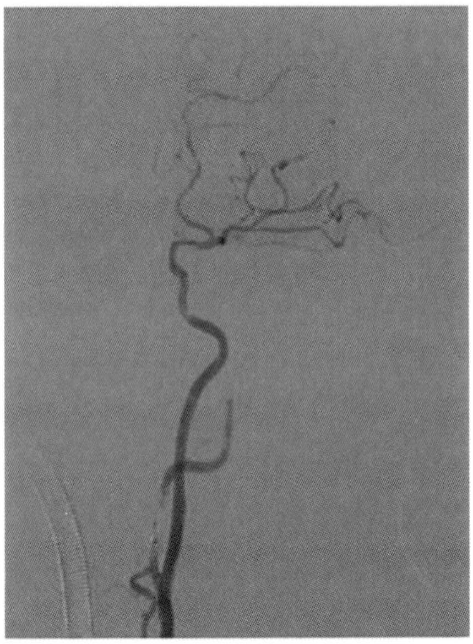

图 5-13 术后脑血管造影显示 TICI 3 级复流。

经验与体会

该患者术前讨论方案包括：单纯介入腔内开通，如果导管导丝不能通过颈内动脉开口处斑块，必要时先行颈动脉内膜剥脱术，采用复合手术方式。

全身麻醉后经股动脉穿刺，MOMA 球囊放置到位，充盈球囊，阻断颈外动脉、颈总动脉，避免开通过程中血栓移位，导致血栓栓塞事件。

导管/导丝的选择：根据我们的经验，应用的微导丝太细，易损伤内膜而形成夹层；如导丝太粗，则难以通过闭塞节段，因此，选择 Progreat 导管/导丝套件(0.02 英寸)，该系统在我们既往应用中的结果比较理想。

手术重点是让导管/导丝系统通过闭塞节段，难点在于如何通过斑块位置：慢性颈动脉闭塞斑块较硬，强行通过斑块难度极高，且易导致夹层。手术技巧在于寻找动脉最后闭塞的潜在通道，这个潜在的通道在病史中形成最晚，因此，质地相对最软，是开通的突破点。导管/导丝容易通过潜在通道，开通难度较低，并发症发生率也较低。应用微导管、微导丝在颈内动脉开口部位进行探查，成功找到潜在腔隙，通过潜在腔隙越过斑块位置。斑块远端血管腔内主要为陈旧性血栓，其与血管壁之间粘连往往不紧密，导管/导丝通过不困难。需要注意，由于缺乏血供，血管内膜韧性下降，开通过程中容易发生夹层，因此，导丝通过该节段时需要注意走行方向、前进阻力等，及时调整前进方向，避免夹层形成。导管/导丝通过闭塞节段，准确地与远端反流显影管腔汇合，这时导丝前进阻力明显下降，远端有路图指引，操作比较容易。导丝到达远端后跟进导管，经微导管造影确认导管位于闭塞远端血管腔内，便完成了决定手术成功与否的最关键步骤。

导管/导丝通过闭塞节段后需要进一步扩大血管腔隙，选择 4mm×120mm 球囊，自远端至近端一次性扩张血管成形。球囊扩张后出现的血管、血栓弹性回缩等问题需要借助于支架。C1 段血管平直，可以选择颈动脉支架，由于存在血栓因素，尽可能选择网眼相对更小的 Wallstent 支架，保证在能够覆盖颈动脉斑块的前提下，尽可能地向远端释放，达到覆盖更多血栓节段的目的。因此，支架头端定位于 C1 段末端，在微导丝引导下，在 C2 段局部放置 1 枚 3.5mm×20mm 球囊扩张支架。支架释放后，对展开不满意的局部应用球囊扩张。术后造影显示血流达到 TICI 3 级，颅内血管床完整，结束手术。

术后患者苏醒后即刻拔管。患者生命体征平稳，神清语利，四肢活动如常。术后第 2 天，患者症状明显改善，头部“束缚感”得到显著缓解。

小结

近端脑保护下单纯腔内颈内动脉闭塞开通术治疗症状性慢性长节段颈动脉闭塞安全、有效。

（赵同源　曲乐丰）

参考文献

1. 薛绛宇，赵同源，张坤，等.复合手术开通慢性症状性颈内动脉长节段闭塞的初步应用（附 24 例报道）.卒中与神经疾病，2018，25（1）：8–13.
2. 贺迎坤，王子亮，李天晓，等.非急性期基底动脉闭塞的腔内再通治疗.介入放射学杂志，2014，23（1）：5–7.
3. 贺迎坤，李钊硕，李天晓，等.非急性期颅内椎–基底动脉闭塞支架再通术围手术期并发症分析.介入放射学杂志，2012，21（10）：797–801.
4. Terada T, Okada H, Nanto M, et al. Endovascular recanalization of the completely occluded internal carotid artery using a flow reversal system at the subacute to chronic stage. J Neurosurg, 2010, 112(3): 563–571.
5. Liu W, Yin Q, Yao L, et al. Decreased hyperintense vessels on FLAIR images after endovascular recanalization of symptomatic internal carotid artery occlusion. Eur J Radiol, 2012, 81(7): 1595–1600.

病例 6

Ring-striper 逆行颈总动脉内膜切除术治疗颈总动脉闭塞所致肢体抖动型短暂性脑缺血发作

导 读

肢体抖动型短暂性脑缺血发作(limb-shaking transient ischemic attack, LS-TIA)可以通过发作症状来识别,主要表现为不自主的肢体抖动,一般持续数秒或数分钟,常在运动或站立后发作,可伴有局部肢体麻木,是大脑半球脑血流动力学受损的表现。LS-TIA 在临床中易被忽视,可被误诊为症状性癫痫。该病具有较高的卒中风险和不良预后,因此,快速识别 LS-TIA 对于制订预防缺血性卒中的方案至关重要。改善脑灌注的治疗可使 LS-TIA 患者获益。本文分享 1 例颈总动脉闭塞所致 LS-TIA 的外科治疗方式。

病例简介

女性患者,67 岁。主诉:视力模糊 3 年,伴左侧肢体阵发性抖动 1 年。

【现病史】 患者于 3 年前自觉视物模糊,未予诊治。1 年前无明显诱因出现左侧肢体抖动,持续数秒钟后自行缓解,每个月出现一次,无其他不适。近 1 个月来,肢体抖动症状及频率加重,抖动时出现左侧肢体无力,站立不稳,抖动持续 2~3 分钟,平躺后方可缓解,每周出现 2~3 次。多次就诊于神经内科,未发现颅内病变,多以“帕金森”“癫痫”等病行药物保守治疗,效果不佳。为进一步诊治,转入我科。

【既往史】 高血压Ⅲ级(极高危)、2 型糖尿病。

【查体】 心率 73 次/分,呼吸 20 次/分。双侧肢体肌力正常,右侧颈动脉搏动减弱。右眼视力 0.5,左眼视力 0.6。

【辅助检查】

脑部 CT 平扫及 MRI 未见明显异常。

弓上 CTA:右侧颈总动脉闭塞,右侧颈内动脉起始部重度狭窄(图 6-1)。

脑部 CT 灌注成像:右侧大脑半球灌注较左侧降低(图 6-2)。

诊断

1. 右侧颈总动脉闭塞。
2. 右侧颈内动脉重度狭窄。
3. 高血压Ⅲ级(极高危)。
4. 2 型糖尿病。

病情分析

患者为老年女性,以阵发性肢体抖动为主要表现,抖动症状发作多因体位改变;既往高血压、糖尿病高危因素;先后以帕金森及癫痫诊治,但肢体抖动症状未缓解,体格检查未见异常;脑部 MRI 提示颅内无梗死灶,脑部 CT 灌注成像提示右侧大脑半球灌注降

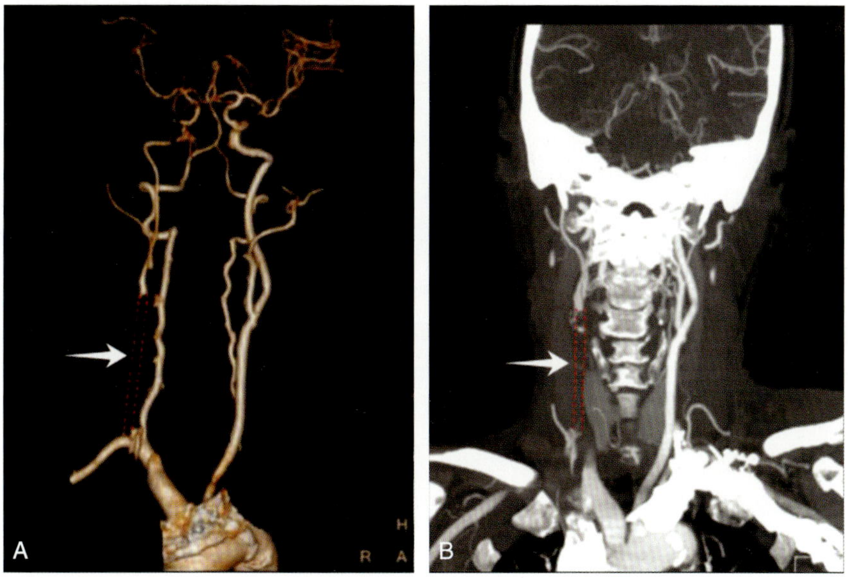

图 6-1　术前 CTA 提示右侧颈总动脉长段闭塞(箭头所示)。

低。颈动脉 CTA 提示右侧颈总动脉闭塞,右侧颈内动脉起始部重度狭窄。患者因右侧颈总动脉闭塞导致右侧大脑半球灌注降低,出现阵发性肢体抖动症状,LS-TIA 诊断明确。根据国际诊疗经验,先行药物保守治疗,但患者经药物保守治疗后,抖动症状仍持续。根据《美国心脏协会心血管疾病诊疗指南》,对于症状性颈总动脉闭塞患者,可采取手术复通血管以恢复头向血供,降低卒中风险。

临床决策分析

1.药物治疗+外科干预

抗血小板、调节血脂、稳定斑块及改善脑循环治疗,同时给予控制危险因素治疗(阿司匹林 100mg,每日 1 次;瑞舒伐他汀 10mg,每日 1 次,降血糖,调血压)。由于药物治疗效果不佳,决定采用外科干预,如

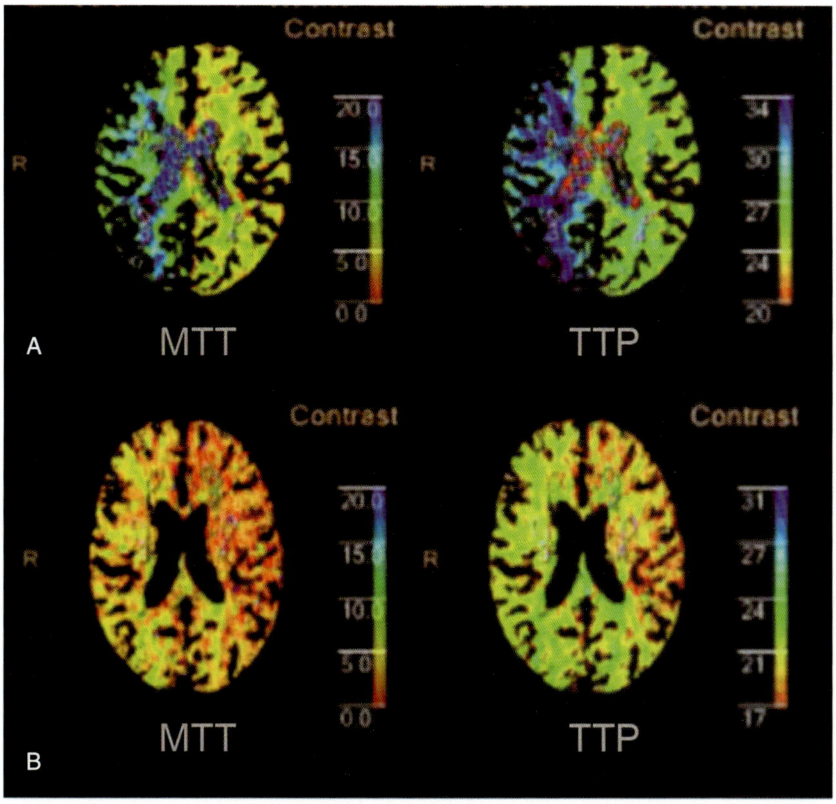

图 6-2　脑部 CT 灌注成像提示右侧大脑半球低灌注。

何治疗颈总动脉长段闭塞仍存在争议。

2.具体术式选择

本病例有3类手术方式供选择：腔内手术、开放手术和复合手术。①开放手术：颈-颈转流，由于右侧颈总动脉全程闭塞且合并颈内动脉重度狭窄，病变侧血管位置较高，且非解剖腔隙创伤大、并发症风险高、术后恢复慢，不做首选；②腔内手术：颈动脉支架成形术，颈总动脉长段慢性闭塞因操作复杂、导丝难以通过、并发症风险较高，予以排除；③复合手术：Ring-striper逆行颈总动脉内膜切除术，该方案优点是简捷、相对微创、可一期切除颈内动脉斑块及颈总动脉长段斑块、并发症相对较少，但该技术操作难度较大，国内开展较少，需有丰富临床经验才可进行。

最终手术方案确定为Ring-striper逆行颈总动脉内膜斑块切除术。

诊疗过程

1.术前多学科会诊

请神经内科、神经外科和麻醉科等多学科会诊，对围术期管理和手术方案进行进一步优化：①神经内科评估病情，排除帕金森、癫痫等疾病，确诊为抖动性TIA继发于颈总动脉长段闭塞；②神经外科评估和讨论手术方式，最终确定为Ring-striper逆行颈总动脉内膜斑块切除术；③麻醉科术前评估患者心肺功能。

2.手术方案

Ring-striper逆行颈总动脉内膜斑块切除术。

3.手术过程

全身麻醉，于复合手术室内行弓上动脉造影：右颈总动脉闭塞，右颈内动脉起始部重度狭窄(图6-3A)。保留鞘管。术前超声评估颈动脉分叉高度、斑块位置和范围后，沿颈部胸锁乳突肌前做斜行切口6cm。逐层解剖，显露右侧颈动脉。注入肝素(1mg/kg)，使全身肝素化，诱导性升压达基础血压15%~20%水平。利用对侧血供经颈内动脉及后循环代偿手术侧，阻断颈总动脉与颈外动脉后，再充分解剖、显露并阻断颈内动脉。从颈动脉分叉部位开始，与分叉平面保持约60°夹角向近心端离断颈内动脉。采用外翻式颈动脉内膜切除术将颈内动脉斑块切除。根据血管内膜与中膜的解剖层次分离颈总动脉斑块，将Ring-striper头端圈套器套入颈总动脉斑块。在DSA透视监测下，缓慢推进Ring-striper，直至头端圈套器超过斑块近端。拉近圈套器切割线，将斑块切断，将Ring-striper与颈总动脉斑块一同拉出(图6-3B)。可见颈总动脉血液喷出，同时将斑块碎屑一同冲出。将ICA与CCA吻合后，再次行弓上动脉造影：CCA斑块完整切除，管腔形态良好（图6-3C)。逐层缝合切口。手术顺利，出血约150mL，使用造影剂约30mL。

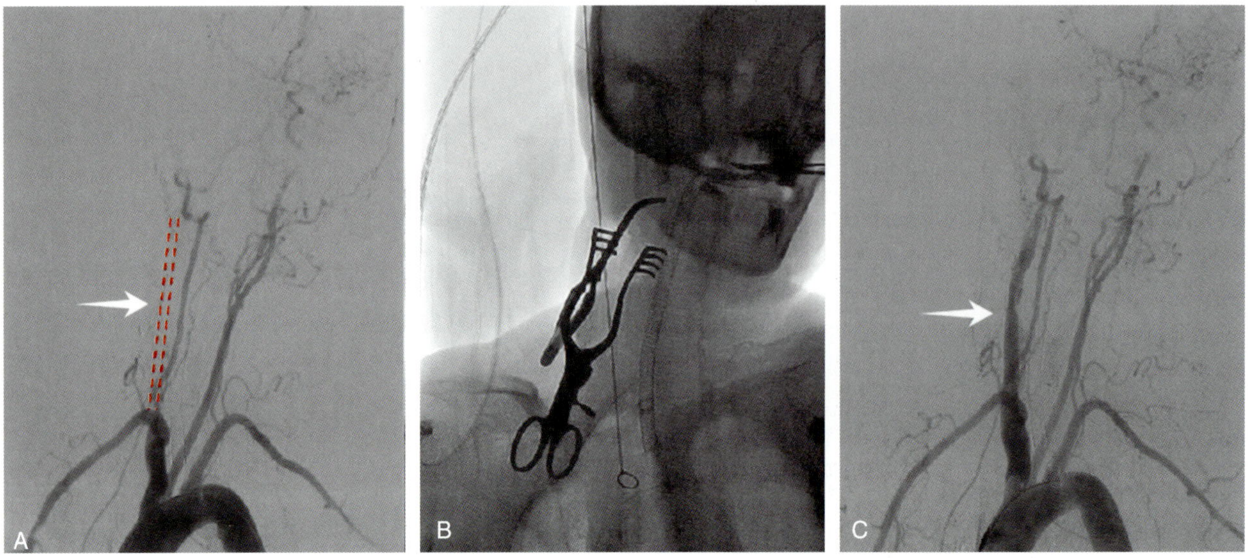

图6-3 Ring-striper逆行颈总动脉内膜斑块切除术。(A)弓上动脉造影：右颈总动脉闭塞(箭头所示)，右颈内动脉起始部重度狭窄；(B)将Ring-striper与颈总动脉斑块一同拉出；(C)颈总动脉斑块完整切除，管腔形态良好(箭头所示)。

术后处理及随访

术后患者肢体抖动症状消失，视力较术前明显改善（右眼 0.8，左眼 0.6）。复查 CT 灌注成像，提示右侧脑灌注较术前改善。患者规律服用阿司匹林（100mg，每日 1 次）及瑞舒伐他汀（10mg，每日 1 次），控制高危因素。术后 1 年随访，抖动症状未再发作，CTA 提示右侧颈动脉通畅（图 6-4）。

经验与体会

LS-TIA 于 1962 年由 Miller-Fisher 首次提出，是一种少见的 TIA 类型，其临床表现为反复性、短暂性、刻板性的肢体不自主运动，主要表现为抖动，有时也可表现为颤抖、摇摆、舞蹈样或震颤；多累及一侧肢体或单肢，下肢受累最常见；一般持续数秒或数分钟，亦可伴有抖动侧的肢体无力，最终演变为典型的 TIA。长时间行走或站立、体位改变为 LS-TIA 的常见诱发因素。

LS-TIA 目前发病机制尚无定论，较公认的是低灌注理论。在颅外和颅内血管慢性狭窄或闭塞的基础上，脑血管舒张、收缩储备能力下降，在长时间站立或行走、体位改变、颈部过伸及低血压的情况下，血管未能相应地舒缩，引起脑组织短暂性缺血后出现低灌注。LS-TIA 多由颈内动脉重度狭窄或闭塞所导致，目前尚未见颈总动脉源性 LS-TIA 的报道。国际诊疗经验均认为 LS-TIA 是由一侧大脑半球低灌注所引起，因此，改善脑部供血可有效减少或消除患者抖动症状。对于本例患者，慢性长段颈总动脉闭塞的外科治疗成为本次治疗的关键所在。

针对 LS-TIA 的治疗，目前主要是内科治疗和外科治疗。内科治疗为扩容以增加脑血流量、抗血小板聚集、调节血脂、稳定斑块、改善微循环等。外科治疗主要是血管重建术。针对动脉严重狭窄但未闭塞，行血管内支架成形术或颈动脉内膜剥脱术。针对闭塞动脉，可行颅内外血管分流术，主要是采取颞浅动脉软脑膜血管通融术。

本例患者经过严格规范的药物治疗后，症状仍未有所改善，严重影响患者生活质量，患者手术意愿强烈，故权衡各术式（颈-颈转流、颅内外血管搭桥、腔内支架成形术、逆行颈总动脉内膜斑块切除术）的利弊后，采取 Ring-striper 逆行颈总动脉内膜斑块切除术。手术顺利切除斑块，术后患者肢体抖动症状消失。同时该手术明显改善患者右眼视力。

对于以肢体抖动为首发症状的患者，特别是伴有脑血管病危险因素，且脑部影像学检查无异常时，应考虑到本病的可能性，做到早发现、早确诊，尽早启动脑血管二级预防治疗，以降低缺血性脑血管病的发病率和死亡率。针对该颈总动脉闭塞所致 LS-TIA，可采取外科干预，Ring-striper 逆行颈总动脉内膜斑块切除术安全、有效。但该术式难度较大，不适用于初学者，需经过专业的训练，具备熟练的腔内介入诊疗技术后，才可实施。

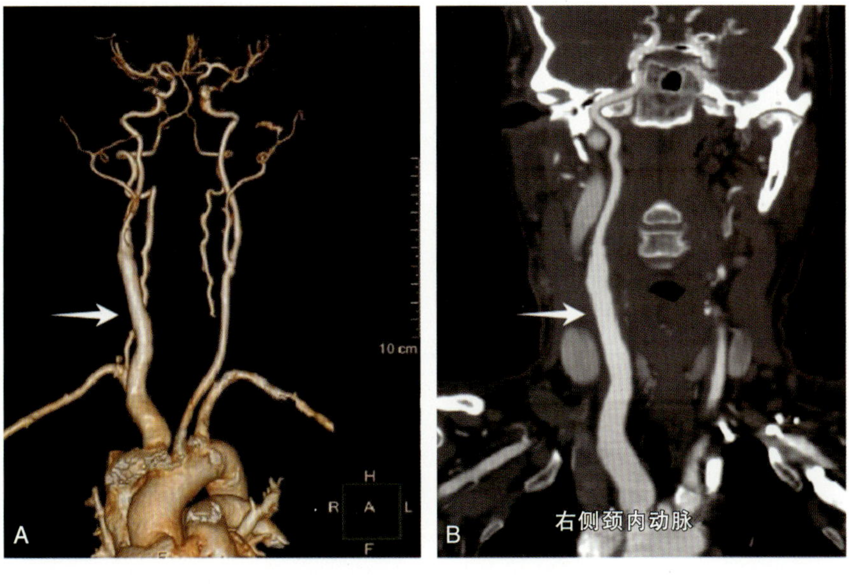

图 6-4　术后 1 年随访 CTA 提示颈总动脉通畅（箭头所示）。

小结

Ring-striper 逆行颈总动脉内膜斑块切除术治疗颈总动脉闭塞是一种安全有效的外科干预方法。

（蒋庆君 曲乐丰）

参考文献

1. Fisher CM. Concerning recurrent transient cerebral ischemic attacks. Can Med Assoc J, 1962,86:1091-1099.
2. Knoflach M, Matosevic B, Meinhart M, et al. Prognostic relevance of limb shaking in symptomatic carotid artery occlusion. Cerebrovasc Dis, 2011,32(1):35-40.

病例 7

急性右侧颈总动脉栓塞合并颈动脉狭窄病变一期处理

导　读

心房颤动(简称房颤)是成人最常见的心律失常之一。由于房颤后心脏不规律跳动,心房内血流瘀滞、内皮损伤、高凝状态等,易在心房壁上形成血栓。目前研究表明,房颤是急性缺血性脑卒中独立和重要的危险因素。然而,在临床实际工作中,心源性脑卒中的诊断率和治愈率往往较低。本例患者由于房颤导致急性右颈内动脉、肱动脉栓塞,同时长期口服含利血平的降压药,对于此类病变的外科干预时机、手术方式的选择以及处理的顺序等方面有多重讲究。本文分享1例急性颈动脉栓塞合并颈动脉狭窄病变一期处理经验。

病例简介

男性患者,79岁。主诉:突发右上肢无力伴麻木1天。

【现病史】 患者1天前于休息时突发右上肢无力伴麻木,伴有短暂性头晕,无头痛、恶心、呕吐和意识障碍等症状,约3小时后逐渐出现右上肢冰凉,就诊于外院,进一步行血管彩色多普勒超声,示"右颈总、颈内、颈外和右肱动脉血栓形成",予低分子肝素抗凝治疗后,急诊转入本院。

【既往史】 高血压Ⅲ级(极高危),既往长期口服复方利血平氨苯蝶啶片(北京降压0号);房颤病史。

【查体】 神志清楚,生命体征平稳;右侧肱动脉和右侧桡动脉未触及,右侧颈动脉搏动减弱;右上肢皮温低,右上肢肌力5级,余肢体活动可;感觉正常,神经病理征(–)。

【辅助检查】

颈动脉CTA:右侧颈总动脉、颈内动脉和颈外动脉闭塞,前交通动脉良好(图7–1)。

脑部DWI:右侧额叶散在急性梗死灶(图7–2)。

脑部CT灌注成像:右侧大脑半球低灌注(图7–3)。

诊断

1. 急性右颈动脉栓塞伴血栓形成。
2. 急性右肱动脉栓塞伴血栓形成。
3. 急性脑梗死。
4. 心房颤动。

病情分析

患者为老年男性,以突发右上肢缺血、急性脑梗死等为主要表现;既往明确的房颤和高血压史;请神经内科会诊后,考虑为房颤引起的心源性血栓脱落,致右颈动脉和右肱动脉血栓形成,诊断明确。患者脑部MRI和CT灌注成像均提示右侧头向缺血,手术指征强烈;由于患者颅内前交通动脉代偿良好,因而未导致明显的前循环卒中相关症状。

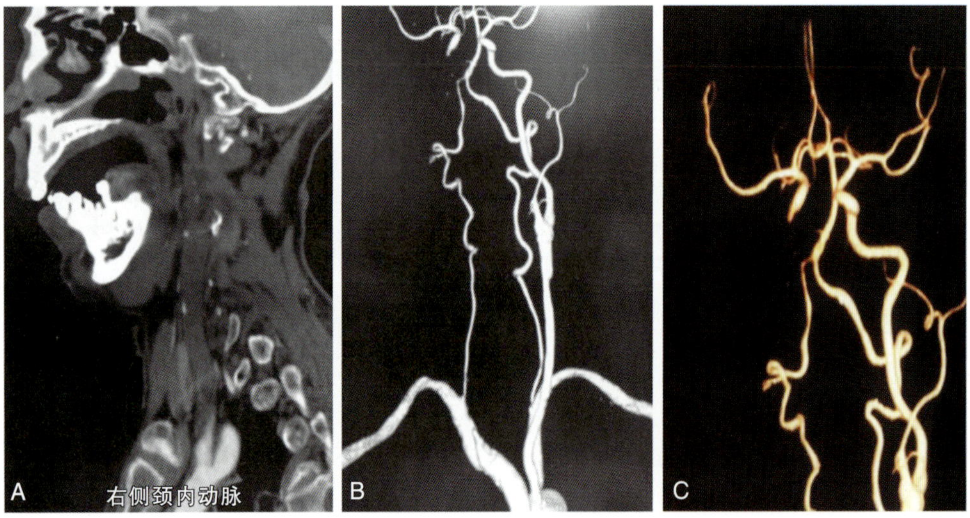

图 7-1 颈动脉 CTA 显示右侧颈总动脉、颈内动脉和颈外动脉闭塞。

临床决策分析

对于本病例的治疗方案，需要考虑以下两个方面。

1.处理时机

当房颤引起脑卒中时，如在时间窗内，可行静脉溶栓/急诊取栓治疗。虽然本例患者诊断明确，但无颅内急性缺血相关症状；同时外院给予抗凝治疗后，患者右上肢皮温有所改善，肢体功能正常，暂无急诊手术指征。此外，患者长期口服“北京降压 0 号”(含利血平)，而处理需在全身麻醉下进行，无法急诊手术干预，所以计划给予正规的抗凝治疗 1 周，待“利血平”药物代谢时间窗之后再行手术处理，恢复头向血供。

2.开放、单纯腔内治疗和复合手术

本病例有 3 类手术方式供选择：开放手术、单纯腔内治疗和复合手术。①开放手术：行右侧颈总、颈内和颈外动脉取栓，可能存在颈总动脉、颈内动脉狭窄/闭塞病变，术中评估不足，导致术后狭窄残留，颅内血供不足，需要二次手术；②单纯腔内治疗：可经股动脉

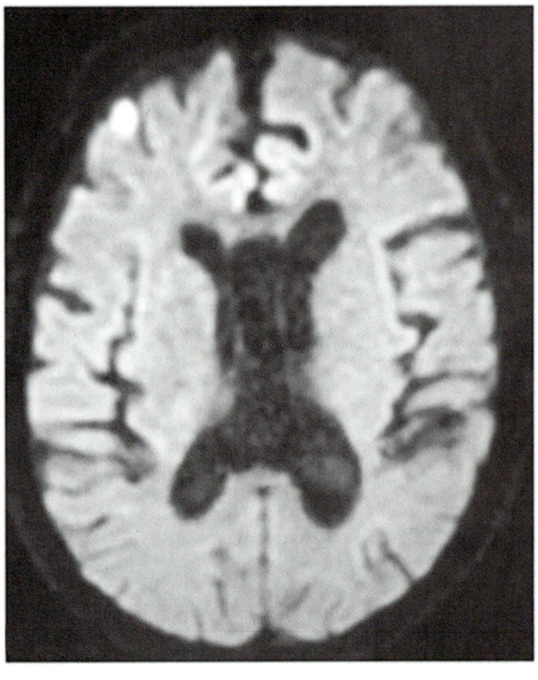

图 7-2 脑部 DWI 显示右侧额叶散在急性梗死灶。

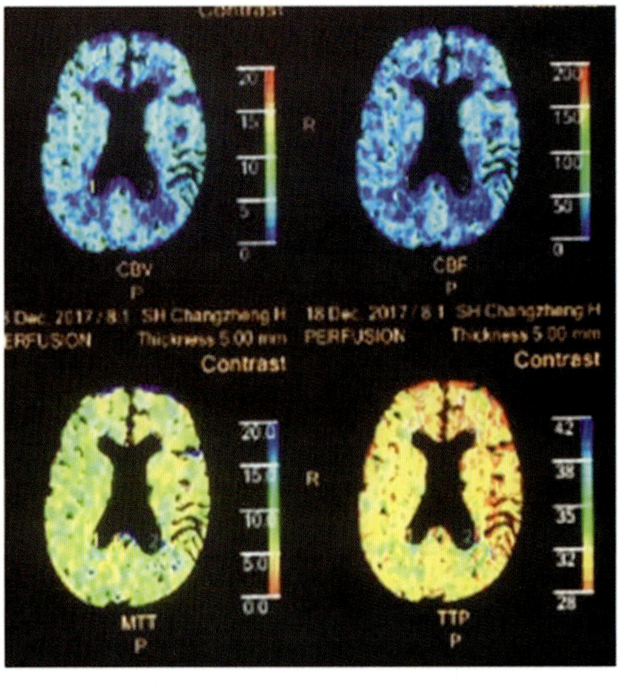

图 7-3 脑部 CT 灌注成像显示右侧大脑半球低灌注。

入路行右侧颈动脉取栓/吸栓处理,但该处理方式存在脑保护不足,术中血栓脱落风险较大,同时没有针对颈总动脉专门的取栓器械;③复合手术:右侧颈动脉探查+颈总、颈内和颈外动脉取栓。根据术中造影,同时备颈总动脉支架成形术,备颈内动脉 Solitare 支架取栓和支架成形术,该方案优点是可一期修复所有病变,并尽量避免前两种治疗方案的不足。

最终手术方案确定为复合手术:颈总、颈内和颈外动脉取栓+备颅内取栓+支架成形术。

诊疗过程

1.术前多学科治疗

请影像科、神经内科、麻醉科等多学科会诊,对围术期管理和手术方案进行进一步优化:①阅读颈动脉 CTA 及脑部 MRI 图像,评估流出道情况;②评估患者神经系统症状和体征,评估患者术后继发脑出血的风险,判断患者手术的风险获益比。围术期给予依诺肝素钠(克赛)4000IU,每 12 小时 1 次,皮下注射;同时给予阿司匹林抗血小板和丁苯酞营养神经支持治疗;患者入院后第 3 天右上肢皮温恢复正常,第 5 天右侧桡动脉可触及搏动,表明抗凝治疗对于肱动脉血栓形成的有效性;但患者右侧颈动脉未闻及血管音。

2.手术方案

全身麻醉后,右侧颈总、颈内和颈外动脉取栓,备颅内取栓+支架成形术。

3.手术过程

复合手术室内,全身麻醉下行右颈部纵行切口。解剖显露右侧颈总动脉和颈内外动脉,可见右侧颈总动脉无搏动,分别悬吊血管;经股动脉入路行弓上血管造影,见右侧颈总动脉、颈内动脉和颈外动脉闭塞(图 7–4),右侧大脑中动脉和大脑前动脉显影较慢。

沿颈动脉分叉部位行颈动脉切开,可见局部管腔内充满暗红色血栓,局部颈动脉斑块形成,未见任何血流(图 7–5)。用 4F Fogarty 取栓导管行颈总动脉取栓(图 7–6),取出长段新鲜血栓,即刻可见颈总动脉喷血良好,行右侧颈总动脉阻断;进一步用 2F Fogarty 取栓导管行颈内动脉取栓(图 7–7),取出长段新鲜血栓,即刻可见颈内动脉反流良好。颈动脉分叉部可见局部斑块伴中度狭窄,行外翻式右侧颈动脉内膜斑块切除+吻合口成形术(图 7–8)。术后可见完整的斑块和长段血栓 (图 7–9)。术后即刻造影示右侧颈总动脉、颈外动脉和颈内动脉显影良好(图 7–10)。

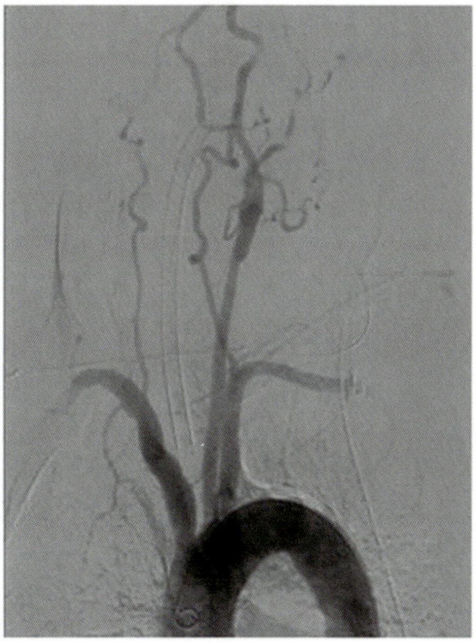

图 7–4　术前造影示右侧颈总、颈内和颈外动脉闭塞。

术后处理及随访

患者术后顺利拔除气管插管,神志清楚,四肢活动好,声音无嘶哑,饮水无呛咳。转回病房后,密切监

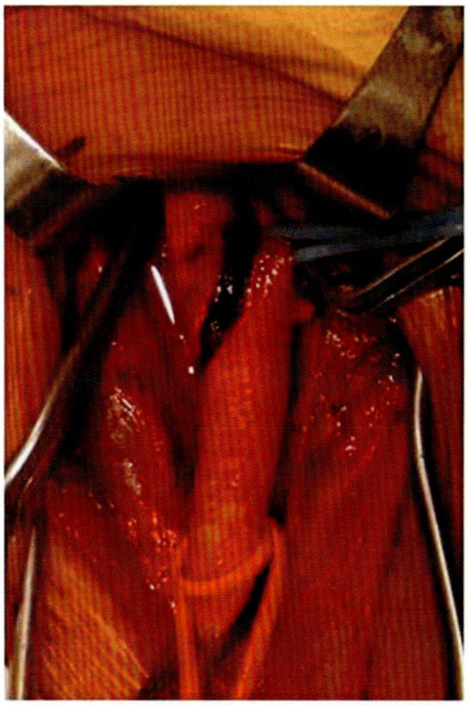

图 7–5　右侧颈动脉分叉部可见管腔内充满暗红色血栓,无血流。

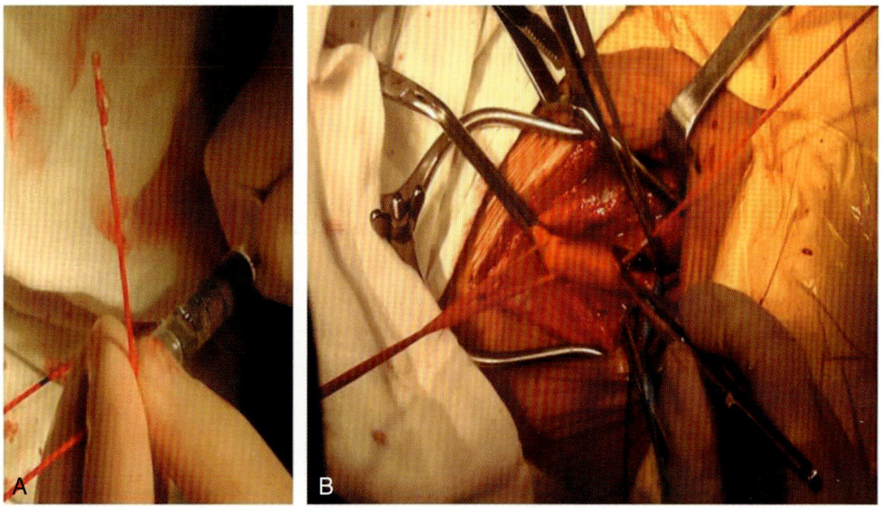

图 7-6 用 4F Fogarty 取栓导管行右侧颈总动脉取栓。

测患者生命体征，严格控制血压、心率，预防高灌注综合征。

术后第 5 天：出院。出院后给予利伐沙班口服抗凝。

术后 1 个月：复查颈动脉 CTA，显示右侧颈总、颈内动脉通畅（图 7-11）。随访期间无相关症状再次发作，右上肢桡动脉搏动良好，感觉功能正常。

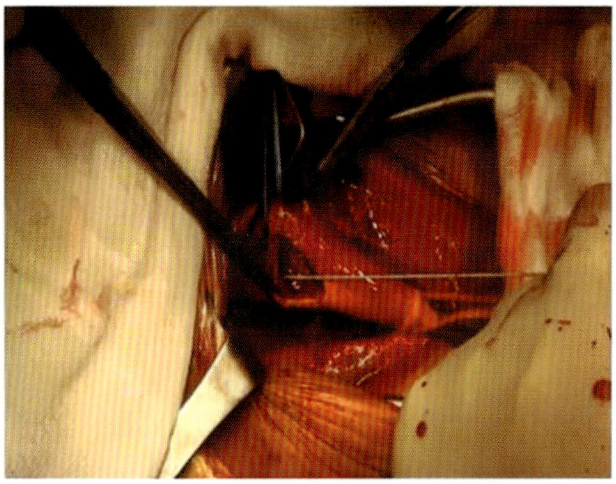

图 7-7 用 2F Fogarty 取栓导管行右侧颈内动脉取栓。

经验与体会

心房颤动是成人最常见的心律失常之一，常由风湿性心脏病、冠心病、高血压性心脏病引起，亦可见于原发性心肌病、甲状腺功能亢进性心脏病等。由于房

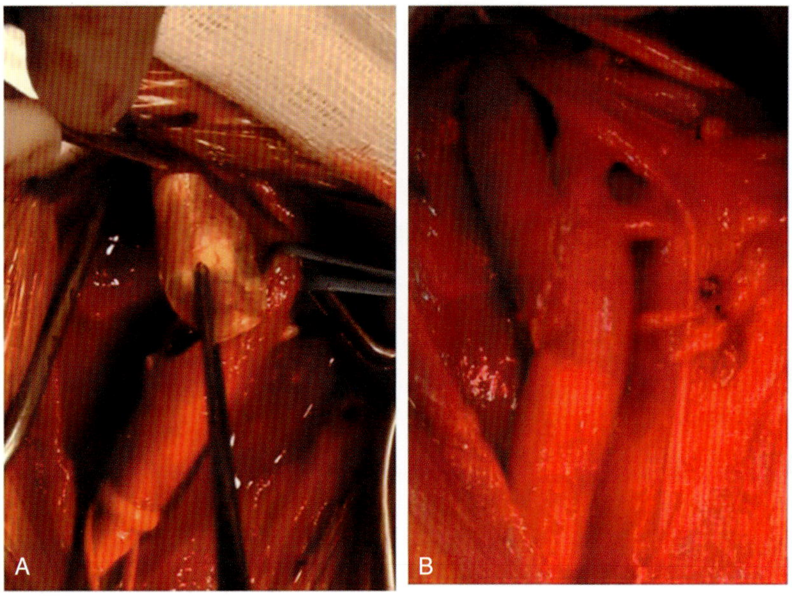

图 7-8 外翻式右侧颈动脉内膜斑块切除术+吻合口成形术。

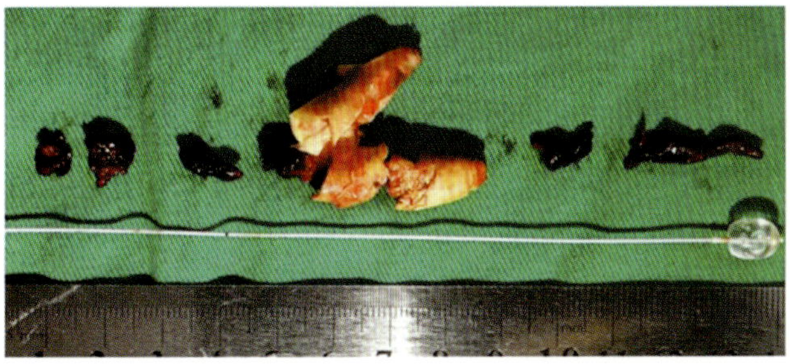

图 7–9　手术切除的内膜斑块和血栓。

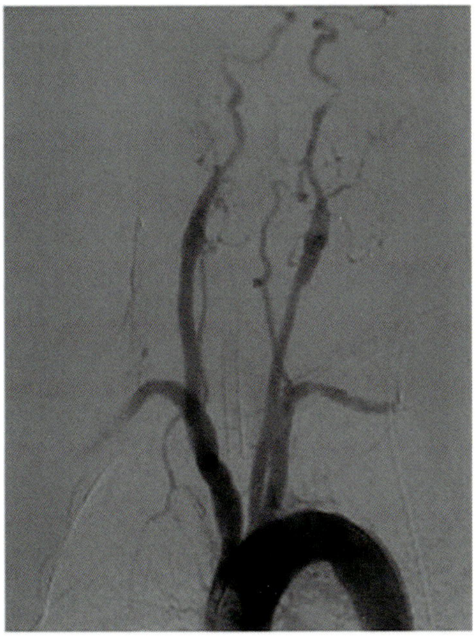

图 7–10　术后即刻造影示右颈总、颈外和颈内动脉显影良好。

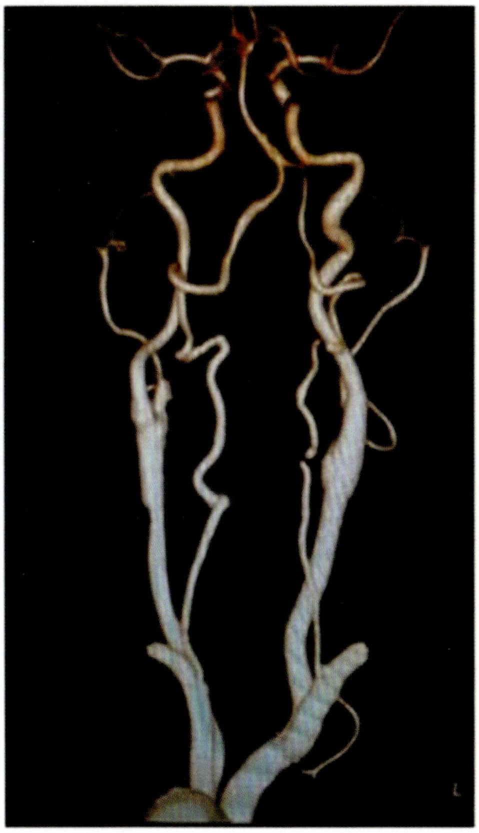

图 7–11　术后 1 个月复查颈动脉 CTA，显示右侧颈总动脉、颈内动脉通畅。

颤后心脏不规律跳动，心房内血流瘀滞、内皮损伤、高凝状态等，易在心房壁上形成血栓，而血栓脱落后，沿着升主动脉进入颈总动脉，较小的血栓可以到达颅内。

目前研究表明，房颤是急性缺血性脑卒中的独立和重要的危险因素。然而，在临床实际工作中，心源性脑卒中的诊断率往往较低，其原因主要是对心源性脑卒中缺乏足够的认识与重视，缺乏脑卒中诊治过程中的多学科协作。

当房颤引起脑卒中时，如在时间窗内，可行静脉溶栓/急诊取栓治疗。目前临床证据已表明其安全、有效。本例患者虽然考虑房颤导致右侧颈总动脉栓塞，继发血栓形成，患者脑部 MRI 提示散在多发急性脑梗死灶，脑部 CT 灌注成像也提示右侧头向缺血，但由于患者颅内前交通动脉代偿良好，因而未导致明显的前循环卒中相关症状。同时由于患者长期口服“北京降压 0 号”(含利血平)，无法行急诊全身麻醉下手术取栓；此外，患者于外院接受抗凝治疗后，症状明显改善。所以予以正规抗凝治疗 1 周，待“利血平”药物代谢时间窗过后，行手术处理，恢复头向血供。手术方案采取右侧颈总动脉和颈内动脉取栓，同时备颅内支架取栓+支架成形术，虽然术中未使用颅内动脉取栓技术，但术者必须掌握该技术，方可尽可能降低手术并发症。

小结

右侧颈总动脉 Fogarty 导管取栓合并颈动脉内膜斑块切除术，一期治疗急性右侧颈总动脉栓塞合并颈动脉狭窄病变安全、有效，降低了围术期并发症的发生。

（吴永发　曲乐丰）

参考文献

1. Connolly SJ, Gibson CM, Crowther M. Andexanet Alfa for factor Xa inhibitor reversal. N Engl J Med, 2016,375(25): 2499-2500.
2. Chugh SS, Havmoeller R, Narayanan K, et al. Worldwide epidemiology of atrial fibrillation: a Global Burden of Disease 2010 Study. Circulation, 2014,129(8):837-847.
3. Schellinger PD, Tsivgoulis G, Steiner T, et al. Percutaneous left atrial appendage occlusion for the prevention of stroke in patients with atrial fibrillation: review and critical appraisal. J Stroke, 2018,20(3):281-291.
4. Wafa HA, Wolfe CDA, Rudd A, et al. Long-term trends in incidence and risk factors for ischaemic stroke subtypes: Prospective population study of the South London Stroke Register. PLoS Med, 2018,15(10):e1002669.
5. Inenaga C, Hokamura K. A potential new risk factor for stroke: streptococcus mutans with collagen-binding protein. World Neurosurg, 2018,113:e77-e781.

病例 8

复合手术治疗外伤性颈总动脉闭塞

导 读

外伤引起颈总动脉血栓形成的病例极为少见。1872 年,Verneuilshou 首次报道了外伤后颈动脉血栓形成病例。此病多见于脑部、颌面部与胸外伤,偶见于颈部按摩、颈动脉窦敏感试验或颈动脉压迫试验,颅脑、颈部与口腔手术亦是可能原因。由于外伤后神经症状的延迟发生及对本病缺乏警惕,易误诊为颅内病变等脑部疾病,延误诊治,造成严重后果。本文分享 1 例外伤后颈总动脉闭塞患者的治疗经验。

病例简介

男性患者,27 岁。主诉:车祸外伤致全身多处疼痛 3 小时。

【现病史】 患者于 3 小时前骑摩托车撞至大货车尾部,致全身多处疼痛,无意识丧失,有头痛、头晕,右下肢活动受限。CT 提示:下颌骨正中部、右侧颧骨及右侧颞骨多发骨折,右侧股骨下段及右侧髌骨粉碎性骨折,右侧颞部硬膜下血肿。入院后,颌面外科行下颌体、右侧颧骨和颞弓粉碎性骨折切开复位术。术后颈动脉彩色多普勒提示:左侧颈总动脉闭塞,转入我科。

【既往史】 既往体健。

【查体】 神清,颌面部肿胀;颈软,左侧颈部无肿胀,无皮肤破损,无发绀,有压痛;右侧颈动脉搏动可扪及,左侧颈动脉搏动未扪及;抬头无困难;右侧肩关节活动受限,右侧股骨远端肿胀畸形,右侧膝关节活动受限;双侧桡动脉、双侧股动脉、足背动脉扪及搏动;双侧上肢及左侧下肢肌力 5 级。

【辅助检查】

头、胸、腹部 CT:①下颌骨正中部、右侧颧骨及右侧颞骨多发骨折,两侧颈部、右前侧胸壁皮下多发积气及中上纵隔广泛性气肿;右侧颞部少量硬膜下血肿;②右侧肩胛骨喙突及右侧第 2 肋骨骨折并两肺挫伤、两侧气胸(压缩约 20%);③右侧股骨下段及右侧髌骨粉碎性骨折(图 8-1)。

颈部彩色多普勒超声:左侧颈总动脉血栓形成并闭塞。

头颈部 CTA:左侧颈总动脉(颅外段至 C4 椎体平面)血栓形成并闭塞;左侧椎动脉 V1~V2 段(C6 椎体下缘平面)血栓形成并闭塞(图 8-2)。

脑血流灌注成像:左侧大脑半球各取样区 CBV 正常,CBF 较右侧大脑半球减低,MTT 及 TPP 均延长;双侧小脑半球取样区内未见明显低血流量、低血容量、低灌注征象(图 8-3)。

脑部 MRI:①胼胝体压部及左侧颞叶脑挫裂伤;②右侧颞部硬膜下血肿(图 8-4)。

诊断

1.外伤性左侧颈总动脉血栓形成并闭塞。
2.外伤性左侧椎动脉血栓形成并闭塞。
3.下颌骨体部、右侧颧骨颞弓骨折。
4.右侧肩胛骨骨折。
5.两肺挫伤并气胸。
6.右侧颞部硬膜下血肿。
7.左侧颞叶脑挫伤。
8.右侧股骨远端骨折。

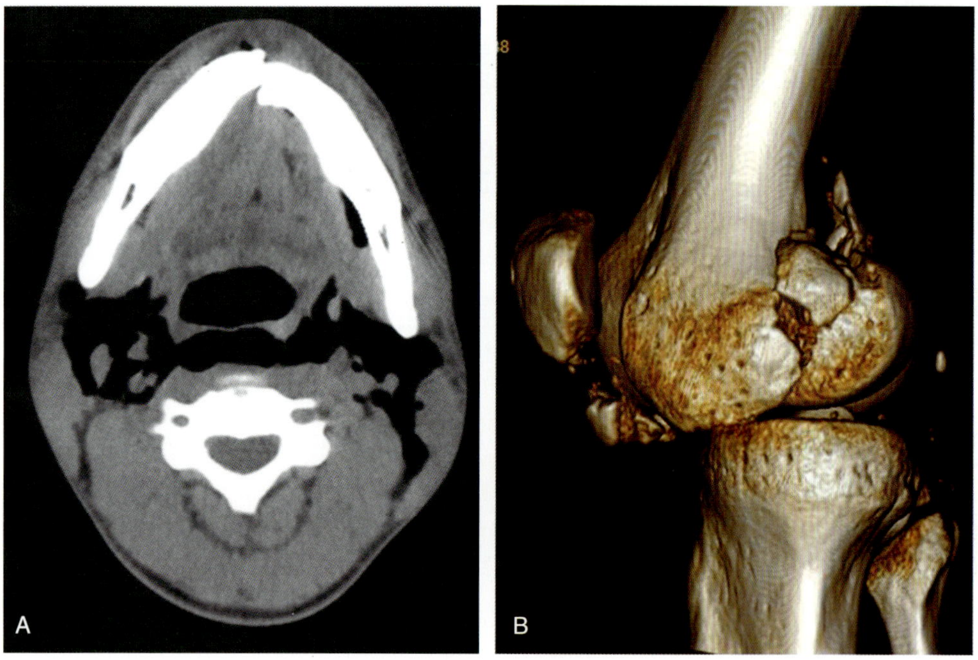

图 8–1　入院时 CT 图像。

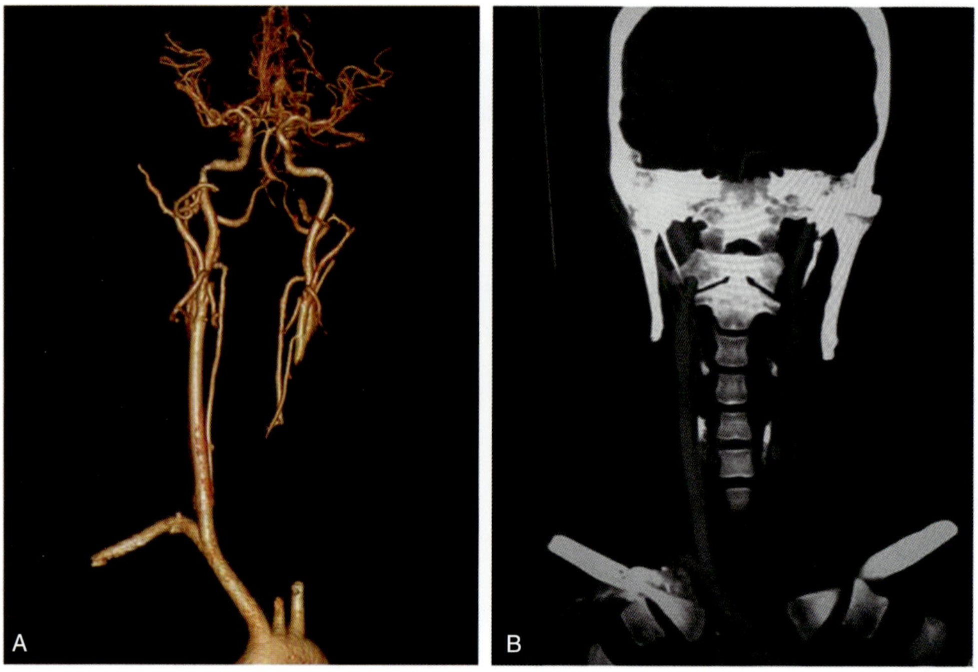

图 8–2　术前 CTA。

病情分析

患者为年轻男性，以车祸外伤致全身多处疼痛、骨折为主要临床表现，无明显脑卒中临床体征，影像学提示左侧颈总动脉(颅外段至 C4 椎体平面)血栓形成并闭塞；左侧椎动脉 V1~V2 段(C6 椎体下缘平面)血栓形成并闭塞。患者诊断明确，自外伤到发现左颈总动脉闭塞已有 10 天，颈动脉闭塞时间不确切，仍有血栓脱落致颅内栓塞风险；并且患者年轻，若不开通血管，长期颅内缺血可能会影响认知功能。查阅文献发现国内外相关报道较少，大多数病例均是在患者出现脑卒

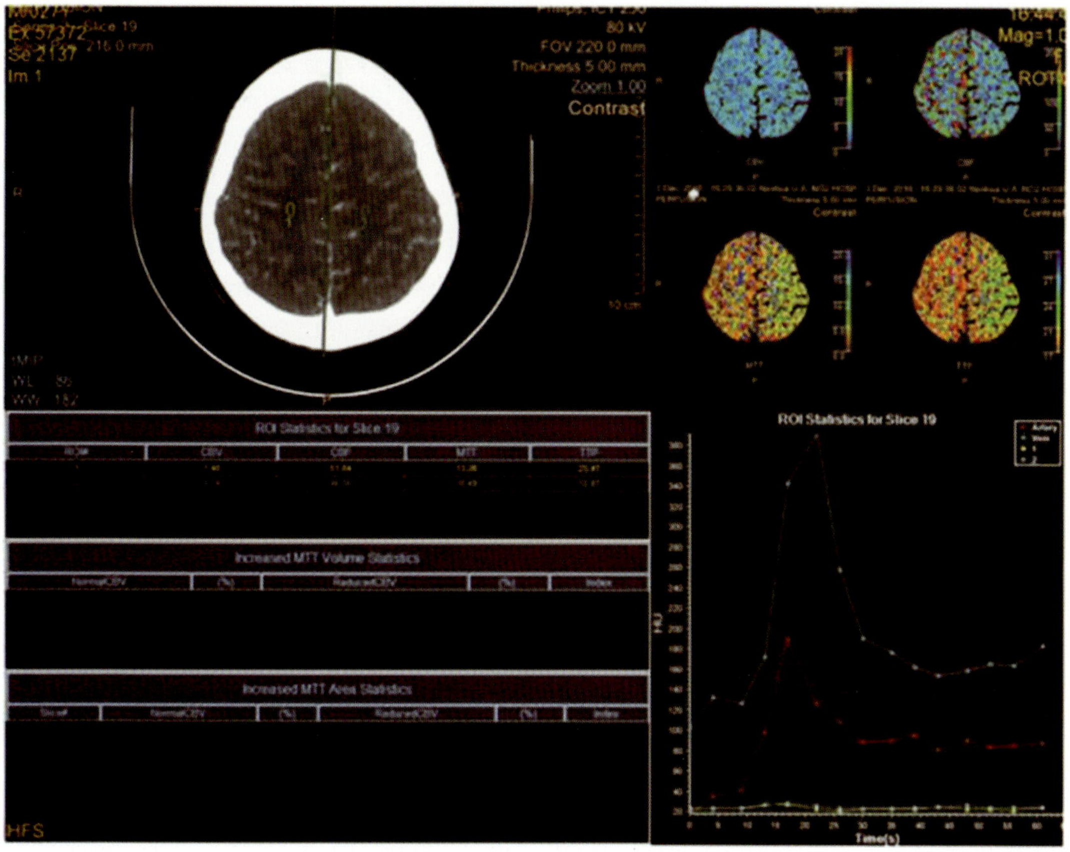

图 8-3　脑血流灌注成像。

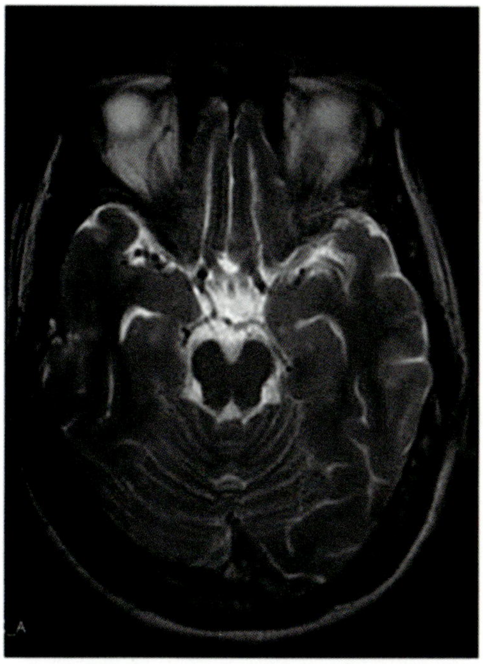

图 8-4　MRI 示左侧颞叶脑挫伤。

中后才发现颈动脉血栓，其死亡率约为 40%，存活者 52%有严重的神经功能后遗症。因此，该患者手术指征明确。

临床决策分析

1.单纯抗凝治疗：如此长段的闭塞，抗凝治疗不能开通血管。

2.溶栓治疗：多发创伤、脑挫裂伤、肺挫伤、股骨骨折，溶栓出血风险极高，溶栓禁忌。

3.人工血管转流：患者年轻，考虑血栓，优先解剖途径开通。

4.动脉切开取栓术：传统手术室行切开取栓后，不能及时行血管造影了解取栓后动脉情况。如取栓后血管仍有狭窄，不能及时行球囊扩张或支架治疗，以致血管再闭塞。

5.介入室内复合手术（造影+颈动脉切开取栓术+

支架）：取栓前可很好地了解颅内血管、颈动脉、椎动脉情况；取栓后能及时造影，了解血管情况，及时行支架治疗。

最终手术方案确定为复合手术开通左颈总动脉，左侧椎动脉不是优势动脉。因此，椎动脉暂不处理。

诊疗过程

1.术前多学科会诊

请心内科、麻醉科、神经内科、神经外科、骨科、ICU、胸外科和颌面外科等多学科会诊，制订详细的围术期预案：①患者硬膜外血肿及脑挫裂伤可保守治疗。患者外伤已有10余天，复查示脑部MRI血量未见增加，颈动脉术后抗栓、抗凝治疗一般较安全，但仍需谨慎。如出血增加，必要时可钻孔引流；②两肺挫伤及肋骨骨折可保守治疗，复查胸部CT示情况好转，术后抗栓、抗凝治疗一般较安全，但仍需谨慎。如出血可行胸腔闭式引流；③多处骨折不影响术后抗栓、抗凝治疗，溶栓禁忌；④为预防术后缺血再灌注损伤，围术期严格控制血压，术后选择半卧位，予以营养神经及抗自由基治疗，必要时进行脱水治疗。

2.手术方案

主动脉、颈动脉、颅内血管造影+左颈总动脉切开取栓术+左颈总动脉造影（备球囊扩张+血管支架）。

3.手术过程

在复合手术室进行手术，患者取仰卧位，肩部垫高，头偏向右侧。全身麻醉，气管插管。

（1）全身麻醉下先经右股动脉入路行主动脉弓造影，可见距左侧颈总动脉开口约4cm处至距颈内、外动脉分叉近端2cm处的颈总动脉闭塞，颈内动脉和颈外动脉反流至颈总动脉。

（2）左侧颈总动脉切开取栓术：游离出左颈总、左颈内、左颈外动脉，全身肝素化后先后阻断颈内、外动脉，距颈内、外动脉分叉处1cm纵行切开颈总动脉1cm，未见血液流出。局部未见斑块狭窄，分别松开颈内、外动脉阻断，可见2支血管反流较多。先后取4F、5F双腔取栓导管逆向取栓，取出大量血栓。取栓完成后造影，显示颈动脉局部狭窄，可见内膜片。置入8mm×80mm血管支架（巴德，Luminexx），再行血管造影，颈动脉血流通畅，未见明显狭窄，颅内血管未见明显的栓塞（图8-5）。

（3）术后予以低分子肝素4100U，每日1次抗凝；阿司匹林肠溶片100mg，抗血小板聚集；应用前列地尔改善循环等对症支持治疗，患者术后无明显颅内栓塞症状。术后5天复查颈部CTA：左颈总动脉支架内未见造影剂填充，考虑支架内血栓形成（图8-6）。与患者家属反复沟通后，患者及其家属同意手术，再次全身麻醉下行左侧颈总动脉切开取栓+球囊扩张术。取4F双腔取栓导管取栓，取出大量血栓，取栓完成后造影显示颈动脉局部狭窄。取PTA球囊扩张导管（8mm×80mm）扩张狭窄段，球囊扩张后造影未见血管狭窄（图8-7），术后予以低分子肝素4100U，每12小时1次抗凝；阿司匹林肠溶片100mg，抗血小板聚集；应用前列地尔改善循环等对症支持治疗。术后7天复查CTA：左颈总动脉支架通畅，左椎动脉血栓较前无明显变化（图8-8）。

（4）术后再转至骨科行右侧股骨髁上、髁间骨折切开复位内固定术，术后1个月痊愈出院。出院后持续服用阿司匹林肠溶片100mg抗栓治疗。出院后3个月、1年复查颈动脉CTA，均可见血管支架通畅，无狭窄，无血栓形成。

术后处理及随访

第1次手术后予以低分子肝素4100U，每日1次抗凝；阿司匹林肠溶片100mg，每日1次抗血小板聚集。患者短期内出现支架内血栓形成，考虑原因如下：血管损伤后内膜卷曲；血栓形成时间相对较长；血栓质地较硬；局部血管仍有附壁血栓残留；支架植入后仍有狭窄，未予以球囊扩张；抗凝强度不足。

第2次手术给予球囊扩张及加强抗凝治疗，患者未再出现血栓形成。2周后停用低分子肝素，改用阿司匹林肠溶片100mg+波立维75mg抗栓。术后6个月改用阿司匹林肠溶片100mg，每日1次。

出院后3个月（图8-9）、1年复查头颈部CTA，显示支架通畅，未见支架内血栓形成（图8-10）。

经验与体会

外伤性颈动脉闭塞是指颈部的钝器或锐器伤，颈部过度伸展和侧弯，或累及颞骨岩部的颅骨骨折等导致颈内动脉内膜撕裂或破裂，以致发生完全性血栓性闭塞。1967年，Yamada等首次报道了与颈部钝性损伤相关的颈动脉损伤。外伤引起的颈动脉、椎动脉及脑血管病变可分为：出血性病变、闭塞性病变、动脉

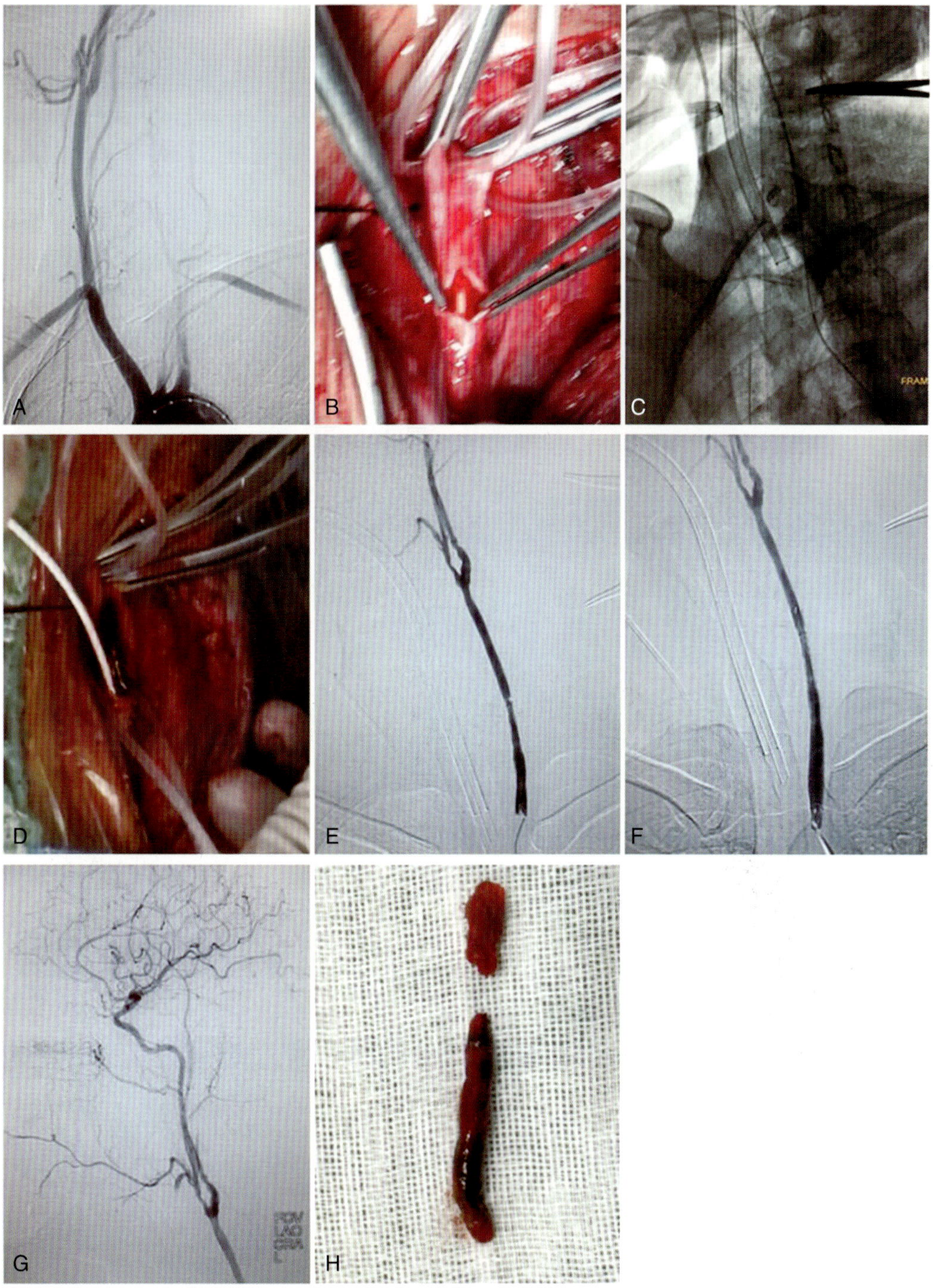

图 8–5　DSA 下切开颈总动脉，取栓导管取出大量血栓。取栓完成后造影见颈动脉局部狭窄，可见内膜片。置入 8mm×80mm 血管支架（巴德，Luminexx），DSA 示血流通畅，血管无栓塞。

瘤、夹层、动静脉瘘等。外伤性闭塞性病变中，颈动脉较椎动脉常见，尤其在青少年中常见。其发病机制是颈部的直接暴力或下颌骨骨折移位，累及颈动脉管的颅骨骨折等，75%的患者是由头部外伤引起颈动脉的牵拉性损伤所致。本例患者为自行骑摩托车撞至停靠在路边的大卡车后致下颌骨、颧骨骨折，在此过程中有颈部的过伸，可致动脉内膜损伤，破裂的内膜卷曲或形成瓣膜阻塞管腔，继发血栓形成。

临床上发现颈动脉血栓形成多有栓塞表现：病变对侧的偏瘫、偏侧感觉障碍，颈动脉搏动消失。外伤性颈动脉闭塞半数患者无颈外伤的体征，多在外伤后 1 小时至数天内出现神经体征，平均时间为 8~10 小时，

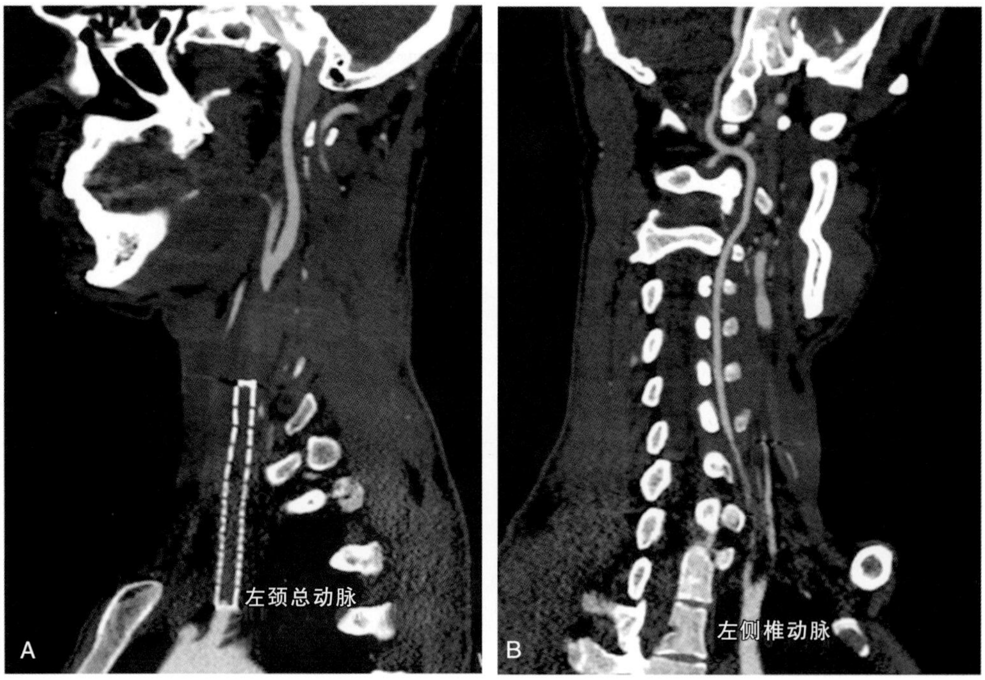

图 8-6　术后 5 天复查 CTA：左颈总动脉支架内未见造影剂填充(A)；左侧椎动脉局部未见造影剂填充(B)。

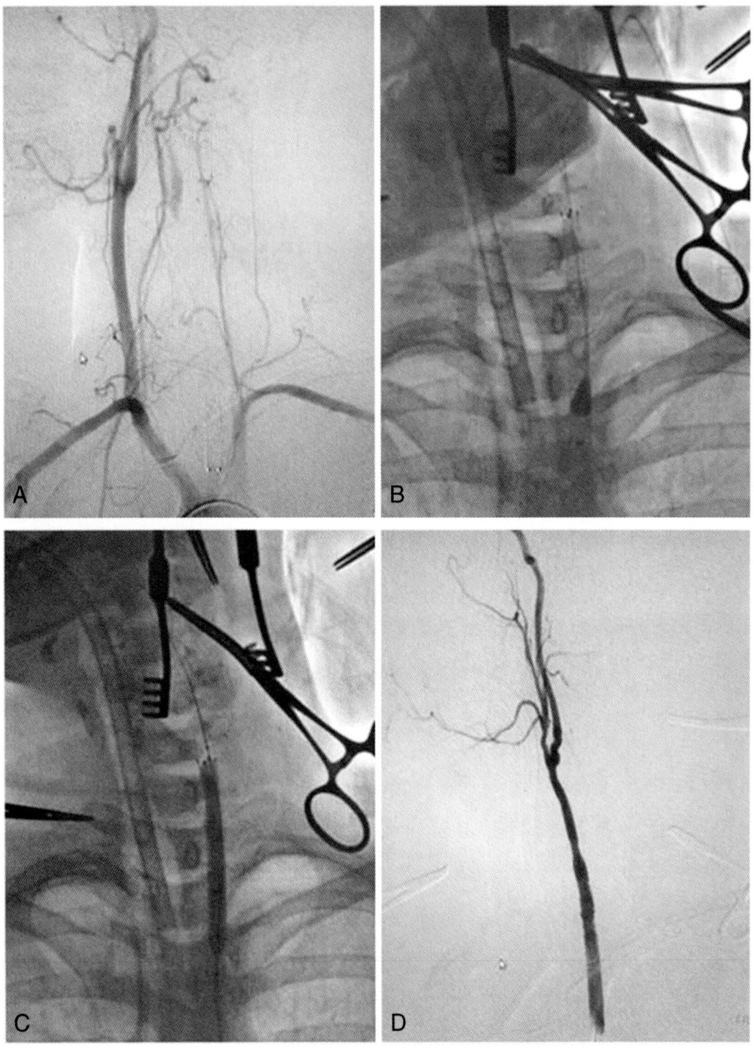

图 8-7　4F 双腔取栓导管取栓，取出大量血栓。取栓完成后造影示颈动脉局部狭窄。取 PTA 球囊扩张导管(8mm×80mm)扩张支架处颈总动脉。球囊扩张后造影未见血管狭窄。

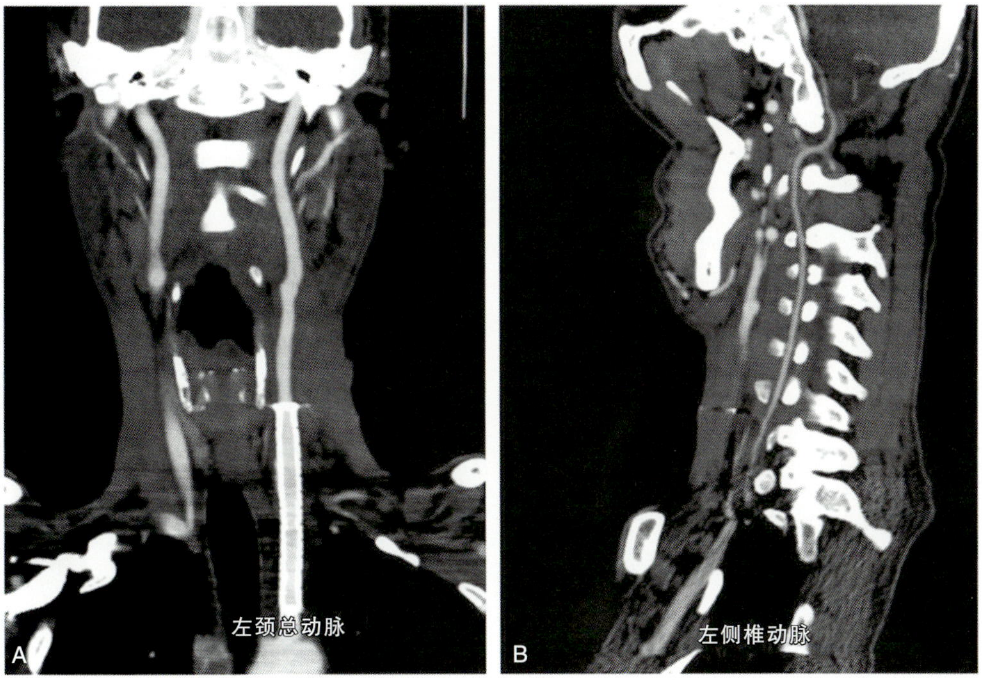

图 8-8　术后 7 天复查 CTA：左颈总动脉支架内可见造影剂填充，未见明确外溢征象（A）；左侧椎动脉起始部至入椎间孔段管径较细小（B）。

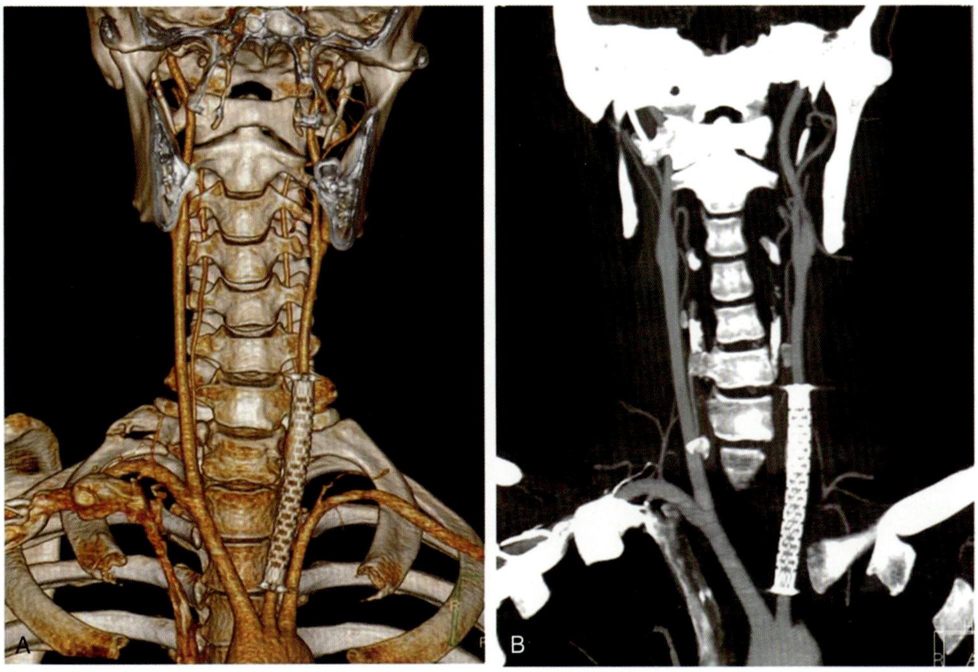

图 8-9　术后 3 个月复查 CTA：左颈总动脉支架内可见造影剂填充，未见明确外溢征象。

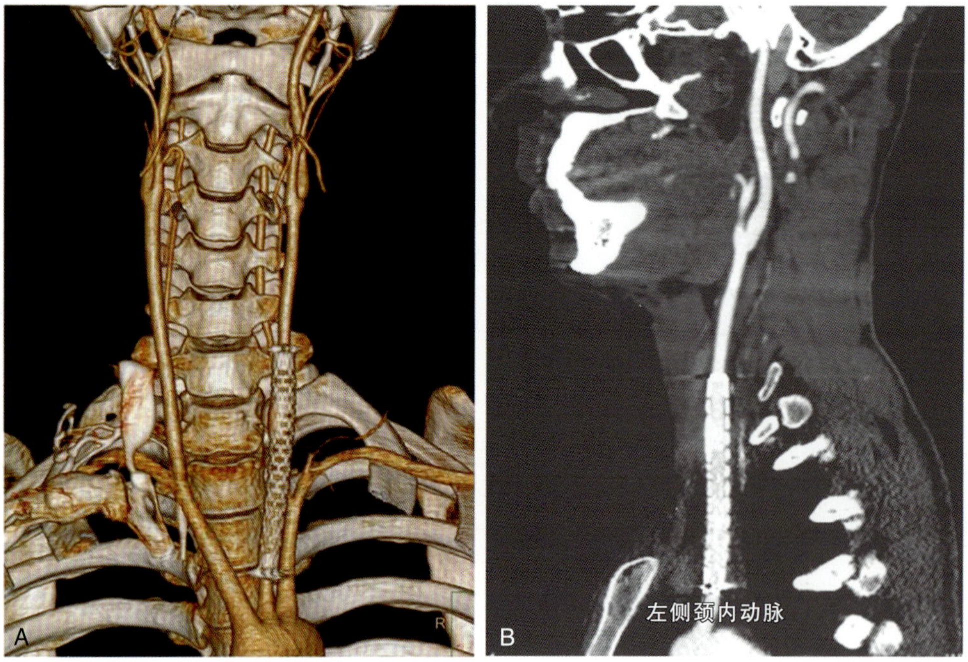

图 8-10 术后 1 年复查 CTA：左颈总动脉支架内可见造影剂填充，未见狭窄及血栓形成。

在外伤后 1 小时内发病者占 10%。外伤性颈动脉血栓形成多见于颈总动脉分叉上方。绝大多数的外伤性颈动脉损伤患者均有误诊，延误诊断的原因主要是对头外伤引起的颈动脉闭塞缺乏认识与警惕，或被严重的颅脑外伤原发症状所模糊。正确的诊断依赖于临床医生对头部外伤引起的血管闭塞保持应有的警惕，一旦出现偏瘫，及时行颈动脉及脑血管 CTA 检查。本例患者为多发创伤，有脑挫裂伤，临床无明显脑梗死症状，更加隐匿，在行骨折术前查颈动脉彩色多普勒超声才发现颈动脉闭塞，未有脑卒中表现，分析其原因可能为卷曲的内膜堵塞血管后再发血栓形成，故未有血栓脱落导致脑梗死，实属侥幸。因此，对颅脑外伤患者，应常规完善颈动脉彩色多普勒超声甚至 CTA 检查，以排除脑血管闭塞性病变。

外伤性颈动脉闭塞预后较差，死亡率高达 40%，52%的患者有严重的神经功能后遗症，大多数患者在死亡后由尸体检查明确。预后取决于血栓的范围，侧支循环充足与否，有无迁移性栓塞，继发大脑半球损害程度，以及脑外伤的情况。本病的治疗主要是防止血栓增多与迁移性栓塞，近来主张早期行血管内膜剥离及血栓切除术。在充分评估本例患者后，采取复合手术治疗，切开左侧颈总动脉，阻断颈内、外动脉，行取栓术，取出长段血栓，造影可见血管狭窄及血管壁不光滑，予以支架治疗。术后给予抗凝及抗血小板治疗，考虑患者有多发创伤及脑挫裂伤，第 1 次术后仅给予低分子肝素 4100U，每日 1 次抗凝，阿司匹林 100mg 抗血小板聚集。术后 5 天复查 CT 发现支架内血栓形成。考虑再闭塞原因可能为：血管损伤后内膜卷曲；血栓形成时间相对较长；血栓质地较硬；支架释放后，支架近端充分覆盖闭塞病变，但中上部展开不佳仍有狭窄，未予以球囊扩张；加之抗凝强度不足。遂再次切开取栓加球囊扩张，术后给予低分子肝素 4100U，每日 2 次抗凝，持续 2 周；阿司匹林 100mg 抗血小板聚集；2 周后停用低分子肝素，改用阿司匹林肠溶片 100mg+波立维 75mg 抗栓治疗，患者无脑出血及下肢骨折出血，未见支架再次血栓形成。因此，对于颈动脉外伤性血栓，抗凝治疗非常重要，对于多发创伤的患者，需反复评估抗凝治疗利弊，谨防血栓再次形成。对于动脉损伤后血栓闭塞性病变支架选择方面，需要综合考虑。本患者病程相对较长，结合 CTA 和取栓后造影未见明显造影剂外溢，此种情况选择裸支架比较合适，因为覆膜支架相对较硬，影响血管搏动及运动传输，因此本例患者优先考虑裸支架。但如有外伤性动脉瘤或取栓后造影有造影剂外溢，首选柔顺性较好的覆膜支架，如 Viabahn 覆膜支架。

对于多发创伤，特别是颅脑及颈部外伤的患者，需要常规触诊两侧颈动脉，必要时行颈动脉彩色多普勒超声检查，排除外伤性颈动脉血栓形成。当外伤不能解释肢体偏瘫时，需积极完善脑部 CTA 检查，排除颈动脉外伤形成的血栓脱落至颅内而导致血管栓塞。

小结

复合手术治疗外伤性颈总动脉闭塞，通过导管取栓合并支架成形术安全、有效。

（邓礼明 熊国祚）

参考文献

1. Kaufmann HH. Non-penetrating trauma to the carotid artery with secondary thrombosis and embolism: treatment by thrombolysin. Acta Neurochirurgica, 1977,37(3-4):219.
2. Yamada S, Kindt GW, Youmans JR. Carotid artery occlusion due to nonpenetrating injury. J Trauma, 1967,7(3):333-342.
3. Yamada S, Kindt GW, Youmans JR. Carotid artery occlusion due to nonpenetrating injury. J Trauma, 1967,7(3):333.
4. Todoroki K, Asakura T, Kanemaru R, et al. Traumatic internal carotid artery occlusion—case report. Neurol Med Chir (Tokyo), 1992,32(12):896.

病例 9

症状性慢性颈动脉夹层的腔内治疗

导　读

颈动脉夹层主要为颈内动脉夹层和椎动脉夹层。根据诱发原因的不同，分为创伤性（开放性）或自发性颈动脉夹层。颈内动脉夹层可引起动脉狭窄、闭塞或动脉瘤样改变等，主要临床表现包括局部疼痛、神经功能缺损症状相关表现。自发性颈内动脉夹层慢性期常需与颈内动脉狭窄鉴别。本文分享 1 例症状性颈内动脉夹层慢性期的诊断及治疗经验。

病例简介

男性患者，59 岁。主诉：突发右侧肢体活动障碍 10 个月，查体发现右侧颈动脉狭窄 50 天。

【现病史】 患者 10 个月前无明显诱因出现左侧肢体活动障碍，不伴意识丧失、口角歪斜，无恶心、呕吐，于外院行脑部 CT 提示“脑梗死”（具体不详），予以营养神经、活血等处理（具体不详）4 天，症状基本消失。未予进一步治疗。50 天前颈动脉超声发现“右侧颈内动脉重度狭窄”，为进一步治疗，1 周前入住神经外科。行脑血管相关造影提示“右侧颈内动脉起始部（寰椎椎体下缘至第 3 颈椎水平）狭窄，狭窄程度为 80%~90%，狭窄远端颈内动脉显影正常”。拟在局部麻醉下行右侧颈动脉支架植入术，术中将保护伞引导管植入右侧颈总动脉，再缓慢穿过颈内动脉起始部狭窄处，反复尝试将保护伞置于颈内动脉近颅底处，但保护伞头端导丝通过狭窄处困难，为防止斑块脱落导致远端梗死，未予强行通过，暂停支架植入术，转入我科进一步治疗。

【既往史】 脑梗死病史、高血压病史、高血脂病史、肛瘘手术史。

【查体】 意识清楚，言语确切；双侧瞳孔等大等圆，直径 3mm；双眼直接、间接对光反射灵敏，无眼球震颤，角膜反射正常。生理反射均正常，病理反射未引出。颈软，Kerning 征（-）、Brudzinski 征（-），共济运动正常。

【辅助检查】

CTA/MRA：右侧颈内动脉长段闭塞前病变（图 9-1）。

神经外科造影：右侧颈内动脉起始部狭窄，狭窄程度为 80%~90%，狭窄远端颈内动脉显影正常（图 9-2）。

诊断

1.右侧颈内动脉夹层。

2.脑梗死。

3.高血压 Ⅱ 级（极高危）。

病情分析

患者为中年男性，既往 10 个月前无明显诱因突发脑梗死，50 天前查体提示右侧颈内动脉狭窄；既往高血压、高血脂史，无其他高危因素；体格检查无特殊；影像学检查提示右侧颈内动脉长段闭塞前病变，

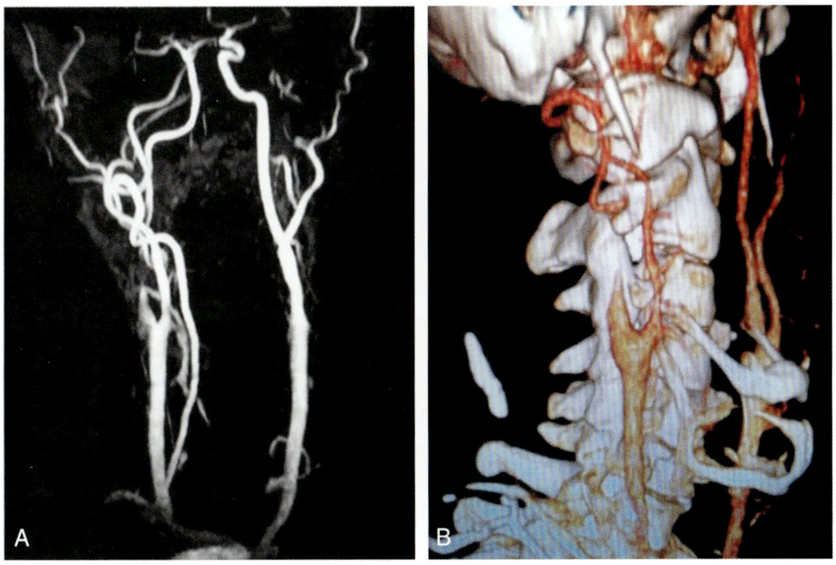

图 9-1　CTA/MRA 提示右侧颈内动脉长段闭塞前病变。

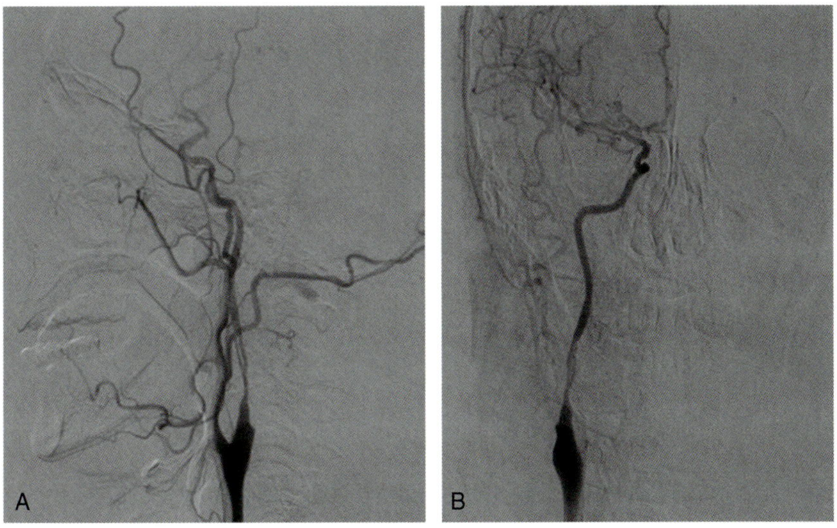

图 9-2　神经外科造影提示右侧颈内动脉起始部狭窄，狭窄远端颈内动脉显影正常。

远端流出道正常，神经外科造影提示典型的“鼠尾”征。本病例患者为中年，无颈部外伤史；对侧颈动脉未见明显狭窄，血流通畅，血管条件可，颈动脉粥样硬化重度狭窄可能性较小；同时患者无心脏相关疾病，血栓脱落引发颈内动脉栓塞的可能性亦很小；综上结合 DSA 结果排除弓动脉夹层撕裂至颈动脉引发夹层的可能，最终考虑为自发性颈内动脉夹层。另外，对于颈动脉夹层的鉴别诊断还可结合高分辨率轴位 MRI 图像、超声、超声造影等判断。对于急性期的颈内动脉夹层，颈动脉夹层卒中研究(cervical artery dissection in stroke study，CADISS)显示，7 天内的急性颈动脉夹层给予抗血小板或抗凝治疗，患者的卒中再发率和死亡率无统计学差异。但该患者的夹层已属于慢性期，错过正规的抗凝或抗血小板时间窗，夹层内血栓已硬化并纤维化，单纯药物治疗很难改善其血流动力学，同时结合《中国颈部动脉夹层诊治指南 2015》，右侧颈内动脉重度狭窄近闭塞病变，存在闭塞可能。如闭塞将导致进一步的缺血相关事件发生，应采取手术治疗，解除狭窄，保护头向供血。

临床决策分析

对于本病例诊断明确，外科处理方案主要在具体术式选择。

本病例有两类手术方式供选择：开放手术和腔内手术。

1.开放手术：病变动脉切除+静脉或人工血管代替、血栓处行内膜剥脱术补片成形。

该患者为长段病变，位置较高，病变切除难度较大，行血管内膜剥脱术亦难以到达远端病变处。同时开放手术有创伤大、时间长、患者恢复慢等缺点。

2.腔内手术：右侧颈内动脉支架成形术。

该方案优点是手术时间短、创伤小，但结合神经外科手术过程，存在保护伞难以越过病变到达远端的情况，手术难度较大，考虑到这类情况，MOMA 近端脑保护装置较为适用，但考虑患者的费用等问题，暂放弃使用，作为备选方案。再次结合 DSA 结果讨论患者情况，不排除上次在放置保护伞的过程中进入到撕裂内膜下(图 9-2 造影提示病变处出现 2 条血流通道)导致保护伞无法通过，综合分析、讨论后，本次手术可以考虑选择较细的导丝结合雅培小号保护伞(Emboshield Nav6)通过病变。

最终手术方案确定为远端脑保护下右侧颈动脉支架成形术。

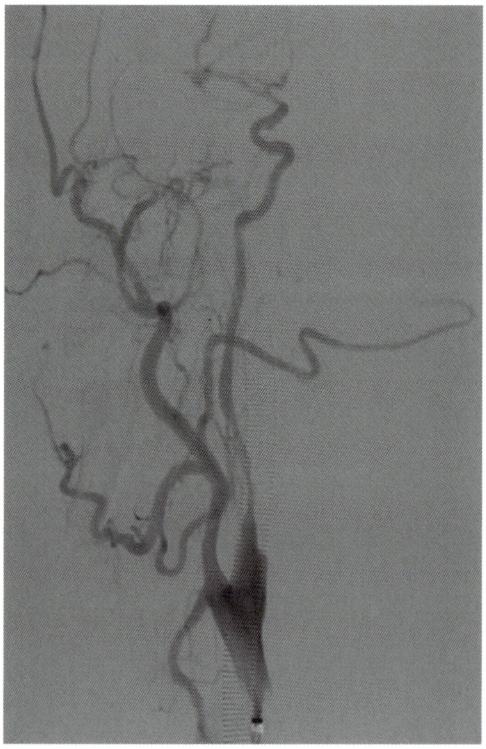

图 9-3 造影提示右侧颈内动脉狭窄呈“鼠尾”征。

诊疗过程

1.术前准备

术前完善相关检验、检查，制订详细的心、肺、肾、脑功能围术期保护预案：①术前注意充分水化、碱化，同时双抗治疗，强化他汀类用药；②术中应用等渗造影剂并适当稀释、减少剂量，注意精细操作，尽量降低引起血管痉挛、血栓脱落等脑缺血事件相关风险；③为预防术后缺血再灌注损伤，围术期严格控制血压，术后选择 15°半卧位，应用营养神经及抗自由基药物，必要时脱水治疗。

2.手术方案

远端保护伞保护下右侧颈内动脉支架成形术。

3.手术过程

患者仰卧，常规腹股沟区消毒铺巾。麻醉成功后，于左侧腹股沟韧带中点动脉搏动强烈处逆行穿刺左侧股总动脉，导入 8F 短鞘。同轴技术 0.035 英寸导丝配合 5F 单弯导管、6F 90cm 长鞘进入主动脉弓。0.035 英寸导丝配合单弯导管先后进入右侧颈总动脉，造影提示右侧颈内动脉狭窄，如术前 DSA 所示(图 9-3)。交换 0.014 英寸导丝，顺利轻柔地将雅培保护伞(Emboshield Nav6) 推送至病变远端颈内动脉并打开(图 9-4)。退出输送器，沿保护伞导丝使用波科 3mm×30mm、4mm×30mm 球囊预扩张(图 9-5)后，造影提示狭窄较前明显改善(图 9-6)。后将 7mm×50mm 支架(Boston Scientific, Wallstent)送至狭窄处，完全覆盖病变后定位释放(图 9-7)。再次造影提示狭窄

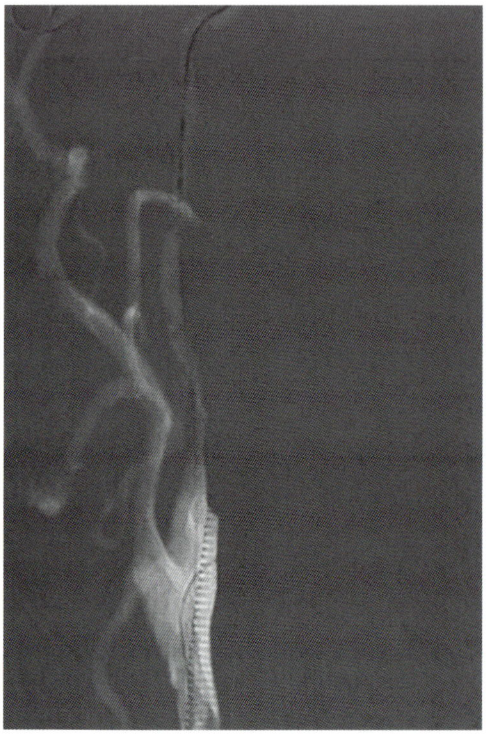

图 9-4 路图引导下雅培 Emboshield Nav6 “小伞” 沿专用 0.014 英寸导丝顺利通过病变。

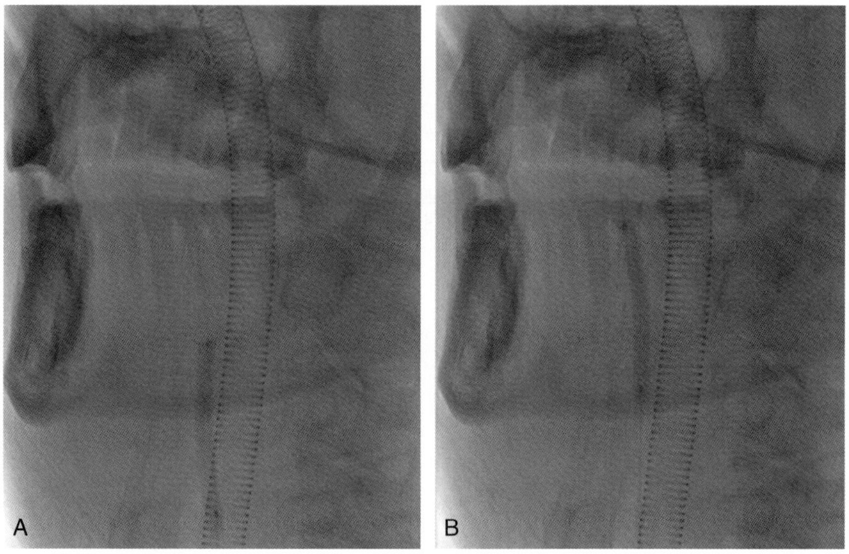

图 9-5　使用波科 Sterling 3mm×30mm（左）、4mm×30mm（右）球囊渐进预扩张。

解除，颅内血管造影未见明显栓塞（图 9-8）。使用保护伞回收器回收保护伞。遂拔除导管导丝，穿刺点采用封堵器封堵后加压包扎。手术顺利，出血约 50mL，使用造影剂约 60mL。

术后处理及随访

术后给予心电监护，密切监测患者生命体征、意识变化，严格控制血压、心率，予以双联抗血小板、营养神经类药物，适当进行脱水、抗应激、水化等处理。研究显示，他汀类药物的应用有利于避免支架内再狭窄，同时给予他汀类、抗内膜增生药物等。

术后第 2 天：患者血压平稳，约为 122/79mmHg，双上肢血压差约为 5mmHg，自主呼吸 20 次/分，心率 65 次/分，神志清楚，查体配合。

术后第 6 天：出院。出院后口服阿司匹林肠溶片 100mg，每日 1 次；波立维 75mg，每日 1 次；瑞舒伐他汀钙片 10mg，每日 1 次；丁苯酞胶囊 0.2g，每日 3 次。

术后 2 个月：门诊复查，患者神志清楚，对答自如，肌力 5 级，自由活动。复查 CTA：支架在位，形态良

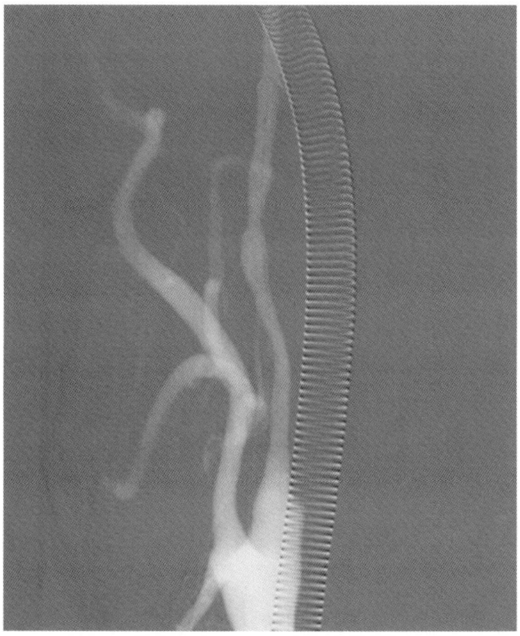

图 9-6　预扩张后造影提示狭窄较前明显改善。

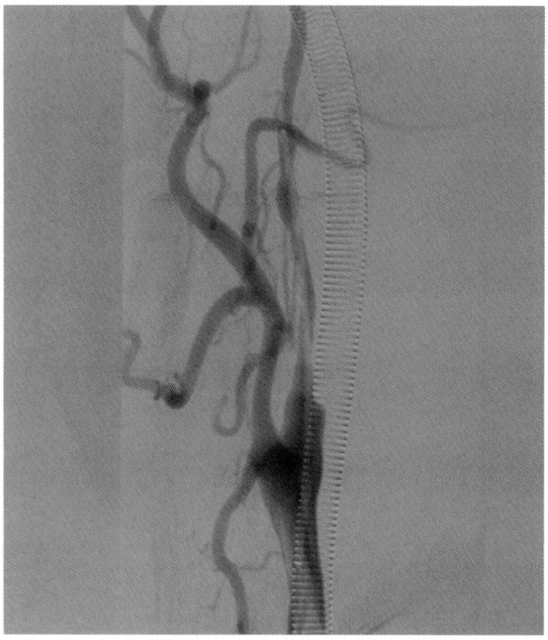

图 9-7　支架定位后造影。

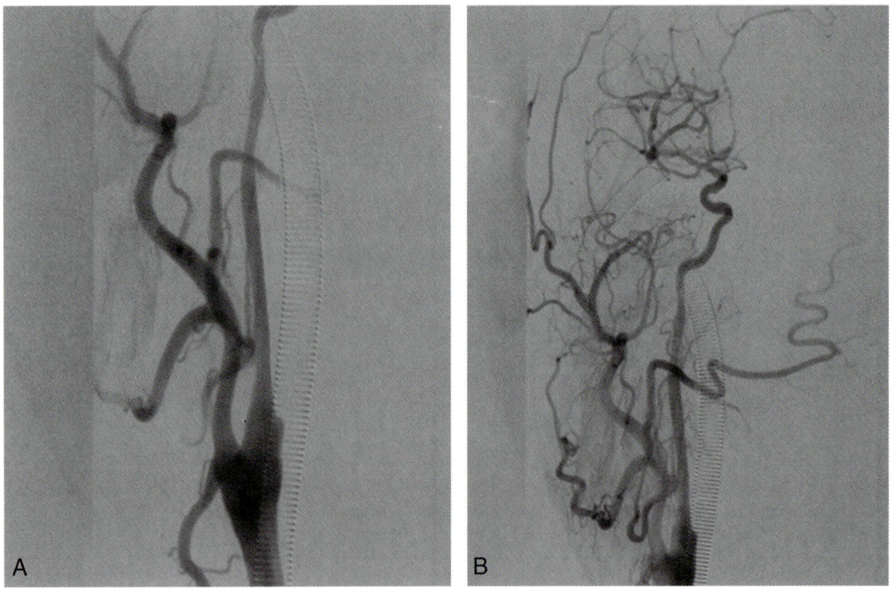

图 9-8 支架释放后造影。

好，血流通畅(图 9-9)。

经验与体会

颈动脉夹层是指颈部动脉内膜撕裂导致血液流入其管壁内形成壁内血肿，继而引起动脉狭窄、闭塞或动脉瘤样改变。颈内动脉夹层的发生率为(2.6~3.0)/10万人年，尽管发生率较低，但其是青年卒中的重要病因。自发性夹层是指发病之前没有明显外伤史，其发病机制尚未明确，实际上很难确定夹层是真正意义上的自发，还是由轻微外伤所致，其临床表现和病理表现并无明显区别。目前认为，自发性颈部动脉夹层是一种涉及遗传或内在因素与环境因素协同作用引起的动脉疾病。由于国内外缺乏颈内动脉夹层流行病学、诊断与治疗方面的大样本研究，且临床医师重视不够，易导致漏诊或误诊，对于其诊断主要通过病史结合超声、MRI 等，DSA 虽然为夹层诊断的金标准，但不可忽视病史的重要性。颈内动脉夹层可引起脑缺血性疾病的相关表现、局部形成假动脉瘤等，结合其解剖位置，以下体征值得关注，包括霍纳综合征、脑神经

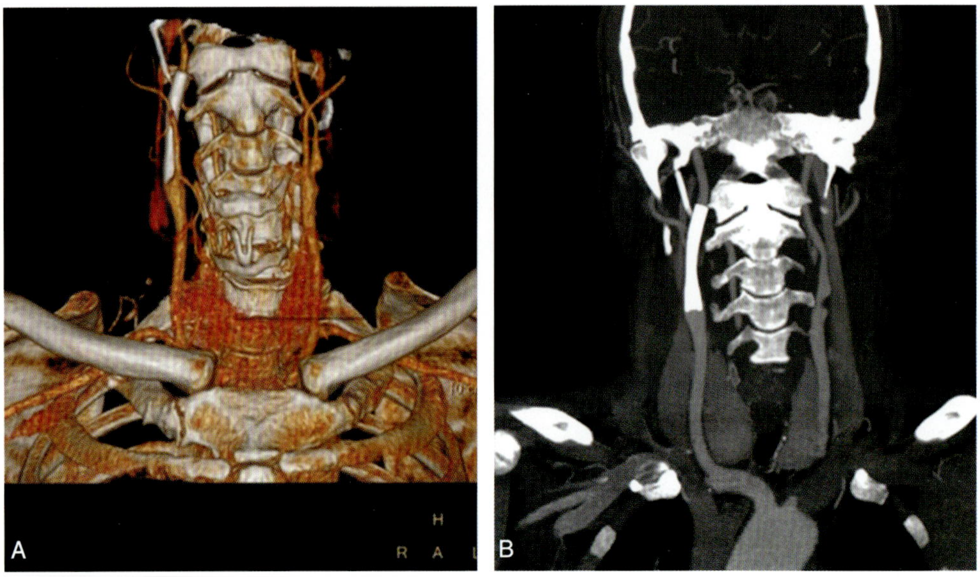

图 9-9 复查 CTA 显示支架在位，形态良好，血流通畅。

麻痹、颈部血管杂音等。

目前,对于急性颈内动脉夹层的治疗包括溶栓治疗、抗血小板/抗凝治疗、血管内手术治疗或手术治疗等。总体来讲,尚缺乏循证医学证据,目前相当一部分的临床治疗方法是参照相关疾病的治疗原则,如《中国颈部动脉夹层诊治指南 2015》、CADISS 等研究。①溶栓治疗:目前缺乏足够的循证医学证据来评估在颈内动脉夹层所致缺血性卒中患者中开展静脉溶栓治疗的有效性及安全性。目前认为,在发病 4.5 小时内运用静脉 rtPA 治疗颈动脉夹层所致急性缺血性卒中是安全的;②抗血小板/抗凝治疗:对于急性夹层,推荐使用抗血小板或抗凝治疗。国外临床研究表明,两种治疗方式的卒中再发率和死亡率无统计学差异,但临床上应结合具体情况选择,如大面积脑梗死患者应选择抗血小板治疗等;③血管腔内治疗或手术治疗:目前无证据推荐对颈内动脉夹层患者常规进行血管腔内治疗或手术治疗,如在积极药物治疗后仍有缺血性事件发生,可考虑相关手术治疗。

本例患者病史较长,存在脑缺血相关表现,错过急性颈内动脉夹层最佳的药物治疗时间,病情进一步发展,形成右侧颈内动脉重度狭窄、接近闭塞的情况,虽然患者目前无脑缺血相关表现,但右侧颈动脉存在进一步狭窄闭塞的风险,药物治疗效果有限。同时,在处理过程中出现狭窄处保护装置难以通过的情况,因此选用何种脑保护装置、导丝超选通过狭窄的方法、尽量减少手术对患者带来的打击以及减少并发症非常重要。选择 Emboshield Nav6"小伞"配合合适的导丝,用缓慢旋转导丝超选通过狭窄病变的方法,顺利通过病变,减少血栓脱落的可能性,降低卒中风险。

小结

针对该颈内动脉夹层的病例,结合病史、影像学资料明确诊断,通过术前充分讨论及对局部病变的精确评估,合理分析,确定使用装置、合理搭配,制订手术方案。确定诊断——治疗明确,装置合理——化难为易,精确定位——修复病变。

(季相国 曲乐丰)

参考文献

1. Investigators CT, Markus HS, Hayter E, et al. Antiplatelet treatment compared with anticoagulation treatment for cervical artery dissection (CADISS): a randomised trial. Lancet Neurol, 2015,14(4):361-367.
2. 中华医学会神经病学分会. 中国颈部动脉夹层诊治指南 2015.中华神经科杂志, 2015,48(8):644-651.
3. 曲方. 颈部动脉夹层病因及危险因素. 中国实用内科杂志, 2014,34(5):450-453.
4. Debette S, Leys D. Cervical-artery dissections: predisposing factors, diagnosis, and outcome. Lancet Neurol, 2009,8(7):668-678.

第 2 篇

颈动脉扩张性疾病

病例 10

覆膜支架在颈动脉爆裂综合征治疗中的应用

导　读

放射性皮肤溃疡是肿瘤放射治疗常见的并发症之一，多是由电离辐射作用于局部皮肤而引起的一系列生物效应。一旦形成，由于局部组织自我修复能力很差，往往迁延不愈，病程长达数年，基本无自愈可能。较大的放射性溃疡往往会因创面裸露渗液、感染向深部浸润而危及生命。颈动脉爆裂综合征(carotid blowout syndrome, CBS)的概念在 1962 年被首次提出，是颈动脉或其主要分支破裂的罕见并发症，常由头颈部恶性肿瘤引起，严重威胁生命。由于传统手术方式结扎颈动脉易导致脑部缺血，致死率高达 40%，并且放射治疗对周围组织的破坏也限制了手术的应用。本文分享 1 例腔内手术放置覆膜支架以保护颈动脉并治疗 CBS 伴严重感染患者的治疗经验。

病例简介

女性患者，63 岁。主诉：舌鳞状细胞癌术后 2 年，颈部溃疡 10 个月。

【现病史】 患者发现舌鳞状细胞癌，2 年前于外院行舌部分切除术+舌瓣转移修补术+舌成形术，1 年半前发现右颈部包块，行针吸活检提示为转移性癌细胞，再次行右颌下肿物切除术+淋巴结清扫术，术后伤口愈合良好。10 个月来患者局部反复多次接受大剂量放射治疗，右颈部皮肤逐渐出现破溃、不愈合，且软组织缺损范围逐渐变大。半个月前来本院烧伤科就诊时见颈部巨大放射性溃疡(图 10-1)。因软组织缺损距离右侧颈动脉较近，为保护右侧颈动脉就诊于我科。

【既往史】 既往体健。否认外伤史、颈部手术史、不明原因发热史、自身免疫疾病史和相关疾病遗传史。

【查体】 右侧颈前部可见巨大放射性溃疡（图 10-1），远心端达颅底、近心端至锁骨上窝，范围约 12cm×12cm×8cm，表面可见大量脓苔，伴有恶臭，局部可见颈动脉外露。伤口触痛明显，伤口内可触及颈动脉搏动。

【辅助检查】

颈动脉 CTA：溃疡底部可见清晰的颈总动脉(图 10-2)，溃疡范围深且广。

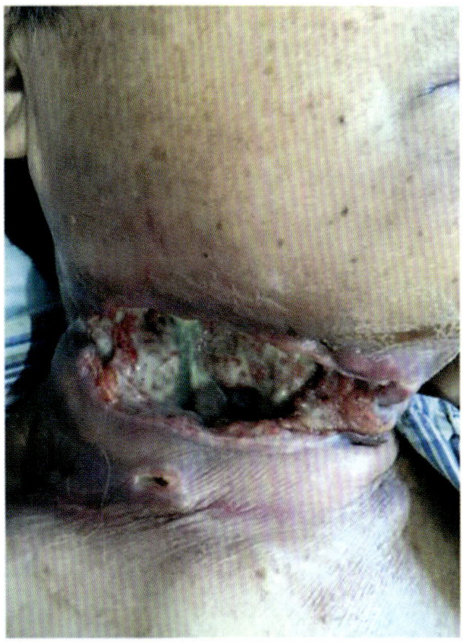

图 10-1　右侧颈前部巨大放射性溃疡。

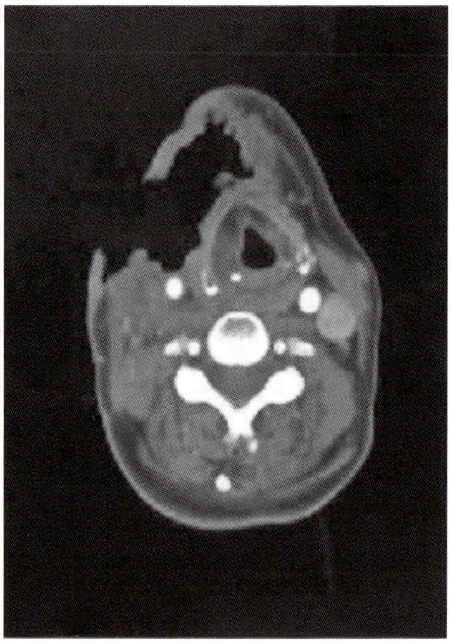

图 10-2 溃疡底部可见清晰的颈总动脉。

诊断

1.颈前溃疡伴严重感染。

2.舌鳞状细胞癌术后。

3.颈部放射治疗术后。

4.颈动脉爆裂综合征。

病情分析

本例患者颈部伤口需行清创治疗，关闭伤口，对此并无争议。但颈动脉已外露，清创会导致颈动脉的副损伤，导致大出血，危及患者生命。关键是如何保护颈动脉。

临床决策分析

对于本例患者，手术方式选择主要有开放手术和腔内手术两种。

1.开放手术

具有感染重、血管阻断困难、重建困难、副损伤重等特点：血管重建时，近心端需进入胸腔阻断，远心端需开颅阻断，会将感染引入纵隔、胸腔和颅内，导致重要器官感染风险。吻合血管如选择自体静脉移植，严重感染导致吻合口出血或移植静脉破裂风险较大；如选择人工血管则面临感染风险高，且存在感染的血管内膜水肿、弹性降低、脆性增加，吻合口缝合时难度高。整体手术需多科室联合进行，副损伤风险较大。

2.腔内手术

放置覆膜支架可以跨越病变段血管，既可减少副损伤，又可对颈动脉进行保护，避免大出血风险，为首选的治疗方案。由于颈内动脉及颈总动脉的口径不同，为了减少对颈动脉窦及血管壁的刺激，选择使用不同口径的支架分别进行保护。此外，为了减少出血风险可能，选择对颈内动脉及颈总动脉进行保护。拟在颈内动脉内放置 6mm 直径支架，颈总动脉内放置 8mm 直径支架，将直径较大的支架部分套入直径较小的支架内，但遮蔽了颈外动脉。

最终手术方案确定为腔内手术。

诊疗过程

1.术前多学科会诊

请医务处、烧伤科、神经内科、麻醉科和 ICU 等多学科会诊，对围术期管理和手术方案进行进一步优化：①进一步明确患者巨大溃疡急需手术干预清创，感染继续加重或未进行颈动脉保护的清创都有可能导致颈动脉破裂而发生大出血，导致死亡可能；②首选局部麻醉腔内治疗的手术方法，如有需要，术中可改为全身麻醉；③术后转入 ICU 监护，由烧伤科实施彻底清创、肌肉皮瓣覆盖等手术方案。

2.手术方案

一期局部麻醉下行右侧颈总动脉及颈内动脉腹膜支架植入术，二期行颈部清创+带肌皮瓣覆盖。

3.手术过程

杂交手术室进行手术，患者取仰卧位。

(1)局部麻醉下行颈动脉覆膜支架腔内隔绝术。经左侧股动脉穿刺置入 8F 血管鞘，主动脉弓造影除外颈动脉狭窄等病变。在导丝选入颈动脉的过程中，患者出现血压波动伴躁动，考虑为颈总动脉外露，因颈动脉压力感受器异常敏锐，导丝及导管刺激颈动脉窦所致。

(2)改为全身麻醉后，循环逐渐稳定。术中先于颈内动脉放置 1 枚 6mm×50mm 血管内覆膜支架(Gore，Viabahn)，颈总动脉序贯放置 1 枚 8mm×100mm 覆膜支架(Gore，Viabahn)，颈总动脉支架部分套入颈内动脉支架内(图 10-3)。

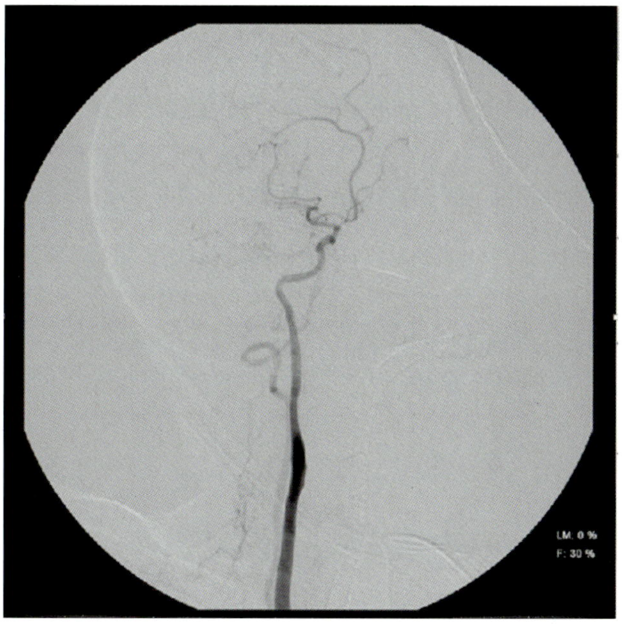

图 10–3　颈总动脉支架部分套入颈内动脉支架内。

(3)覆膜支架植入 1 周后行伤口清创时,发现覆膜支架外露(图 10–4),全身麻醉下行右颈部扩创术、胸大肌肌皮瓣转移术。术中见右颈动脉壁已溶解,右侧颈总动脉覆膜支架完全暴露,考虑为支架径向支撑力进一步阻断动脉壁血供,加剧了动脉壁的溶解,覆膜支架起到很好地保护颈动脉的作用,术中及术后均无出血情况发生。

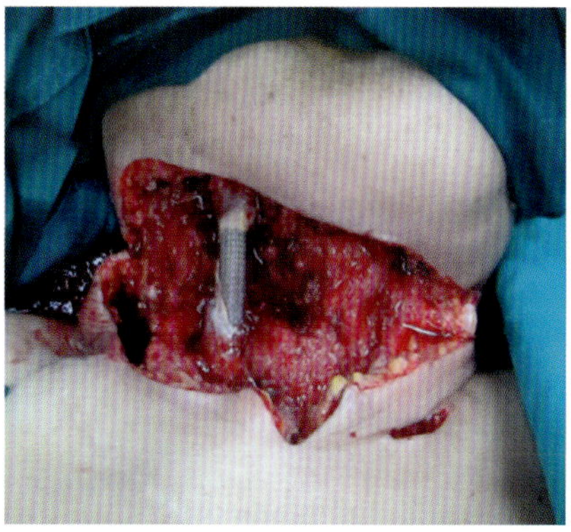

图 10–4　支架植入 1 周,伤口清创时覆膜支架外露。

(4)转移皮瓣手术顺利,伤口一期愈合,皮瓣存活良好(图 10–5)。术后随访 1 年,患者恢复良好。

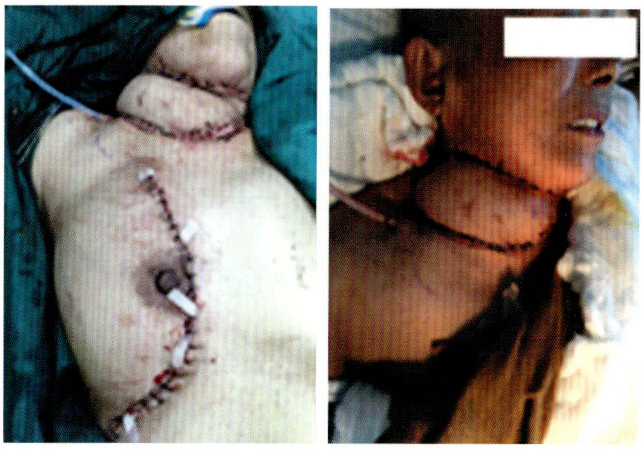

图 10–5　移植皮瓣存活良好。

术后处理及随访

覆膜支架植入术后,患者出现一过性言语不清,口角歪斜,伸舌左偏,行 3 次脑部 CT 检查均未见明确脑梗死,请神经内科会诊考虑为脑缺血发作,给予抗凝、扩张血管、改善脑循环等治疗后好转。

术后皮下注射达肝素钠注射液 5000IU,每日 2 次。皮瓣愈合出院后,改服阿司匹林肠溶片 100mg,每日 1 次。

经验与体会

1984 年,Osguthorpe 教授首次报道并介绍应用球囊阻断治疗 CBS,此后腔内治疗逐渐流行。我们认为,覆膜支架对此病例即放射治疗引起的迫近性 CBS 患者是更理想的选择,而最终治疗方案是术前积极调整机体状态,覆膜支架预防性保护颈动脉,手术彻底清除坏死组织,选用皮瓣修复。Viabahn 是一款自膨胀式人工血管覆膜支架,已在欧美市场上市多年,已有文献报道提示其在处理弥漫性股浅支架内再狭窄方面有着较好的临床疗效,这主要是其特有的支架内衬 PTFE 结构具有良好的隔绝效果。此病例颈动脉覆膜支架(Gore,Viabahn)可以保护从远端颈内动脉到近端颈总动脉之间的血管免受后续疾病进展的影响,在颈内动脉和颈总动脉重叠放置两枚颈动脉覆膜支架(Gore,Viabahn),最大程度减少了出血的可能性,而随后疾病进展致其裸露进一步印证了此治疗方案的正确性。

通过诊治该病例,应注意强调以下几个方面:

1.特殊部位感染侵及血管,覆膜支架并不是绝对禁忌,而彻底清创及合理覆盖对人工材料也是保护。覆膜支架用于感染性CBS的治疗方面至今尚无统一认识,而支架感染及继发颅内感染亦有报道,有效地控制感染是应用覆膜支架的关键,必须做到:①针对致病菌类型,使用足量有效的抗生素;②感染病灶彻底清创;③覆膜支架用软组织覆盖;④密切观察应用覆膜支架后的局部症状。此外,积极抗凝等治疗,防止覆膜支架内血栓形成。

2.注重多学科合作。由于放射性溃疡破坏周围重要组织结构,表现进行性加重,诊断和治疗需要多学科合作,才能更好地保护CBS患者生命。覆膜支架对颈动脉的预防性保护提供了最大安全保证,而随后的清创治疗不必对血管及周围组织的处理心存顾虑,彻底的清创并合理的皮瓣覆盖才能获得慢性溃疡伤口一期愈合的完美结果,各科室通力合作可显著提高患者治愈的可能。需要注意的是,治疗虽然减少了出血的风险,但仍要注意支架植入后出血的可能性,这往往是CBS复发的标志。

3.没有脂肪和血管鞘管包裹的颈动脉窦,压力感受器异常灵敏,对刺激表现敏感。此患者在置入导丝过程中即出现血压波动,心率减慢且躁动明显,麻醉方式由局部麻醉改为全身麻醉,插管后保持循环稳定,而且支架植入后会挤压动脉壁压力感受器,可能会加重刺激。因此,建议此类患者以全身麻醉为主。

4.此病例溃疡已达1年半,长期的溃疡给患者及家属的身心带来巨大影响,应选择最简单、合理的方案解决患者的主要问题。我们选择的支架植入方案牺牲颈外动脉、颈总动脉和颈内动脉套叠放置支架方案,覆膜支架植入后确实阻断了血管壁营养交通支,加剧了血管壁溶解,虽然出现了支架裸露发生,但无出血表现,完美保护了颈动脉。如颈内及颈外动脉同时放置支架套入颈总动脉支架内,支架裸露后有可能会发生漏血,可能引起血管壁缺血加重,导致更多支架外露,同时还增加了手术难度和费用,而颜面部血供丰富,且带肌肉皮瓣可获得良好的皮瓣血供,使伤口一期达到完美愈合的效果。

5.本例患者术后出现一过性脑梗死的症状,而术中并未放置脑保护伞装置。考虑有以下原因:①本例患者于颈动脉放置覆膜支架的目的是保护颈动脉,防止感染或手术干预导致的动脉破裂大出血,并不是对颈动脉本身存在的病变进行治疗;②颈动脉腔内手术放置脑保护装置的目的是为了预防血栓脱落于脑部导致栓塞风险,而本例患者术前CTA显示,未见右侧颈动脉内急性血栓形成,也未见动脉硬化、斑块形成等表现;③本例手术过程中会放置覆膜支架,再进行支架内后扩张,因此,微血栓脱落风险较低。

总之,本例患者通过介入手术放置覆膜支架,微小创伤达到了颈动脉保护的完美结果,为后续的彻底清创提供了安全保障;而对于感染侵及血管,覆膜支架保护不是绝对禁忌,彻底清创及合理覆盖,人工材料可以尝试;介入治疗丰富了CBS的治疗手段,提高了患者的生存质量和存活率。

小结

对于有颈部放射治疗史、颈动脉损伤和CBS患者,覆膜支架保护下清创治疗,是一种安全有效的治疗方式。

(田轩 刘建龙)

参考文献

1. Kim Do Y, Kim HY, Han YS, et al. Chest wall reconstruction with a lateral thoracic artery perforator propeller flap for a radiation ulcer on the anterior chest. J Plast Reconstr Aesthet Surg, 2013,66(1):134-136.
2. Borsan yi SJ. Rupture of the carotids following radical neck surgery in radiated patients. Eye Ear Nose Throat Mon, 1962,41:531-33.
3. Wong SJ, Machtay M, Li Y. Locally recurrent, previously irradiated head and neck cancer: concurrent re-irradiation and chemotherapy, or chemotherapy alone? J Clin Oncol, 2006,24:2653-2658.
4. Citardi MJ, Chaloupka JC, Son YH, et al. Management of carotid artery rupture by monitored endovascular therapeutic occlusion (1988-1994). Laryngoscope, 1995,105:1086-1092.
5. Osguthorpe JD, Hungerford GD. Transarterial carotid occlusion: case report and review of the literature. Arch Otolaryngol, 1984,110:694-696.

6. Lammer J, Dake MD, Bleyn J, et al. Peripheral arterial obstruction: prospective study of treatment with a transluminally placed self-expanding stent-graft. Radiology, 2000,217 (1): 95-104.

7. Chang FC, Lirng JF, Tai SK, et al. Brain abscess formation: a delayed complication of carotid blowout syndrome treated by self-expandable stent-graft. AJNR Am J Neuroradiol, 2006,27: 1543-1545.

病例 11

近颅底颈内动脉瘤的外科处理

导　读

颅外颈内动脉瘤很少见，其中大多数无症状。其可能导致神经系统症状，包括短暂性脑缺血发作或缺血性卒中。传统的手术治疗包括动脉瘤开放性切除(有或无动脉置换)。位于颅底下方远端的颅外颈内动脉瘤中，需要进行广泛的解剖以进行完整的动脉瘤切除术。因此，血管内治疗可能是有益的。但是，颈动脉弯曲不利于血管内隔绝。本文分享 1 例 51 岁男性患者手术治疗颈内动脉远端的无症状梭形动脉瘤的经验。

病例简介

男性患者，51 岁。主诉：右颈部搏动性包块 40 年、加重 4 年。

【现病史】 患者 40 年前无意中发现右侧颈部搏动性包块，未予重视。4 年前肿块增大明显，大小约 6cm×4cm，自觉有压迫感，常有头晕、头痛，无局部疼痛。

【既往史】 无殊。

【查体】 右侧颈部可见搏动性肿块，皮肤无静脉曲张。右侧经动脉舌骨水平可触及 6cm×4cm 大小搏动性肿块，无触痛，未触及震颤，局部皮温正常，听诊未闻及明显血管杂音。

【辅助检查】

CTA：右侧颈内动脉瘤形成，伴附壁血栓、管壁多发钙化，出口处略狭窄；其远侧颈内动脉阶段性迂曲，不均匀扩张(图 11-1)。

诊断

右侧颈内动脉瘤。

病情分析

首先，本例患者需要明确动脉瘤形成是由动脉硬化还是其他原因导致？本例患者为中年男性，既往长期大量吸烟史，查体发现右侧颈部可见搏动性肿块，现肿块增大，出现压迫症状，且伴有头晕、头痛。术前 CTA 检查可明确诊断病变位置及范围。该例患者动脉

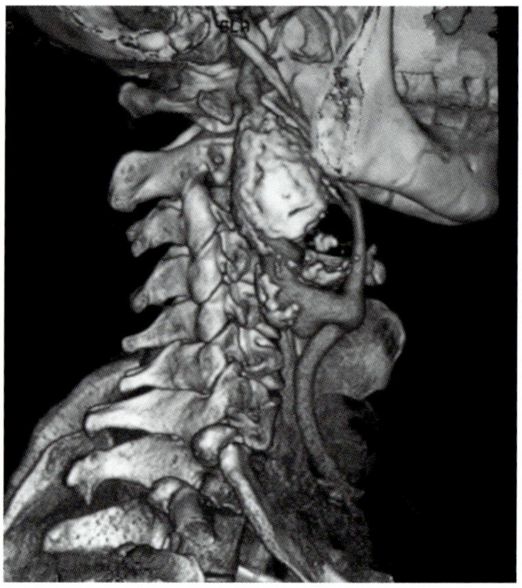

图 11-1　CT 血管造影。

瘤位置较高且近颅底，远侧颈内动脉阶段性迂曲，不均匀扩张，腔内支架成形术不适用于该例患者。人工血管置换术，因动脉瘤位置较高，对于血管端–端吻合存在困难，但远期效果更佳，故本例患者采取“右颈动脉瘤切除+自体大隐静脉置换术”。

临床决策分析

1.手术治疗方案

全身麻醉下切除右侧颈动脉瘤，自体大隐静脉取材，右侧颈内动脉重建术。

2.药物治疗方案

皮下注射抗凝药物达肝素钠注射液 5000IU，每日 2 次；口服抗血小板药物阿司匹林 100mg，每日 1 次。

诊疗过程

1.术前多学科会诊

请影像科、五官科、麻醉科多学科会诊。①精确三维重建 CTA，明确颈内动脉瘤范围及周围神经分布情况；②术前检查患者声带及喉返神经，评估手术切除瘤体的方案。

2.手术方案

右颈动脉瘤切除术+自体大隐静脉置换术。

3.手术过程

于颈外动脉起始部以远约 2cm 处阻断后离断，取自体大隐静脉与颈外动脉行端–端吻合。阻断颈外动脉，于右侧颈动脉瘤远端阻断右颈内动脉，于瘤体远端颈内动脉正常段离断右颈内动脉，将大隐静脉远端与右颈内动脉残端做端–端吻合。吻合完毕后松开颈外阻断，探查颈内动脉远端(入颅前)搏动良好。再于颈总–颈内动脉分叉处阻断后离断右颈内动脉，连续缝合关闭切口。沿右颈内动脉瘤轴向切开，予以完整切除(图 11–2)。

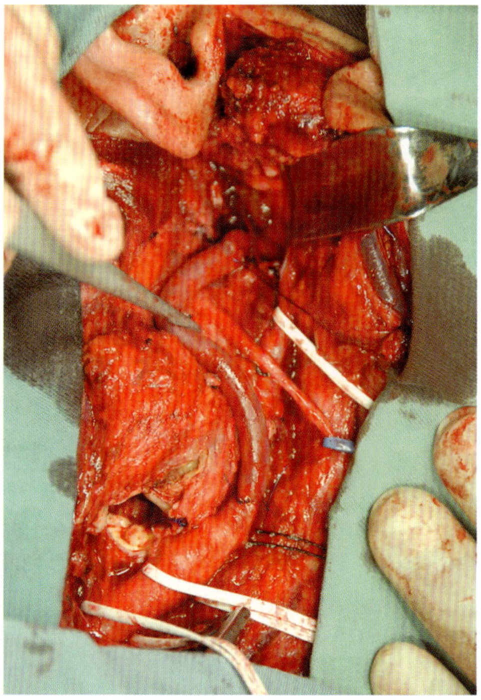

图 11–2 右侧颈内动脉瘤切除。

术后处理及随访

出院后治疗：口服抗血小板药物阿司匹林 100mg，每日 1 次。

术后 1 年：复查 CTA 显示桥血管通畅，近端吻合口略有狭窄(图 11–3)。

经验与体会

颈动脉颅外段动脉瘤多由动脉硬化变性、外伤、解剖及局部感染所致。与同一位置颈动脉狭窄闭塞性病

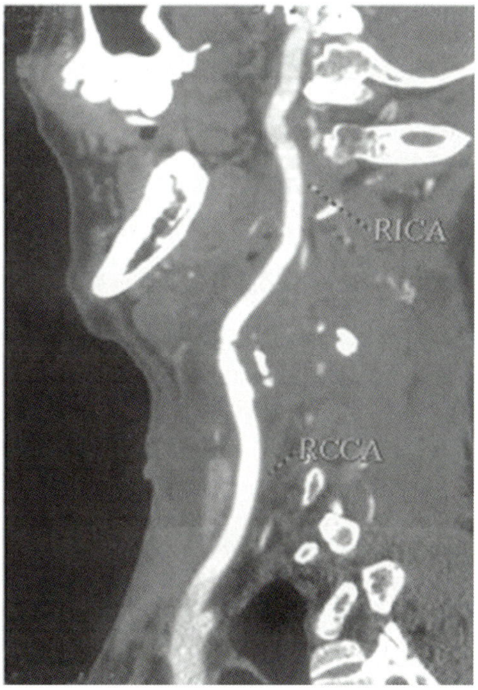

图 11–3 术后 1 年复查 CTA。

变相比，颈动脉瘤很少见。据估计，其发生率为 1%~1.5%。目前，动脉硬化已成为颈动脉瘤的常见病因，病理可见弹力层破坏及中膜变薄，据估计可见于40%~70%的病例。虽然如此，仍应认为这些表现是继发性的，而非主要致病因素。累及分叉部位（常见的粥样硬化部位）者多呈梭形，不累及者多呈囊形。

颈前三角区肿物鉴别。需鉴别覆盖颈动脉分叉的淋巴结、颈动脉体瘤、颈静脉球瘤、颈部转移性肿瘤及鳃裂囊肿等。其中，最重要也最常见的鉴别为颈动脉体瘤：临床症状以颈部肿物多见，神经、内分泌症状少见；颈动脉体瘤发生于颈内动脉与颈外动脉分叉处，来源于颈动脉化学感受器；生长缓慢，质地较硬；左右活动度较好而上下移动度较差；触诊肿物可触及传导性搏动；压迫颈总动脉时肿物不缩小。

本例颈内动脉瘤位置较高，近于颅底，使得血管端-端吻合有一定难度，脑缺血时间会较长。本团队通过仔细研究评估，认为可通过选择颈外动脉为近端流入道，先行近端吻合，将脑缺血时间限定在远端动脉吻合操作。累及颈内动脉远段、近颅底的颈内动脉瘤是非常少见的病例。颅外颈内动脉分为 3 部分，其中第 3 部分为颞下窝入颅底前的部分。针对此部分的手术操作往往导致邻近脑神经的损伤。根据近期的报道，颈外动脉移植可作为颈内动脉修补术的有效手段。将颈外动脉作为流入道，其实存在不足之处。一般来讲，颈外动脉直径较细，往往会导致吻合口的狭窄倾向。本例患者颈外动脉起始部直径中等，因此，为了缩短脑缺血时间，依然选择颈外动脉作为流入道。本例仅在吻合远端吻合口时产生脑缺血，约为 10min。

本病例是颈内动脉瘤，其特点是位置较高，接近颅底，入颅前见短段正常动脉，通过右侧颈动脉瘤切除，自体大隐静脉取材，右颈内动脉重建术进行治疗，疗效良好。术后患者嘴角、伸舌等无异常，言语、四肢感觉运动等无异常，CTA 复查显示颈内动脉通畅。

现将实践中治疗颈动脉真性动脉瘤的体会总结如下：手术切除重建是治疗颈动脉真性动脉瘤安全可行的方法；术中应注意后组脑神经的解剖及保护；脑缺血时间的缩短保护是减少脑损伤的重要方法；选择颈外动脉作为重建流入端选择，是有效地缩短脑缺血时间的方法。

小结

对于颈内动脉瘤位置较高、近颅底的高危患者，自体大隐静脉取材进行颈内动脉重建，是一种安全可行的治疗方式。

（任华亮　王威　郑月宏）

参考文献

1. Pourier VE. Which carotid artery aneurysms need to be treated (and how) J Cardiovasc Surg (Torino), 2016,57:152–157.
2. Noad RL, O'Donnell ME, McCavert M, et al. A carotid artery aneurysm with a twist: case report and review. Ir J Med Sci, 2012,181:321–324.

病例 12

近颅底巨大颅外段颈内动脉瘤的手术治疗

导　读

颈内动脉颅外段的动脉瘤相对少见，近颅底的巨大颈内动脉瘤更少见。患者可表现为颈部无痛的搏动性肿块，其危害主要是瘤体破裂、对周围组织的压迫症状，以及形成附壁血栓，进而血栓脱落导致脑梗死等。对于此类病变手术干预十分有必要，但因为瘤体巨大，且位置近颅底，导致解剖显露困难，采用腔内治疗还是开放手术、何种术式最佳等问题值得商榷。本文分享 1 例近颅底的巨大颅外段颈内动脉瘤的治疗经验。

病例简介

女性患者，34 岁。主诉：发现颈部搏动性肿块 2 个月余。

【现病史】 患者于 2 个月前无明显诱因发现左颈部肿块，并进行性增大，肿块为搏动性，无疼痛，不伴有吞咽困难、声音嘶哑。彩色多普勒超声提示左颈总动脉分叉处上方动脉瘤，进一步行 CTA 检查，提示左侧颅外段颈内动脉瘤。为求进一步诊治，转入我科。

【既往史】 既往体健，否认高血压、糖尿病、冠心病史，否认外伤、特殊感染、自身免疫病史。

【查体】 神清，心率 80 次/分，呼吸 16 次/分，血压 125/75mmHg。双侧额纹对称，鼻唇沟对称，伸舌居中，双侧肢体感觉、肌力正常。左颈部可触及一搏动性肿物，大小约 4cm×4cm，质地稍硬，无压痛，与周围组织边界清晰，双侧颈动脉搏动正常。

【辅助检查】

颈动脉 CTA：左侧颅外段颈内动脉瘤，瘤体大小约 30mm×37mm(图 12–1)。

颈动脉造影：颅外段颈内动脉巨大动脉瘤，近颅底，其内见造影剂充盈缺损(图 12–2)。

诊断

左侧颈内动脉瘤。

病情分析

患者为年轻女性，以无痛性、搏动性颈部肿物为主要表现；既往体健，否认相关病史；体格检查提示左颈部搏动性肿物，大小约 4cm×4cm，质地稍硬，无压痛，与周围组织边界清晰，双侧颈动脉搏动正常；影像学资料提示颅外段颈内动脉巨大动脉瘤，近颅底，其内见造影剂充盈缺损(图 12–1 和图 12–2)。患者也无动脉粥样硬化高危因素，其动脉瘤成因考虑先天性血管发育不良可能性较大。本例巨大颈内动脉瘤诊断明确，需尽快手术，防止动脉瘤破裂或瘤腔内血栓脱落，导致脑梗死。

临床决策分析

本例颅外段颈内动脉瘤瘤体巨大，且造影证实瘤体内有大量血栓形成，需尽快手术解除病变。外科处理方案主要围绕采用何种术式进行讨论。

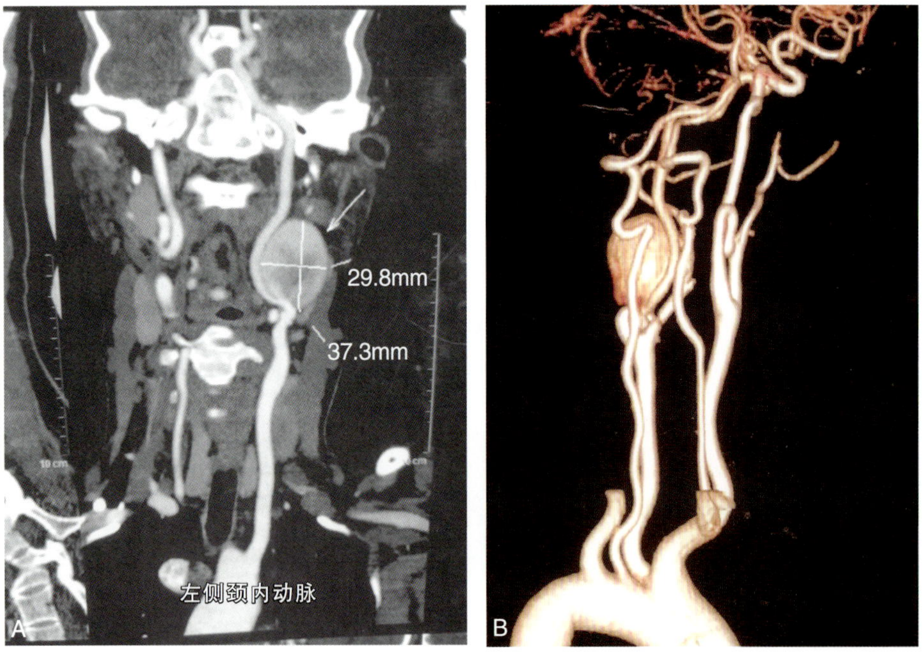

图 12-1 颈动脉 CTA 示左侧颅外段颈内动脉瘤。

1.开放手术

切开皮肤、皮下组织，暴露颈动脉，切除瘤体，清除血栓，直视下重建血管，保留颈外动脉。如果切除瘤体后颈内动脉长度足以端-端吻合，可以直接吻合重建；如果切除病变后血管长度不足以直接吻合，可用6mm 聚四氟乙烯(poly tetra fluoroethylene, PTFE)人工血管行颈内动脉重建术，或取自体大隐静脉行血管重建。根据德国纽伦堡大学医学院 Dieter Raithel 教授数万例颈动脉手术的经验，人工血管的远期通畅率不劣于自体大隐静脉。

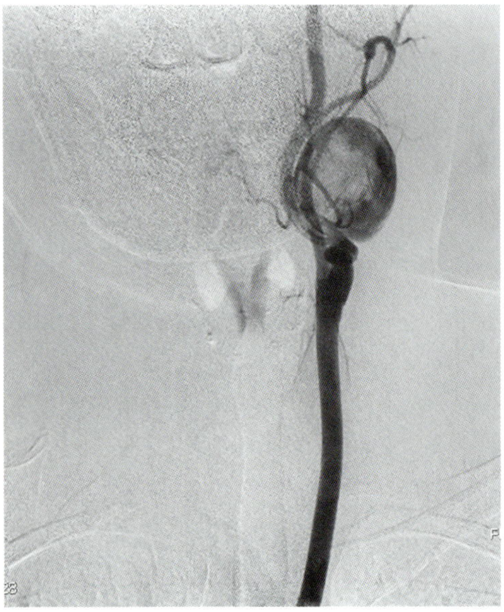

图 12-2 颈动脉造影示颅外段颈内动脉瘤，靠近颅底，其内见造影剂充盈缺损。

2.腔内手术

在颈内动脉置入覆膜支架，隔绝瘤腔。本例患者如采用腔内手术方案，则需要封闭颈外动脉。目前可供选择的用于颈内动脉的支架均为直筒型支架，不能很好地匹配远近端血管。若以两个不同口径的支架套叠配合使用，则增加患者经济负担，并且远期再狭窄可能性较大。另外，腔内手术不能清除瘤体内血栓，远期血栓机化后残留颈部肿块，可能会给患者带来不适。

3.复合手术

针对十分靠近颅底的颅外段颈内动脉瘤，受操作空间的限制，瘤体远端无法解剖暴露，则可考虑复合手术。海军军医大学附属长征医院血管外科曾报道过1 例十分靠近颅底的巨大颈内动脉瘤，瘤体远端颈内动脉无法显露，且瘤体近端颈内动脉十分冗长迂曲。术中置入 6mm×15cm 覆膜支架(GORE, Viabahn)，锚定于病变远端，支架近端与病变近端颈动脉行端-侧吻合，成功修复了这类棘手的颈动脉瘤。对于本例患者，虽然瘤体十分靠近颅底，但仍有希望解剖显露远端颈内动脉。

最终方案确定为开放手术，根据术中情况决定是否使用人工血管移植物。

诊疗过程

1.术前多学科会诊

请影像科、五官科、麻醉科和急救科等多学科会诊，对围术期管理和手术方案进行进一步优化：①进一步精确三维重建 CTA，明确瘤体上下极范围及周围神经分布情况；②选择经鼻气管插管麻醉方式，进一步扩展空间，方便解剖显露瘤体；③五官科术前检查患者声带及喉返神经，排除瘤体压迫引起的神经并发症。

2.手术方案

左颈内动脉瘤切除术+左颈内动脉重建术。

3.手术过程

患者取平卧位，肩部垫高，头偏向右侧，气管插管全身麻醉成功后导尿。常规消毒、铺单，于左侧颈部胸锁乳突肌前缘做斜行切口，长约 10cm，依次分离皮下组织、颈深筋膜，可见一囊状动脉瘤突出，表面附着筋膜、静脉及神经，动脉瘤瘤颈位于瘤体下方。游离瘤体下方正常颈总动脉及颈外动脉，悬吊备用（图 12–3）。仔细剥离瘤体表面组织，暴露动脉瘤上极，注意保护舌下神经和迷走神经，继续分离显露颈内动脉起始部，可见瘤体近端颈内动脉冗长迂曲，颅底被瘤体占据，远端受操作空间限制显露不良，无法充分暴露。予以 30mg 肝素静脉注射后分别阻断颈总动脉和颈外动脉。以尖刀在瘤壁做大切口，见反流血携带瘤体内血栓涌出，瘤体缩容后快速分离远端颈内动脉。同时，左手示指经瘤腔内抵住颈内动脉远端开口，减少反流血流出。远端颈内动脉分离足够长度后予以阻断，完整切除病变瘤体，修剪颈内动脉断端，矫正迂曲。见长度足够，遂予以 6–0 普理灵（prolene）血管缝线行颈内动脉端–端吻合（图 12–4），并顺次开放颈内、颈外和颈总动脉。检查吻合口无漏血，无迂曲，搏动良好，创面彻底止血。切口留置引流管，接负压吸引球，逐层关闭手术切口。手术顺利，出血约 50mL。

术后处理及随访

术后注意密切监测患者生命体征、意识变化和伤口引流情况，予以扩张血管、营养神经药物及对症支持等处理。

术后第 2 天：拔除引流管，患者生命体征平稳，神志清楚，对答切题，伸舌居中，四肢感觉、肌力正常。

术后第 5 天：出院。出院后口服阿司匹林肠溶片 100mg，每日 1 次；贝前列素钠片 20μg，每日 3 次；丁苯酞软胶囊 200mg，每日 3 次。

术后第 20 天：生命体征平稳，神志清楚，对答自如，双侧肢体肌力 5 级，自由活动。颈动脉 CTA 复查：左侧颈内动脉术后改变，无明显狭窄（图 12–5）。

经验与体会

颅外段颈内动脉瘤是较少见的外周动脉瘤，其发病率占外周动脉瘤的 0.4%~4.0%，近颅底的巨大颈内动脉瘤更少见。其危害主要是瘤体破裂、压迫周围组织以及形成的附壁血栓脱落导致脑梗死。近颅底的巨大动脉瘤受解剖空间的限制，外科操作较为困难，其主要治疗方式有腔内介入治疗和传统的开放

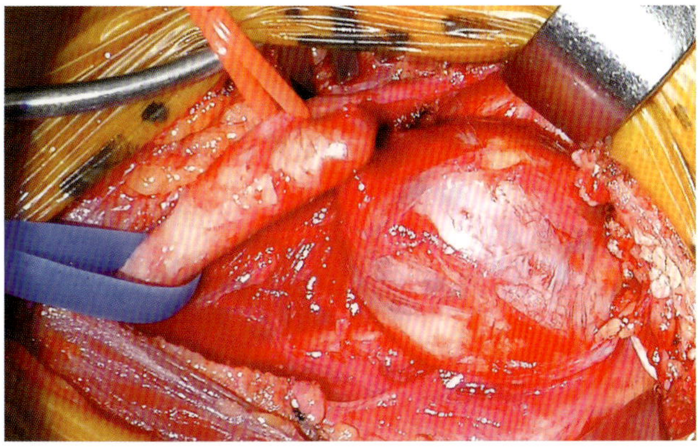

图 12–3　解剖分离颈内动脉瘤瘤体，悬吊颈总、颈外动脉。

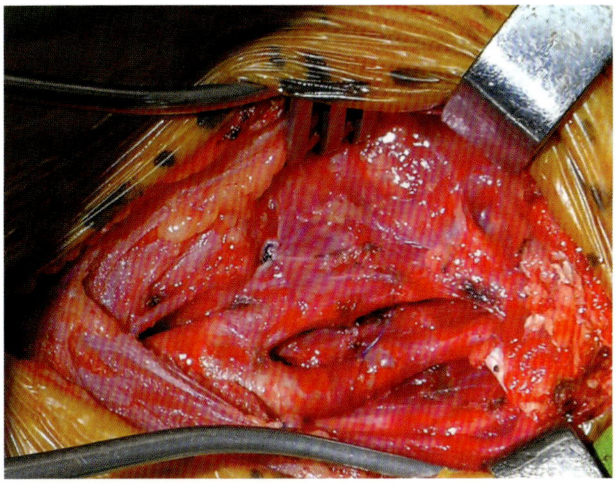

图 12–4　切除动脉瘤后，行颈内动脉端–端吻合重建。

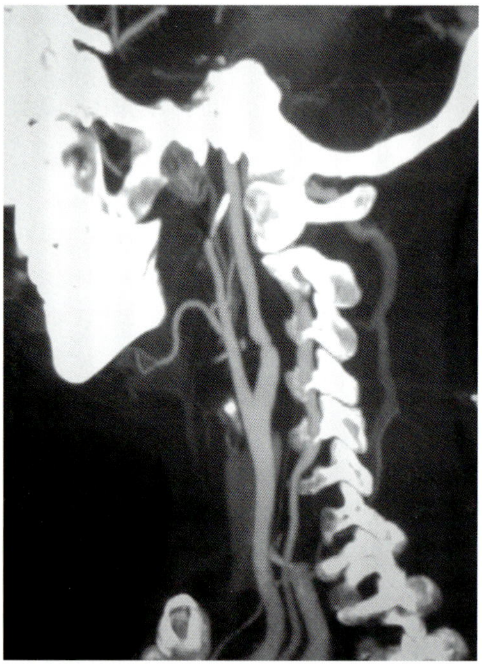

图 12-5 颈动脉 CTA 复查提示左侧颈内动脉术后改变，无明显狭窄。

手术。

本例患者的颈内动脉瘤瘤体巨大（图 12-6），流入道与流出道相距很近，且在同侧，如行腔内介入治疗，导丝容易在瘤腔内缠绕，超选入动脉瘤出口可能会较困难；而且，若采用腔内介入手术方案需要封闭颈外动脉，对患者头向血供可能带来不良影响。另外，目前可供选择的用于颈内动脉的支架均为直筒型支架，不能很好地匹配远近端血管。若以两个不同口径的支架套叠配合使用，则会增加患者经济负担，并且远期再狭窄可能性较大；腔内手术不能清除瘤体内血栓，远期血栓机化后残留颈部肿块，可能会给患者带来不适。

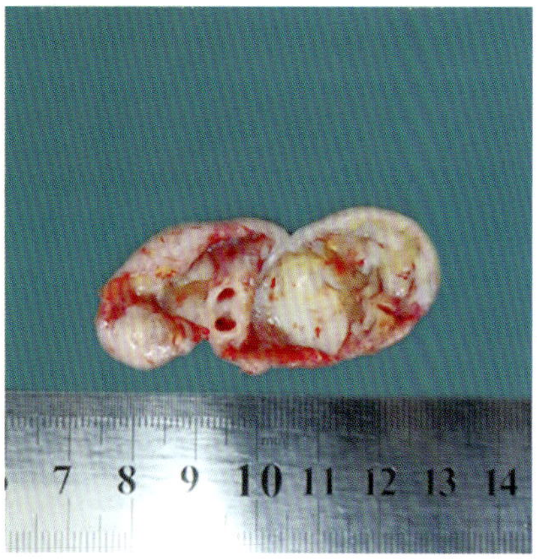

图 12-6 切除后的瘤体，见流出道和流入道位于同侧的瘤壁。

采用开放手术，能够彻底清除血栓，直视下重建血管，同时保留颈外动脉。但该例患者颈内动脉瘤瘤体巨大，手术过程中受瘤体遮挡，远端流出道无法解剖清楚，遂采用“破瘤而入”的技术，在阻断颈总动脉和颈外动脉的情况下，切开瘤体，利用远端反流血冲出血栓，瘤体减容后迅速解剖出远端颈内动脉，同时用经瘤腔抵住远端流出道的手法控制出血，阻断远端颈内动脉后予以动脉瘤完整切除和血管端-端吻合重建。

颈内动脉的重建是切除动脉瘤后最重要的环节。一般情况下，颈内动脉缺损<2cm 可以直接带张力吻合。如果缺损过大，可采用 6mm PTFE 人工血管行颈内动脉重建术，或采用自体大隐静脉作为移植物行重建术。国内外已有不少研究表明，6mm PTFE 人工血管行颈内动脉重建术的远期通畅率不劣于自体大隐静脉移植，并能够避免取静脉时的额外创伤，故如需移植物行血管重建，首选 6mm PTFE 人工血管。本例患者病变近端的颈内动脉冗长迂曲，瘤体切除后颈内动脉长度足够，遂纠正血管迂曲、修剪残端后直接予以端-端吻合，避免了移植物的使用。

针对本例患者的病变特点：瘤体巨大、近颅底、残余颈内动脉长度尚足够，采用“破瘤而入”的手法解剖远端颈内动脉、直接端-端吻合行血管重建，实现了彻底切除病变，同时降低了手术费用，减轻了患者经济负担，并且有望获得良好的远期通畅率。

小结

对于瘤体巨大、残余颈内动脉长度尚足够的颈动脉瘤患者，“破瘤而入”直接端-端吻合行血管重建，是一种安全可行且节省费用的治疗方式。

（邹思力 曲乐丰）

参考文献

1. Radak D, Davidovic L, Tanaskovic S, et al. A tailored approach to operative repair of extracranial carotid aneurysms based on anatomic types and kinks. Am J Surg, 2014, 208: 235-42.

2. Jianjin Wu, Lefeng Qu. Using PTFE covered stent-artery anastomosis in a new hybrid operation for giant juxta-skull internal carotid aneurysm with tortuous internal carotid artery. Int J Cardiol, 2015, 185:25–28.

3. Ben Jmaà H, Lagha A, Diope A, et al. Surgical management of internal carotid artery aneurysm near the skull base. J Med Vasc, 2018, 43(4):262–266.

病例 13

近颅底巨大颈内动脉瘤的复合手术治疗

导　读

颅外段颈内动脉瘤(extracranial internal carotid aneurysm, EICA)是血管外科少见的动脉瘤,仅占已报道所有动脉瘤的 0.8%~1%。EICA 合并近端颈内动脉(internal carotid artery, ICA)严重迂曲病例发病率不明,仅见于个案报道。患者不但面临动脉瘤破裂导致的大出血风险,而且瘤腔内血栓形成、脱落可致脑卒中,瘤体进行性增大还可引起相关压迫症状。本文分享复合手术治疗 1 例近颅底、巨大 EICA 合并近端载瘤动脉严重迂曲的经验。

病例简介

女性患者,38 岁。主诉:渐进性打鼾加重 2 个月。

【现病史】 患者于 2 个月前出现打鼾加重,于五官科就诊时发现右侧咽后壁搏动性肿块。外院血管彩色多普勒超声提示右侧 EICA 伴附壁血栓形成,转入我科进一步诊治。

【既往史】 否认外伤史、颈部手术史、不明原因发热史、自身免疫性疾病史和相关疾病遗传史。

【查体】 口咽检查发现右侧咽后壁一直径 1cm 搏动性肿块(图 13-1),触之搏动与心率一致。右颈部可触及直径约 4.0cm 搏动性肿物, 搏动与心率一致,听诊闻及颈动脉收缩期Ⅲ级吹风样杂音。

【辅助检查】

颈部多普勒超声:右侧 EICA 形成伴近端 ICA 迂曲、附壁血栓形成。

CTA:右侧近颅底水平一巨大"葫芦形"EICA,瘤体上下部分直径分别为 1.5cm、3.7cm,总长 7.1cm,内有大量附壁血栓形成;平卧位时,下极位于下颌骨下缘下 1.0cm,距颈动脉分叉直线距离 2.0cm,上极距颅底 0.4cm;近端 ICA 冗长,可见 3~4 个连续 180°弯折迂曲;瘤体远端正常的 ICA 起始部直径 0.4cm,左侧正常的颅外段 ICA 总长度 9.5cm(图 13-2)。

诊断

1.右侧颈内动脉瘤伴附壁血栓形成。

2.右侧颈内动脉迂曲。

病情分析

患者为青年女性,以进行性打鼾加重的颈部压迫

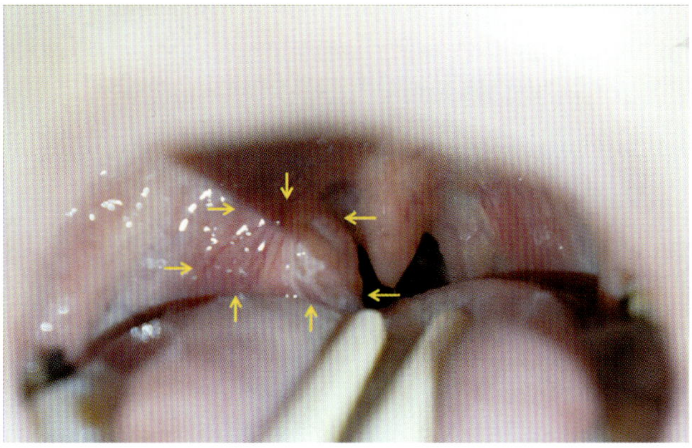

图 13-1　口咽检查可见右侧咽喉壁的搏动性肿块。

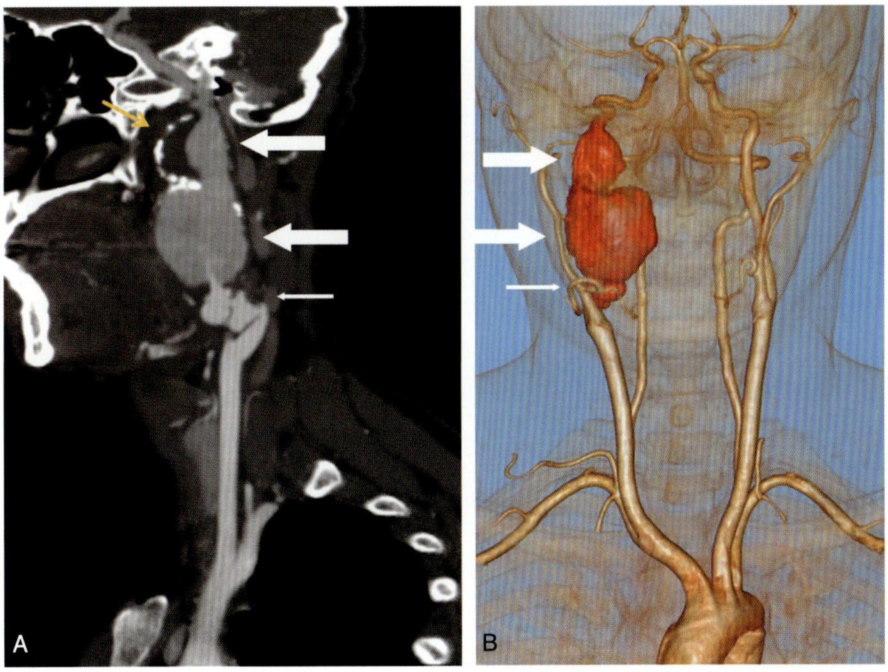

图 13-2　CTA 检查。(A)可见右侧近颅底水平的巨大 EIC；(B)瘤体内大量附壁血栓形成。

症状为主要表现；既往否认外伤史、颈部手术史、不明原因发热史、自身免疫性疾病史和相关疾病遗传史；体格检查提示右侧咽后壁及颈部搏动性肿块、听诊吹风样杂音；影像学检查明确右侧 EICA：瘤体巨大、近颅底、合并附壁血栓、载瘤动脉严重迂曲。作为症状性 EICA，不但影响生活质量，而且瘤体破裂、血栓栓塞风险较高，手术指征明确。

临床决策分析

对于本患者，手术方式选择主要有开放手术、腔内手术和复合手术。

1.开放手术

(1)右颈动脉瘤切除术+人工血管/自体血管间置术：由于瘤体巨大、远端近颅底，解剖显露和阻断远端 ICA 难度较大，较难实施；

(2)右颈动脉结扎+颅内外颈内动脉搭桥术：操作可行，但需开颅，创伤大、恢复慢、风险高，患者难以接受。

2.腔内手术

右颈动脉瘤覆膜支架/裸支架+弹簧圈腔内修复术：由于导丝、导管难以通过近端迂曲动脉，无法输送器具到达靶病变；且瘤体近远端动脉条件不佳，无法提供良好的支架锚定区，未来移位风险较高；术中近、远端脑保护装置放置困难，无法提供有效预防血栓脱落的保护措施。故该方案不可行。

3.复合手术

直视穿刺 ICA 行自膨胀式覆膜支架 EICA 腔内修复+覆膜支架-颈总动脉 (common carotid artery, CCA)吻合口成形术：既可矫正近端 ICA 迂曲，又可相对微创修复 EICA，同时应用颈动脉内膜切除术(carotid endarterectomy, CEA)的脑保护原理预防血栓脱落，覆膜支架-动脉直接吻合方式提供了牢固的锚定效果。

最终手术方案确定为复合手术。

诊疗过程

1.术前多学科会诊

请影像科、五官科、口腔科、麻醉科和急救科等多学科会诊，对围术期管理和手术方案进行进一步优化：①进一步精确三维重建 CTA，精确测量瘤体直径、远端锚定区动脉口径和瘤颈长度、近端迂曲颈内动脉长度、角度和迂曲个数；②选择经鼻气管插管麻醉方式，进一步扩展空间，方便解剖显露瘤体；③五官科术前检查患者声带及喉返神经，排除瘤体压迫引起的神经并发症。

2.手术方案

全身麻醉下行右侧 EICA 覆膜支架腔内修复+覆膜支架-CCA 吻合口成形术。

3.手术过程

复合手术室进行手术，患者取仰卧位，肩部垫高，头偏向左侧，全身麻醉，经鼻气管插管。

（1）解剖颈动脉分叉部及近端部分瘤体：取右颈部沿胸锁乳突肌内侧缘做斜行切口，长约10cm。打开颈阔肌，游离胸锁乳突肌前缘。打开颈动脉鞘，可见搏动性ICA动脉瘤；依次解剖CCA、颈外动脉（external carotid artery，ECA）和ICA起始部，可见ICA起始部迂曲、冗长，局部缠绕套叠（图13-3）。

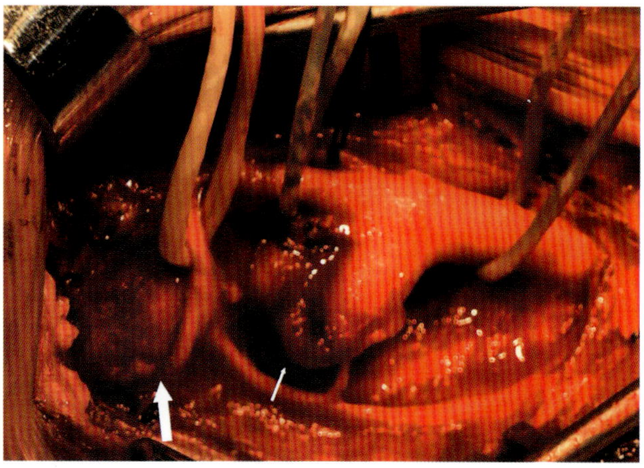

图13-3　解剖颈动脉分叉部及近端部分瘤体。

（2）颈动脉造影评估：5000IU肝素全身肝素化，5F动脉穿刺鞘穿刺右侧股动脉，导入0.035英寸导丝配合猪尾导管进入主动脉弓后，交换造影导管超选至右颈总动脉近分叉处行3D造影。造影提示巨大、近颅底的EICA合并近端ICA严重迂曲，如术前CTA所示（图13-4）。

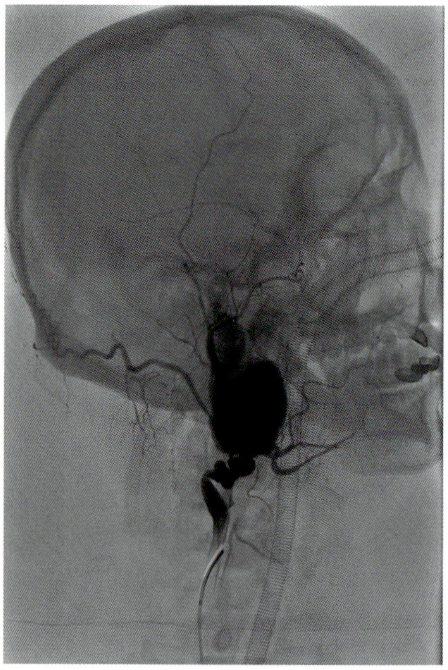

图13-4　术前造影。

（3）直视逆行穿刺ICA行自膨胀式覆膜支架EICA腔内修复：采用CEA的成熟技术，升高血压，保持收缩压在155~165mmHg之间，阻断CCA、ECA，进一步解剖ICA，充分显露近端瘤体并加以保护。近心端悬吊牵引ICA，矫正起始部迂曲。直视下8F动脉穿刺鞘穿刺右侧ICA（图13-5），透视监视下导入0.035英寸导丝，配合4F单弯（Vertebral）造影导管在路图引导下小心通过瘤体。多次尝试后，成功超选至ICA岩谷段。交换加硬导丝（Amplaze），固定导丝，退出导管。引入6mm×15cm覆膜支架（Gore，Viabahn），支架远端紧贴ICA岩谷段起始部开始释放。在释放其近心端部分前先撤出动脉穿刺鞘，并在穿刺点处做长约6mm切口，将覆膜支架近心端沿导丝释放至ICA外。在整个释放过程中，充分固定支架及导丝，并保持对支架施加一定头向推力。完全释放支架后，撤出所有介入器材。

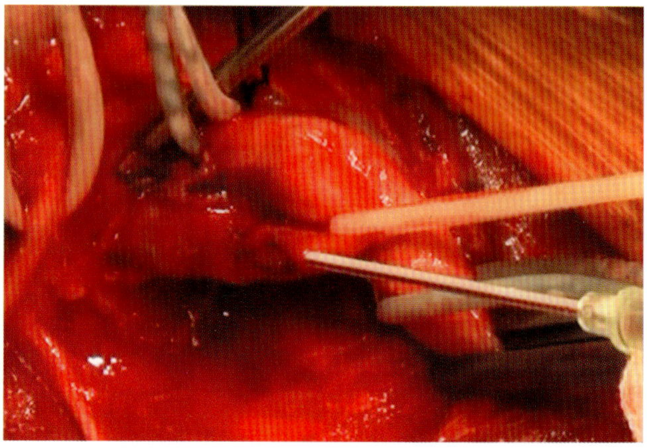

图13-5　直视逆行穿刺ICA。

（4）覆膜支架-颈总动脉吻合口成形术：阻断已被覆膜支架修复的远端ICA，颈动脉分叉处离断ICA。修剪冗长ICA后，修剪近端支架使之与颈动脉分叉处匹配，以6-0聚丙烯（Polypropylene）缝线将其与颈动脉分叉进行端-侧吻合。依次释放阻断钳，检查确认吻合口无漏血（图13-6）。再次造影提示EICA完全修复、无内漏，近端ICA迂曲同时得到矫正（图13-7）。

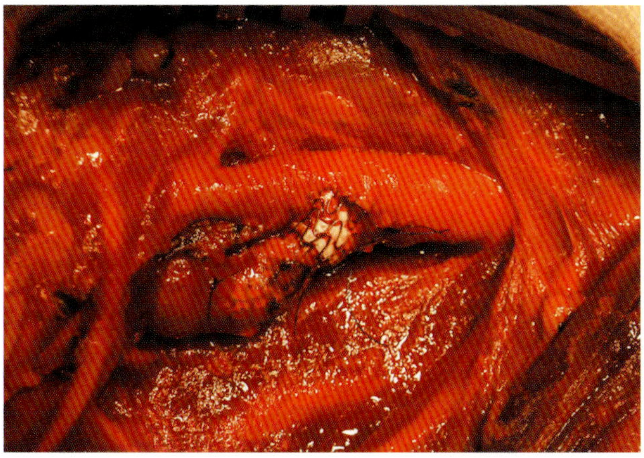

图 13-6　覆膜支架-CCA 端-侧吻合。

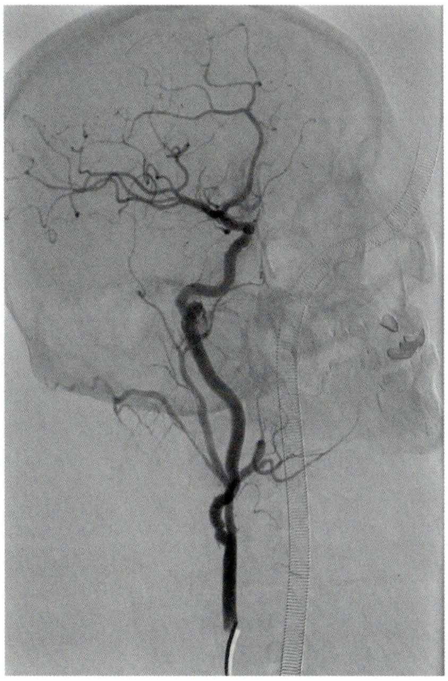

图 13-7　术后造影。

术后处理及随访

术后皮下注射达肝素钠注射液 5000IU，每日 2 次；后转为阿司匹林肠溶片 100mg，每日 1 次；贝前列腺素钠片 20μg，每日 3 次。3 个月后停药。

患者无偏瘫及脑神经受损表现，右颈部搏动性肿块消失，听诊未闻及震颤，伸舌居中，右侧咽后壁肿块黏膜皱缩，触之搏动消失。

术后 3 年：随访复查 CTA 显示右侧 EICA 消失，覆膜支架在位通畅(图 13-8)。

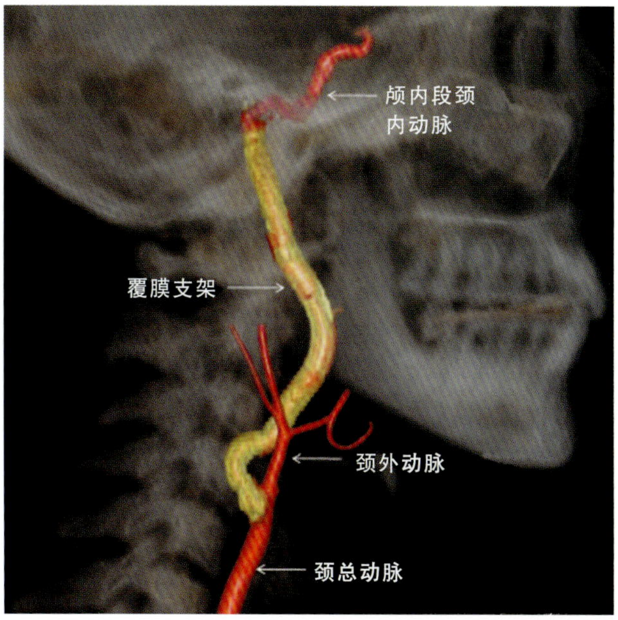

图 13-8　术后 3 年复查 CTA。

经验与体会

EICA 是血管外科少见动脉瘤，仅占已报道所有动脉瘤的 0.8%~1%。EICA 合并近端 ICA 严重迂曲病例发病率不明，仅见于个案报道。EICA 发病与动脉粥样硬化、外伤、感染、放疗、肌纤维发育不良相关。尽管手术指征尚未统一，但考虑到附壁血栓脱落和破裂风险及局部压迫症状，本例患者具有手术治疗指征。

本例病变有 4 个处理难点：①瘤体巨大，几乎累及整个颅外段 ICA；②瘤腔内大量附壁血栓形成，易脱落引起卒中；③近端瘤颈严重冗长、迂曲；④远端瘤颈极短，瘤体上极距颅底仅 0.4cm。若采取 EICA 切除术+人工血管间置术，需行下颌半脱位或下颌骨垂直截骨术显露动脉瘤远端，该术式不但创伤大，还易引发颞颌关节紊乱症、咬合不正、不恰当的骨愈合等并发症，更可能在操作过程中引起血栓脱落。若行 ICA 结扎+颅内外段颈动脉旁路术处理，不但需取患者自体桡动脉或大隐静脉，还需开颅手术，创伤较大，患者难以接受。若行腔内治疗置入覆膜支架或裸支架+弹簧圈或多层裸支架，导丝、导管难以通过近端迂曲 ICA，难以放置远端脑保护装置防止血栓脱落，也无足够的支架近、远端锚定区。

最终采用复合手术，较传统开放手术创伤小、恢复快；利用成熟的 CEA 经验，在控制性升高血压的前提下，依次阻断术侧 CCA 和 ECA，解剖 ICA 并保证术中附壁血栓不会脱落；通过近心端悬吊牵引 ICA，矫正导入动脉迂曲；利用 PTFE 覆膜支架进行远端锚定。最具创造性的是将支架近端修剪后与颈总动脉直接吻合，既可矫正 ICA 迂曲，又可将覆膜支架牢固近端锚定。目前罕见支架与动脉直接吻合的复合手术方式修复动脉瘤的报道。术中应注意轻柔操作，将覆膜支架尽量推送至 ICA 远端释放。释放支架时固定好导丝，从开始释放支架至支架-动脉吻合的整个过程中，需始终对支架保持一定头向作用力以确保其不会发生近端移位。

尽管此术式中覆膜支架的运用尚属“Off-lable”，但中期随访结果证实其安全、有效。覆膜支架与动脉直接吻合的复合手术方式，为修复巨大、近颅底 EICA 合并近端 ICA 迂曲的复杂病例提供了一个新的解决方案。

小结

对于瘤体巨大、近颅底、近端迂曲的颈动脉瘤患者，覆膜支架与动脉直接吻合的复合手术方式提供了一种新的有效的解决办法。

（吴鉴今 职康康 陶珍 曲乐丰）

参考文献

1. Jianjin Wu, Lefeng Qu. Using PTFE covered stent-artery anastomosis in a new hybrid operation for giant juxta-skull internal carotid aneurysm with tortuous internal carotid artery. Int J Cardiol, 2015, 185:25-28.
2. Qu L, Bai J, Raithel D. Surgical techniques and perioperative management of carotid endarterectomy multi-center clinical experience at home and abroad. Chin J Neurosurg, 2014, 30: 1104-1147.
3. Radak D, Davidovic L, Tanaskovic S, et al. A tailored approach to operative repair of extracranial carotid aneurysms based on anatomic types and kinks. Am J Surg, 2014, 208: 235-242.

第 3 篇

椎动脉疾病

病例 14

悬崖边上的拯救——基底动脉次全闭塞手术

导　读

基底动脉供应脑干及部分小脑的血流，基底动脉主干闭塞常引起广泛脑干、小脑梗死，是一种高致命性的神经系统疾病，虽然其发病率占缺血性卒中的1%~4%，但是病死率非常高！本文汇报1例基底动脉次全闭塞手术及1年随访结果，仅供参考。

病例简介

男性患者，74岁。主诉：反复晕厥发作1个月。

【现病史】 患者于1个月前突发晕厥，伴旋转，数十秒后好转，不伴抽搐。后又反复发作，症状持续数十秒至数分钟不等。外院神经内科给予双联抗血小板、神经营养、改善循环、稳定斑块等治疗，效果不佳，转入我科。

【既往史】 高血压15年。

【查体】 生命体征平稳，神经系统未见异常。

【辅助检查】

脑部MRI：脑干梗死（图14-1）。

颈部多普勒超声：右侧椎动脉先天未发育，左侧椎动脉远端血流受阻。

DSA：右侧椎动脉发育不良，左侧椎动脉V1段迂曲，基底动脉次全闭塞（图14-2）。

诊断

1.短暂性脑缺血发作（后循环系统）。

2.脑干梗死。

3.右侧椎动脉发育不良。

4.基底动脉次全闭塞。

病情分析

患者为老年男性，有脑干梗死史，以反复晕厥发作为主要表现，DSA提示患者右侧椎动脉发育不良，基底动脉次全闭塞，双侧大脑后动脉血流很差，处理

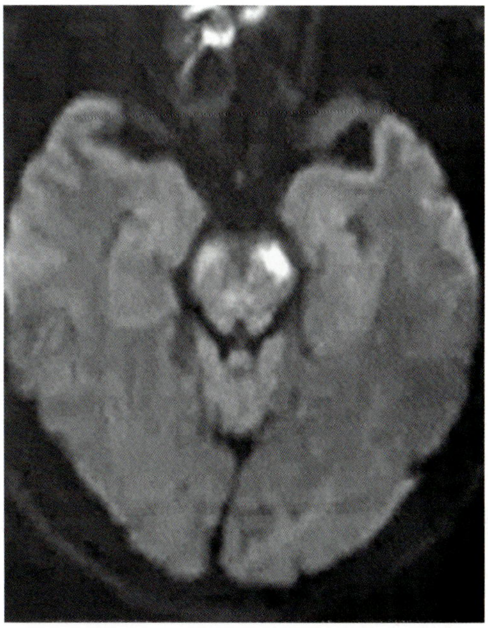

图14-1　脑部MRI示脑干梗死。

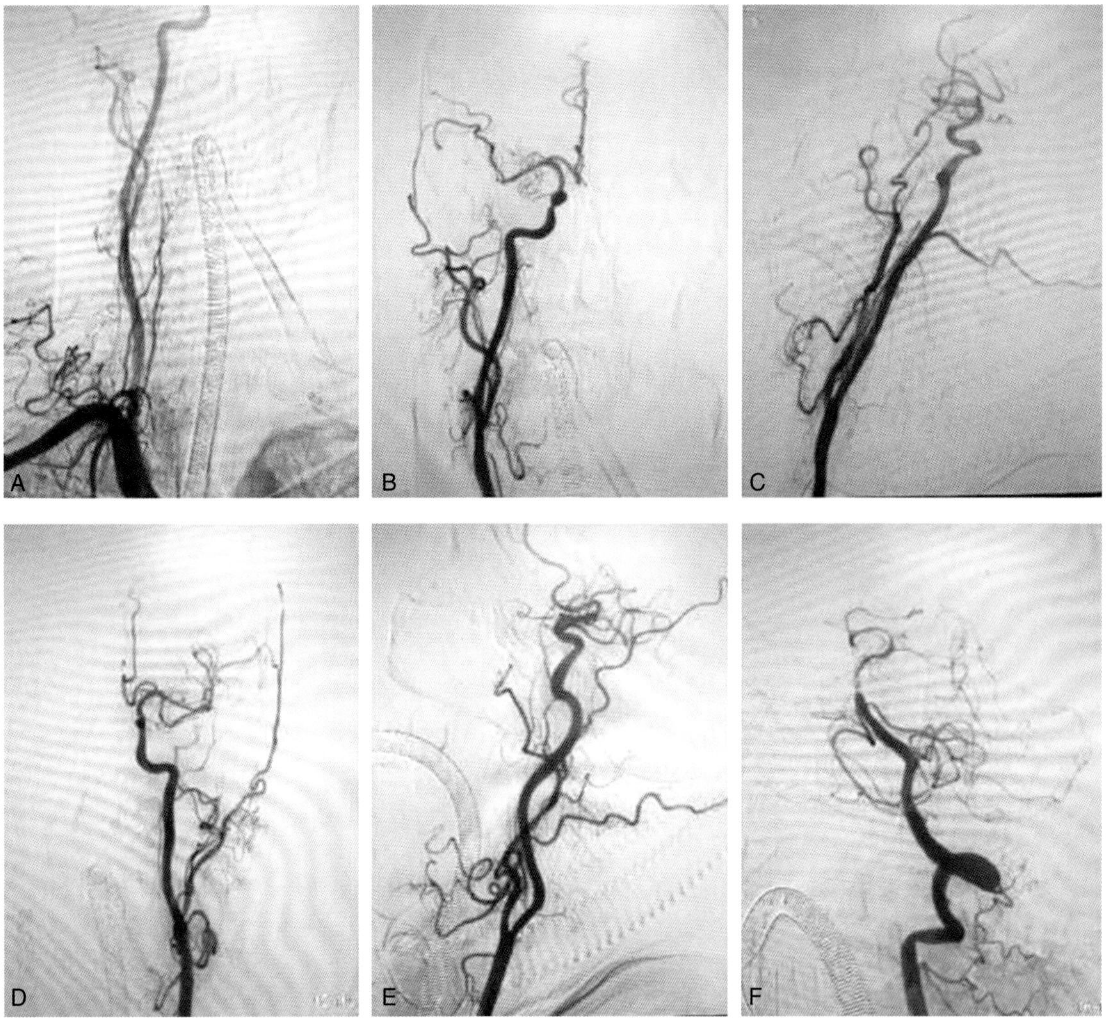

图 14-2 DSA 提示右侧椎动脉发育不良，左侧椎动脉 V1 段迂曲，基底动脉次全闭塞。

基底动脉次全闭塞病变，患者获益最大！但此处病变，选择球囊成形术还是支架成形术？如何规避脑干新发梗死病变，需要谨慎处理。

临床决策分析

问题 1：患者后循环缺血症状严重，与基底动脉次全闭塞直接相关！还有手术挽救的机会吗？

给后循环供血的左侧椎动脉是唯一的希望，开通基底动脉患者必将获益巨大！否则，会面临致命的打击(图 14-3)！

问题 2：手术到此为止，还是置入支架？用球囊扩张支架，还是自膨胀式支架？

球囊成形后，基底动脉闭塞解除，管壁光整无夹层，此时置入支架可能会覆盖已经开通的穿支动脉，遂决定不放支架。患者很快复苏，头晕症状消失，满意

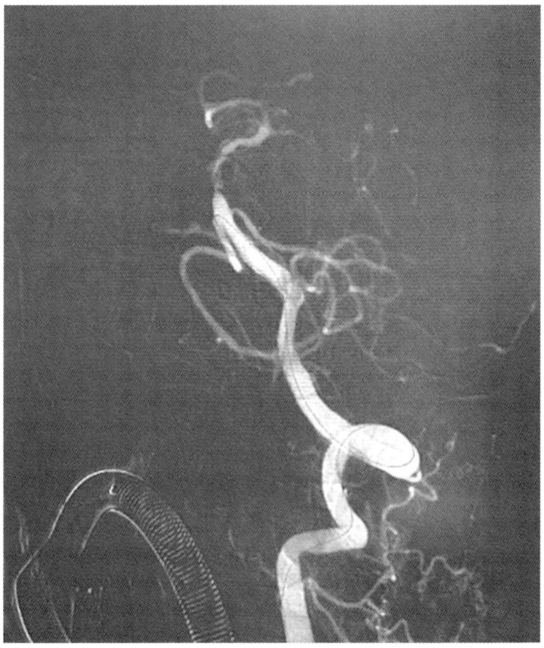

图 14-3 左侧椎动脉路图。

出院。

问题 3:这样的颅内介入治疗,是否出现新发脑干梗死? 患者近期结果如何?

术后 6 个月,患者无晕厥发作,门诊复查脑部 MRI,未见新发病灶。脑部 MRA 示:基底动脉血流通畅(图 14-4)。

问题 4:颅内动脉球囊成形术,近期效果满意,远期结果如何?

术后 1 年,患者病情平稳,再无晕厥发作。门诊复查脑部 MRI,未见新发病灶。脑部 MRA 示:基底动脉血流通畅(图 14-5)。嘱患者应用他汀类药物抗栓治疗,继续随访。

诊疗过程

1.术前多学科会诊

请影像科、超声科等多学科会诊,对围术期管理和手术方案进行进一步优化:①进一步精确定位基底动脉闭塞病变位置;②明确基底动脉闭塞段以近、以远的血管直径。

2.手术方案

全身麻醉下行基底动脉球囊扩张术。

3.手术过程

全身麻醉下,用导丝(Transend)轻巧通过基底动脉闭塞病变,每 5~10s 递增一个大气压,用 2.0~15mm 球囊、2.5~20mm 球囊依次扩张闭塞病变。再次造影显示:基底动脉血流开通,双侧大脑后动脉显影明显好转,脑桥支显影(图 14-6)! 球囊成形术后,基底动脉闭塞解除,管壁光整无夹层,此时置入支架可能会覆盖已经开通的穿支动脉,遂未行支架置入,手术结束。患者很快复苏,头晕症状消失,满意出院。

术后处理及随访

详见“临床决策分析”部分术后 6 个月及 1 年随访结果。

经验与体会

椎基底动脉闭塞性病变虽然仅占后循环卒中的

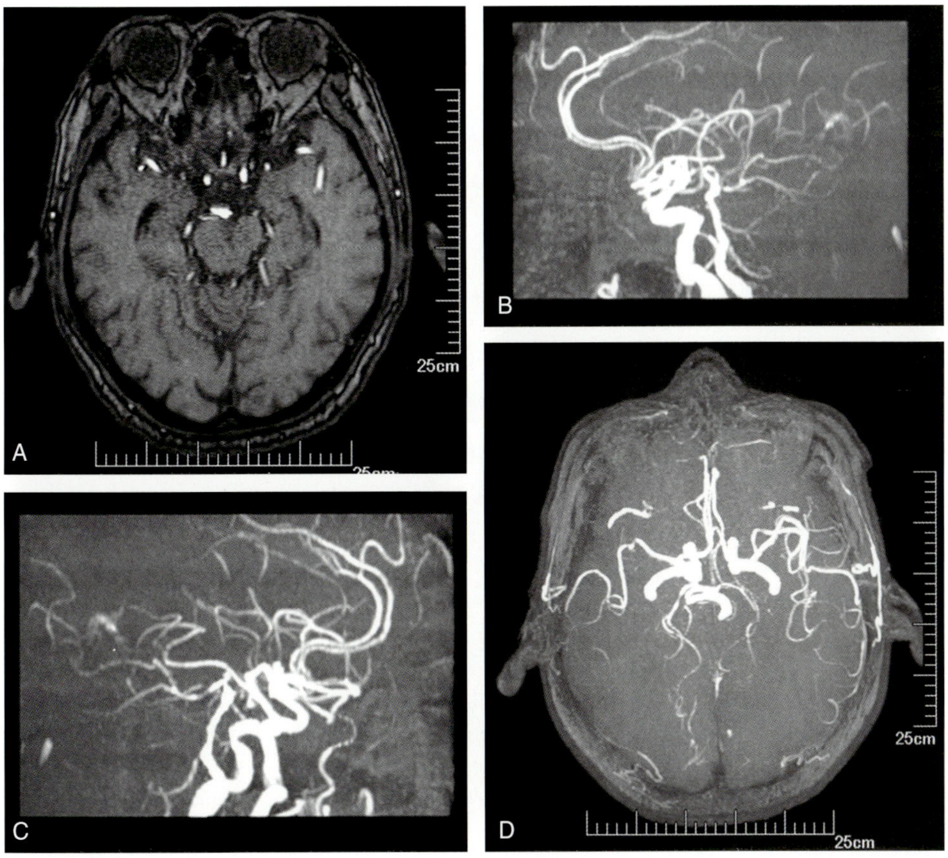

图 14-4 术后 6 个月复查脑部 MRA 结果。

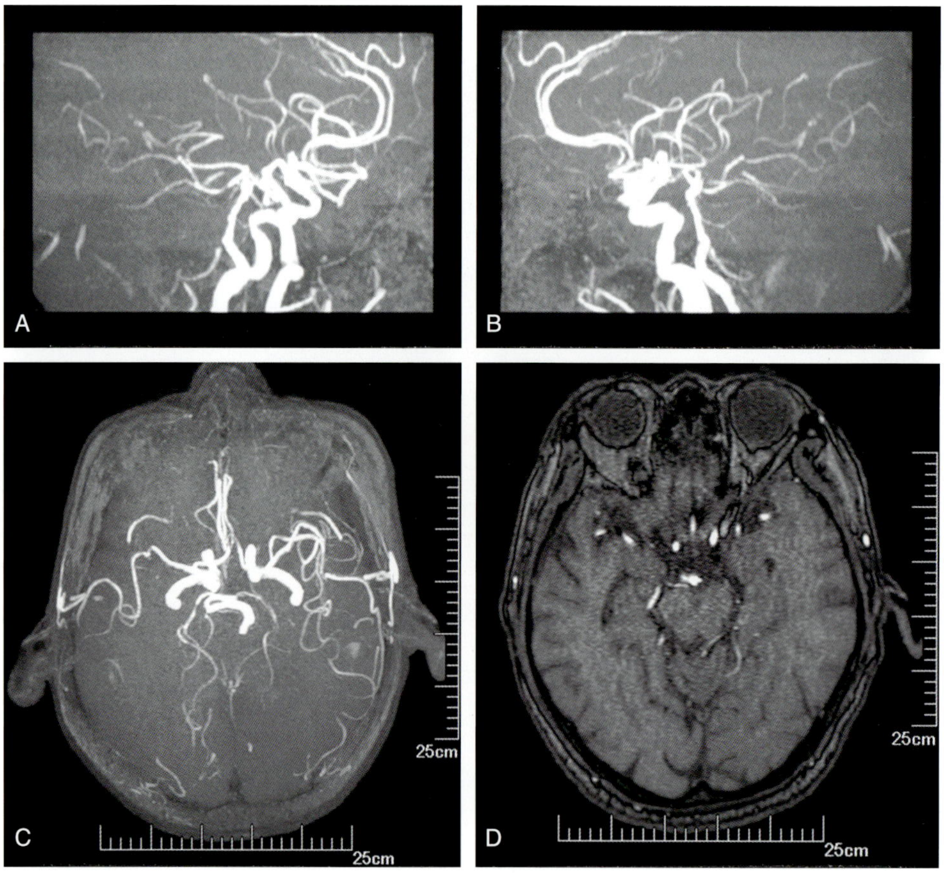

图 14-5 术后 1 年复查脑部 MRA 结果。

2.7%。但动脉粥样硬化性椎动脉闭塞性病变患者预后较差，易出现灾难性卒中事件。如能早期识别后循环急性卒中及短暂性脑缺血发作，并及时干预治疗，将明显改善患者的预后及残疾。

近年来，随着介入技术的发展和腔内支架成形技术的出现，使得非急性期椎基底动脉闭塞后再通成为可能。但手术安全性仍是非急性期闭塞腔内再通介入治疗值得关注的重要问题。介入并发症大致分为出血性和缺血性两类。前者主要包括穿孔、出血等，后者则主要包括闭塞、血栓脱落和夹层等。因此，对于接受腔内支架再通的非急性期椎基底动脉闭塞患者，首先应明确手术适应证，术前准确掌握患者影像学资料，术中选择合适的导丝，操作规范、轻柔，可在一定程度上避免并发症的发生。

小结

椎基底动脉非急性期闭塞后腔内再通介入治疗的再通率较高，治疗方法可行，但术后及随访期并发症发生率较高，安全性仍需进一步观察。

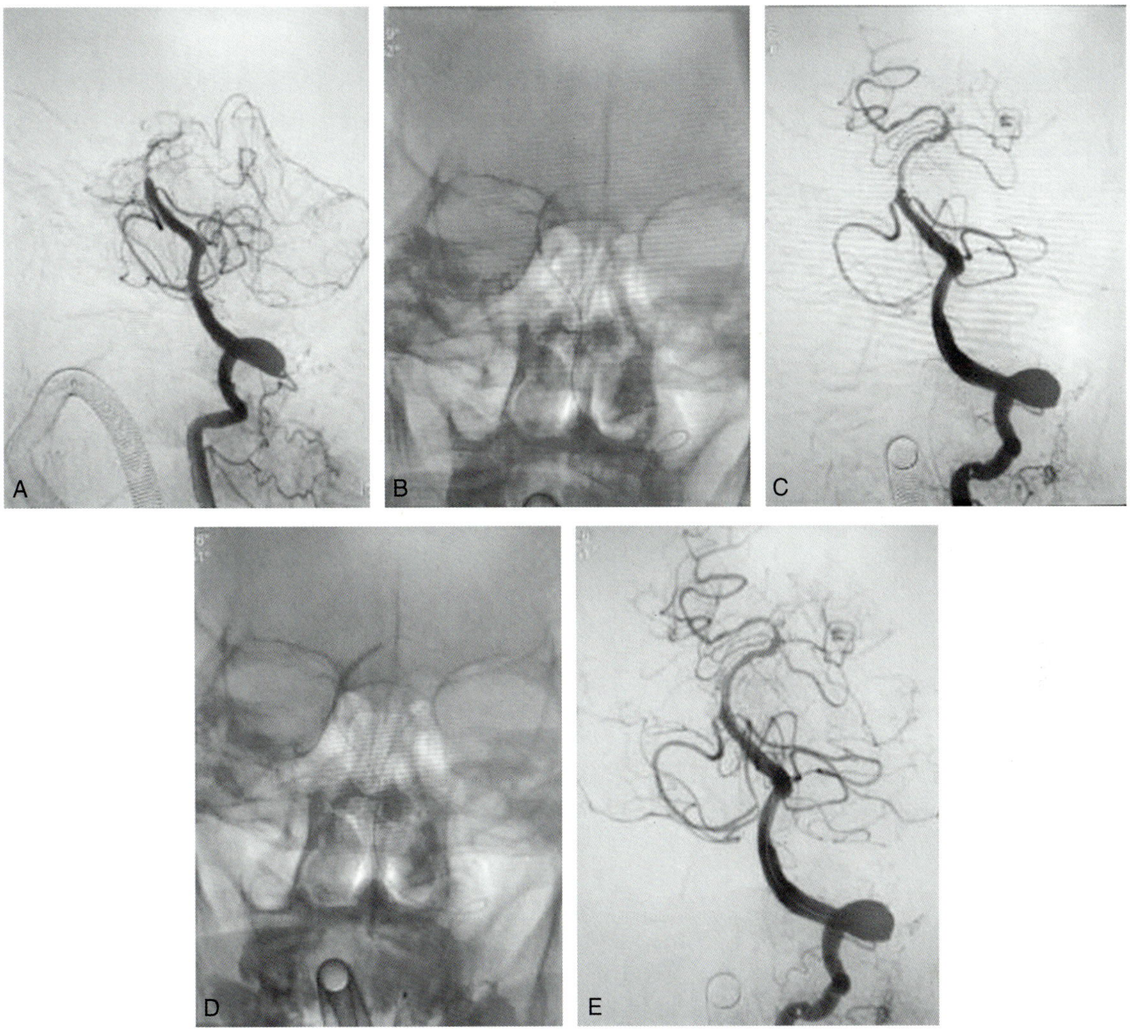

图 14-6　梯度球囊扩张基底动脉闭塞病变，造影见基底动脉血流开通。

（冯骏　刘伟）

参考文献

1. Ahn SH, Kim BJ, Kim YJ, et al. Patterns and outcomes of the top of the basilar artery syndrome: the role of the posterior communicating artery. Cerebrovasc Dis, 2018,46:106-115.
2. Kanamori F, Yamanouchi T, Kano Y, et al. endovascular intervention in basilar artery entrapment within the longitudinal clivus fracture: a case report. Neurol Med Chir (Tokyo), 2018,58:356-361.

病例 15

孤独椎动脉 V4 段并左侧小脑下后动脉重度狭窄Ⅰ期腔内治疗

导 读

在后循环所有的动脉中，对椎动脉颅内段关注较少，特别是在闭塞病变的治疗方面。早期的临床病理研究表明，在延髓外侧及小脑下后动脉(posterior inferior cerebellar artery, PICA)分布区梗死的患者中常发现椎动脉颅内段闭塞。双侧椎动脉颅内段闭塞患者的症状有突发眩晕、视物模糊及共济失调等。椎动脉颅内段并分支病变的治疗仍是一个未知的领域，亟须关注及解决。本文汇报 1 例孤独椎动脉 V4 段并左侧 PICA 重度狭窄支架手术及 1 年随访结果，仅供参考。

病例简介

男性患者，53 岁。主诉：反复晕厥发作 1 个月。

【现病史】 患者于 1 个月前突发晕厥，数十秒后缓解，不伴抽搐。后又反复发作，症状持续数十秒至数分钟不等。神经内科给予双联抗血小板、神经营养、改善循环、稳定斑块等治疗，效果不佳。

【既往史】 脑干梗死。

【查体】 生命体征平稳，神经系统未见异常。

【辅助检查】

脑部 CT 平扫：脑干梗死(图 15-1)。

颈部多普勒超声：右侧椎动脉先天未发育，左侧椎动脉远端血流受阻。

DSA：右侧椎动脉发育不良，V2 段远端闭塞，仅存的左侧椎动脉串联病变，V1 段迂曲，V4 段 99%狭窄(并局部溃疡)，且病变处发出 PICA，PICA 亦 99%狭窄(图 15-2)，可谓“命悬一线”！

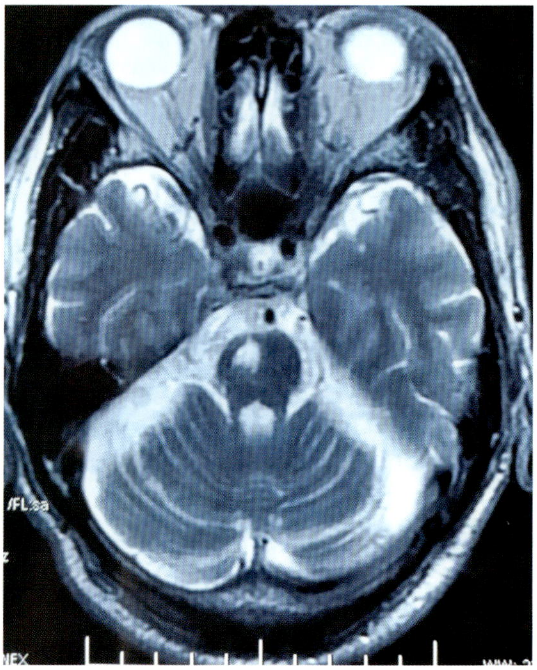

图 15-1 脑部 CT 示脑干梗死。

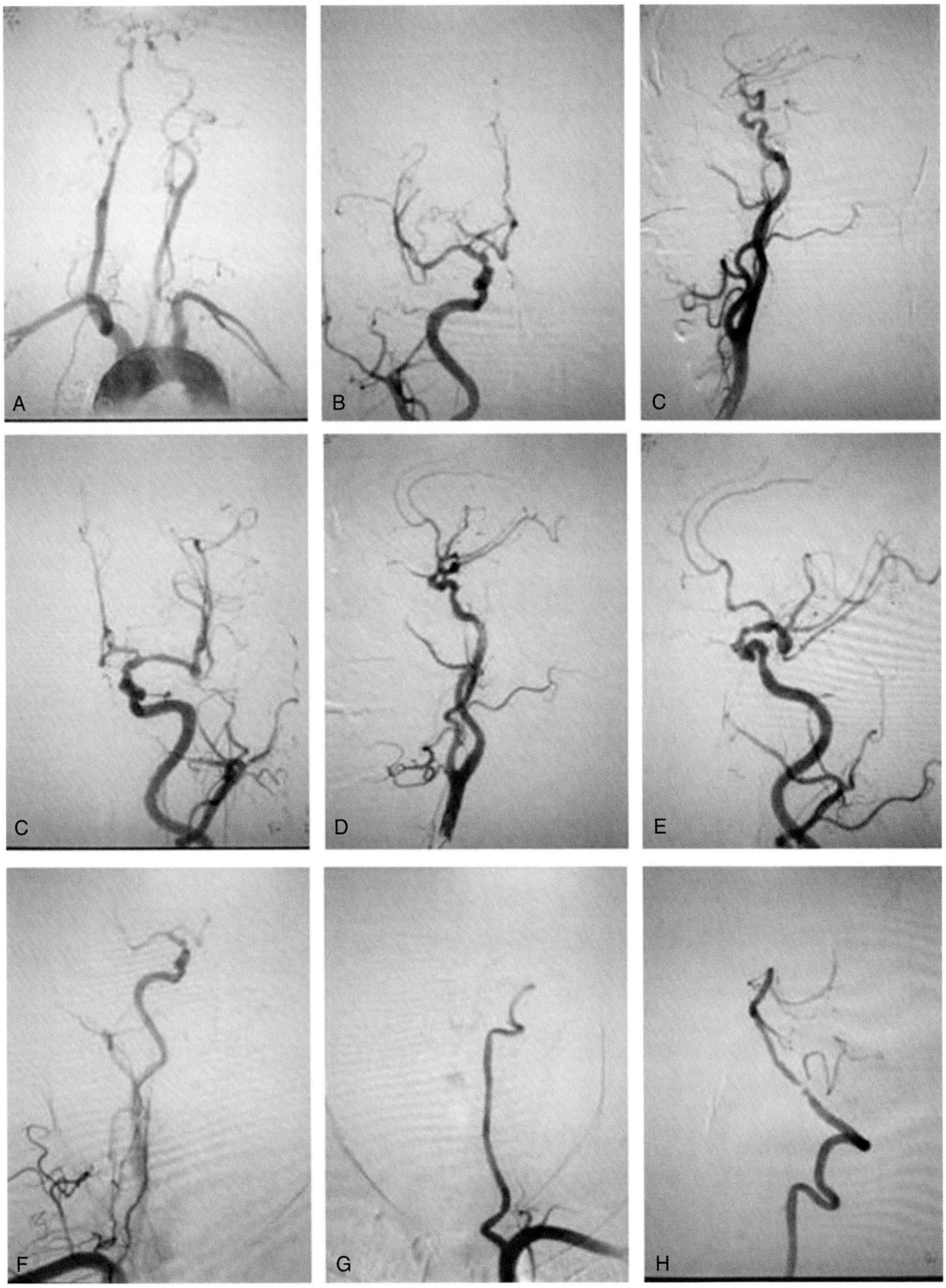

图 15-2　DSA 提示右侧椎动脉发育不良,V2 段远端闭塞,左侧椎动脉 V1 段迂曲,V4 段 99%狭窄(并局部溃疡),PICA 99%狭窄。

诊断

1.短暂性脑缺血发作(后循环系统)。

2.脑干梗死。

3.右侧椎动脉发育不良。

4.左侧椎动脉 V4 段重度狭窄。

5.左侧 PICA 重度狭窄。

病情分析

患者为中年男性,有脑干梗死病史,反复晕厥发作，DSA提示左侧椎动脉串联病变，V1段迂曲，V4段99%狭窄（并局部溃疡），且病变处发出左侧PICA，PICA亦99%狭窄。处理孤独左侧椎动脉V4段99%狭窄，患者获益最大！但此处支架极可能压闭左侧PICA，可能即刻导致小脑梗死！同时处理左侧椎动脉V4段+PICA重度狭窄是最佳选择。

临床决策分析

问题1：如果同时解决左侧椎动脉V4段+PICA重度狭窄，需要较高的处理颅内分叉病变的手术技巧！如履薄冰！该如何操作？

全身麻醉下，将6F引导管(Envoy)通过左侧椎动脉V1迂曲段，置于V2段远端。使用双导丝保护技术，将1根微导丝置于左侧大脑后动脉，另1根置于左侧PICA(图15-3)。

问题2：颅内动脉的解剖特点：管径细，管壁薄，弹力中层薄弱，而此处的分叉病变用多大直径球囊预扩？压力如何控制？出现夹层如何处理？

缓慢预扩，5~10秒递增1个大气压。先用1.5mm球囊预扩左侧PICA，再用2.5mm球囊预扩左侧椎动脉V4段病变处。再次造影显示狭窄均明显改善，血流通畅(图15-4)。

问题3：释放支架时，需用多大的支架？PICA是否会被压闭？

留置PICA保护导丝，于左侧椎动脉V4段释放

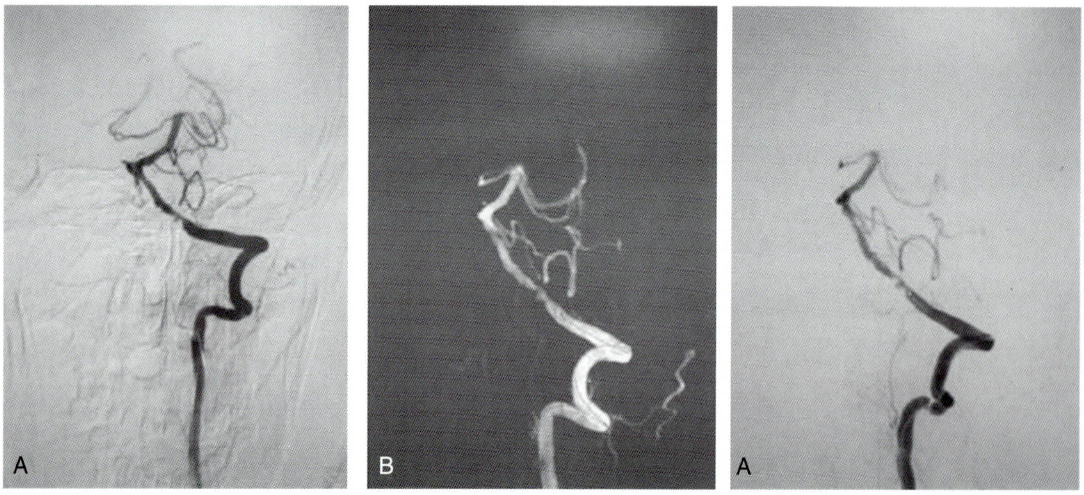

图15-3 DSA下双导丝保护技术，将1根微导丝置于左侧大脑后动脉，另1根置于左侧小脑下后动脉。

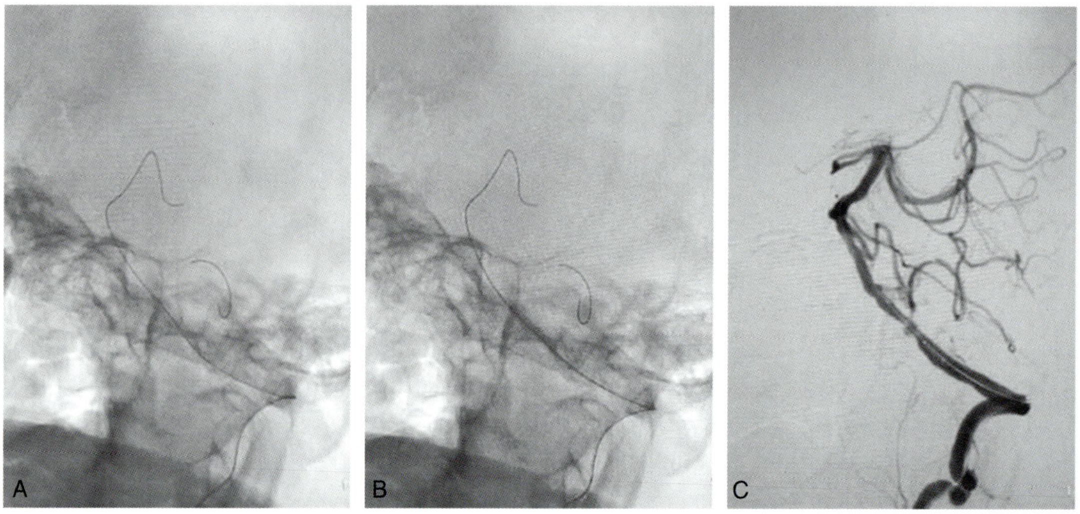

图15-4 不同直径球囊分别预扩左侧椎动脉V4段和左侧小脑下后动脉，造影见狭窄段血流明显通畅。

3.0~15mm 支架(Apollo)。再次造影显示,左侧椎动脉 V4 段狭窄解除,脑梗死溶栓(thrombolysis in cerebral infarction, TICI)分级 3 级,双侧大脑后动脉及左侧 PICA 血流均通畅(图 15-5)。术后患者很快复苏,活动自如,言语流利,头晕症状消失,满意出院。

问题 4:植入颅内动脉支架后,转归如何?是否很快会被堵塞?

术后 3 个月复查脑部 MRA,显示左侧椎动脉 V4 段及 PICA 血流通畅(图 15-6)。患者无不适,继续双抗+强化他汀治疗,随访。

问题 5:植入颅内动脉支架后,近期结果满意,远期结果如何?

术后 1 年余,复查脑部 CTA,显示左侧椎动脉 V4 段支架血流通畅(图 15-7)。患者无特殊不适,再无晕厥发作,效果满意,嘱继续随访。

诊疗过程

1.术前多学科会诊

请影像科、超声科和麻醉科等多学科会诊,对围术期管理和手术方案进行进一步优化:①进一步精确定位椎动脉及小脑下后动脉狭窄及位置,椎动脉狭窄段以近、以远的直径;②麻醉科协助评估是否需经气管插管全身麻醉。

2.手术方案

局部麻醉下行左侧小脑下后动脉球囊扩张术+左侧椎动脉球囊扩张术+支架成形术。

3.手术过程

全身麻醉下,将 6F 引导管(Envoy)通过左侧椎动脉 V1 迂曲段,置于 V2 段远端。使用双导丝保护技

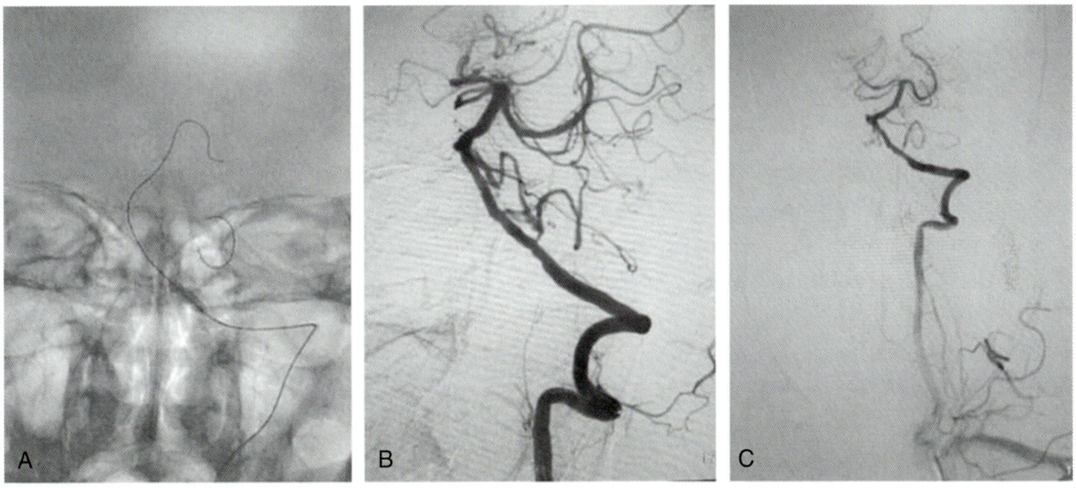

图 15-5　左侧椎动脉 V4 段行支架植入,造影见狭窄解除。

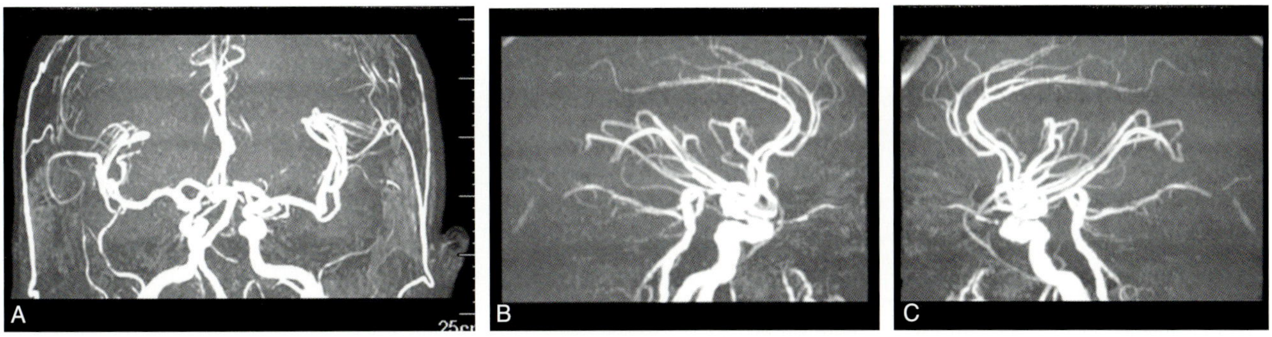

图 15-6　术后 3 个月,复查脑部 MRA 结果。

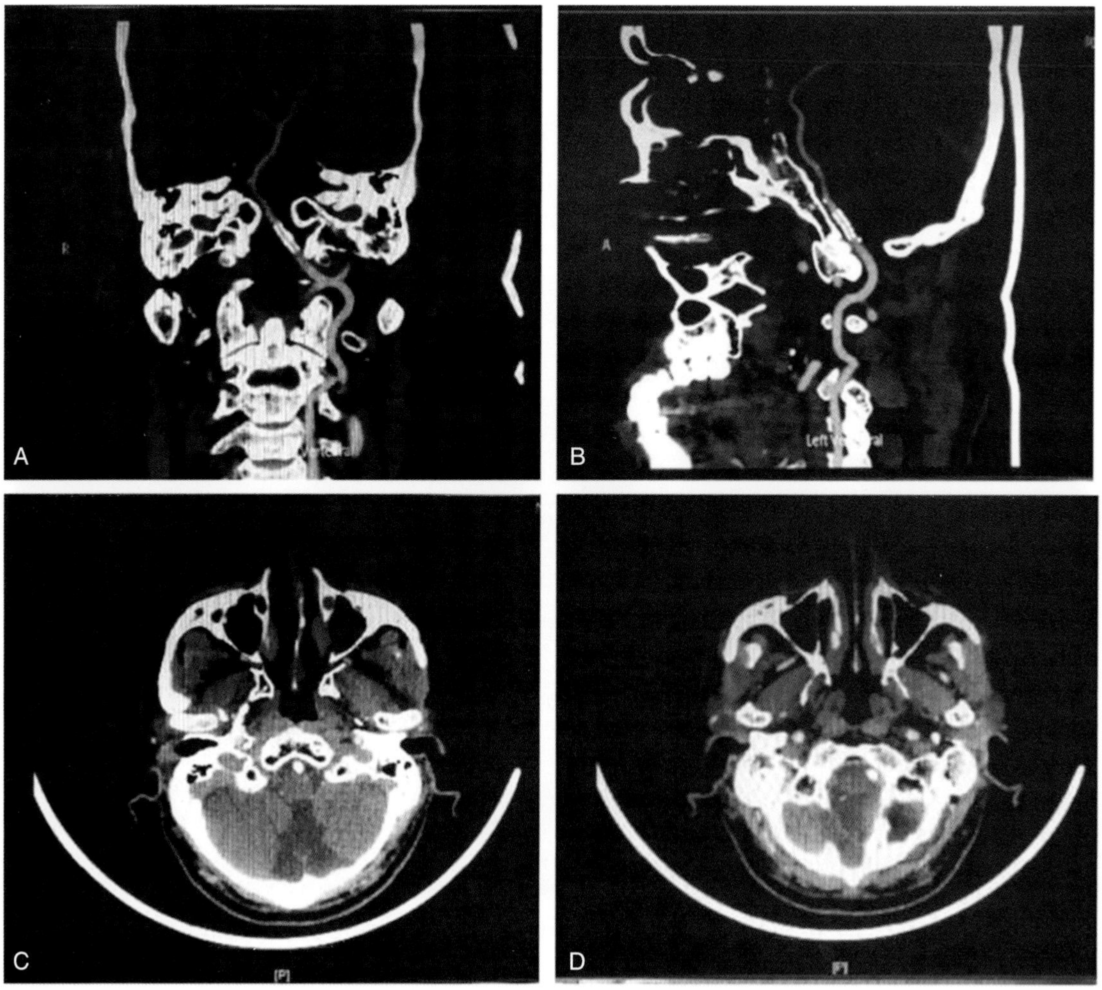

图 15-7 术后 1 年余,复查脑部 CTA 结果。

术,将 1 根微导丝置于左侧大脑后动脉,另 1 根置于左侧 PICA(见图 15-3)。缓慢预扩,每 5~10s 递增一个大气压,先用 1.5mm 球囊预扩左侧 PICA,再用 2.5mm 球囊预扩左侧椎动脉 V4 段病变处。再次造影显示狭窄均明显改善,血流顺畅(见图 15-4)。留置 PICA 保护导丝,于左侧椎动脉 V4 段释放 3.0~15mm 支架(Apollo)。再次造影显示左侧椎动脉 V4 段狭窄解除,TICI 分级 3 级,双侧大脑后动脉及左侧 PICA 均血流通畅。术后患者很快复苏,活动自如,言语流利,头晕症状消失,满意出院(见图 15-5)。

术后处理及随访

详见“临床决策分析”部分术后 3 个月及 1 年余随访结果。

经验与体会

颅内动脉粥样硬化 (intracranial atherosclerotic stenosis, ICAS)占亚洲人群缺血性卒中病因的 33%~50%。从 2001 年第 1 例颅内动脉支架报道以来,国内已有超过 50 家卒中中心能够开展颅内动脉血管成形术,每年约有 8000 例 ICAS 患者接受血管内治疗。

2011 年,首个研究症状性 ICAS 治疗的多中心、随机对照临床试验——支架和积极药物管理预防颅内动脉狭窄患者脑卒中复发 (stenting versus aggressive medical management for preventing recurrent stroke in intracranial stenosis, SAMMPRIS)试验在《新英格兰医学杂志》上发表,该试验旨在探讨采用 Wingspan 系统的经皮血管成形术和支架植入术 (percutaneous angioplasty and stenting, PTAS)加积极药物治疗在预防脑卒中方面是否优于单独的积极药物治疗。由于 PTAS 组围术期脑卒中和死亡风险较高,试验被提前中止,得出了积极药物治疗在高危症状性 ICAS 患者的治疗中优于 PTAS 的结论。

研究结果发表后,美国食品和药物管理局(FDA)将自膨胀式支架(Wingspan)限制用于年龄 22~80 岁的患者, 在药物治疗过程中仍出现 2 次以上事件,颅内动脉狭窄程度 70%~99%及最近的卒中事件距离手术 7 天以上的患者。2015 年初,*JAMA* 杂志上发表了一项颅内动脉球囊扩张支架与药物治疗的随机对照研究,其结果与 SAMMPRIS 研究类似,并得出了不支持 ICAS 患者应用颅内球囊扩张支架的结论。

然而,上述两项研究在试验设计、手术操作或结果解析方面存在一些不足,人们仍然认为颅内动脉支架治疗能够使一些亚组的患者获益。缪中荣团队的一项 ICAS 支架登记临床研究显示术后 30 天脑卒中、心肌梗死及死亡的复合发生率为 4.4%, 远远低于上述两项研究,且该结果与临床实际情况更相符。当前最重要的目标就是如何识别可能从血管内治疗获益的高危患者。新的观点认为,高危患者的识别应更多地关注斑块性质、血流动力学及侧支循环情况,而不应仅仅局限于传统的狭窄程度或狭窄率。

高分辨 MRI 能够清晰地显示血管壁及动脉粥样硬化斑块的形态和成分(如斑块内出血、脂质核心及纤维帽等),判断斑块的易损性。未来的研究可能明确斑块特征与卒中发生风险的相关性,并对颅内支架治疗产生一定的指导意义。

总之, 颅内动脉支架治疗还有很长的路要走,但只要路是对的,我们就不怕远。

小结

对于孤独椎动脉颅内段重度狭窄的患者,腔内治疗存在较高的风险,可通过术前准确评估和个体化治疗,最大限度地降低风险,提高远期疗效。

(冯骏 刘伟)

参考文献

1. Hussain M, Datta N, Cheng Z, et al. Spanning from the West to East: an updated review on endovascular treatment of intracranial atherosclerotic disease. Aging Dis, 2017,8 (2): 196-202.
2. Chimowitz MI, Lynn MJ, Derdeyn CP, et al. Stenting versus aggressive medical therapy for intracranial arterial stenosis. N Engl J Med,2011,365(11):993-1003.
3. Miu Z, Ling F, Li S, et al. Experience with transluminal stent-assisted angioplasty for intracranial vascular diseases. J Zhonghua Wai Ke Za Zhi, 2002,40(12):886-889.

病例 16

椎动脉-颈外动脉搭桥治疗颅外段椎动脉闭塞

导 读

椎动脉颅外段动脉粥样硬化闭塞性疾病在脑血管病中占 25%~40%。其发生率虽较颈动脉低,但其致死性及致残性卒中发生率较高,应给予足够重视。自 20 世纪 50 年代末,各种椎动脉重建的外科方法,如椎动脉和锁骨下动脉内膜剥脱,椎动脉-颈总动脉移位和采用移植血管搭桥见诸报道。但因为缺乏随机研究证据支持,且受到颅内外血管搭桥研究阴性结果的影响,椎动脉重建手术未得到广泛开展。近年来,随着血管内介入技术的兴起,椎动脉成形及支架术已成为治疗椎动脉狭窄首选的非药物治疗方法。但仍有部分病例,需要外科开放手术实现椎动脉血运重建,如不适合支架治疗的严重钙化狭窄、支架治疗后闭塞无法介入再通的症状性椎动脉闭塞等。

病例简介

男性患者,53 岁。主诉:头晕两周余。

【现病史】 两周余前患者无明显诱因出现头晕,伴视物旋转,站立位更明显,平卧位可缓解,偶有恶心、呕吐、饮水呛咳等症状。就诊于外院,脑部 MR 示双侧小脑半球、左侧枕叶新发梗死灶。颈动脉超声提示双侧颈动脉内膜、中膜增厚伴斑块,左侧颈总动脉远段狭窄 (50%~69%), 右侧颈动脉球部狭窄(<50%),右侧椎动脉全程纤细,左侧椎动脉近端闭塞。外院给予抗血小板、输液改善循环、降脂、控制血压以及对症止晕等治疗后,患者症状稍缓解。为进一步治疗入院。

【既往史】 高血压病Ⅲ级(极高危),2 型糖尿病,陈旧性脑梗死及直肠癌手术史。

【查体】 神志清楚,言语流利,步态未见明显异常。脑神经(-),四肢肌力 5 级,肌张力正常,痛触觉对称正常,双侧指鼻试验稳准,双侧跟膝胫试验稳准,双侧轮替运动快速正常。闭目难立征 (-), 未见不自主运动。病理征(-)。

【辅助检查】

颈部血管超声:双侧颈动脉内膜、中膜增厚伴斑块,左侧颈总动脉远段狭窄(50%~69%),右侧颈动脉球部狭窄(<50%),右侧椎动脉全程纤细,左侧椎动脉近端闭塞。

头颈部 CTA:左侧椎动脉近端闭塞,右侧椎动脉纤细。双侧颈动脉轻至中度狭窄。

脑部 MRI:双侧小脑半球、左侧枕叶新发梗死性(图 16-1)。

诊断

1.急性脑梗死(双侧小脑半球、左侧枕叶)。
2.左侧椎动脉闭塞。
3.左侧颈总动脉狭窄。
4.高血压Ⅲ级(极高危)。
5. 2 型糖尿病。

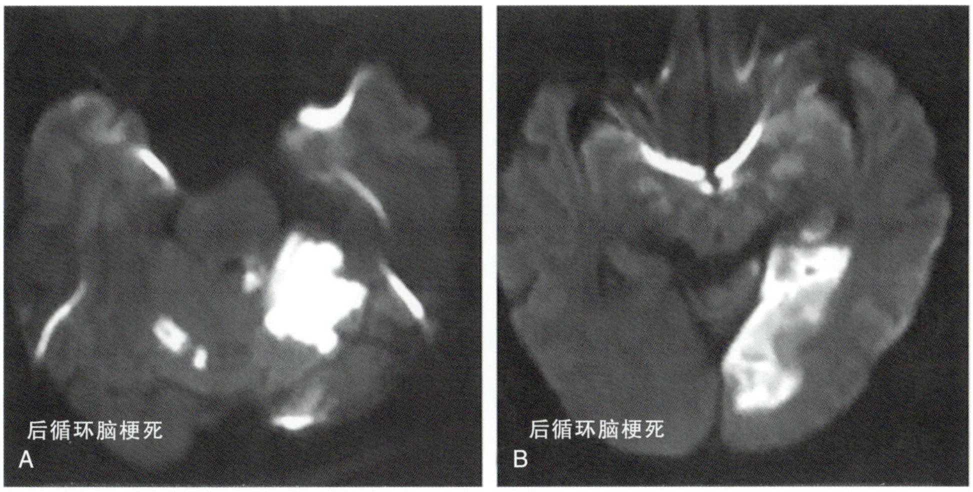

图 16–1 双侧小脑半球及左侧枕叶新发脑梗死。

6.直肠癌术后。

病情分析

患者存在后循环缺血症状，查体无明显神经系统阳性体征。MRI 明确双侧小脑半球及左侧枕叶新发脑梗死。颈部血管彩色多普勒超声提示：右侧椎动脉全程纤细，左侧椎动脉近端闭塞。头颈部 CTA 也显示左侧椎动脉近端闭塞。脑血管检查结果与 MRI 所示梗死部位均提示患者存在后循环缺血。患者一般情况可，应尽快行全脑血管造影，明确后循环供血情况，同时全面了解脑血管供血及代偿情况。明确诊断后，考虑如何行后循环血运重建，改善供血，降低再发卒中概率。

临床决策分析

入院后，完善常规检查，行脑血管造影检查提示：双侧颈动脉分叉部轻至中度狭窄；右侧椎动脉仅延续为同侧小脑后下动脉，左侧椎动脉自开口处闭塞，甲状颈干的颈升动脉在椎动脉 V3 段形成侧支吻合，向远端椎动脉及基底动脉供血，动脉晚期可见血流向近端逆行充盈至椎动脉 V2 段。双侧后交通动脉开放。患者右侧椎动脉在小脑后下动脉以远闭塞(图 16–2)，左侧椎动脉自开口闭塞，依靠颈升动脉的吻合支向椎基底动脉供血(图 16–3)。颈升动脉与椎动脉之间已形成吻合，推断双侧椎动脉的闭塞已有较长时间（图 16–4）。患者有后循环供血不足的相关症状，如头昏、眩晕，站立及活动后加重，卧位及休息后缓解；也有明确的急性后循环脑梗死，包括双侧小脑及左侧枕叶。故患者的后循环供血不足需要干预。治疗思路和方案主要有如下 3 种选择。

1.药物治疗

考虑到患者既往未接受规范的内科治疗，本次发病为第一次明确的脑梗死发作，虽然双侧椎动脉闭塞，存在后循环供血不足表现，但双侧后交通动脉开放，左侧颈升动脉已经与椎动脉形成了一支吻合，向椎基底动脉系统供血，可以考虑先采用内科药物治疗，给予可靠的稳定血压、血糖，抗血小板以及他汀类药物治疗，密切随访。期待颈升动脉与椎动脉的吻合

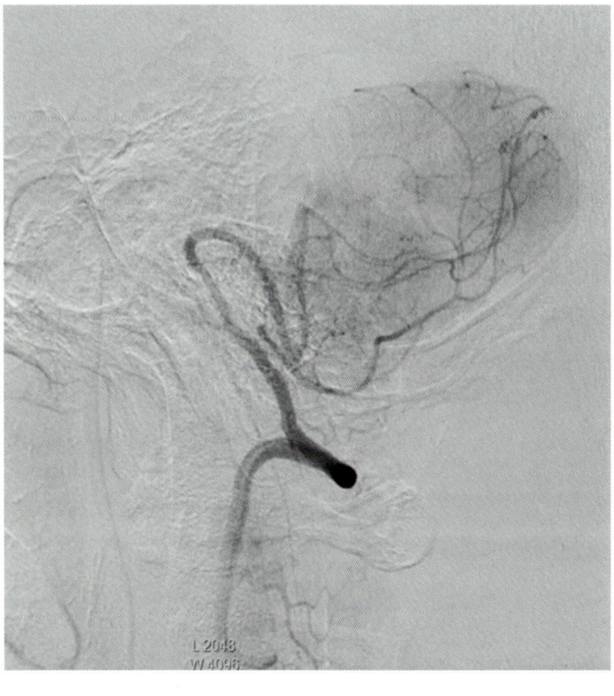

图 16–2 右侧椎动脉延续为同侧小脑后下动脉，远端不显影。

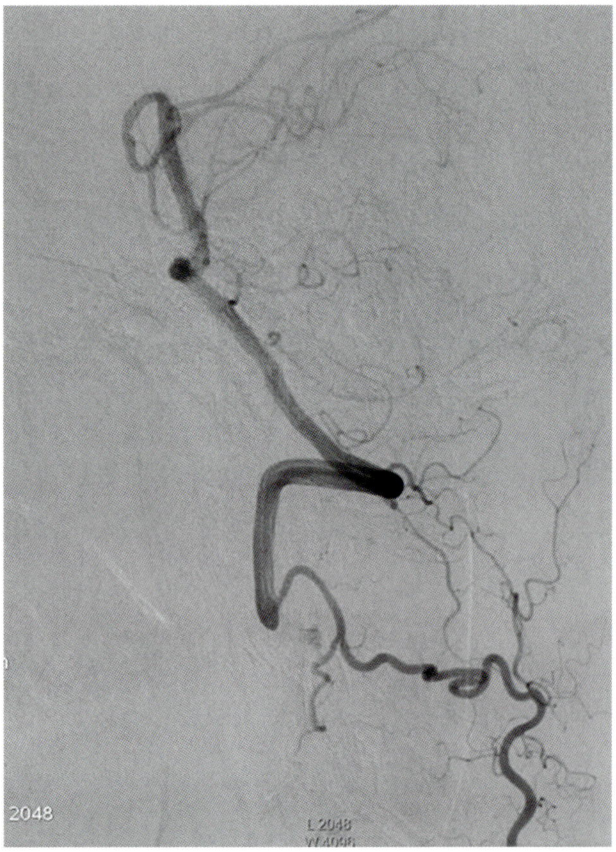

图 16-3 左侧颈升动脉与椎动脉在 V3 段形成吻合，向椎动脉远端供血。

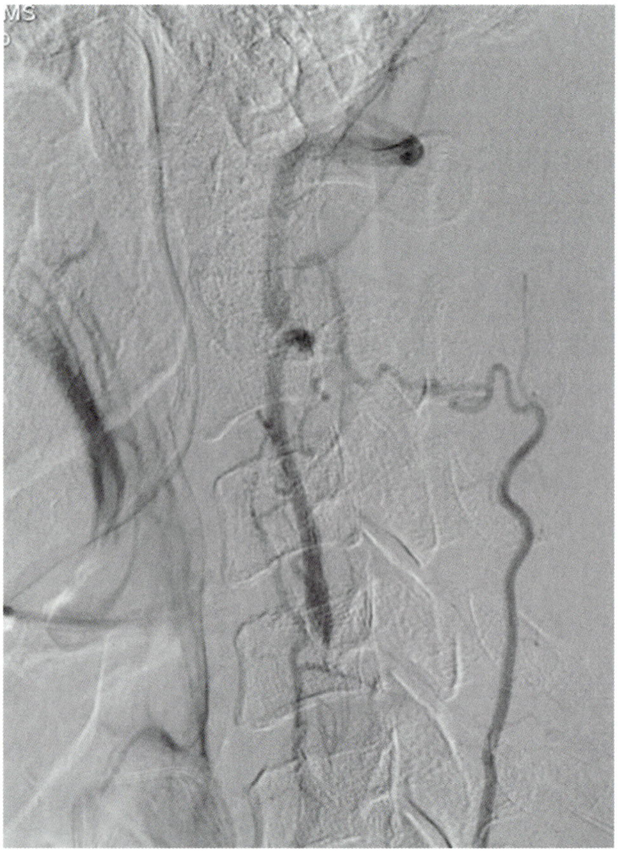

图 16-4 左侧颈升动脉通过与椎动脉吻合向近端逆行充盈椎动脉至 C4 水平。

支随着时间推移逐渐增粗，能满足后循环的供血需求。该方案的优点是不必承担手术的风险，缺点是患者年轻，工作及社会活动负荷大，预期寿命较长，再次发生缺血性卒中的风险较高，一旦出现严重的小脑及脑干梗死，预后不佳。

2.尝试行血管再通手术

但脑血管造影提示左侧椎动脉闭塞处未见明显残端，闭塞段较长，导丝自锁骨下动脉内也无法探及椎动脉开口位置。如果尝试行椎动脉再通，应考虑在复合手术室内先行椎动脉开口内膜及斑块切除术，开放椎动脉近端，然后再通过介入技术开通椎动脉远端闭塞处，直至正常管腔。但该方案需要复合手术室的硬件条件，暂时不具备，且技术难度较高，再通过程中出现椎动脉夹层、破裂出血及远端椎基底动脉栓塞的潜在风险较高。

3.椎动脉搭桥术

可选吻合血管包括颈外动脉、颈总动脉及锁骨下动脉。其中最安全的是椎动脉-颈外动脉搭桥术，可考虑用桡动脉或大隐静脉做移植血管，或者行椎动脉转位直接与颈外动脉吻合。该方案选择在颈外动脉与椎动脉之间搭桥，其中临时阻断颈外动脉是安全的；椎动脉的临时阻断是在颈升动脉与椎动脉的吻合口近端，不影响远端椎基底动脉的血供，阻断时间不受限制，也是安全的。但该方案的技术要求较高，手术难度较大。

经过与患者及其家属的充分沟通，最终选择第 3 种方案。拟取桡动脉做桥血管，行颈外动脉-桡动脉-椎动脉搭桥术。如果术中发现椎动脉管腔通畅段足够长，可考虑行椎动脉转位直接与颈外动脉搭桥，避免取桡动脉的副损伤。术前检查左侧 Allen 试验(-)。请心外科会诊，术中协助取桥血管。

诊疗过程

1.术前多学科会诊

请影像科、五官科、麻醉科、急救科等多学科会诊，对围术期管理和手术方案进行进一步优化。

2.手术方案

椎动脉搭桥术。

3.手术过程

全身麻醉，患者取仰卧位，左肩垫起，头偏向右侧。标记左侧胸锁乳突肌前缘直切口，长约 10cm(图 16–5)。

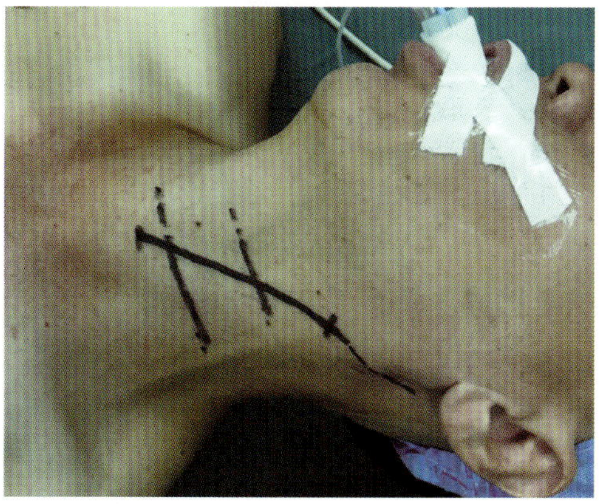

图 16–5　标记胸锁乳突肌前缘直切口，上下横线分别标识 C4 和 C5 椎体水平。

标记左侧桡动脉切口备用。沿胸锁乳突肌前切口逐层切开，显露至颈鞘，自颈总动脉向远端分至分叉部，游离颈外动脉，可见甲状腺上动脉、枕动脉等分支。将颈鞘牵向外侧，逐层分离至颈长肌，在其下方可扪及颈椎椎体及数节段横突前结节隆起。将颈长肌自横突分开，显露颈 4~6 横突前弓及前结节(图 16–6)，用咬骨钳开放这 3 个横突孔，显露该段椎动脉。周围静脉丛出血较多，给予电凝及明胶海绵填塞止血。游离 V2 段椎动脉约 6cm(图 16–7)，在其近端双重结扎，夹闭远端椎动脉后剪断(图 16–8)，将其转位至颈外动脉近旁，长度适宜。修剪椎动脉断端成斜面，见内膜增厚明显。结扎后，剪断甲状腺上动脉，夹闭颈外动脉起始部及远端(图 16–9)，用尖刀划开颈外动脉内侧壁后，用 3.5mm 血管开口器开口，与椎动脉口匹配良好，用 7–0 缝线连续缝合吻合口。最后一针打结前，

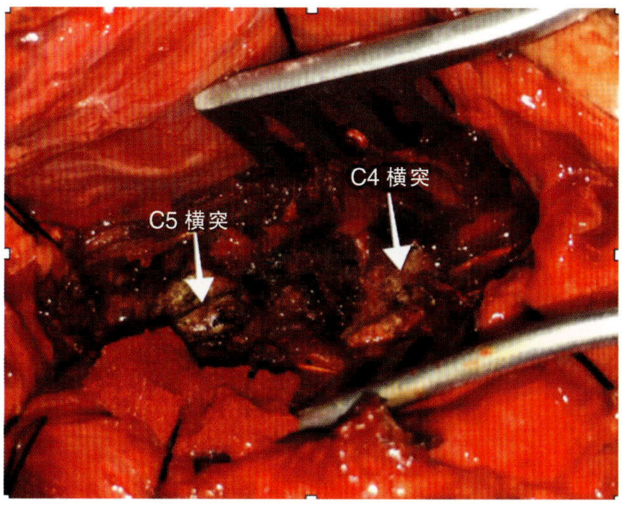

图 16–6　显露 C4 和 C5 横突。

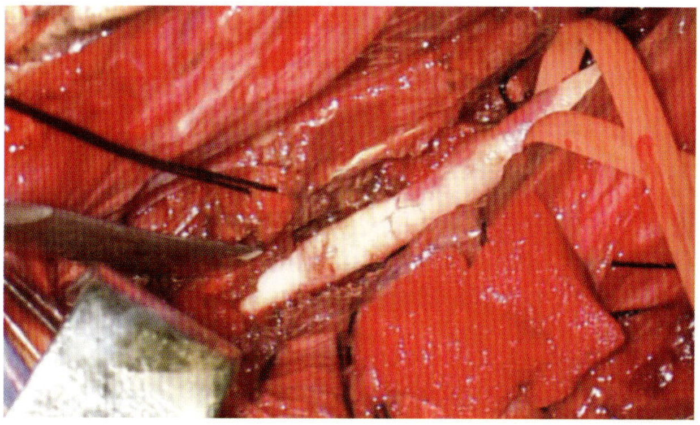

图 16–7　自 C4~C6 椎体横突孔内游离出椎动脉 V2 段。

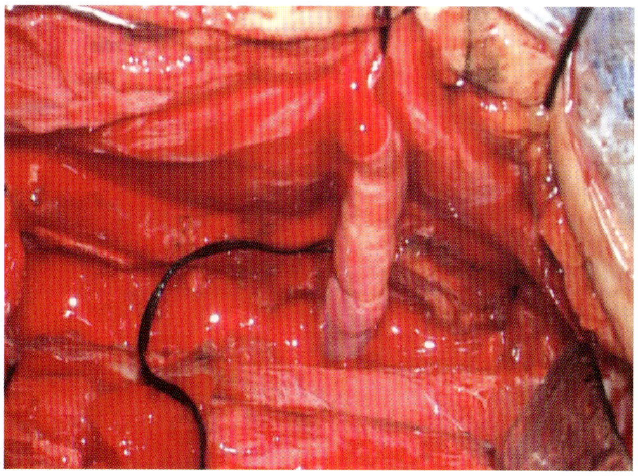

图 16–8　离断椎动脉，远端返血良好。

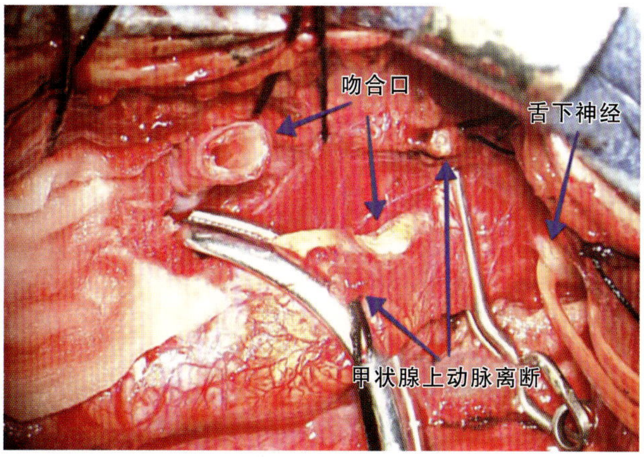

图 16–9　显示椎动脉(端)及颈外动脉(侧)吻合口，甲状腺上动脉已结扎剪断。

依次开放椎动脉、颈外动脉远端及颈外动脉近端，排出气体及潜在碎屑，在颈外动脉远端返血状态下关闭吻合口。最后开放椎动脉，动脉搏动良好(图 16-10)。用吲哚菁绿(indocyanine green, ICG)造影确认吻合通畅。用速即纱填塞椎动脉床止血，依次关闭切口，留置术腔负压吸引。患者全身麻醉清醒后，拔除气管插管，安返病房。

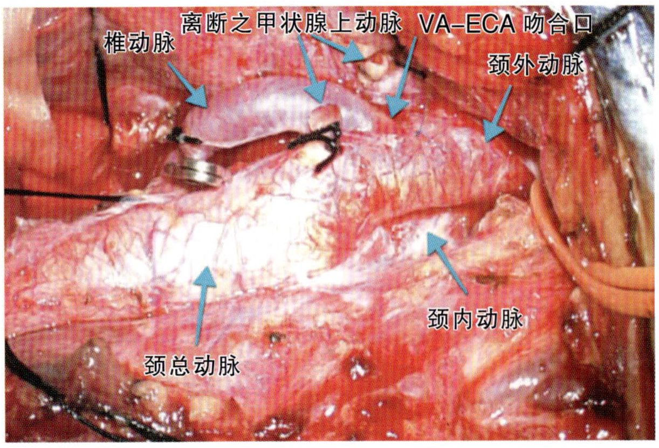

图 16-10 椎动脉与颈外动脉端-侧吻合后充盈良好，无漏血。

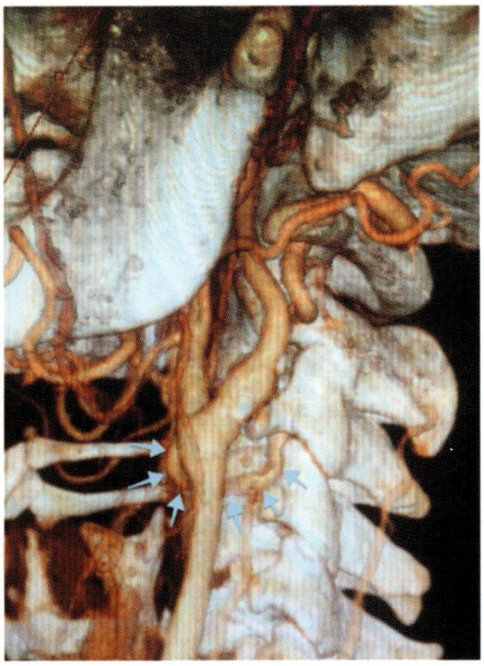

图 16-11 颈外动脉通过与椎动脉吻合口向椎动脉远端供血(箭头所示)。

术后处理及随访

术后患者恢复顺利，头晕症状明显改善。

术后第 2 天：声音稍嘶哑，吞咽时咽喉部疼痛，给予静脉营养、雾化吸入等对症治疗，上述症状持续两天后基本消失。

术后第 3 天：拔除切口负压引流管。

术后 1 周：切口拆线，愈合良好。复查颈部 CTA 示吻合口通畅(图 16-11)，颈外动脉向椎动脉供血良好。患者出院。

术后第 3 周：随访患者一般情况良好，术前头晕症状消失，无新发神经系统功能障碍。

经验与体会

椎动脉位置深在，显露困难。在显露椎动脉过程中，需要牵开颈鞘、气管食管鞘，易损伤血管、气管及食管。椎动脉周围解剖关系复杂，周围有丰富的静脉丛，有人称之为第二海绵窦。在显露椎动脉过程中，静脉丛出血汹涌，尤其是在应用肝素抗凝后，静脉丛的止血耗时费力，且易误伤椎动脉。桥血管与椎动脉吻合需要在深部操作，技术要求较高。故椎动脉血运重建手术难度较大，风险较高，需要很好地选择手术适应证。一般需要掌握以下 4 点：①患者存在病变椎动脉相关的供血不足表现；②经规范的内科治疗无效；③不适合介入治疗；④术前评估，患者一般情况可耐受较长时间复杂手术。

经胸锁乳突肌前缘切口逐层进入至显露颈鞘的过程，同颈动脉内膜切除手术。然后主要显露颈总动脉、颈外动脉及其近端分支，如甲状腺上动脉、面动脉、舌动脉、咽升动脉及枕动脉等，在颈总动脉、颈外动脉留置血管吊带，以备在颈外动脉近端做吻合时，临时阻断颈总动脉及颈外动脉。无须过多显露颈内动脉。参照术前脑血管造影，仔细辨认并解剖出颈外动脉的各分支，必要时做临时阻断或结扎，以免返血影响操作。以上准备完成后将颈鞘内血管牵向外侧，继续向深部分离。注意牵开时内侧尽量在浅部牵开，且要避免持续用力牵拉，避免气管、食管损伤及术后气道水肿。分离时，在筋膜间钝性分开，注意勿损伤迷走神经。具体要求基本同颈椎前路手术。显露至椎体侧缘及横突前弓，可见其表面颈长肌，用单极电刀分开肌肉，显露下方横突前弓，在上下横突间要注意避免损伤椎动脉。用椎板咬骨钳咬开横突孔后，钝性分开椎动脉周围组织，显露椎动脉。该过程有可能发生椎动脉周围静脉丛汹涌出血，可采用明胶海绵压迫、双极电凝等方式止血。注意避免盲目电凝止血以损伤椎动脉。显露椎动脉后，可采用椎动脉转位或取桥血管行搭桥术。本例患者体型偏瘦，身高较高，开放 C4~C6 椎体横突孔后，可游离的椎动脉较长，且管腔通畅，在 C6 椎体水平结扎并剪断椎动脉后向上转位，与颈外动脉侧方行端–侧吻合，可减少血管迂曲，降低血流阻力。椎动脉转位搭桥，避免了插入桥血管，只需做一个吻合口，可提高长期通畅性。而且椎动脉与颈外动脉的端–侧吻合位置较浅，避免了桥血管与椎动脉的深部吻合，降低了手术难度，减少了手术时间。若椎动脉游离长度不足，不适合行移位术，可采用移植血管行搭桥术。既往我们多采用大隐静脉做移植血管，效果良好。在操作过程中，无论阻断颈外动脉还是椎动脉（椎动脉远端阻断处位于颈升动脉与椎动脉的吻合近端），均不影响颅内供血，阻断时间不受限制，提高了手术的可操作性和安全性。

椎动脉搭桥术操作深在，对显微吻合技术要求较高。术者需熟悉解剖、轻柔操作，预防手术并发症发生。需注意以下细节：①暴露要充分，可用颈椎前路牵开器，如牵开器（Cloward），选用较长且稍软的叶片。注意牵拉力量，必要时间断放松，避免牵拉损伤；②注意保护喉返神经及颈交感神经；③左侧入路要注意结扎切断胸导管；右侧有时存在小淋巴导管，同样需要结扎，避免乳糜漏；④对于后循环闭塞性疾病，有时出现枕动脉分支向椎动脉供血，造影时需仔细辨认。若有，则阻断颈外动脉时一定要保留枕动脉通畅；⑤暴露目标椎动脉要足够长，应用阻断夹时尽量靠近远近两端。可用动脉瘤夹做临时阻断，节约手术空间；⑥勿损伤该节段的脊髓根动脉，尤其是 C1~C5 之间，以免影响脊髓血供；⑦临时阻断前，给予全身肝素化，50~70U/kg；⑧若有条件，术中可做体感诱发电位（spinal somatosensory evoked potential，SSEP）及脑电图监测；⑨注意血管阻断和开放的顺序，避免栓塞。吻合最后一针之前，要顺次开放椎动脉和颈总/外动脉，使其回血排出气体和微栓。吻合完毕后，先开放颈外动脉的临时阻断，稍后再开放移植血管及椎动脉的临时阻断，避免发生后循环栓塞。

对于颅外段椎动脉狭窄或闭塞，首选药物治疗。若药物治疗无效，选择血管内介入治疗。如以上两种方法皆不可行，可考虑外科手术开放治疗或开放+介入复合手术治疗。随着近年来复合手术的逐渐开展，对于这类困难或复杂椎动脉闭塞性病变，可采用复合再通手术，即通过椎动脉内膜剥脱术去除闭塞起始部坚硬的斑块，然后用介入的方法再通远端闭塞部位，会进一步提高手术的开通率和安全性。

小结

对于困难或复杂椎动脉闭塞性病变的患者，可尝试采用内膜切除和腔内治疗相结合的方法，以提高开通率，获得更好的治疗效果。

（伊志强）

参考文献

1. Vishteh AG, David CA, Spetzler RF, et al. Surgical management of extracranial vertebral artery occlusive vascular diseases. Operat Tech Neurosurg, 1998,1(4):196–207.
2. Edwards WH, Edwards WH Jr. Vertebral-carotid transposition. Semin Vasc Surg, 2000,(13):70–73.
3. Hanel RA, Brasiliense LB, Spetzler RF, et al. Microsurgical revascularization of proximal vertebral artery: a single-center, single operator analysis. Neurosurgery, 2009,64 (6):1043–1050.
4. 伊志强，张扬，莫大鹏，等.椎动脉–颈外动脉搭桥治疗颅外段椎动脉闭塞一例.中国脑血管病杂志，2011，8(7):382–383.
5. Yang B, Ma Y, Lu X, et al. Hybrid recanalization for symptomatic long-segmental occlusion post vertebral artery stenting. World Neurosurg, 2018,110:349–353.

病例 17

腔内支架植入术治疗创伤性椎动脉假性动脉瘤合并椎动静脉瘘

导　读

椎动静脉瘘(vertebro–vertebral arteriovenous fistula，VVAVF)的特征为椎动脉或其分支与邻近的静脉系统异常地直接相通。这些病变大多数是由意外或医源性创伤引起的。非创伤性 VVAVF 可以是先天性或自发性。创伤性 VVAVF 最常见原因是穿透性颈部损伤。医源性原因包括诊断性血管造影，静脉导管的插入或前路椎体间融合时直接的动脉损伤。与 VVAVF 相关的疾病包括纤维肌性发育不良和神经纤维瘤病。许多病例无临床症状，或表现为耳鸣或椎基底动脉缺血症状。本文介绍使用支架移植物封闭慢性创伤性 VVAVF 的经验以及之前治疗的文献综述。

病例简介

女性患者，40 岁。主诉：头晕伴发现颈部搏动性包块 2 个月。

【现病史】 2 个月前，患者左颈部被锐器自左前方刺入，当地医院急诊颈部探查，予以清创后逐层缝合关闭伤口。后无明显诱因开始出现头晕，以改变体位时明显。自述枕部持续吹风样声音，同时发现左侧颈部搏动性包块，逐渐增大。

【既往史】 无殊。

【查体】 左颈部可见瘢痕组织增生。左侧气管间沟旁可触及一约 4cm×5cm 搏动性肿块，伴震颤，可闻及收缩期杂音；质韧，边界清楚，活动度可；无红肿、硬结及压痛。

【辅助检查】

CTA：左侧椎动脉假性动脉瘤形成伴动静脉瘘(图 17–1)。

诊断

1.椎动脉瘤。

病情分析

患者为青年女性，以颈部外伤后出现左颈部搏动性包块为主要就诊原因。患者既往曾有左颈部锐器刺伤史及局部手术探查史。左侧颈部包块未行相关治疗。影像学提示左侧椎动脉假性动脉瘤形成伴动静脉瘘。目前瘤体直径较大，且为假性动脉瘤，破裂风险较高；且局部有动静脉异常交通，患者头晕症状可能为局部压迫或窃血导致颅内血供不足。需外科干预，以达到避免瘤体破裂、恢复颅内血供的目的。

临床决策分析

1.手术治疗方案

左侧椎动脉假性动脉瘤腔内隔绝术。

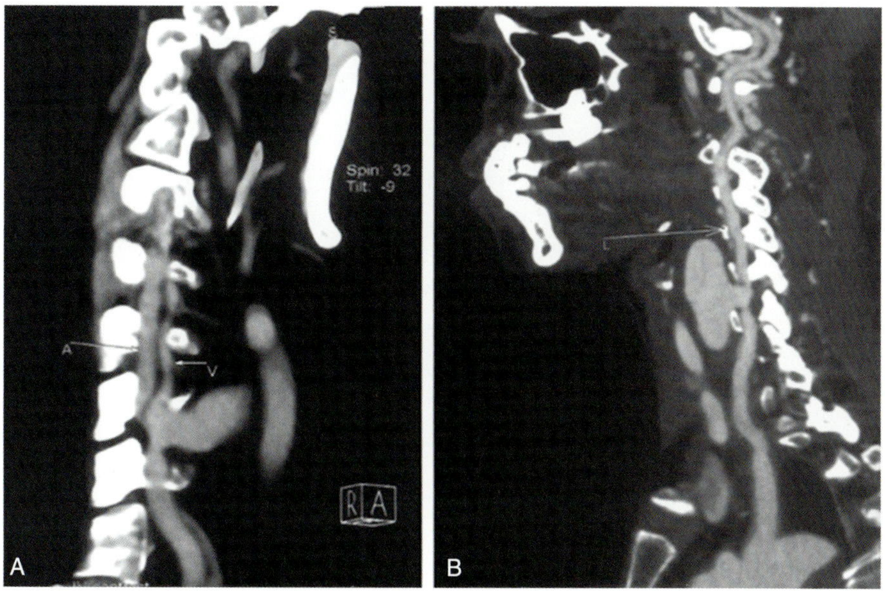

图 17-1 CTA 显影。

2.药物治疗方案

术前 1 周开始低剂量口服阿司匹林肠溶片 100mg,每日 1 次。支架植入后,口服氯吡格雷 75mg,每日 1 次;阿司匹林肠溶片 100mg,每日 1 次;双联抗血小板治疗至少 1 个月以上。

3.其他

术后 3 个月复查颈部超声,评估椎动脉及支架内血流情况,注意支架远近端的管腔直径变化。术后 6 个月复查 CTA,评估支架形态、管腔内通畅情况及有无内漏、复发可能。若支架形态满意,可改为单抗治疗。

诊疗过程

1.术前多学科会诊

术前请神经外科、放射介入科和骨科等专科医师与血管外科医师共同讨论围术期治疗方案。

(1)神经外科:患者为 V2 段椎动脉病变,为外伤后椎动脉假性动脉瘤合并 VVAVF,动脉瘤瘤体较大,破裂风险较高,且病变已影响颅内血供。目前该部位 VVAVF 为外伤口急性期,未愈合,考虑自行闭合可能性较小,需外科干预。椎动脉病变位于横突孔内,开放手术创伤较大、显露难度较高,且同时由于附近椎静脉丛(Batson 丛)的存在,大出血风险极高。因此,建议行腔内微创治疗。

(2)放射介入科:患者于外伤后出现左侧椎动脉假性动脉瘤合并 VVAVF。目前,对于周围动脉动脉瘤的治疗首选介入治疗方案,但常需要牺牲一侧椎动脉,有导致椎基底循环缺血甚至脑梗死的风险。考虑患者为年轻女性,预期生存时间较长,对生活质量要求较高等原因,需尽量维持左侧椎动脉的连续性。因此,考虑先尝试采用覆膜支架行腔内隔绝,重建病变椎动脉,保留患侧的椎基底循环。但需考虑颈椎活动对于支架植入后出现断裂、移位和血栓形成等远期并发症的影响。

(3)骨科:V2 段椎动脉最常见的损伤机制为横突孔与椎间关节的相对运动产生的外源性骨性压迫,多见于颈部转动。此例患者拟行椎动脉支架植入术,目前考虑颈部活动暂不会造成支架断裂、移位,术后需暂时减少颈部转动,直至病情稳定。密切随访,注意支架形态变化及左侧椎动脉通畅情况。

2.手术方案

左侧椎动脉假性动脉瘤腔内隔绝术。

3.手术过程

(1)造影明确动脉瘤位置:患者清醒状态下,局部麻醉,股动脉穿刺,导丝、导管鞘配合上行达主动脉弓,选择进入左侧锁骨下动脉和椎动脉。造影明确椎动脉假性动脉瘤破口,导丝、导管配合通过破口到达远端椎动脉;造影明确导管位于动脉真腔(图 17–2)。

(2)植入支架:沿导丝植入 7F 90cm 长鞘,头端达椎动脉破口远端椎动脉真腔,选择 4~9mm×28mm 球囊扩张覆膜支架 (Abbott, Jostent), 附于 5mm×40mm

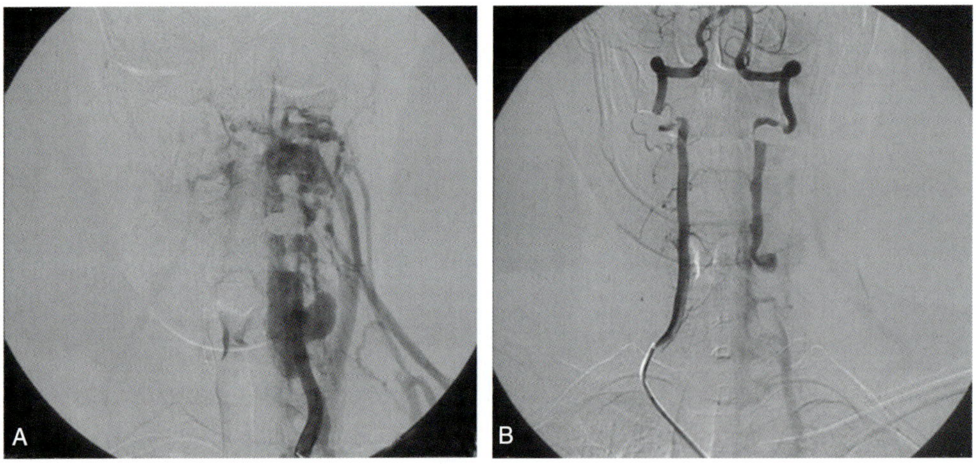

图 17-2 动脉造影。

球囊(Cordis,Aviator)沿导丝植入，达破口处后撤长鞘。再次造影精确定位支架后释放，以 4mm×20mm 球囊(Bard,Clearstream)贴附塑形。造影显示瘤体隔绝良好,未见内漏(图 17-3)。

术后处理及随访

出院后治疗:患者出院后,口服抗血小板药物阿司匹林肠溶片 100mg,每日 1 次。

术后 3 个月:复查 CTA 显示支架形态良好,无扭曲、断裂,内部血流通畅,动静脉瘘消失,假性动脉瘤瘤体较术前明显缩小(图 17-4)。

经验与体会

VVAVF 指椎动脉及其分支与周围静脉系统之间形成的直接沟通,发病罕见,合并椎动脉假性动脉瘤则更为少见。常见病因为外伤性(非医源性、医源性)与自发性。创伤性动静脉瘘仅有 7%来源于外伤性动脉损伤,而外伤性 VVAVF 则更为少见,常见的病因包括颈部穿透伤、医源性损伤等,其中后者包括颈动静脉穿刺置管、颈部血管造影以及颈椎手术等。常见的发病部位为 V2 段椎动脉。患者多无明显症状,部分可表现为后循环缺血症状和闻及颈部血管杂音。创

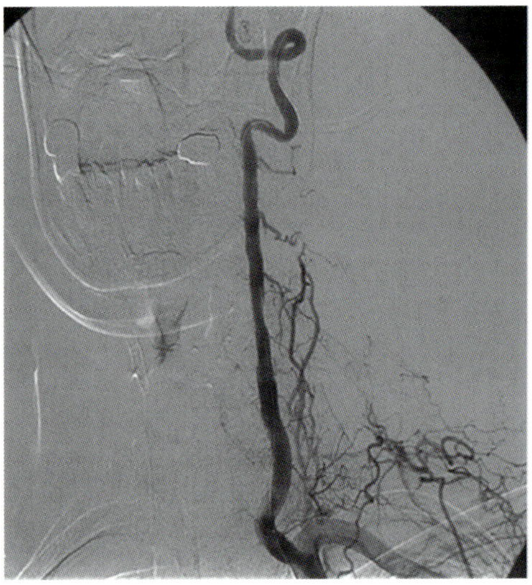

图 17-3 支架植入造影。

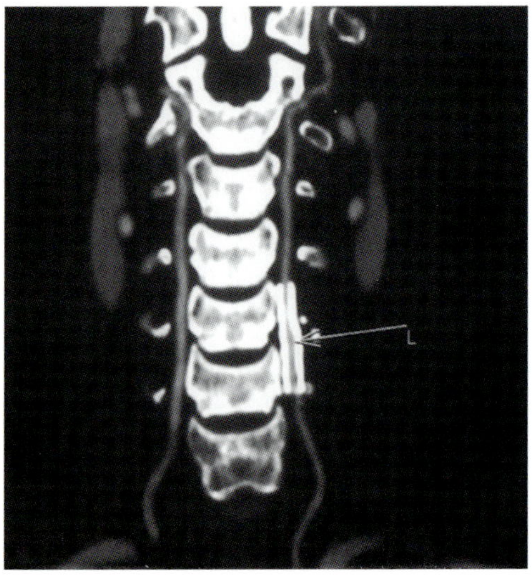

图 17-4 CTA 造影。

伤性 VVAVF 可于急性期自愈,急性期后未愈而形成的瘘口很少自行封闭。

治疗方式包括开放手术、腔内治疗,后者包括栓塞与血管成形术。开放手术的不足在于创伤大、病变显露难度高;同时由于附近 Batson 血管丛的存在,大出血风险极高。近年,腔内血管栓塞技术逐渐成为该类疾病治疗的首选,对于 91%的创伤性椎动脉疾病治疗效果良好,但常需要牺牲一侧椎动脉,有导致椎基底循环缺血甚至脑梗死的风险,且左侧(3.1%)风险高于右侧(1.8%)。同时,若出现对侧椎动脉硬化性闭塞、栓塞和血栓形成等,可导致患者脑梗死的风险增加。为了降低上述风险,出现了自膨胀式支架及球囊扩张支架,用于重建病变椎动脉,保留患侧的椎基底循环。考虑患者为年轻女性,对长期生活质量要求较高等原因,最终考虑试采用覆膜支架行腔内隔绝,维持左侧椎动脉的连续性。

该患者病变部位较高(V2),同时合并动静脉瘘及假性动脉瘤,支架植入可能受髋关节影响。首先,导丝、导管达到病变部位的难度增高,同时因椎动脉管腔逐渐变细。其次,与先天性血管病变不同,动静脉瘘口、假性动脉瘤破口两端的椎动脉相对正常,顺应性相对良好,但由于动静脉瘘口两端的压力变化,椎动脉直径变化相应增大。最后,由于颈部活动度较大,活动相对复杂,椎体之间相对运动是否会对支架造成压迫、摩擦,从而影响支架寿命,出现严重并发症?V2 段椎动脉最常见的损伤机制为横突孔与椎间关节的相对运动产生的外源性骨性压迫,多见于颈部转动。患者术后随访 3 年,支架形态保持良好,神经症状明显改善。

本病例是 VVAVF,患者病变部位较高,通过左侧椎动脉假性动脉瘤腔内修复术进行治疗,疗效良好。术后患者未再诉头晕和闻及颈部杂音等不适,未出现左侧椎动脉缺血症状及体征。在临床实践中治疗 VVAVF 的体会总结如下:慢性动静脉瘘需外科治疗,腔内治疗目前为首选方案,治疗方式以栓塞为主;以支架植入恢复椎动脉连续性,对于维持患侧椎基底动脉血供效果良好;颈部外伤后,需注意检查明确 VVAVF。

小结

对于创伤性椎动脉瘤、动静脉瘘、部位较高的患者,通过腔内修复的方式治疗颈动脉假性动脉瘤,用支架恢复动脉连续性,对维持患侧椎基底动脉血供效果良好。

(李方达　王威　郑月宏)

参考文献

1. Li F, Song X, Liu C, et al. Endovascular stent-graft treatment for a traumatic vertebrovertebral arteriovenous fistula with pseudoaneurysm. Ann Vasc Surg, 2014,28 (2):489.e11-489.e14.
2. Briganti F, Tedeschi E, Leone G, et al. Endovascular treatment of vertebro-vertebral arteriovenous fistula. Neuroradiol J, 2013,26(3):339-346.

第 4 篇

锁骨下动脉无名动脉疾病

病例 18

多发性大动脉炎致右锁骨下动脉窃血综合征的治疗

导　读

锁骨下动脉狭窄和闭塞是一种比较常见的外周血管病变，常见于左锁骨下动脉，临床上累及右侧者相对罕见。与左锁骨下动脉狭窄和闭塞相比，右锁骨下动脉狭窄和闭塞的解剖和治疗有其特殊之处。本文分享1例右锁骨下动脉起始部闭塞所致右锁骨下动脉窃血综合征的处理经验。

病例简介

男性患者，36岁。主诉：反复头晕10个月余。

【现病史】 患者于10个月前无明显诱因出现反复头晕，表现为枕部持续性头晕，站立时加重，无明显缓解方式，伴右上肢乏力，握笔书写困难。外院诊断为“上颌窦炎”，予以抗感染治疗6个月，症状无明显改善。于我院门诊就诊，彩色多普勒超声发现“右锁骨下动脉起始部闭塞，右侧椎动脉血流反向”。门诊以“右锁骨下动脉窃血综合征”收入我科。

【既往史】 高脂血症。

【查体】 双上肢肱动脉和桡动脉搏动可扪及，右侧稍弱。左上肢血压124/78mmHg，右上肢血压104/66mmHg。双下肢无明显肿胀，双侧股动脉、腘动脉、足背动脉及胫后动脉均可扪及。

【辅助检查】

血液生化检查：三大常规，肝肾功能均未见明显异常；风湿全套+免疫全套+狼疮全套检查均未见异常；血管炎指标检查：C反应蛋白和ESR均在正常范围内；结核相关检查阴性。

颈部彩色多普勒超声：右锁骨下动脉起始部狭窄，右侧椎动脉反向血流信号。

颈动脉CTA（图18-1）：右侧颈动脉起始部闭塞。

颅脑CTA（图18-1）：基底动脉起始部局限性膨大，基底动脉瘤可能，其他颅内动脉未见明显异常。

诊断

1.右锁骨下动脉窃血综合征：右锁骨下动脉闭塞。

2.大动脉炎。

3.慢性上颌窦炎。

4.鼻中隔偏曲。

病情分析

患者为青年男性，以反复头晕10个月余入院。既往体健。体格检查示右侧桡动脉搏动较左侧稍弱，右侧肱动脉血压较左侧低20mmHg，其余四肢血管搏动未见明显异常。本例患者是1例典型的大动脉炎所致右锁骨下动脉闭塞，诊断明确。右锁骨下动脉窃血严重，患者出现明显的头晕脑缺血症状。风湿免疫学指标正常，提示目前大动脉炎处于稳定期。右锁骨下动脉窃血已明显影响患者生活质量，需要手术干预来重建右锁骨下动脉血运，恢复颅内血液供应，缓解症状。

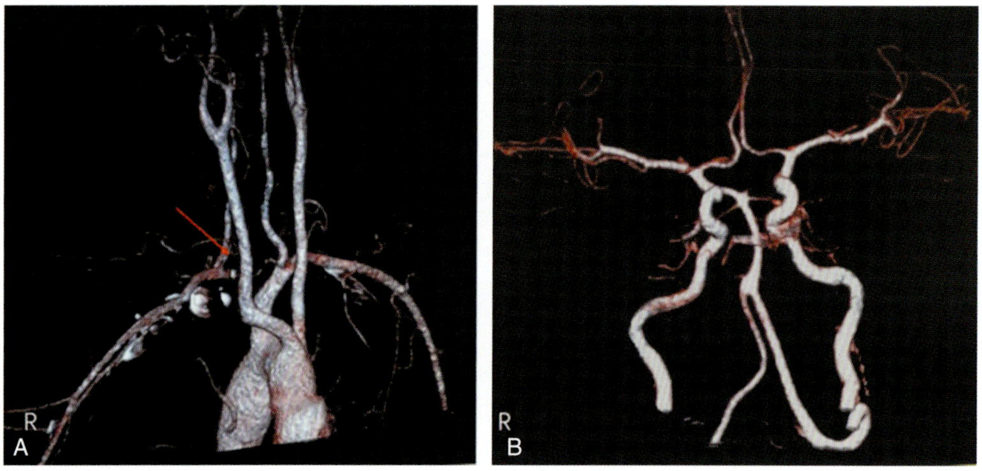

图 18-1 颈动脉及颅脑 CTA。

临床决策分析

本病例诊断明确,其特殊之处在于病变位于右锁骨下动脉起始部,临床上相对罕见。因右锁骨下动脉与右侧颈总动脉共干, 在处理右锁骨下动脉的过程中,需要注意右侧颈动脉问题。外科处理方案主要对手术方式进行讨论:腔内治疗还是开放旁路手术?

1.腔内治疗

近年来,腔内技术在外周动脉狭窄或闭塞病变的治疗过程中得到广泛应用,且取得了良好的效果。本病例为典型的右锁骨下动脉闭塞病变,因此也适合于腔内治疗。但因存在右锁骨下动脉与右侧颈总动脉共干,且闭塞病变位于右锁骨下动脉起始部,未见明显的血管蒂,所以开通较为困难,也可能无法开通。患者诊断为大动脉炎,血管壁本身存在异常,并且在开通过程中可能出现导丝刺破血管壁,引起大出血;或者导丝入内膜下,引起动脉夹层;又或者斑块脱落引起上肢或颅内动脉栓塞。因同时需要处理右侧颈总动脉及右锁骨下动脉,在支架的放置过程中需要注意支架需完全覆盖病变但却不能影响右侧颈动脉血流,同时还要注意保护右侧椎动脉开口。腔内治疗风险较大,需要做好破裂出血、夹层、栓塞的处理预案。对于本病例,首先尝试腔内开通,同时行脑动脉造影,明确基底动脉病变性质。

2.旁路手术

旁路手术为血管外科经典的术式,创伤较之腔内治疗稍大,手术难度不大,效果也不错。本病例需要使用的旁路手术术式为右颈总动脉-右锁骨下动脉人工血管转流术。但是手术中同样需要注意血管吻合口及术后出血、脑卒中的问题。

诊疗过程

1.术前多学科会诊

请风湿免疫科、神经内科、影像科和麻醉科等多学科进行术前评估,制订大动脉炎患者系统免疫治疗方案;减少围术期脑卒中的发生率;完善术前检查,评估心、肺、肾、脑等重要脏器功能。患者术前检查各项指标尚可,预期可耐受手术。

2.手术方案

首先局部麻醉下行右锁骨下动脉球囊扩张支架植入术+脑动脉造影术。如开通失败,择期行旁路手术。

3.手术过程

(1)腔内手术:患者取仰卧位,右侧腹股沟区常规消毒铺单,右侧肱动脉消毒铺单备用。利多卡因稀释后局部浸润麻醉右侧腹股沟区, 采用 Seldinger 法穿刺右股动脉, 置入 5F 血管鞘。静脉给予 50mg 肝素后,导丝、导管配合至右侧无名动脉及右侧颈总动脉造影,可见右锁骨下动脉起始部闭塞,右侧颈总动脉血液经右侧椎动脉反流入右锁骨下动脉;再将导管置入左颈总动脉造影,可见 Willis 环完整,左侧颈动脉的血液经 Willis 环反流入右锁骨下动脉(图 18-2),此为典型的右锁骨下动脉窃血综合征。然后穿刺右侧肱动脉,置入 5F 血管鞘,顺行和逆行相互配合,通过导

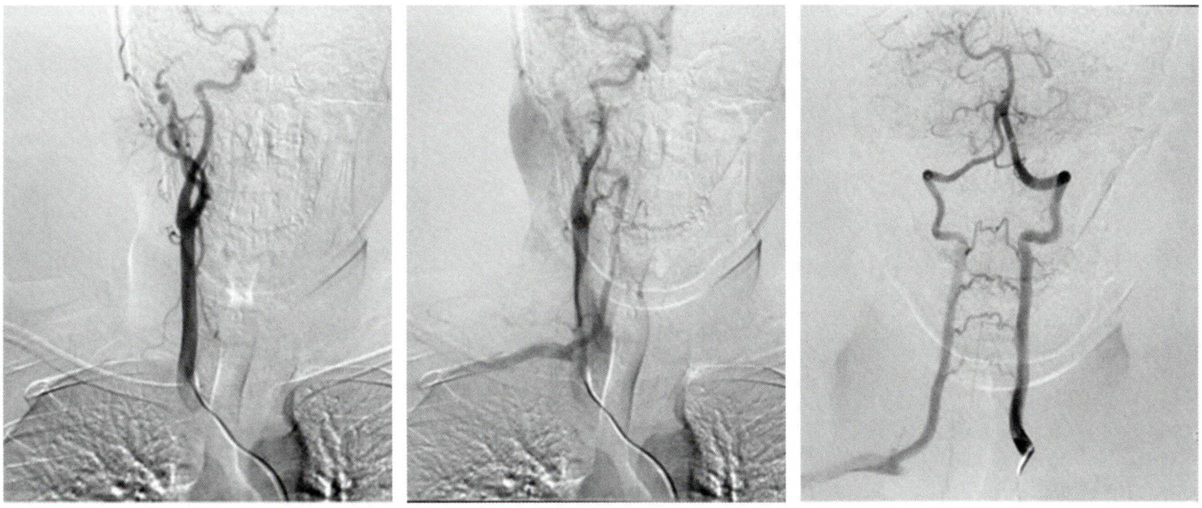

图 18-2　左侧颈动脉的血液经 Willis 环反流入右锁骨下动脉。

丝、导管尝试开通右锁骨下动脉闭塞段。反复尝试，导丝入内膜下，开通失败（图 18-3）。遂决定择期行旁路手术。

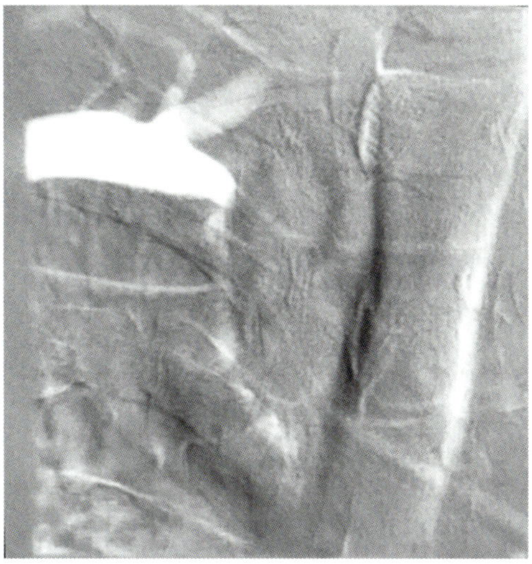

图 18-3　反复尝试，导丝入内膜下，开通失败。

（2）旁路手术：患者取仰卧位，全身麻醉起效后，垫高肩部，头偏向左侧，常规消毒铺单。右侧锁骨上切口，解剖右侧颈部，显露右侧颈总动脉和静脉。切断前斜角肌，显露右锁骨下动脉，同时注意保护迷走神经、舌下神经及舌咽神经。静脉注射 50mg 肝素后，依次阻断各血管。切开颈动脉，可见颈动脉壁菲薄、质脆。以 6mm 戈尔人造血管分别与右颈总动脉和右锁骨下动脉行端-侧吻合，吻合口通畅（图 18-4）。放置引流管后，分层关闭切口。手术顺利，麻醉满意。术中阻断颈动脉后，注意适当升高血压。

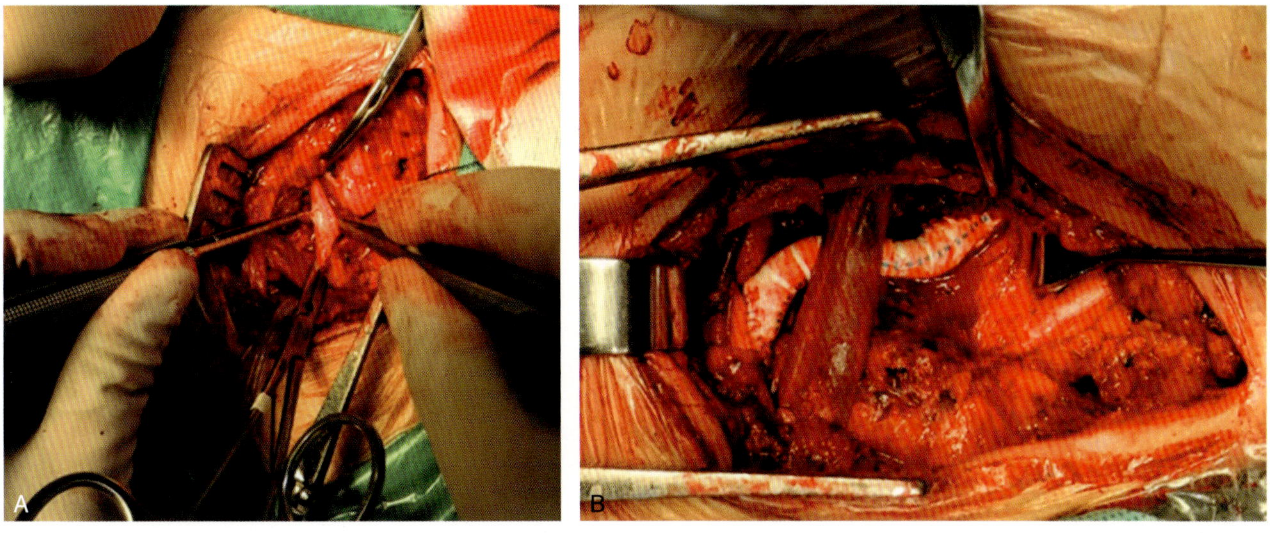

图 18-4　人造血管分别与右颈总动脉和右锁骨下动脉行端-侧吻合。

术后处理及随访

术后入监护病房，常规心电监护、吸氧。注意密切监测患者生命体征、神志、瞳孔、吞咽动作，引流管的引流量，控制血压、心率，用药方面予以抗生素预防感染，低分子肝素抗凝、他汀类药物降脂等对症支持处理。

术后第 1 天：患者自觉头晕症状明显好转，吞咽无异常。

术后第 3 天：拔除颈部引流管。

术后第 7 天：出院。出院时双上肢血压压力差约 5mmHg。出院后口服阿司匹林肠溶片 100mg，每日 1 次；氯吡格雷片 75mg，每日 1 次；阿托伐他汀钙片 20mg，每日 1 次。

术后 1 个月：门诊复查，头晕症状消失。颈部 CTA 显示人工血管通畅（图 18-5）；颈部彩色多普勒超声显示：双侧颈内动脉和椎动脉血流正常，双侧椎动脉为正向血流。

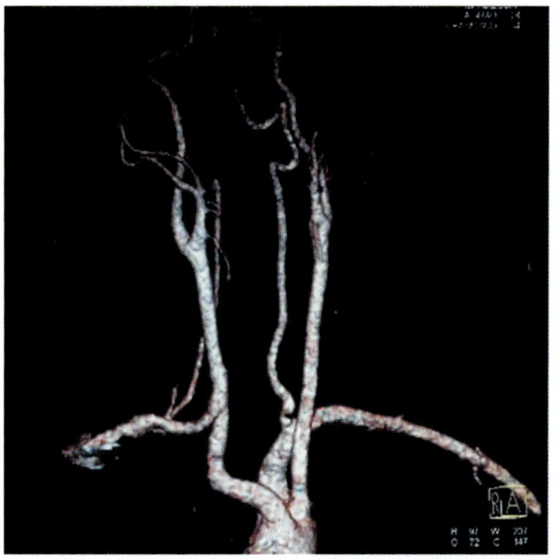

图 18-5　颈部 CTA 显示人工血管通畅。

经验与体会

锁骨下动脉狭窄或闭塞多发生于胸段，即锁骨下动脉起始部位至椎动脉开口之间的一段动脉，左侧发生率明显高于右侧。右锁骨下动脉狭窄和闭塞病变在临床上较罕见，但是其手术治疗的指征与左锁骨下动脉狭窄和闭塞一致，主要包括：①右上肢缺血症状，活动后上肢出现发凉、乏力、酸胀甚至疼痛；②椎动脉窃血所致椎基底动脉缺血症状，表现为眩晕、恶心、运动失衡；③需要用右侧胸廓内动脉行冠状动脉旁路移植术。其治疗的外科方式包括腔内治疗和传统旁路手术。

腔内治疗由于其微创，术后恢复快的特点，目前已成为外周动脉病变治疗的首选方案。腔内治疗常规采用股动脉入路，当开通困难时，常需联合右侧肱动脉入路，将顺行和逆行结合起来，开通狭窄闭塞段血管。右锁骨下动脉病变近心端尚有一段无名动脉，即使导丝在内膜下通过病变，也常可以在导丝进入无名动脉后及时发现，不至于直接损伤主动脉弓，因此，发生主动脉弓医源性夹层的风险较左锁骨下动脉小。但因其与右颈总动脉共干，而病变部位绝大多数位于右锁骨下动脉和右颈总动脉分叉处，所以在开通过程中的风险较多，主要有：①斑块脱落至右颈总动脉，引起脑卒中的风险；②在开通过程中，导丝穿破血管壁，引起右颈总动脉和右锁骨下动脉分叉处破裂大出血，处理较困难；③右锁骨下动脉植入支架时，存在支架遮挡右颈总动脉开口，影响颅内血运的风险。因此，在临床中常会因担心支架遮挡右颈总动脉开口而对右锁骨下动脉病变覆盖不足，导致远期出现支架近心端狭窄，需再次手术干预。而传统旁路手术为血管外科经典术式，需要对颈部的解剖结构清楚，解剖颈部的血管和神经需要较高的外科手术技巧，创伤较大，术后出血、感染、神经损伤等并发症较腔内治疗多见。

本例患者诊断明确，手术指征明确，患者年轻，本人手术意愿亦非常强烈。首选腔内开通，但因大动脉炎导致血管壁异常，右锁骨下动脉为完全闭塞病变，且起始部无明显开口，故术前即评估可能腔内开通困难。手术时，多次尝试未能开通后，果断放弃腔内治疗，改为传统旁路手术。而开放手术中，发现患者的血管壁菲薄、质脆，采用旁路手术后，取得了非常满意的效果。如强行腔内开通，可能会产生灾难性的后果。

总之，右锁骨下动脉狭窄和闭塞病变不同于左锁骨下动脉，有其特殊之处，因其同时需考虑到右颈总动脉的处理，手术风险相对较高，需要高超的手术技巧。腔内开通是目前首选的手术方式，如腔内开通困难，可考虑传统旁路手术。

小结

对于锁骨下动脉重度狭窄或闭塞合并窃血综合征的患者，如腔内开通困难，旁路手术作为备选方案也可以取得满意效果。

（吴科敏　黄建华）

参考文献

1. Karpenko A, Starodubtsev V, Ignatenko P, et al. Endovascular treatment of the subclavian artery steno-occlusive disease. J Stroke Cerebrovasc Dis, 2016, 26(1):87–93.
2. Reyna J, Peguero JG, Elmahdy HM, et al. Subclavian artery stenosis: a case series and review of the literature. RevCardiovasc Med, 2014, 15:189–195.
3. Seker T, Harbalioglu H, Gur M, et al. Successful treatment of total occluded innominate artery in a patient with subclavian steal syndrome. Anato J Cardiol, 2016, 16(4):296–297.

病例 19

无名动脉局部重度钙化致闭塞的外科治疗

导　读

无名动脉闭塞临床上较少见，其病因包括动脉粥样硬化、大动脉炎、血栓形成、先天性血管发育不良等。患者可因锁骨下动脉窃血而出现头向缺血的相关症状，或出现右侧上肢无力。该处病变因其位置特殊，治疗方式不同于颈动脉分叉处的病变。若行内膜切除术需要开胸手术，创伤巨大；而腔内治疗时应用常规的脑保护装置有一定困难，且完全闭塞性病变不一定能够通过腔内方式顺利开通。本文分享1例无名动脉闭塞的外科治疗过程及经验。

病例简介

男性患者，56岁。主诉：头晕伴右上肢血压偏低7个月。

【现病史】 患者于7个月前无明显诱因出现阵发性头晕，不伴有视物旋转，无头痛、恶心、呕吐，无黑矇、一过性意识丧失等伴随症状。自测血压：左上肢160/80mmHg，右上肢70/50mmHg。当地医院予以抗血小板、他汀类药物治疗，未见明显改善。为进一步治疗来本院就诊，门诊以"无名动脉闭塞"收入院。

【既往史】 既往体健，血压未监测，否认糖尿病、冠心病史，否认外伤、特殊感染、自身免疫病史。

【个人史】 吸烟30年，平均20支/天。

【查体】 神清，心率79次/分，呼吸16次/分，血压158/82mmHg。双侧额纹对称，鼻唇沟对称，伸舌居中，右侧颈动脉、桡动脉搏动减弱，双侧股动脉、足背及胫后动脉搏动可触及，双侧肢体感觉、肌力正常，病理征(–)。

【辅助检查】

颈动脉彩色多普勒超声：双侧颈动脉斑块形成，双侧颈内动脉狭窄，狭窄率<50%。

主动脉弓上水平MRA：右颈总动脉及颈内动脉狭窄；左颈总动脉起始部狭窄，无名动脉起始部闭塞；右侧椎动脉V4段局部狭窄。

诊断

1.无名动脉闭塞。

2.高血压Ⅱ级(极高危)。

病情分析

患者为中年男性，以头晕、右上肢血压较左侧明显降低为主要表现；有大量吸烟史，本次发病发现合并高血压，具有动脉粥样硬化的高危因素；体格检查提示右侧颈动脉、桡动脉搏动减弱；影像学资料提示无名动脉起始部闭塞，颈动脉、椎动脉多发狭窄(图19–1)。患者无名动脉闭塞诊断明确，且存在头向缺血的症状，有复通无名动脉的手术指征。

临床决策分析

本例无名动脉闭塞诊断明确，双上肢血压相差90mmHg，手术指征明显。对于本病例主要讨论手术方式，选择腔内手术还是开放手术。

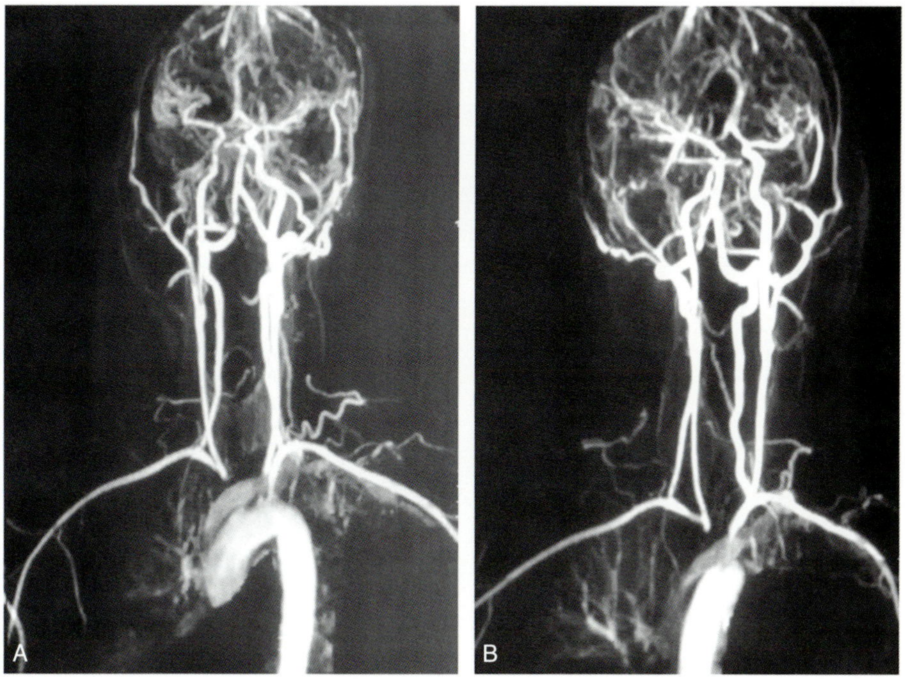

图 19-1　主动脉弓上水平 MRA 提示无名动脉起始部闭塞。

1.腔内手术

如导丝可以顺利通过闭塞段无名动脉，可一期行无名动脉球囊扩张和支架成形术，以最小创伤达成最佳治疗效果。但因无名动脉为主动脉弓的第一个分支，其位置决定了脑保护装置无法经常规途径释放。可经右侧肱动脉穿刺，用球囊阻断颈动脉实现脑保护；或穿刺右侧肱动脉，当导丝通过无名动脉进入降主动脉后，经股动脉鞘引出体外，再经股动脉导入脑保护装置。当导入系统和脑保护装置就位后，可以行无名动脉球囊扩张和支架成形术。但实施全腔内手术的前提是，导丝能够顺利通过闭塞的无名动脉。

2.开放手术

考虑该患者为无名动脉粥样硬化基础上形成的慢性闭塞性病变，很可能存在严重钙化，导致腔内治疗无法成功复通。如果腔内治疗失败，可以采用开放手术。术式包括：①升主动脉-右颈总动脉人工血管旁路术：此种术式直接在升主动脉和右侧颈总动脉之间建立人工血管旁路，能够恢复大脑血供，但需要开胸手术，创伤较大，不作为首选；②左颈总动脉-右颈总动脉旁路术：此种术式只需做颈部切口，建立左侧颈总动脉-人工血管-右侧颈总动脉端-侧吻合，即可恢复大脑血供。但实施此种术式时，术前需仔细评估大脑血供及侧支情况，尤其是左侧颈总动脉情况。

最终手术方案确定为先尝试行弓上动脉造影+无名动脉球囊扩张+支架成形术。如果无法腔内复通无名动脉，则行左侧颈总动脉-右侧颈总动脉人工血管旁路术。

诊疗过程

1.术前多学科会诊

请甲乳外科、内分泌科、风湿免疫科多学科会诊，探讨无名动脉闭塞原因及围术期处理要点。综合分析患者病情后，排除甲状腺及胸腺疾病。围术期行甲状腺及胸腺超声检查，未见明显异常。甲状腺和甲状旁腺功能未见明显异常。同时行自身免疫检查，结果为阴性，排除自身免疫性疾病。

2.手术方案

(1)弓上动脉造影+无名动脉球囊扩张+支架成形术；

(2)左侧颈总动脉-右侧颈总动脉人工血管旁路术。

3.手术过程

(1)患者仰卧，常规腹股沟区、右上肢消毒、铺巾。麻醉成功后，于右侧腹股沟韧带中点动脉搏动强烈处逆行穿刺右侧股总动脉，导入 5F 短鞘。0.035 英寸导丝配合猪尾导管进入主动脉弓，造影见无名动脉闭塞，如术前 MRA 所示(图 19-2)。0.035 英寸导丝配合单弯导管反复尝试通过闭塞段无名动脉失败，保留导丝、导管作为标记。于右肘部肱动脉搏动最强处逆行

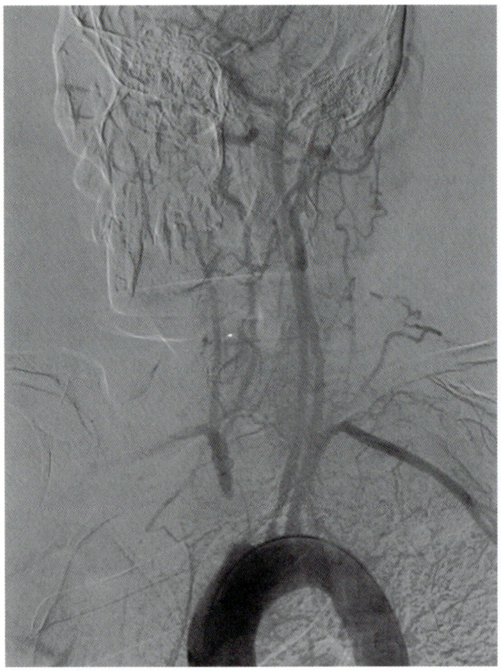

图 19-2　主动脉弓造影，提示无名动脉闭塞。

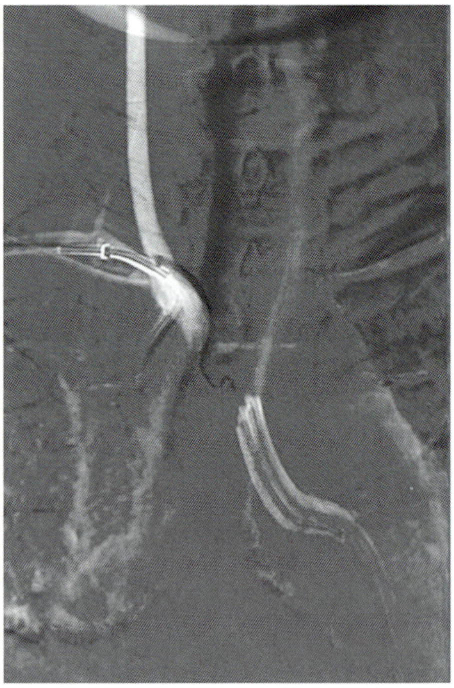

图 19-3　无名动脉闭塞段病变钙化严重，尝试正向、逆向开通均无法成功。

穿刺右侧肱动脉，路图引导下导入 4F MPA 导管及 0.035 英寸软导丝进入右锁骨下动脉，手推造影证实无名动脉闭塞，远端锁骨下动脉及椎动脉显影。以闭塞段近心端的导管作为标记，尝试经肱动脉入路逆行开通，反复尝试，导丝、导管无法通过病变(图 19-3)。考虑局部钙化严重，不宜继续腔内治疗，遂终止尝试。拔除导管导丝、穿刺点采用封堵器封堵后加压包扎。

(2)腔内治疗无法成功，遂择期采用第二套手术方案实施开放手术。

患者仰卧，肩部垫高，气管插管全身麻醉成功后常规消毒、铺巾。于左侧颈部胸锁乳突肌前缘做斜行切口，长约 6cm。依次分离皮下组织、颈深筋膜、胸锁乳突肌前缘、颈血管神经鞘后，显露左颈总动脉、颈内动脉、颈外动脉，吊带悬吊颈总动脉备用。注意保护颈外动脉及舌下神经降袢。游离分叉处颈内、颈外动脉，吊带悬吊，7 号线悬吊甲状腺上动脉。取右侧颈部对称切口，同法游离并悬吊右侧颈总动脉、颈内动脉、颈外动脉备用。取 6mm 带环 PTFE 人工血管，由左侧颈总动脉向右侧颈总动脉行人工血管转流术。使用隧道器于甲状软骨下方建立颈部皮下隧道(图 19-4)。全身肝素化后，阻断左侧颈内动脉、颈外动脉、颈总动脉，以 6-0 Proline 线外翻式缝合，行人工血管和左颈总动脉端-侧吻合。钳夹阻断人工血管，顺次开放左颈总动脉、颈外动脉、颈内动脉。通过皮下隧道将人工血管另一端引入右侧颈总动脉分叉处。阻断右颈总动脉、颈外动脉、颈内动脉，修剪人工血管断端后与右侧颈总动脉行端-侧吻合(图 19-5 和图 19-6)。夹闭右颈内动脉，开放人工血管，顺次开放颈总动脉、颈外动脉、甲状腺下动脉，最后开放颈内动脉，观察吻合口无渗血。术野彻底止血后关闭颈动脉鞘，双侧颈部留置引流管，接负压吸引球，关闭切口。手术过程顺利，麻醉满意，

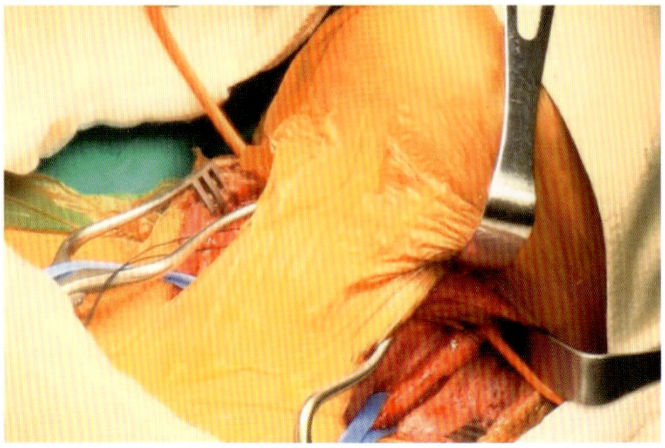

图 19-4　解剖显露双侧颈动脉并建立皮下隧道。

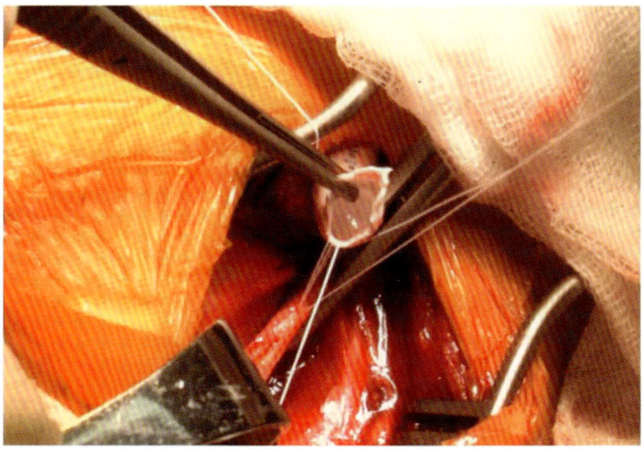

图 19-5　行人工血管和颈总动脉的端-侧吻合。

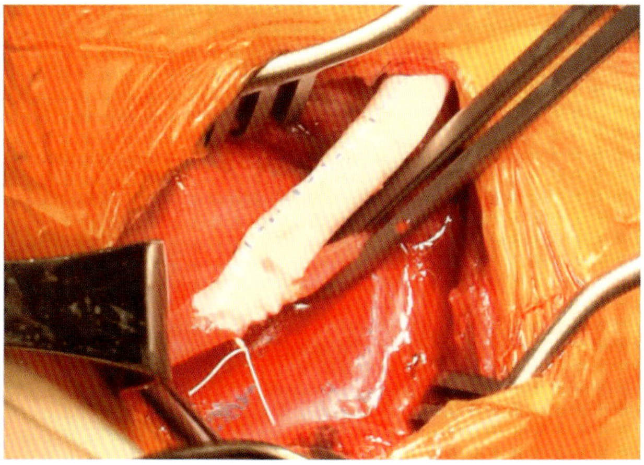

图 19-6　人工血管和颈总动脉的端-侧吻合完毕。

出血约 40mL。

术后处理及随访

术后注意密切监测患者生命体征、意识变化、伤口引流情况，控制血压，予以扩张血管、营养神经药物，适当进行脱水、抗应激及对症支持等处理。

术后第 2 天：拔除双侧颈部引流管，生命体征平稳，神志清楚，对答切题，伸舌居中，四肢感觉、肌力正常。

术后第 5 天：头晕症状较前明显好转，予以出院。出院后口服阿司匹林肠溶片 100mg，每日 1 次；阿托伐他汀钙片 20mg，每日 1 次；贝前列素钠片 20μg，每日 3 次；丁苯酞软胶囊 200mg，每日 3 次。另嘱患者注意控制血压。

术后第 30 天：生命体征平稳，神志清楚，对答自如。双侧肢体肌力 5 级，自由活动。颈动脉 CTA 复查：颈部转流术后改变，吻合口远近端血流通畅(图 19-7)。

经验与体会

无名动脉是主动脉弓发出的第一个分支，该处的狭窄或闭塞性病变并不多见。其主要病因包括：动脉粥样硬化、大动脉炎、血栓形成、先天性血管发育不良、肿瘤压迫、放射治疗等。本例患者年龄相对较轻，且排除了免疫相关的因素，其病变特点为钙化严重，考虑可能与大量吸烟史有关。此处血管闭塞后，由于虹吸作用，右侧椎动脉的血液可反流进入右锁骨下动脉，供应右上肢，即出现锁骨下动脉窃血综合征，严重时右侧颈动脉也可出现反流。患者可出眩晕、晕厥、视物模糊等头向缺血的表现，以及右上肢麻木、无力、疼痛、指端坏疽等右上肢缺血的表现。颈部血管彩色多普勒超声检查可发现右侧椎动脉反流，右侧颈内动脉流速下降甚至呈静脉样频谱改变。颈动脉 MRA 或 CTA 可直接观察到无名动脉闭塞样改变。血管造影是确诊的金标准。

因其解剖部位比较特殊，无名动脉的狭窄或闭塞在治疗上有一定的特殊性，无论开放手术还是腔内治疗都不同于颅外段颈动脉的治疗。若行传统的升主动脉-右颈动脉转流术，则需要开胸手术，创伤巨大；而腔内治疗时，应用常规的脑保护装置有一定困难，且完全闭塞性病变不一定能够通过腔内方式顺

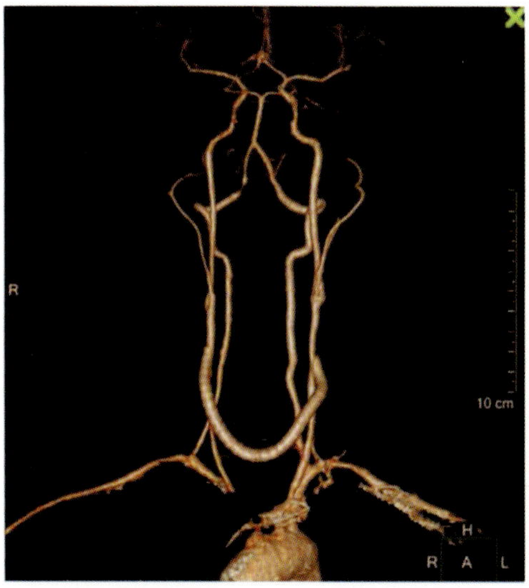

图 19-7　颈动脉 CTA 复查提示颈部转流术后改变，吻合口远近端血流通畅。

利开通。

对于本例患者,我们制订了两套治疗方案。优先尝试通过腔内方式开通无名动脉,拟用球囊扩张+支架成形的术式解决无名动脉的狭窄。但因病变钙化严重,导丝无法通过闭塞段,无法完成后续操作,遂放弃腔内治疗预案。可见对于慢性动脉粥样硬化性病变,病理性质决定了其很可能无法顺利开通。在反复尝试腔内开通的过程中,有可能在无名动脉开口的主动脉弓部造成医源性主动脉夹层,将导致严重的术中并发症,甚至危及患者生命,因此,多次尝试开通未果时,应及时调整方案。

最终采用左颈总动脉-右颈总动脉人工血管转流的方式恢复大脑血供,避免了行升主动脉-右颈动脉转流术这样的开胸手术。行人工血管和颈总动脉端-侧吻合时,注意将人工血管的断端修剪成斜形,便于扩大吻合口,预防远期吻合口狭窄。

小结

患者无名动脉闭塞,腔内治疗时应用常规的脑保护装置有一定困难,且完全闭塞性病变不一定能够通过腔内方式顺利开通。颈-颈转流术这种术式只需做颈部切口,建立左侧颈总动脉-人工血管-右侧颈总动脉端-侧吻合,即可恢复大脑血供。但实施此种术式术前需仔细评估大脑血供及侧支情况,尤其是左侧颈总动脉情况,确保左侧颈总动脉来源的血供能够满足双侧大脑血供。

(邹思力 曲乐丰)

参考文献

1. 王盛,陈忠,刘晖,等.无名动脉及左颈总动脉起始部狭窄及闭塞的治疗体会.心肺血管病杂志,2016,35(7):544-546.
2. 曹广信,邵江,欧阳明,等.介入治疗开通无名动脉闭塞性病变1例.中华老年多器官疾病杂志,2016,15(11):860-863.
3. Makaloski V, von Deimling C, Mordasini P, et al. Transcarotid approach for retrograde stenting of proximal innominate and common carotid artery stenosis. Ann Vasc Surg, 2017,43:242-248.
4. Kühn AL, Puri AS, Rex DE. Bypass for innominate artery occlusive disease. World Neurosurg, 2018,116-225.

病例 20

右锁骨下动脉狭窄并累及椎动脉的锁骨下动脉瘤腔内治疗

导 读

锁骨下动脉狭窄性病变常见，部分合并狭窄后扩张，扩张成瘤样变的患者相对少见。锁骨下动脉瘤存在破裂风险，部分动脉瘤破裂死亡率较高。当右锁骨下动脉瘤累及右侧椎动脉时，处理相对较为棘手。对于此病变的治疗方案，手术选择仍存争议。本文分享 1 例右锁骨下动脉狭窄并累及椎动脉的锁骨下动脉瘤的治疗经验。

病例简介

男性患者，62 岁。主诉：反复头晕 3 年。

【现病史】 患者 3 年前开始出现头晕，偶尔伴步态不稳，无晕倒、头痛、耳鸣等不适，反复发作 5~6 次，未诊治，2 周前外院检查提示双上肢血压不对称，锁骨下动脉、椎动脉狭窄，遂收入院。

【既往史】 无殊。

【查体】 右上肢血压 70/50mmHg，左上肢血压 130/80mmHg。右侧肱动脉和桡动脉搏动减弱。右锁骨上窝可闻及吹风样杂音。

【辅助检查】

弓上动脉 CTA：右锁骨下动脉开口重度狭窄。右锁骨下动脉瘤，瘤体大小 28mm。

诊断

1.右锁骨下动脉狭窄。

2.右锁骨下动脉瘤。

病情分析

患者为老年男性，慢性病变，以头晕为主要表现，步态不稳，偶伴下肢踩棉花感。既往体格检查提示右上肢血压下降，脉搏减弱；影像学资料提示右锁骨下动脉起始部重度狭窄，合并右锁骨下动脉狭窄后动脉瘤，并且动脉瘤累及右侧椎动脉(图 20-1)。该患者动脉瘤较大，症状、诊断和手术指征明确。

临床决策分析

对于本病例，病变主要有两个难点：①锁骨下动脉狭窄与右侧颈总动脉接近，瘤颈<1cm；②锁骨下动脉瘤累及右侧椎动脉，该位置解剖特点增加了腔内治疗难度，并限制了腔内治疗的方案选择。外科处理方案主要在以下 3 个方面进行讨论：开放手术或腔内手术或杂交手术、椎动脉是否重建、具体手术方式选择。

1.开放手术或腔内手术或杂交手术

锁骨下动脉瘤以开放手术治疗为主。该例患者有

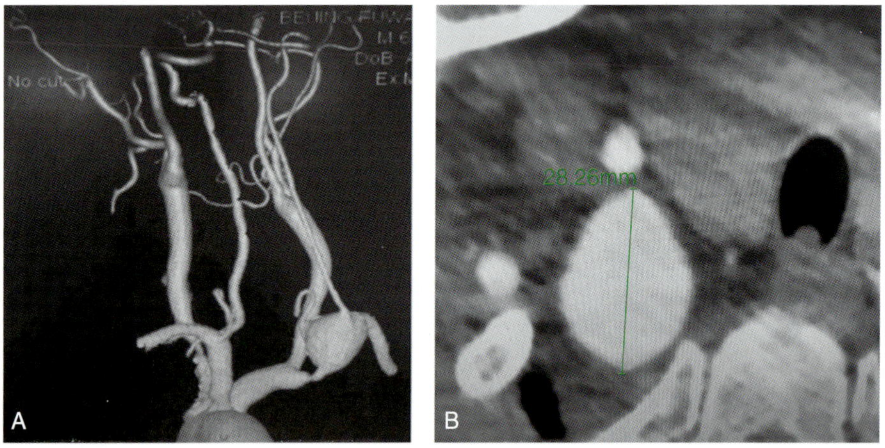

图 20-1 右锁骨下动脉狭窄合并狭窄后瘤样变。

锁骨下动脉开口狭窄合并动脉瘤，并累及右侧椎动脉。开放手术治疗主要有以下两种方案：①正中开胸，右锁骨上动脉开口，移除右侧锁骨以显露右锁骨下动脉近端，游离锁骨下动脉瘤，双侧结扎，行无名动脉/右侧颈动脉-右锁骨下动脉远端或腋-腋动脉人工血管搭桥。重建右侧椎动脉至右侧颈动脉或人工血管；②右颈总动脉至无名动脉放置覆膜支架覆盖右锁骨下动脉瘤近端，右锁骨上切口游离右锁骨下动脉瘤远端，游离右侧椎动脉，行右侧颈动脉-右锁骨下动脉远端或腋-腋动脉人工血管搭桥，右侧椎动脉重建。这两种手术方案区别在于是否需要开胸，横断右侧锁骨，游离并控制右锁骨下动脉近端。开放手术创伤大，手术方案以颈动脉-锁骨下动脉人工血管搭桥效果为佳，远期通畅率较好，5 年通畅率高达 95%。全腔内手术重建血管，涉及两个方面：锁骨下动脉狭窄接近右侧颈动脉，支架的处理是否影响右侧颈总动脉；锁骨下动脉瘤的处理则需要使用覆膜支架，而覆膜支架会覆盖右侧椎动脉，有一定后循环系统缺血风险。手术是否改善窃血症状？椎动脉是否需要 Kissing 支架重建？动脉瘤是否需要栓塞？这些腔内治疗均需要考虑。

2.椎动脉是否重建

该病例最大的难点即椎动脉是否重建，椎动脉直接封堵有一定的脑梗死风险，并且椎动脉窃血症状是否会改善值得商榷。非优势椎动脉在颅内交通通畅情况下，可以直接封堵，开放手术或腔内重建椎动脉有一定难度。采用开放手术，椎动脉重建死亡率较高，风险相对较高。腔内重建需要合适椎动脉的覆膜支架，并且远期效果亦不能保证。

3.具体术式选择

本病例考虑开放手术椎动脉重建效果不佳，腔内重建椎动脉无合适产品可选择，右侧椎动脉为非优势椎动脉，故拟行腔内治疗右锁骨下动脉狭窄合并瘤样病变，封堵右侧椎动脉，备右颈动脉 Kissing 支架及备术中右侧椎动脉重建。

最终手术方案确定为腔内一期手术。

诊疗过程

1.术前多学科会诊

请神经内科、影像科会诊，明确右侧椎动脉为非优势椎动脉，并且颅内 Willis 环循环功能正常。患者术前为右锁骨下动脉窃血病变，右侧椎动脉反向血流，考虑右侧椎动脉封堵不减少颅内供血，甚至一定程度上增加后循环供血，脑梗死风险极小，该方案基本可行。

2.手术方案

右锁骨下动脉覆膜支架植入术。

3.手术过程

局部麻醉强化下穿刺右侧股动脉和右侧肱动脉，高压造影见：右侧锁骨下动脉起始部重度狭窄，狭窄距离右颈总动脉约 5mm，狭窄远端瘤样变，右侧椎动脉反向血流，证实为窃血。经右侧股动脉植入 8F 长鞘至无名动脉（图 20-2），经右侧肱动脉置入 7F 血管鞘，导管、导丝逆行通过右锁骨下动脉病变至主动脉弓部，建立通路，5mm×60mm 球囊（Medtronic，AB46）扩张右锁骨下动脉开口位置。球囊完全封堵动脉两端约 3min（图 20-2），预阻断明确患者是否耐受。阻断期间与患者交流，无头晕症状，四肢活动、言语良好，考虑右侧椎动脉可直接封堵。沿右肱动脉送入 6mm×100mm 覆膜支架（Gore，Viabahn），定位锁骨下动脉

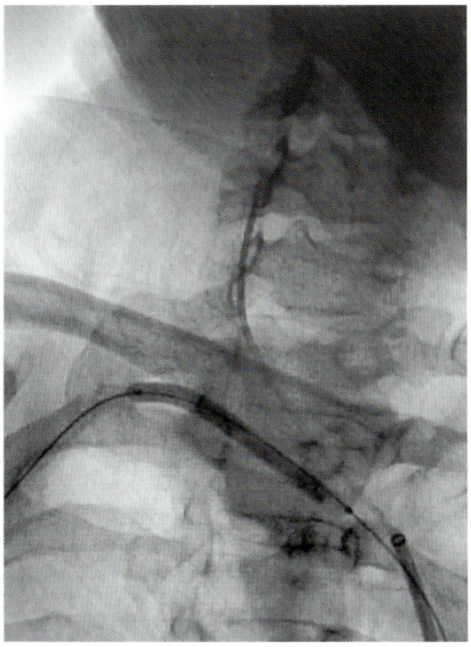

图 20-2　建立双通路，球囊预阻断。

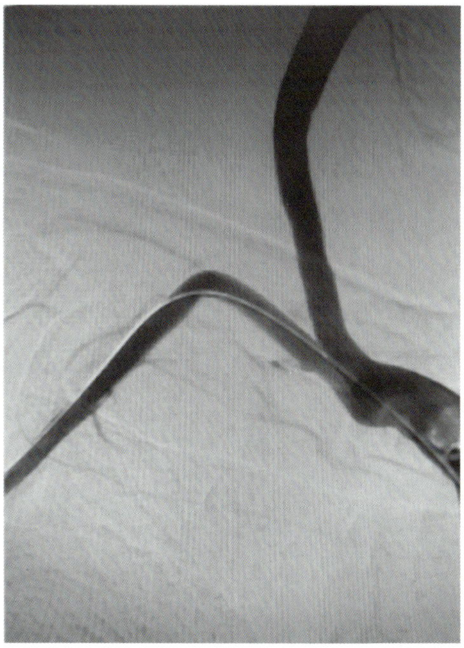

图 20-3　支架术后，血流恢复通畅，瘤体消失。

开口释放（图 20-3），造影提示右锁骨下动脉血流恢复。未累及右颈总动脉，瘤腔封堵彻底（图 20-3）。手术顺利，出血约 10mL，使用造影剂约 80mL。

术后处理及随访

术后患者安返病房。注意密切监测患者意识、神经系统体征变化，控制血压在 140/80mmHg 及以上，维持灌注，控制心率，予以双联抗血小板、他汀类药物等处理。

术后 6 小时：患者下地，穿刺点无渗血，头晕症状消失。

术后第 4 天：出院。出院后双抗治疗。

术后 2 年：患者再次出现右上肢血压降低，伴头晕症状。复查 CTA（图 20-4）可见，右锁骨下动脉支架闭塞，近端、远端均可疑再狭窄，原瘤腔未见明显增加。

二次临床决策分析

首次手术右锁骨下动脉瘤放置覆膜支架，动脉瘤近端为狭窄性病变，瘤颈短，支架未突入无名动脉以防止影响右颈动脉血流。远端接口位置可能存在再狭窄病变，横断面可见支架内无血流，考虑覆膜支架内血栓形成。手术方案仍可分为开放手术/腔内手术两种，开放手术可直接行右颈动脉-右锁骨下动脉人工血管搭桥/腋-腋动脉人工血管搭桥。腔内治疗方案包括一期腔内支架成形术或一期置管溶栓+二期腔内支架成形术。最终手术方案选择：支架置管溶栓术备锁骨下动脉支架成形术。

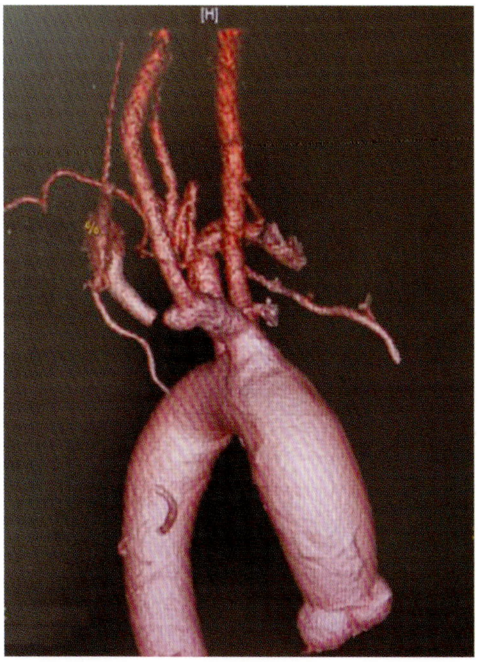

图 20-4　支架闭塞。

二次诊疗过程

局部麻醉下穿刺右侧股动脉，高压造影见：右锁骨下动脉起始部闭塞，锁骨下动脉远端通过侧支显影，右侧椎动脉瘤未见显影。经右侧股动脉植入 8F 导引导管至无名动脉，导管、导丝顺行尝试开通病变。反复尝试，难以通过。更换 0.018 英寸支撑导管，配合 CTO 导丝（Ashahi，Treasure）开通右侧锁骨下动脉病变至锁骨下动脉远端，两端质地较硬，开通困难，3mm×80mm 球囊（Bantam）预扩张右锁骨下动脉。可见右锁骨下动脉开口及远端接口位置明显狭窄性病变（图 20-5）。放置 5F 20cm 溶栓导管（Unifuse）。手术顺利，出血约 10mL，使用造影剂约 40mL。

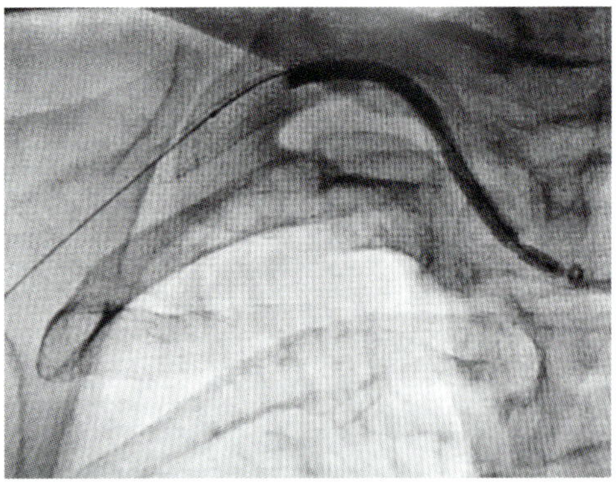

图 20-5　球囊扩张可见切迹。

溶栓 48h 后，右上肢脉搏较前明显增强，再次进入手术室造影。支架内基本恢复通畅，血栓消失。支架近、远端狭窄，予以 5mm×60mm 球囊（Cook）扩张，复行造影可见血流基本恢复。予以 5.5mm×80mm 药物球囊（Orchid）扩张远端（图 20-6），近端考虑开口离右颈总动脉较近，予以放置 7mm×38mm 球囊扩张支架（Dynamic）1 枚。再次造影可见血流完全恢复通畅（图 20-7）。

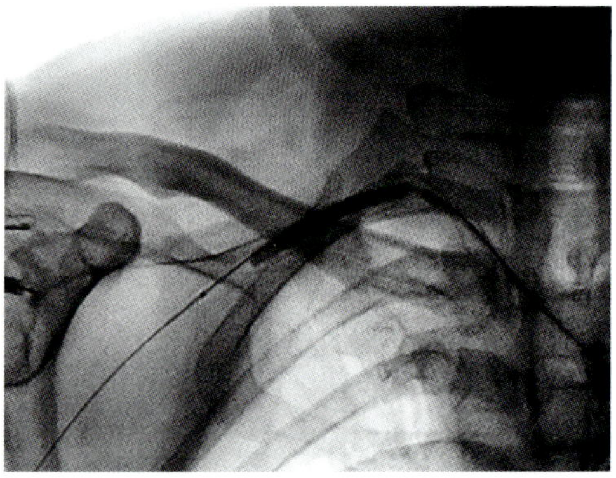

图 20-6　药物球囊扩张远端。

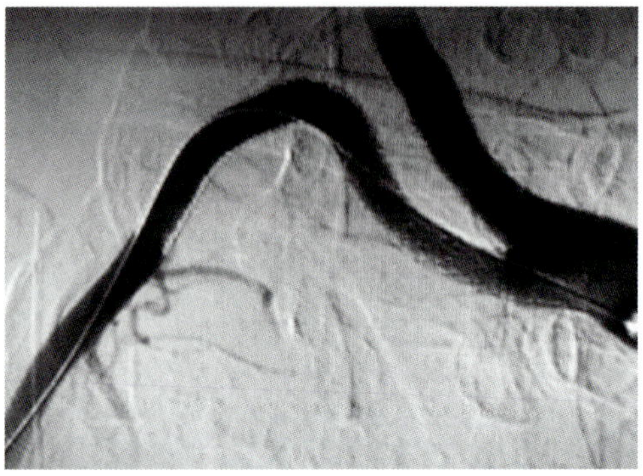

图 20-7　支架后造影，血流恢复通畅。

经验与体会

锁骨下动脉瘤发病率较低，随着病变进展，可出现动脉瘤相关症状，如上肢急性或慢性缺血，上肢疼痛伴臂丛神经压迫症状；呼吸困难、脑卒中、吞咽困难、声音嘶哑、破裂或先兆破裂时急性的胸前、颈肩疼痛。临床症状表现多样，诊断率较低。

开放手术治疗动脉瘤可彻底切除动脉，中远期效果好，但同时，围术期并发症及死亡率高，因此，腔内手术治疗右锁骨下动脉瘤可作为一种选择，但腔内治疗对于某些位置动脉瘤处理较为困难。该例患者手术方案的选择上，反复斟酌，难点主要有以下几方面：①支架选用裸支架还是覆膜支架？选择裸支架有一定的优势，可以减少对椎动脉供血的影响，同时需要瘤腔内栓塞，仍有椎动脉血栓形成可能，并且远期瘤体继续增长风险较高。覆膜支架则可完全封堵瘤体。椎动脉是否可以直接封堵或需要重建。术前需仔细评估后循环系统血运情况，患者存在窃血，后循环一般完整，CTA 亦可见后循环血流通畅。同时，右侧为非优势侧椎动脉，直接封堵基本不存在脑缺血风险。再次，术中预封堵 3min，评估患者症状、体征，未见明显缺血表现，因此可以直接封堵该血管。反之，则需要腔内或开放手术重建右侧椎动脉；④二次手术方案选择，是一期开通还是腔内减容后二期开通？第二次手术横断面预估为再狭窄病变，第一次手术放置了覆膜支架Viabahn，考虑覆膜支架与裸支架处理原则不完全相同，覆膜支架内膜化部位一般为支架两端 1~2cm 区域，腔内尤其是覆膜支架中段增生很少，因此，覆膜支架的处理更接近人工血管搭桥的处理原则。治疗过程中，导丝通过支架中段时无明显阻力，但在支架两端通过困难，符合 Viabahn 容易出现两端狭窄中间血栓的特点。如一期开通，球囊可能将血栓推向颈动脉或锁骨下动脉远端，造成脑卒中或上肢远端栓塞。因此，二次手术选择分期手术，首先腔内减容，待血栓清除后，方可进一步处理病变。溶栓后再次造影可发现原支架腔内光滑，亦印证了血栓的诊断。

针对该病例，治疗过程并不复杂，二次手术再开通难度稍大，但仍可以顺利进入真腔，手术主要难点在于手术方案的选择。通过术前充分评估，合理分析，设计合理的微创治疗方案，降低手术风险，达到了预设手术目的。

小结

本患者为锁骨下动脉狭窄，腔内手术治疗右锁骨下动脉瘤可作为一种选择。首次手术，针对动脉瘤样变，行覆膜支架腔内修复，放置支架紧贴锁骨下动脉开口位置，尽量不影响右侧颈动脉供血。二次手术时，考虑开口再狭窄，予以接球扩裸支架，部分延伸至无名动脉，仍不影响右侧颈动脉血栓，选择上也可以行颈动脉、锁骨下动脉 Kissing 支架，但远期影响右侧颈动脉通畅。

（沈晨阳）

参考文献

1. Saha T, Naqvi SY, Ayah OA, et al. Subclavian artery disease: diagnosis and therapy. Am J Med, 2017,130(4): 409-416.
2. Kang WY, Campia U, Bernardo NL, et al. How should we manage thrombosis of Viabahn stent-graft? A case report focused on catheter-directed thrombolysis. Cardiovasc Revasc Med, 2016,17(2):134-137.

第 5 篇

弓上多支、多处动脉疾病

病例 21

多发弓上动脉狭窄性病变分期处理

导　读

颈动脉狭窄性病变临床上并不少见，对于此类病变的外科干预时机、手术方式的选择以及处理顺序等方面，临床上往往存在争议。同时，该类患者往往合并多种并存病，因此，治疗方面不应只着眼于局部病变的处理，预防相关并发症显得尤为重要。本文分享 1 例高龄、合并多种并存病的颈动脉狭窄性病变患者的处理经验，并对颈动脉狭窄病变如何合理地选择治疗方案进行阐述。

病例简介

男性患者，69 岁。主诉：右颈动脉、椎动脉支架成形术后 10 年，反复头晕 6 个月。

【现病史】 患者于 10 年前无明显诱因出现头晕，间歇发作，无恶心、呕吐，无视物旋转，于当地医院行右侧颈动脉及椎动脉支架成形术，术后患者症状缓解。6 个月前，患者再次出现头晕症状，无言语障碍，无肢体活动障碍。颈动脉 CTA 提示：左颈总动脉及颈内动脉重度狭窄，右颈动脉及椎动脉支架术后，患者为进一步诊治转入我科。

【既往史】 长期高血压Ⅲ级(极高危)、糖尿病、冠心病史；腹部手术史、心脏 PCI 术史。

【查体】 神清语利，心率 70~90 次/分，呼吸 15 次/分。双侧瞳孔等大同圆，光反射灵敏。胸廓无畸形。腹部正中可见长约 15cm 术后瘢痕，肠鸣音正常存在。四肢感觉、活动正常，肌力 5 级，肌力正常，生理反射存在，病理反射未引出。左侧颈动脉搏动减弱，听诊可闻及吹风样杂音。

【辅助检查】

颈部 CTA 平扫：左侧颈总动脉及颈内动脉重度狭窄，右侧颈动脉及椎动脉支架术后。

心电图：Q 波改变(Ⅱ、Ⅲ、aVF)，S-T 段改变(Ⅰ、Ⅱ、aVL、V4~6 导联压低 0.05~0.10mV，Ⅲ弓背型抬高 0.075mV)，T 波改变。

弓上动脉造影：①右侧颈内动脉及椎动脉支架术后，支架内内膜增生；②左侧颈内动脉及颈总动脉为闭塞前病变，斑块可能为不稳定性斑块(图 21-1)。

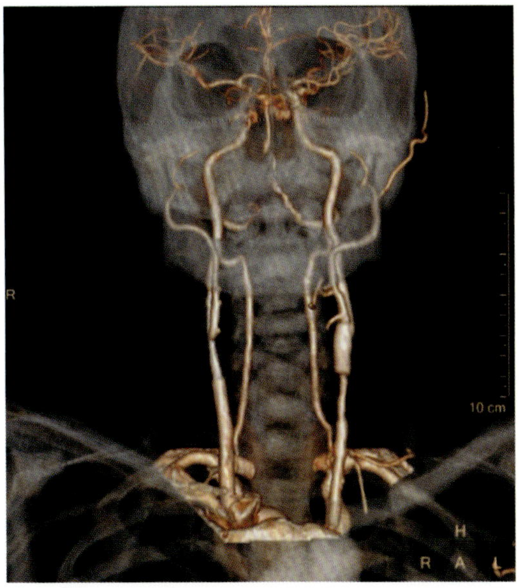

图 21-1　患者术前造影评估：可见支架形态良好、通畅，同时左侧颈动脉闭塞前病变合并严重钙化。

诊断

1.左侧颈内动脉重度狭窄。
2.右侧颈内动脉支架成形术后。
3.右侧椎动脉支架成形术后。
4.冠状动脉粥样硬化性心脏病。
(1)心脏 PCI 术后。
(2)冠状动脉搭桥术后。
5.胃大部分切除术后。
6.高血压Ⅲ级(极高危)。
7. 2 型糖尿病。

病情分析

患者为老年男性,以头晕症状为主,无视物旋转等临床表现;既往接受右侧颈动脉及椎动脉支架成形术,合并严重冠心病、糖尿病及高血压史;危险因素有长期吸烟史等高危因素;体格检查于腹部正中可见长约 15cm 术后瘢痕,余未见异常。左侧颈动脉搏动减弱,听诊可闻及吹风样杂音。患者诊断和手术指征明确,但合并严重心脏缺血,心电图提示明显心肌缺血改变,同时左侧颈动脉为闭塞前病变,腔内治疗考虑导丝及保护伞通过困难。

临床决策分析

对于本病例合并多种并存病,同时造影可见左侧颈动脉闭塞前病变,术前从以下方面进行讨论:手术方案的选择、手术方式的选择、并发症的预防。

1.手术方案的选择

结合文献报道与既往经验,由造影图像可见:①既往明确右侧颈动脉及椎动脉病史,并可见支架内较明显内膜增生,术后相关危险因素控制不佳;②左侧颈动脉闭塞前病变,远端流出道纤细,如进行腔内治疗可能会导致导丝及保护伞通过困难,增加手术难度及时间;③颈动脉斑块可能为不稳定性斑块,支架植入术后存在微血栓脱落可能。

2.手术方式的选择

患者体型中等,造影可见颈动脉分叉位于颈椎第 3~4 椎体之间,较为理想。同时根据术者习惯选择进行外翻式颈动脉内膜剥脱术,能够缩短手术时间,提高远期通畅率等。

3.并发症的预防

颈动脉内膜剥脱术术后相关并发症主要包括:①心脏方面的并发症预防;②术后过渡灌注的预防;③术后缺血性脑血管病的预防;④远期颈动脉再狭窄的预防。主要通过以下几个方面来避免和减少相关并发症的发生:①充分的术前准备,控制好血压、血糖等;②尽量缩短手术时间,尤其是颈动脉的阻断时间;③选择合理的手术方式;④术后严格控制血压,密切观察患者神志、意识等改变,及时处置;⑤严格随访,控制高危因素,合理应用药物。

最终手术方案确定为左侧颈内动脉内膜剥脱术(外翻式)。

诊疗过程

1.术前多学科会诊

请心内科、麻醉科、内分泌科多学科会诊,制订详细的心、肺、脑功能围术期保护预案:①嘱患者严格戒烟、加强呼吸功能锻炼;②术前阿司匹林单抗准备充分;③与患者及家属充分沟通,取得理解与配合。

2.手术方案

在术中经颅多普勒超声的监护下进行左颈内动脉内膜剥脱术(外翻式)。

3.手术过程

患者取平卧位,肩部垫高。气管插管全身麻醉成功后导尿,常规消毒、铺巾。于左侧颈部胸锁乳突肌前缘做斜行切口,长约 10cm。依次分皮下组织、颈深筋膜、胸锁乳突肌前缘颈血管神经鞘后,显露左颈总动脉、颈内动脉、颈外动脉。可见颈动脉分叉处管壁僵硬,颈总动脉搏动好,颈内动脉起始段无搏动,60mg 全身肝素化后分别阻断左颈总动脉、颈外动脉,于颈动脉膨大处离断颈内动脉。可见颈内动脉管腔已经完全闭塞,管腔内充满粥样硬化斑块,无反流血。采用外翻颈内动脉,向远端剥离内膜约 6cm 后有少量反流血流出。哈巴狗钳阻断颈内动脉后,剥除颈总动脉、颈外动脉处增生内膜后,检查无活动性出血。采用 6-0 普理灵线连续缝合吻合颈总动脉、颈内动脉,并顺次释放颈内动脉、颈外动脉、颈总动脉阻断钳,彻底止血后关闭颈动脉鞘。在切口留置颈部引流管接负压吸球,逐层关闭手术切口。

术后处理及随访

术后给予心电监护，密切监测患者生命体征、意识变化，严格控制血压、心率，予以单抗血小板、他汀类药物、营养神经药物，适当进行脱水、抗应激等处理，常规备气管切开包。

术后第 2 天：患者神志清楚，四肢活动无异常，引流管通畅，共引出淡红色液体约 40mL。

术后第 3 天：患者生命体征平稳，未诉头晕、头痛等症状，伸舌居中，无声音嘶哑、饮水呛咳等情况，无胸闷、胸痛症状。引流管引出淡黄色液体约 10mL，给予拔出引流管。

术后第 7 天：患者切口愈合良好，无相关并发症发生。出院前复查颈动脉 CTA（图 21–2），可见左侧颈内动脉通畅。出院后继续给予拜阿司匹林 100mg，口服，每日 1 次；瑞旨 10mg，口服，每日 1 次；恩必普 0.2g，口服，每日 3 次等治疗方案。

术后 1 个月：门诊随访，生命体征平稳，呼吸、心率正常，神志清楚，对答自如，自由活动。

经验与体会

颈动脉狭窄（carotid artery stenosis，CAS）是指颈动脉在粥样硬化病变的基础上出现粥样斑块形成，导致颈动脉管腔内狭窄，往往引起颅脑低灌注，进而导致脑卒中的发生。近年来，随着人们的日益重视，CAS 的治疗已深入人心，但对于颈动脉手术方式的选择仍存在争议。尽管研究认为，目前颈动脉支架成形术与颈动脉内膜剥脱术在术后并发症、远期通畅率等方面没有明显差异，但并不意味着两种手术方式均适用于所有患者，临床工作中同样要注意患者手术方式的选择。针对本例患者，术前造影发现颈动脉狭窄为闭塞前病变，行腔内支架成形术可能会导致导丝及保护伞通过障碍；同时，造影提示病变存在环形钙化及溃疡型斑块，而患者本身颈动脉的分叉位置较为理想，颈动脉远端流出道纤细，因此，最终选择外翻式颈内动脉剥脱术进行治疗。

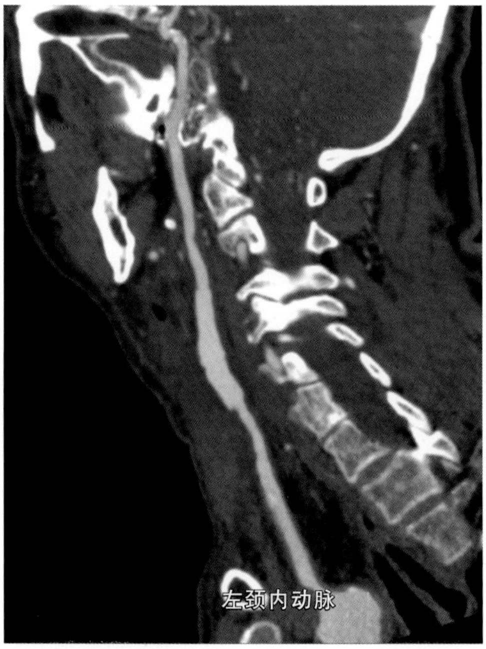

图 21–2　术后复查 CTA 可见左侧颈动脉狭窄解除。

其次，颈动脉手术因为涉及中枢神经系统和压力反射系统的改变，因此，相应的并发症预防显得尤为重要。作为临床医师，不应仅局限于手术的考量，而应从患者整体考虑，术前、术后的管理与手术本身同样重要，如颈动脉支架成形术前是否进行合理充分的抗血小板治疗和他汀类药物治疗，颈动脉内膜剥脱术术前心功能的评估、血压的控制等，术后如何常规备气管切开装置、如何正确识别高灌注甚至过度灌注症状、及时进行正确处理等。最后，对于患者离院后的管理、复查时间、高危因素的控制、药物使用等，都需要我们去关注和管理。

因此，颈动脉外科手术不是一项单纯手术技能的应用，而是一个综合的过程，术前严格的准备、处理方式的选择、术后的监测都需要临床医师充分的重视。

小结

动脉狭窄的患者往往伴随着高龄、并存病多等情况，因此，要充分考虑到患者是否能耐受麻醉、心肺功能等整体情况，并对病变的性质进行充分考量，例如，严重钙化病变、严重的狭窄、颈动脉分叉位置的高低、斑块的稳定性等，根据这些情况来选择治疗方案；即使在选定手术方式后，依然有许多方面需要注意，比如支架的选择、脑保护装置的选择、采取补片式还是外翻式颈动脉内膜剥脱术等，这些都需要进行细致的临床评估，并根据术者本身习惯来决定，综合多种因素选择最合理的处理方案。

（李俊　曲乐丰）

参考文献

1. Paraskevas KI, Robertson V, Saratzis AN, et al. Editor's choice-an updated systematic review and meta-analysis of outcomes following eversion vs. Conventional carotid endarterectomy in randomised controlled trials and observational studies. Eur J Vasc Endovasc Surg, 2018,55(4):465-473.

2. Alhaidar M, Algaeed M, Amdur R, et al. Early outcomes after carotid endarterectomy and carotid artery stenting for carotid stenosis in the ACS-NSQIP database. J VascInterv Neurol, 2018,10(1):52-56.

微信扫码，观看手术视频
与其他读者一起交流诊疗经验

病例 22

双侧颈动脉合并左锁骨下动脉狭窄性病变同期腔内处理

导 读

颈动脉狭窄被认为是缺血性脑卒中的主要危险因素之一。而颈动脉伴随锁骨下动脉的多处动脉粥样硬化性狭窄甚至闭塞性病变，病情更加复杂，常表现为严重的头向缺血症状。此类病变的治疗手段包括内膜剥脱术和支架植入术。对于双侧颈动脉合并左锁骨下动脉病变，采用颈动脉内膜剥脱术存在较大的风险，而支架植入术则是一种相对安全的治疗方案。但是对于主动脉弓上多支病变狭窄采取何种支架植入策略，是分期支架植入还是同期支架植入，不同病变处理的顺序等目前尚存在争议。本文分享 1 例同期腔内处理双侧颈动脉合并左锁骨下动脉狭窄病变的经验。

病例简介

男性患者，71 岁。主诉：头晕 2 个月余。

【现病史】 患者于 2 个月前无明显诱因逐渐出现头晕，偶伴视物旋转。外院颈部彩色多普勒超声提示双侧颈动脉硬化伴多发管腔狭窄。转入我科进一步诊治。

【既往史】 2 年前发生小脑梗死，目前恢复较差，肢体活动不利。

【查体】 双侧鼻唇沟变浅；四肢肌力、肌张力未见异常，双侧 Babinski 征(+)；双侧颈动脉搏动减弱，左侧桡动脉搏动减弱，右侧正常。

【辅助检查】

心脏多普勒超声：二尖瓣少量反流，肺动脉收缩压稍高合并三尖瓣少量反流，左心室顺应性差。

颈部多普勒超声：双侧颈动脉硬化伴多发管腔狭窄，双侧椎动脉内膜欠光滑，左侧椎动脉血流反向。

CT：双侧小脑半球片状梗死灶；左侧丘脑、双侧基底节区及放射冠多发性腔隙性脑梗死(图 22-1)。

CTA：右侧颈内动脉重度狭窄；左侧颈总动脉中部中度狭窄，远端及颈动脉分叉处瘤样扩张；左锁骨下动脉重度狭窄(图 22-2)。

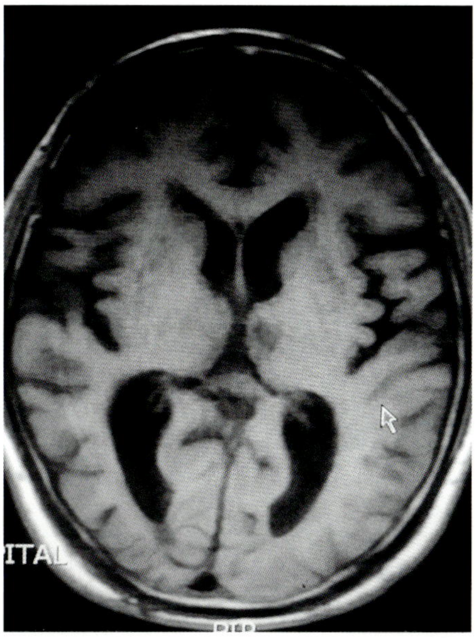

图 22-1 CT 提示双侧基底节区及放射冠多发性腔隙性脑梗死(箭头所示)。

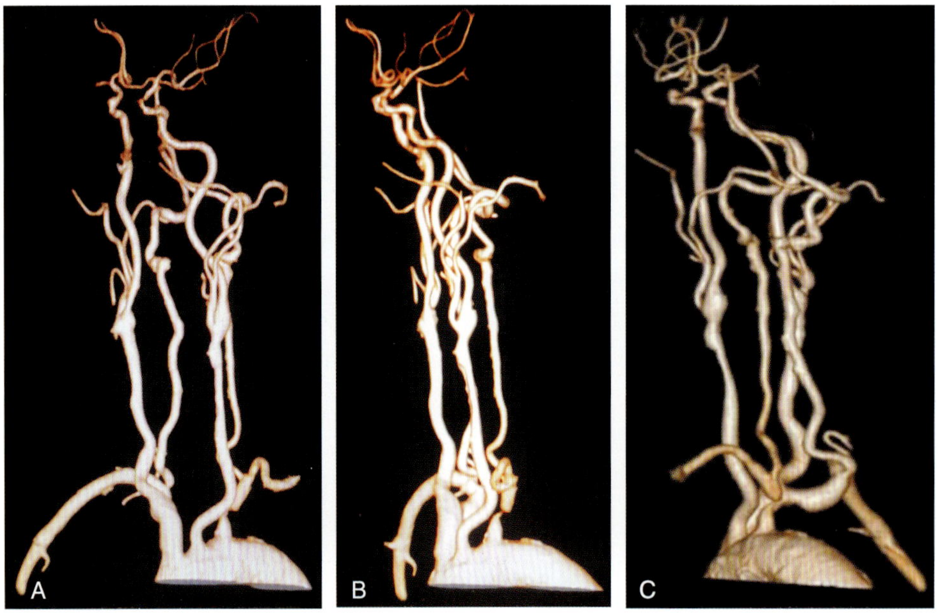

图 22-2 (A)CTA 检查可见右侧颈内动脉起始部重度狭窄；(B)左锁骨下动脉重度狭窄；(C)左侧颈总动脉中度狭窄，分叉处瘤样扩张，颈内动脉轻度狭窄。

诊断

1.双侧颈动脉狭窄。

2.左锁骨下动脉狭窄。

3.脑梗死后遗症。

病情分析

患者为老年男性，以反复头晕为主要表现；既往发生小脑梗死及基底节区多发性腔隙性梗死灶；体格检查提示双侧颈动脉搏动减弱，左侧桡动脉搏动减弱；双侧 Babinski 征(+)。影像学检查提示双侧颈动脉硬化伴多发管腔狭窄。本病例高龄、急症，已有头向及上肢缺血表现，病情复杂。患者诊断明确，存在双侧颈动脉狭窄以及左锁骨下动脉重度狭窄。手术指征强烈：需尽快干预，解除颈动脉及锁骨下动脉狭窄，恢复头向及上肢血供。

临床决策分析

对于本病例，弓上血管多处狭窄病变并已引发头向及上肢缺血症状，及时进行血管重建，恢复脑组织及上肢供血尤为重要。手术方案主要从以下 3 个方面进行讨论：处理的先后顺序、一期或分期手术、具体术式选择。

1.处理的先后顺序

优先处理最重要的病变：右侧颈内动脉重度狭窄引起的前循环缺血应最先处理；左锁骨下动脉引起的后循环缺血也需及时处理。

2.一期或分期手术

由于该患者前循环、后循环均存在缺血症状，且存在双侧颈动脉狭窄情况，尽量在同期解决多处病变对患者最有益。双侧颈动脉狭窄同期处理，术中卒中风险增加，增加了手术操作时间；另外，左侧颈动脉狭窄程度较轻，并未达到手术指征，因此，对右侧颈动脉狭窄病变进行处理。由锁骨下动脉重度狭窄引起的后循环缺血也需及早干预。另外，由于分期手术治疗周期长、费用高，且患者需接受多次手术，并不能减少相关并发症风险，遂决定行一期手术治疗。但是一期手术操作难度大，对围术期管理及手术方案制订提出了更高的要求。

3.具体术式选择

本病例有 3 类手术方式供选择：开放手术、复合手术和腔内手术。

(1)开放手术：人工血管置换术或主动脉-左锁骨下动脉旁路术+颈动脉内膜斑块切除术，由于创伤巨大、时间较长、并发症风险高、术后恢复慢，患者难以耐受，首先排除。

(2)复合手术：右侧颈动脉内膜斑块切除术+左锁骨下动脉支架成形术，虽临床可行，但操作复杂、出血较多、创伤相对较大、并发症风险较高，也不作为首选。

(3)腔内一期手术：右侧颈动脉支架成形术+左侧锁骨下动脉支架成形术，该方案优点是简捷微创、可一期腔内修复所有病变、并发症相对少，但客观上操作难度较大。

最终手术方案确定为腔内一期手术。

诊疗过程

1.术前多学科会诊

请心内科、呼吸科、麻醉科和急救科等多学科会诊，制订详细的心、肺、肾、脑功能围术期保护预案和手术方案：①术前注意充分水化、碱化，同时强化他汀类用药(阿托伐他汀，由 20mg 每日 1 次调整为 20mg 每日 2 次)，术中应用等渗造影剂，并适当稀释、减少剂量；②为预防术后缺血再灌注损伤，围术期严格控制血压，术后选择 15°半卧位，给予营养神经及抗自由基治疗，必要时脱水治疗；③术前精确测量颈动脉及锁骨下动脉狭窄部位、范围。

2.手术方案

局部麻醉下行弓上血管造影+右侧颈动脉球囊扩张支架成形术+左锁骨下动脉球囊扩张支架成形术。

3.手术过程

患者仰卧，右侧腹股沟区局部浸润麻醉后，于右侧腹股沟韧带中点动脉搏动强烈处穿刺右侧股总动脉，导入 8F 动脉穿刺鞘。导入 0.035 英寸导丝配合猪尾巴导管进入主动脉弓，以 20mL/s、总量 40mL、压力 1000Pa 造影，提示：溃疡型右侧颈内动脉重度狭窄，左侧颈总动脉中度狭窄，左锁骨下动脉中部重度狭窄，如术前 CTA 所示(图 22-3)。而后导入 0.035 英寸导丝配合单弯导管先后进入右侧颈总动脉，跟进长鞘至颈总动脉，手推进行颅内血管造影(图 22-4)。使用保护伞输送器将保护伞送至狭窄段上方 5cm 处释放，退出输送器(图 22-5)。沿保护伞导丝将 6mm/8mm×30mm 颈动脉支架(Abbott Acculink)送至狭窄处，完全覆盖病变后定位释放。使用保护伞回收器回收保护伞。再次造影显示狭窄解除，颅内血管造影未见明显栓塞(图 22-6)。回撤鞘管至主动脉弓，配合导丝超选至左锁骨下动脉开口处，造影提示闭塞前病变，循导丝通过闭塞段(图 22-7)。引入 8mm×27mm 球囊扩张支架(Boston Scientific，Express)，覆盖病变，精确释放(图 22-8)。复查造影，狭窄解除(图 22-9)。遂拔除导管导丝，穿刺点采用封堵器封堵后加压包扎。

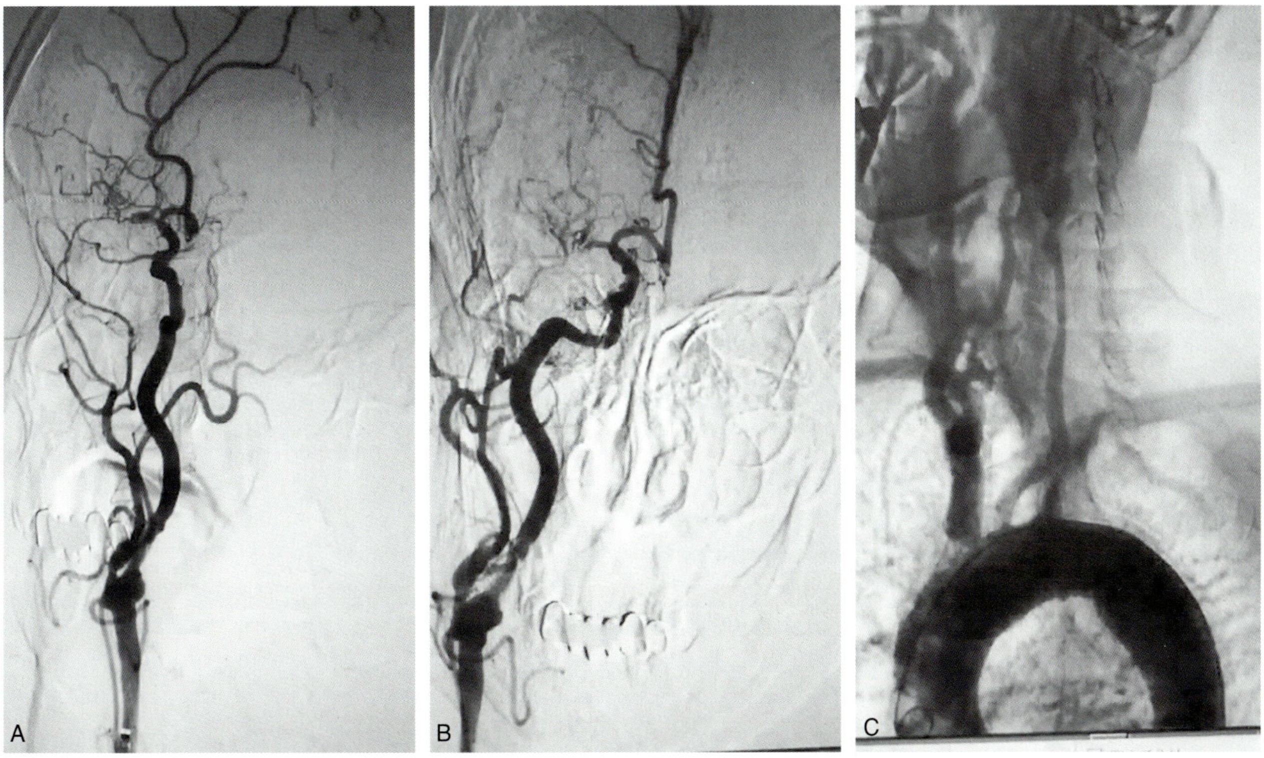

图 22-3 术前造影提示双侧颈动脉狭窄，左锁骨下动脉中部狭窄。

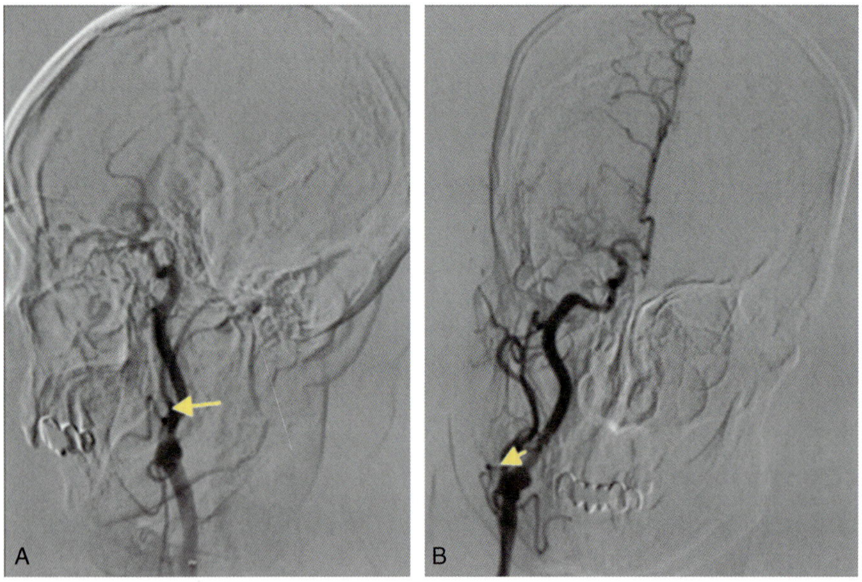

图 22-4 右侧颈内动脉起始部重度狭窄(箭头所示)。

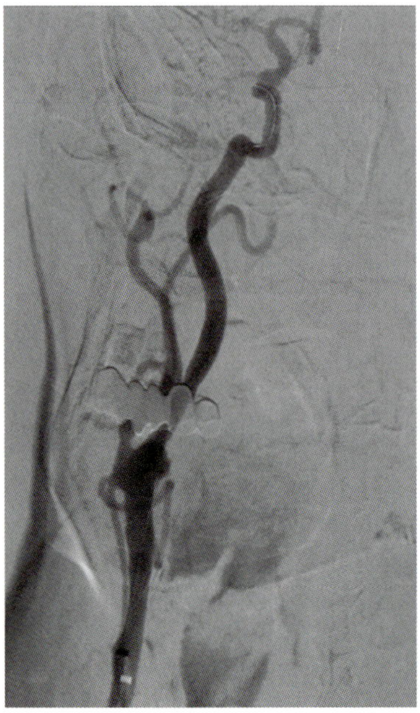

图 22-5 使用保护伞输送器将保护伞送至狭窄段上方 5cm 处释放。

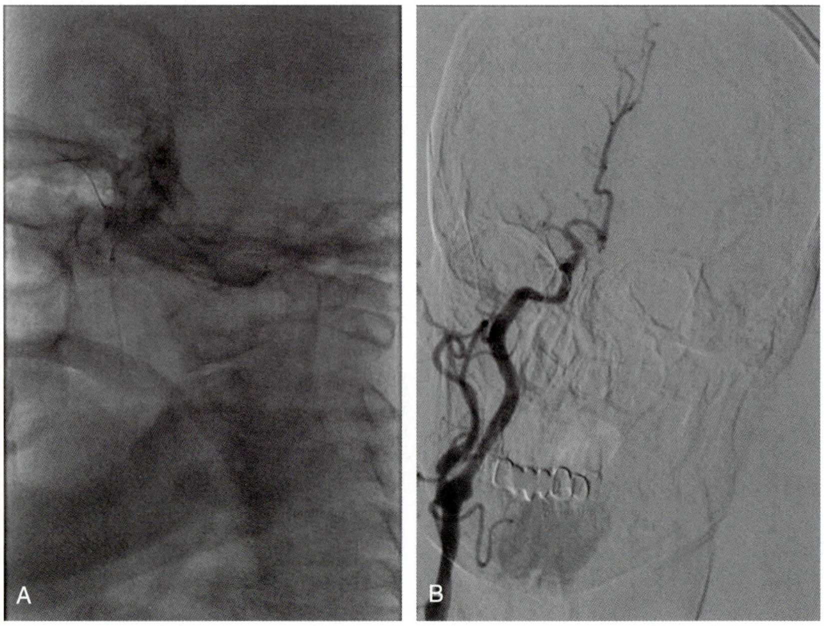

图 22-6 (A)输送 6mm/8mm×30mm 支架(Abbott, Acculink)至狭窄处,完全覆盖病变后释放,而后撤除保护伞系统;(B)再次造影显示狭窄解除。

术后处理及随访

术后注意密切监测患者生命体征、意识变化,严格控制血压、心率,予以双抗血小板(阿司匹林 100mg,每日 1 次;氯吡格雷 75mg,每日 1 次)、他汀类药物(阿托伐他丁 20mg,每日 1 次)、营养神经药物,适当进行脱水、抗应激、水化、碱化等处理。

出院后口服阿司匹林 100mg,每日 1 次;氯吡格雷 75mg,每日 1 次;阿托伐他汀 20mg,每日 1 次。

经验与体会

颈动脉狭窄是导致短暂性脑缺血发作(transient ischemic attack, TIA)和脑梗死的主要原因之一,其基本原因是动脉粥样硬化,可引起严重的前循环缺血症

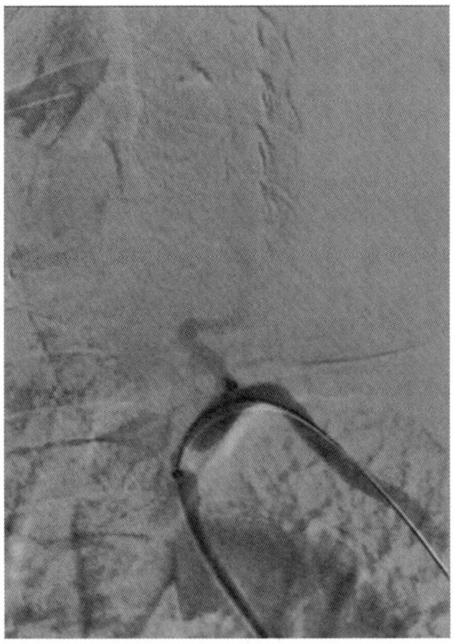

图 22-7 导丝通过左锁骨下动脉重度狭窄段。

状。当合并有锁骨下动脉严重狭窄时,可影响椎动脉血供,也可同时伴有头晕、头昏、后循环 TIA 或区域性脑梗死症状,病情复杂,需及时干预。对于弓上多处血管重度狭窄病变,手术指征尚未统一,但考虑到该病例有严重的后循环缺血症状以及严重的颈动脉狭窄,本例患者具有手术治疗指征。

对于弓上多支血管狭窄病变的治疗方案主要从以下 3 个方面考虑:一期还是分期处理、多处狭窄处理先后顺序,以及手术方式的选择。第一,虽然对于该病例的处理也可首先处理锁骨下动脉狭窄,二期处理颈动脉狭窄,方案可行,但由于患者高龄,曾发生过小脑梗死,及时恢复前后循环灌注很重要。另外,由于对该病例进行了详细的多学科评估,大大减少了同期处理可能导致的血流动力学骤然变化,降低围术期心血管事件的发生,因此,本病例选择同期处理。第二,在同期处理的前提下,优先处理何支血管病变对患者最有益。若先行处理左锁骨下动脉狭窄,可能会影响后续颈动脉狭窄病变的干预,因此,首先处理颈动脉狭窄。由于该病例有双侧颈动脉狭窄,若同期进行双侧颈动脉狭窄解除,可能会增加术中脑卒中等不良事件的发生;另外,可能会增大患者术后发生高灌注综合征和围术期脑出血的风险。因此,选择处理狭窄程度严重的右侧颈内动脉。第三,对于该病例,目前处理狭窄病变的方式包括开放手术重建血管、杂交手术以及纯腔内技术。开放手术包括人工血管间置、胸主动脉-颈动脉转流、颈-颈动脉转流及颈-锁骨下动脉转流。虽然手术成功率可接受,但是创伤大,死亡率高,患者难以耐受;杂交手术包括颈动脉内膜剥脱术合并左锁骨下动脉支架成形术等。虽创伤相比开放手术小,但操作复杂、难度较大。对于有弓上多处病变合并有头向缺血症状的病例,立即对多支病变进行同期处理对恢复头向血流具有非常重要的意义。因此,本病例选择腔内技术处理狭窄病

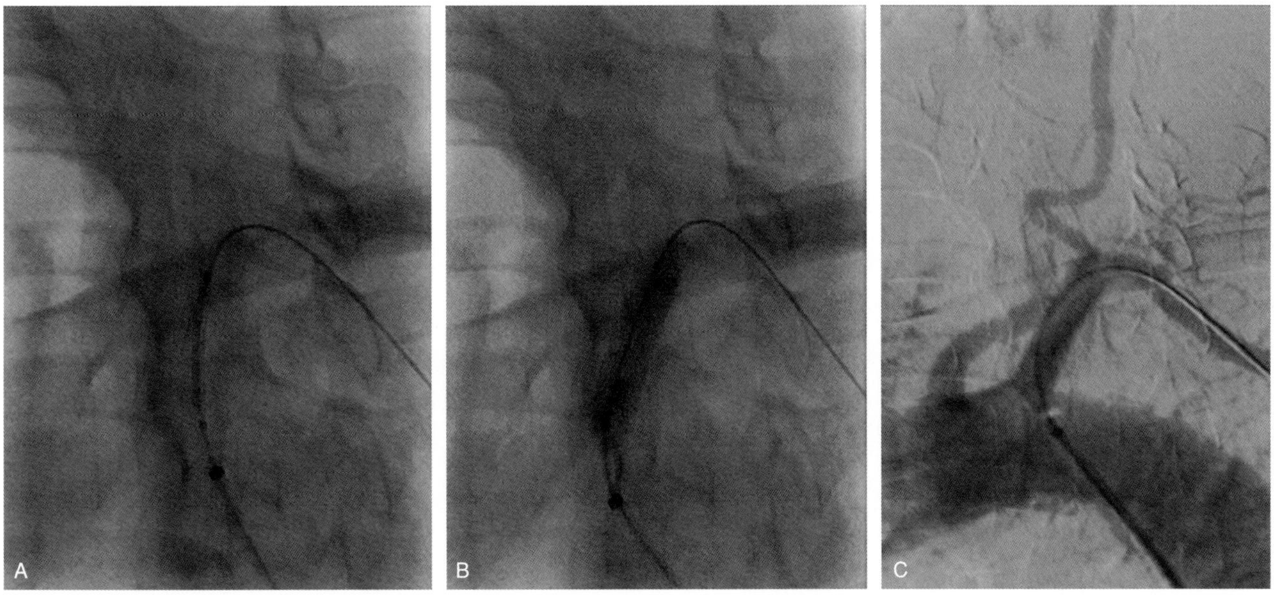

图 22-8 (A)导丝输送 8mm×27mm 球囊扩张支架(Boston Scientific, Express)至病变处;(B)覆盖病变后扩张释放;(C)复查造影提示锁骨下动脉狭窄解除。

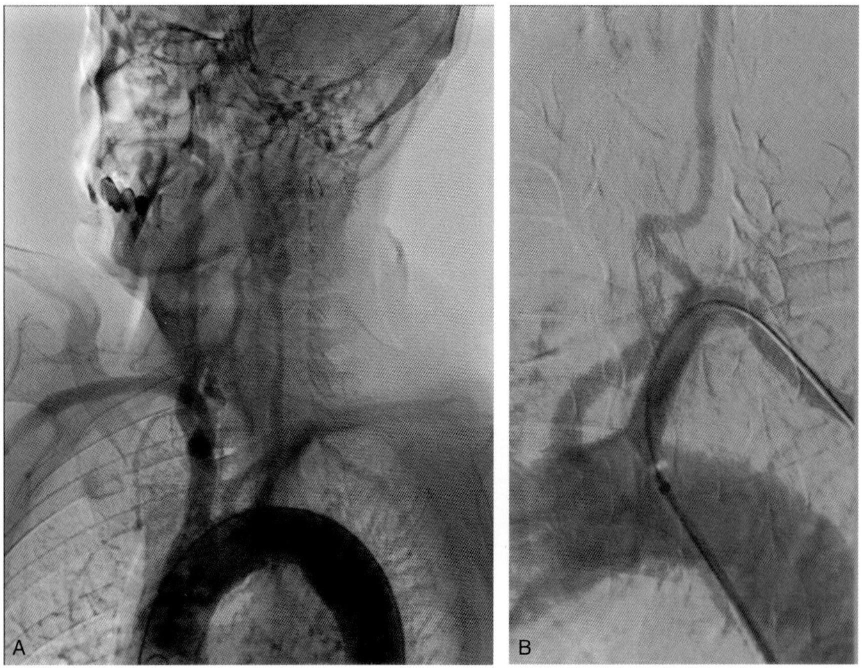

图 22-9 (A)术毕复查造影:支架形态良好,狭窄解除,血流通畅;(B)左侧椎动脉显影。

变,方案可行,创伤小,对患者最有益。

该病例在手术过程中有以下处理要点:①保护伞的使用。右侧颈内动脉为溃疡型斑块,为预防支架撑开时导致的斑块脱落,使用保护伞。通过造影发现远端颈内动脉通畅,另外,在导丝输送保护伞通过颈内动脉狭窄段时未遇明显阻力,因此,选用远端保护伞;②由于导丝通过狭窄段受阻较小,在输送保护伞前未进行病变段血管预扩张;③对于颈动脉分叉处狭窄病变,选择雅培锥形 Acculink 支架,以更好地适应颈动脉分叉处的管腔形态;④对于锁骨下动脉支架的选择,由于锁骨下动脉自身解剖条件复杂,对支架的柔顺性、径向支撑力以及释放的准确性均有较高的要求。为了精确释放,选择球囊扩张支架;⑤由于同期处理多处狭窄病变,可能会引发高灌注综合征或其他心血管不良事件,在手术过程中以及术后进行严格血压控制、密切监测心功能尤为重要。

针对该患者的复杂、多部位、多个严重病变,且存在头向缺血症状,符合外科干预指征,通过术前充分全身及局部精确评估,合理分析,多学科诊疗确定了一期腔内手术解决方案。变巨创为微创——更安全,变分期为同期——更简捷,修复所有病变——更有效,运用最新技术——更创新。

小结

该病例有双侧颈动脉狭窄,若同期进行双侧颈动脉狭窄解除,可能会增加术中脑卒中等不良事件的发生;另外,可能会增大患者术后发生高灌注综合征和围术期脑出血的风险。因此,选择处理狭窄程度严重的右侧颈内动脉。

(刘炎东 曲乐丰)

参考文献

1. Rosenfield K, Matsumura JS, Chaturvedi S, et al. Randomized trial of stent versus surgery for asymptomatic carotid stenosis. N Engl J Med, 2016,374(11):1011-1020.
2. Brott TG, Howard G, Roubin GS, et al. Long-term results of stenting versus endarterectomy for carotid-artery stenosis. N Engl J Med, 2016,374(11):1021-1031.
3. Lichtman JH, Jones MR, Leifheit EC, et al. Carotid endarterectomy and carotid artery stenting in the us medicare population, 1999-2014. JAMA, 2017,318(11):1035-1046.
4. Sacco RL. Clinical practice. Extracranial carotid stenosis. N Engl J Med, 2001,345(15):1113-1118.

病例 23

腔内一期修复弓上多支重度狭窄病变

导　读

弓上颈动脉、椎动脉、锁骨下动脉的多支、多处动脉粥样硬化性狭窄甚至闭塞性病变临床并不少见，同时合并冠状动脉粥样硬化性心脏病、心脏瓣膜病、高血压等疾病，使临床治疗过程中的难度增大。多支、多处动脉硬化性病变存在分期、同期处理或病变处理顺序等多重选择，需要谨慎权衡利弊，而且冠心病、心脏瓣膜病会明显增加颈动脉血运重建围术期并发症的发生风险。对于此类多发串联病变的外科干预时机、手术方式的选择、处理的顺序及围术期的管理等方面存在不同理解。本文分享1例弓上多支病变合并冠心病、心脏瓣膜病的诊治经验。

病例简介

男性患者，52岁。主诉：体检发现双侧颈动脉狭窄1年余，发作性头晕6个月。

【现病史】 患者1年前体检发现双侧颈动脉狭窄，头颈部过度后仰后逐渐出现头晕，间歇性发作，不伴视物旋转，头部恢复体位后可自行缓解。于外院行头颈部CT扫描，提示右侧颈总动脉软斑块，管腔中至重度狭窄；双侧颈内动脉起始段混合斑块，局部管腔轻至中度狭窄；双侧颈内动脉虹吸段硬斑块，局部管腔稍狭窄；左侧颈总动脉近段见软斑块，管腔中至重度狭窄；左侧椎动脉近段考虑闭塞，右锁骨下动脉重度狭窄。经抗血小板等保守治疗症状未见好转，来我科就诊。

【既往史】 患者1年前因“冠状动脉狭窄”行“冠状动脉搭桥术+冠状动脉支架植入术”，同期因“主动脉瓣狭窄”行“主动脉瓣置换术”，术后予以：阿司匹林100mg，每日1次；瑞舒伐他汀钙片20mg，每日1次；华法林1mg，每日1次。目前症状恢复可。患者自述患“高血压”10年，目前口服酒石酸美托洛尔10mg，每日1次，血压控制可。否认糖尿病史，否认结核、肝炎等传染病史，否认外伤史，否认输血史，否认食物及药物过敏史。

【查体】 双侧颈动脉搏动正常，右侧桡动脉搏动稍弱，左侧桡动脉搏动正常。右上肢血压较对侧低20mmHg，双侧股动脉搏动正常。神清语利，双侧眼球位置正常，无眼震，双侧瞳孔等大同圆，直接、间接对光反射灵敏。双侧额纹对称，双侧睑裂对称，伸舌居中，双侧肢体肌张力和肌力正常，无不自主运动。双侧Hoffmann征(-)，双侧腱反射(-)，双侧Babinski征(-)。

【辅助检查】

头颈部CT：右侧颈总动脉及左侧颈总动脉近段软斑块，管腔中至重度狭窄；双侧颈内动脉起始段混合斑块，局部管腔轻至中度狭窄；双侧颈内动脉虹吸段硬斑块，局部管腔稍狭窄；左侧椎动脉近段考虑闭塞，右锁骨下动脉重度狭窄（图23-1）。

诊断

1.右侧颈动脉重度狭窄。
2.左侧颈动脉中度狭窄。
3.右锁骨下动脉重度狭窄。
4.主动脉瓣膜置换术后。

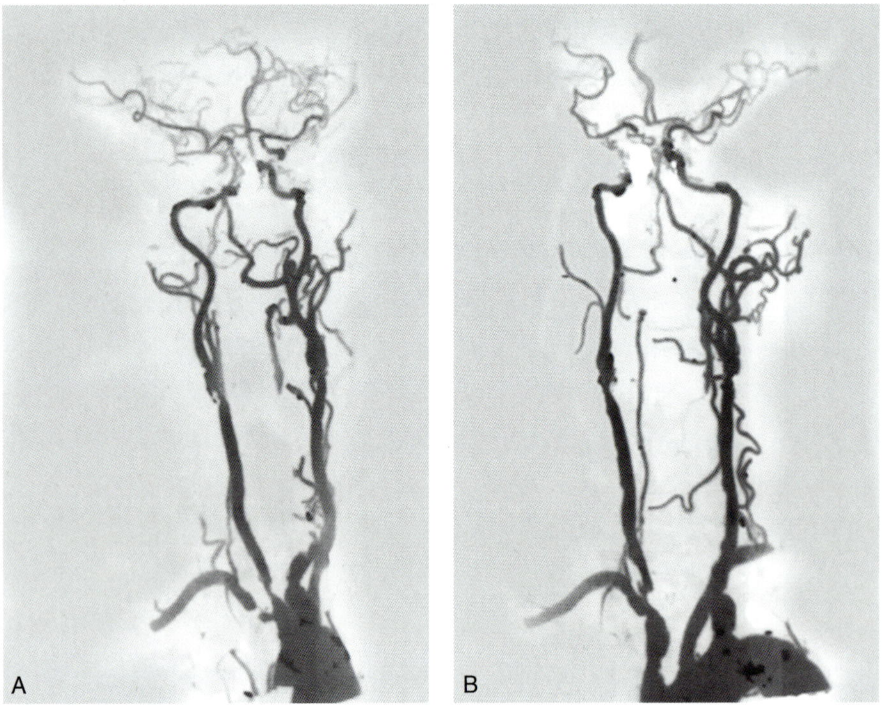

图 23-1 右侧颈总动脉起始段、颈内动脉起始段重度狭窄，右锁骨下动脉重度狭窄。

5.冠状动脉搭桥术后。

6.冠状动脉支架植入术后。

7.高血压Ⅲ级(极高危)。

病情分析

患者为中年男性，以发作性头晕、头痛等为主要表现；既往高血压史，合并冠心病、心脏瓣膜病；有长期高血压等高危因素；体格检查提示双侧颈动脉搏动正常，右侧桡动脉搏动稍弱，双上肢血压差 20mmHg，右侧较低；影像学检查提示右侧颈总动脉软斑块，管腔中至重度狭窄；左侧颈总动脉近段见软斑块，管腔中至重度狭窄；左侧椎动脉近段考虑闭塞；右侧锁骨下动脉重度狭窄。本病例合并冠心病、心脏瓣膜病和高血压病，病情复杂，锁骨下动脉、颈动脉和椎动脉多处病变。患者诊断明确，有头向慢性缺血的相关表现，右侧颈动脉重度狭窄，结合 NASCET、ECST 等大规模、多中心、前瞻性随机临床试验的研究结果，该患者手术指征强烈，需手术治疗解除颈动脉狭窄，恢复头向血供。

临床决策分析

对于本病例弓上动脉多支、多处动脉粥样硬化性狭窄病变甚至闭塞，外科处理方案主要从以下 3 个方面进行讨论：一期或分期手术、处理的先后顺序、具体术式选择。

1.一期或分期手术

本例患者合并冠心病、心脏瓣膜病，心功能较差，多次手术创伤易增加其心血管并发症的风险；另外，分期手术还存在治疗周期长、费用高的缺点，因此，决定行一期手术治疗。尽管一期手术复通右侧颈动脉、右侧锁骨下动脉后，可引起前循环、后循环的高灌注，但考虑右侧椎动脉相对弱势，后循环的高灌注不会影响太大，综合考虑，一期手术为最优方案。

2.处理的先后顺序

结合文献报道与我科以往经验，通常遵循“三优先原则”：①优先处理操作较简单病变；②优先处理最重要的病变；③优先处理不影响后续操作的病变。结合本例患者右锁骨下动脉、右侧颈动脉起始段均存在重度狭窄的实际情况，我们决定将最重要的病变和不影响后续操作作为先后顺序的重点。右侧颈动脉狭窄引起慢性头向缺血的相关表现为最重要的病变，应优先处理。为不影响后续的相关操作，应优先处理远端颈内动脉狭窄，如先行颈内动脉起始段的处理，后续处理远端颈内动脉的过程中易损伤或移位已经成形的支架。最后处理近端右锁骨下动脉起始段的狭窄。

3.具体术式选择

本病例有 3 类手术方式供选择：开放手术、复合手术和腔内手术。①开放手术：患者同时存在多处病变，右侧颈总动脉、右侧锁骨下动脉起始处手术难度和创伤较大。如只行右侧颈内动脉内膜斑块切除术难以达到理想的治疗效果，并且冠状动脉术后长期抗凝、抗血小板治疗，出血等并发症风险高、术后恢复慢，加之患者合并冠心病、心脏瓣膜病，全身麻醉手术耐受能力差，首先排除；②复合手术：右侧颈动脉内膜斑块切除术+右锁骨下动脉支架成形术+右侧颈动脉起始段支架成形术，本方案临床可行，但考虑患者心功能对开放手术和全身麻醉耐受能力差，抗凝导致出血等并发症风险高等，也不作为首选；③腔内一期手术：远端保护伞保护下右侧颈动脉支架成形术+右锁骨下动脉支架成形术，该方案优点是简捷微创、局部麻醉下操作患者易耐受、出血风险低，可一期腔内修复所有病变、并发症相对较少，作为首选。

最终手术方案确定为腔内一期手术。

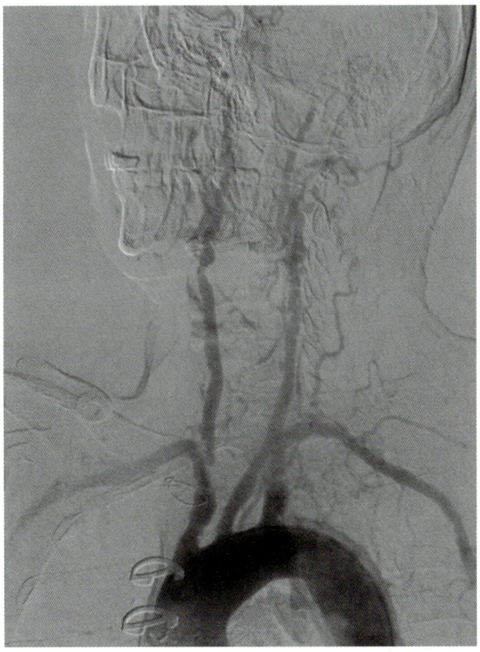

图 23-2 Ⅱ型弓，弓上各分支动脉多发斑块形成，局部中至重度狭窄。

诊疗过程

1.术前多学科会诊

完善相关超声心动图检查，请心内科会诊，充分评估心功能；术前注意充分水化、碱化，同时强化他汀类用药；术中应用等渗造影剂并适当稀释、减少剂量；为预防术后缺血再灌注损伤，围术期严格控制血压，术后选择 15°半卧位，给予营养神经及抗自由基治疗，必要时脱水治疗。因患者弓上多支病变，评估双侧股动脉和桡动脉情况，以备术中穿刺需要。

2.手术方案

股动脉入路弓上动脉造影+远端保护伞保护下右侧颈动脉支架成形术+右锁骨下动脉支架成形术。

3.手术过程

患者仰卧，常规腹股沟区消毒、铺巾。局部浸润麻醉成功后，于右侧腹股沟韧带中点动脉搏动强烈处顺行穿刺右股总动脉，导入 6F 短鞘。0.035 英寸导丝配合猪尾巴导管进入主动脉弓，以 20mL/s，总量 40mL，压力 1000Pa 造影，见Ⅱ型弓，弓上及颅内血管多发斑块形成，右颈总动脉起始部、分叉下方重度狭窄，右锁骨下动脉开口处重度狭窄，左锁骨下动脉开口处中度狭窄（图 23-2）。导丝配合导管超选进入右侧颈内动脉，退出导丝，手推造影提示右颈总动脉分叉部重度狭窄（图 23-3）。使用保护伞输送器将保护伞送至狭窄段上方 5cm 处释放（图 23-4）。退出输送器，沿保护伞导丝将 5mm×30mm 球囊（Boston Scientific，Sterling）送至颈动脉分叉部狭窄处，完全覆盖病变后扩张，后退出球囊，沿导丝送入 8mm×6mm×40mm（Abbott，Acculink）锥形颈动脉支架至狭窄处定位释放，复查造影见狭窄较前明显改善，支架内及远端血流通畅（图 23-5）。后沿导丝继续输送 7mm×19mm 球囊扩张支架（Boston Scientific，Express）至颈总动脉开口狭窄病变处。该处病变相对平滑，通过回撤保护伞系统-球囊扩张支架的方法进行支架定位，完全覆盖病变后释放（图 23-6）。造影显示狭窄解除，远端血流通畅，使用保护伞回收器回收保护伞，颅内血管造影未见明显栓塞。0.035 英寸导丝配合 VTK 导管，通过右锁骨下动脉开口狭窄处至右侧肱动脉（图 23-7），沿导丝置入 4mm×60mm 球囊（Boston Scientific，Mustang）至狭窄处（图 23-8），完全覆盖病变后扩张，后退出球囊（图 23-9）。术毕复查造影：各支架形态良好，局部狭窄解除，支架内及远端血流通畅，右椎动脉显影（图 23-10）。遂拔除导管导丝，穿刺点采用封堵器封堵后加压包扎。手术顺利，出血约 50mL，使用造影剂约 80mL。

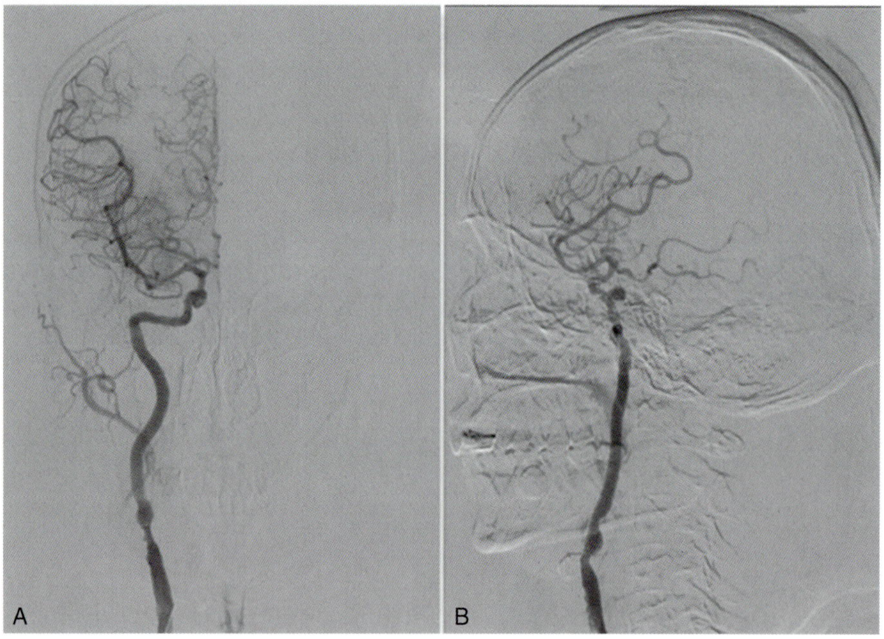

图 23-3 右侧颈总动脉分叉部重度狭窄。

术后处理及随访

术后给予心电监护，密切监测患者生命体征、意识变化，严格控制血压、心率，予以双联抗血小板、他汀类、营养神经药物，适当进行脱水、抗应激和水化等处理。

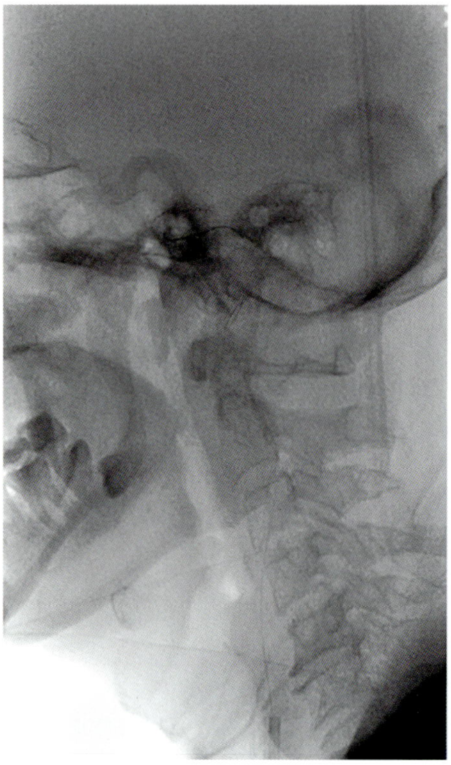

图 23-4 使用保护伞输送系统将保护伞推送至颈内动脉，距离狭窄病变远端约 5cm 处释放。

术后第 2 天：患者血压平稳，约 125/80mmHg，双上肢血压差约 5mmHg，自主呼吸 20 次/分，心率 65 次/分，神志清楚，查体配合。

术后第 6 天：出院。出院后口服阿司匹林肠溶片 100mg，每日 1 次；波立维 75mg，每日 1 次；瑞舒伐他汀钙片 10mg，每日 1 次。

术后 2 个月：门诊复查，生命体征平稳，头颈部过度后仰头晕症状缓解，呼吸、心率正常，神志清楚，对答自如，患肢肌力 5 级，自由活动。复查 MRI：支架在位，形态良好，血流通畅(图 23-11)。

经验与体会

弓上动脉硬化狭窄与缺血性脑血管病关系密切，尽管临床上颈动脉狭窄多发生在分叉部上下约 2cm 以内，但随着人口老龄化进展和颈动脉病变筛查的推广，颅内外颈动脉串联性病变(tandem carotid lesion，TCL)的检出率正逐年提高。有报道显示，仅颈总动脉/无名动脉合并分叉处狭窄的发病率约占总颈动脉狭窄的 4.8%。锁骨下动脉狭窄闭塞性疾病临床上较为常见，其发病率及引起的锁骨下动脉窃血综合征的发病率也呈增高趋势。颈动脉串联性病变合并锁骨下动脉狭窄目前国内外文献少有报道，其具体发病率不

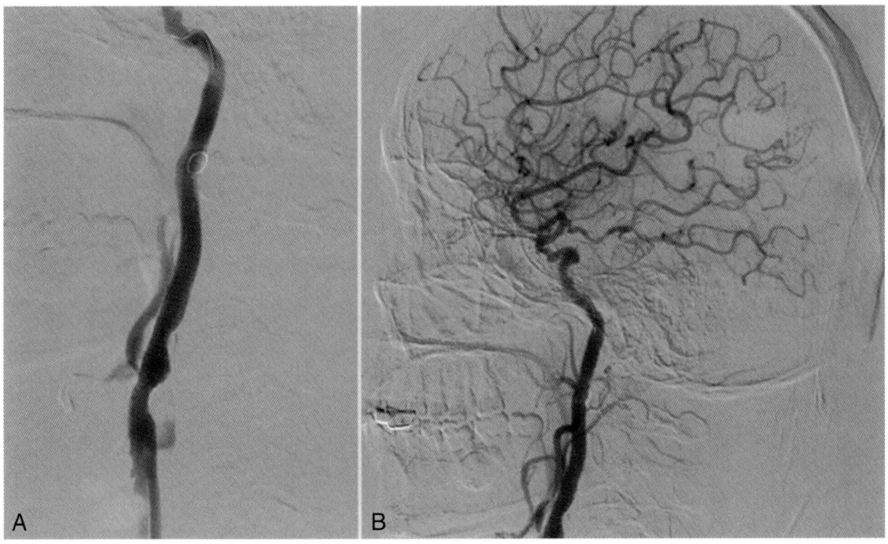

图 23–5 经 5mm×30mm 球囊(Boston Scientific, Sterling) 预扩张后，输送 8mm×6mm×40mm (Abbott, Acculink) 锥形支架至狭窄处，完全覆盖病变后释放,复查造影提示支架展开可,病变覆盖完全,支架内及远端血流通畅。

详,临床工作中并不多见,有待于进一步的调查与研究。本例患者右侧颈动脉多处重度狭窄,同时右锁骨下动脉狭窄影响椎动脉供血,存在慢性头晕等非典型脑缺血症状,具备手术诊疗指征。

在锁骨下动脉闭塞病变的治疗中,颈动脉保护伞在理论上可降低脑缺血事件的风险,但尚无临床研究核实,有文献报道了在远端脑保护下治疗锁骨下动脉血栓形成的个案。考虑本例患者为慢性动脉硬化狭窄

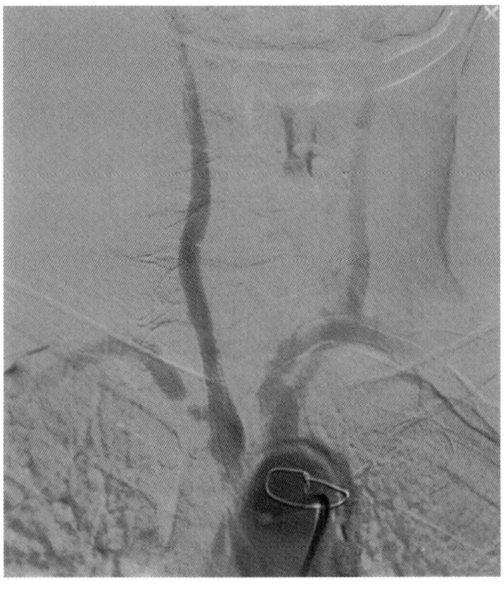

图 23–6 输送 7mm×19mm 球囊扩张支架 (Boston Scientific, Express)至颈总动脉起始段狭窄处,该处病变相对平滑,通过回撤保护伞系统–球扩支架的方法进行支架定位，定位满意后球囊扩张支架。

性病变(非闭塞),斑块较稳定且无血栓形成,留置保护伞会影响锁骨下动脉超选等相关操作,故撤出保护伞后在轻柔的操作下处理该病变。在支架的选择方面,颈内动脉病变选择 Acculink 锥形支架,其优点是顺应性好,适合颈动脉分叉处的管腔形态。在颈动脉、锁骨下动脉起始处的病变选择 Express 球扩支架,其推送性和抗扭曲性良好,具备较强的径向支撑力。围术期的心功能保护依靠心内科等相关科室多学科会诊,注意围术期血压、心率的控制和监测,做好相关心源性事件发生的应急工作。另外,该患者年龄不大,多处动脉起始段重度狭窄,其病因有待探究,是否考虑为感染、炎症或巨噬细胞相关性动脉粥样硬化病变,有待进一步研究分析。

弓上多发病变尚无统一分型及诊疗规范,针对病变性质、部位结合患者实际情况,通过术前充分地进行全身及局部精确评估,多学科会诊,确定手术治疗方案。充分评估——更安全,最优术式——更简捷,修复病变——更有效。

小结

结合本例患者具体情况,主要有以下 5 个处理难点:①弓上多处严重病变,涵盖右颈动脉、右锁骨下动脉,影响右椎动脉;②一期手术前后循环同时恢复血流,术后高灌注的风险评估;③手术方式,病变处理顺序的选择;④多处不同血管、不同位置的支架选择;⑤合并严重的心脏疾病,围术期的心功能保护。对于

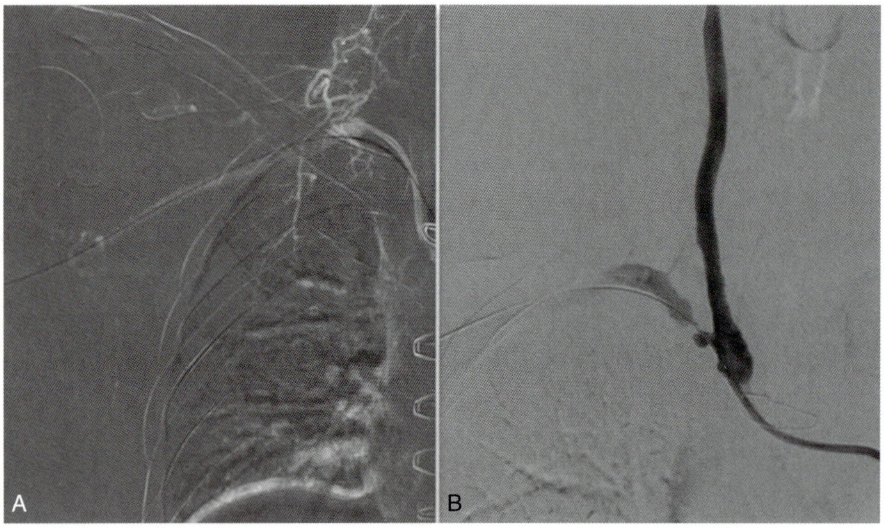

图 23–7 撤除保护伞系统，路图引导下，导丝、导管配合通过右锁骨下动脉起始段狭窄病变，造影提示右锁骨下动脉起始段连续两处重度狭窄，其间扩张，类似串联性病变，导丝通过较难。

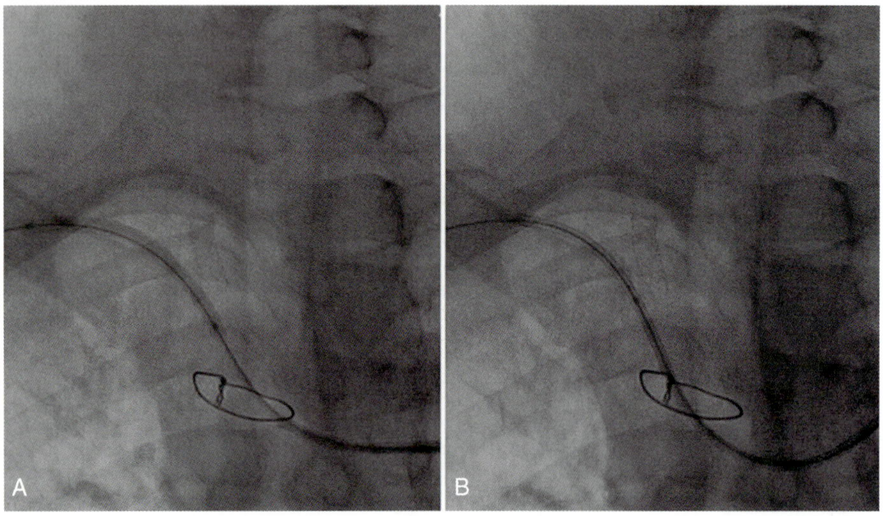

图 23–8 沿导丝输送 4mm×60mm 球囊（Boston Scientific，Mustang）至狭窄处，旋转通过病变，完全覆盖病变后扩张撤除球囊，Guiding 推进时可顺利通过病变部位，提示扩张效果良好。

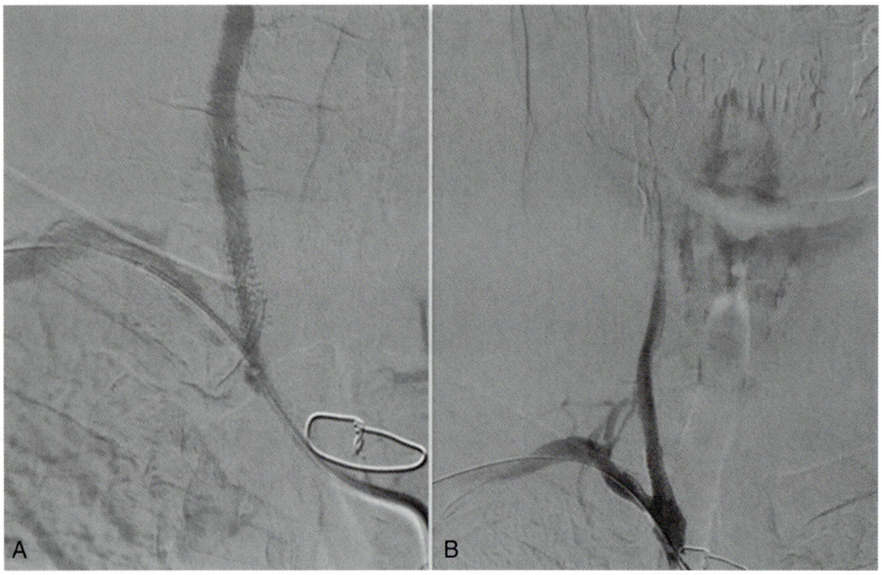

图 23–9 沿导丝输送 8mm×27mm 球扩支架（Boston Scientific，Express）至病变处，覆盖病变后扩张释放。

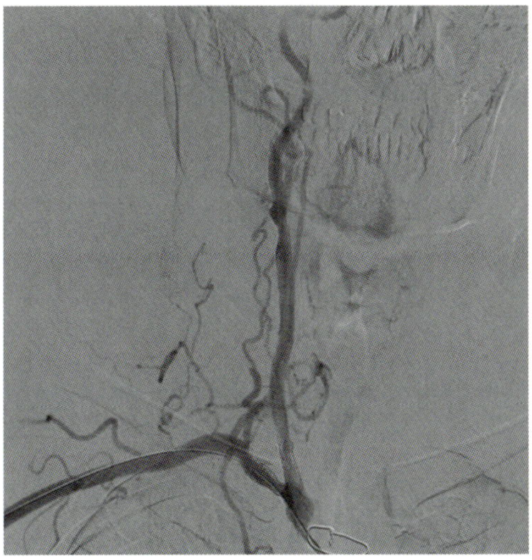

图 23-10 术毕复查造影:各支架形态良好,局部狭窄解除,支架内及远端血流通畅;右椎动脉显影(术前造影不显影)。

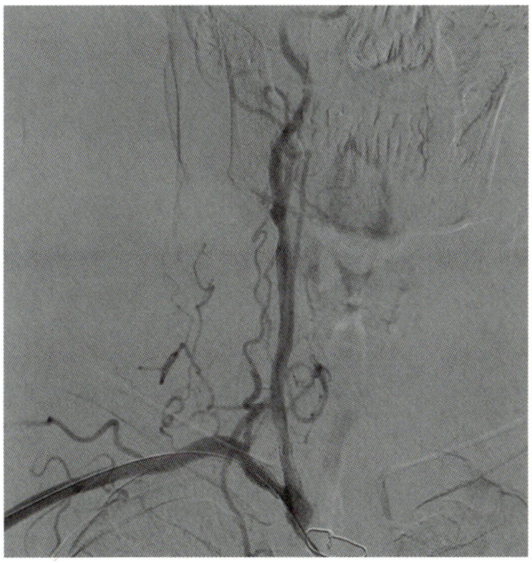

图 23-11 复查 MRI:支架在位,形态良好,血流通畅。

手术的选择问题前文已经详述,需注意的是,锁骨下动脉起始处狭窄的处理是否需要在远端脑保护装置下进行。

(王超 曲乐丰)

参考文献

1. Dong H, Jiang XJ, Guan T, et al. Safety and feasibility of carotid artery stenting in patients with coexisting carotid and coronary artery disease. Zhonghua Xin Xue Guan Bing Za Zhi, 2013,41(7):577-582.
2. 王玉琦,王利新,符伟国.颈动脉狭窄性疾病手术适应证和干预措施的选择.中华外科杂志,2009,47(9):643-644.
3. Sfyroeras GS, Karathanos C, Antoniou GA, et al. A meta-analysis of combined endarterectomy and proximal balloon angioplasty for tandem disease of the arch vessels and carotid bifurcation. J Vasc Surg, 2011,54 (2):534-540.
3. Potter BJ, Pinto DS. Subclavian steal syndrome. Circulation, 2014,129(22):2320-2323.
4. Albuquerque FC, Ahmed A, Mitha A, et al. Endovascular recanalization of the chronically occluded brachiocephalic and subclavian arteries: technical considerations and an argument for embolic protection. World Neurosurg, 2013,80 (6):327-336.
5. Tyagi S, Rangasetty UC. Stenting of a large thrombus-containing subclavian artery stenosis using a distal protection device. Indian Heart J, 2003,55(3):262-264.

第 6 篇

颈动脉体瘤

病例 24

富血供颈动脉体瘤复合手术治疗

导 读

颈动脉体瘤是一种较为少见的化学感受器肿瘤，为副神经节瘤的一种，发生于颈总动脉分叉部位的颈动脉体。任何年龄均可发病，多数生长缓慢，表现为良性肿瘤的特征，但也有 5%~10%属于恶性病变。治疗以手术切除为主，由于瘤体血供丰富，出血多，术中视野不清晰，而且病变部位特殊，手术风险大，且具有一定挑战性。既往有研究报道切断颈外动脉、结扎颈内动脉、血流重建等治疗方案，这些手术技巧并没有从根本上降低手术风险。本病例肿瘤体积较大，分型为 Shamblin Ⅱ型，切除前通过介入超选择栓塞肿瘤供血动脉，使手术变得安全、简洁是本病例最大亮点，为颈动脉体瘤的外科手术治疗提供了复合手术新思路。

病例简介

女性患者，51 岁。主诉：体检发现左颈部肿物 1 年。

【现病史】 患者 1 年前发现左颈部肿物，质韧、无压痛，无呼吸困难、无饮水呛咳等表现。

【既往史】 否认颈部外伤、感染、免疫性疾病病史。

【查体】 Fontaine 征(+)。

【辅助检查】

CTA：左侧颈动脉分叉处软组织影、富血供，内密度欠均匀，约 18.1mm×22.2mm 。

DSA：左侧动脉体瘤，血供丰富，供血动脉主要来自左侧咽升动脉、甲状腺上动脉、舌动脉及窦部滋养动脉，瘤体部分包绕颈内动脉(图 24–1 至图 24–4)。

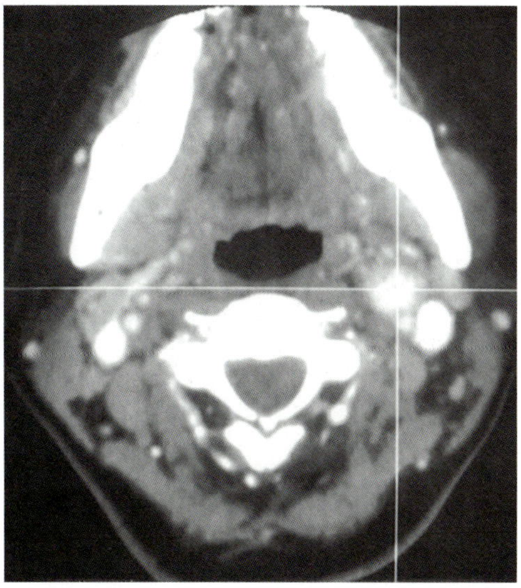

图 24–1 颈动脉体瘤部分包绕颈动脉，肿瘤染色明显(富血供)。

诊断

左侧颈动脉体瘤(Shamblin Ⅱ型)。

病情分析

患者主观无明显异常感觉，颈部占位病史较长，

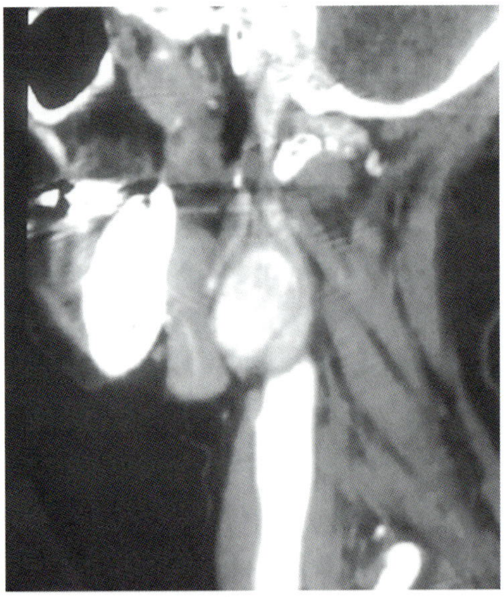

图 24-2 颈动脉体瘤占位效应明显，颈内动脉走行迂曲。

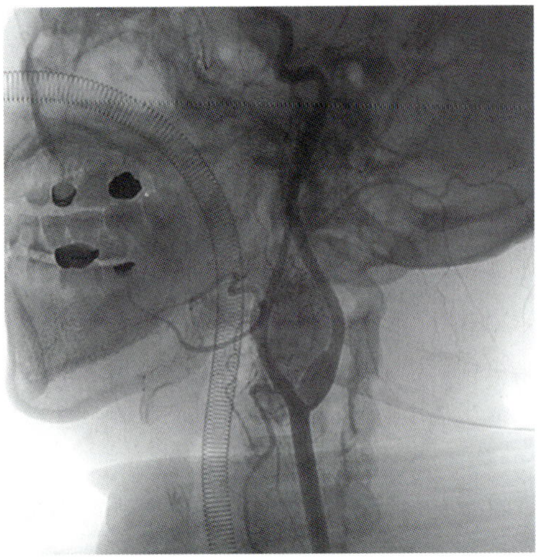

图 24-3 颈动脉造影显示肿瘤丰富的血供来源。

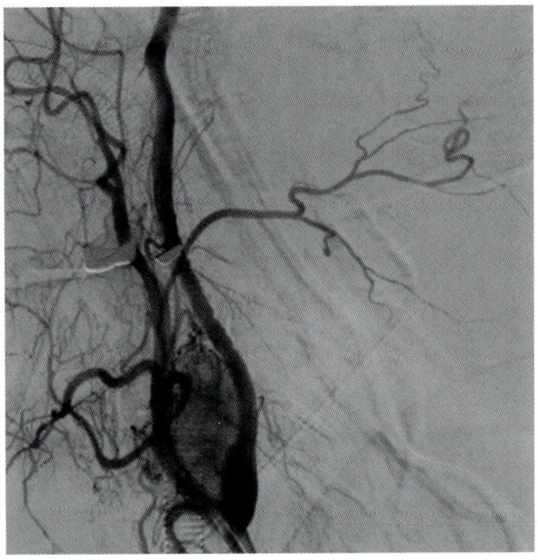

图 24-4 咽升动脉是肿瘤主要供血动脉之一。

瘤体体积增长缓慢，查体发现下颌角下的颈部肿块附着于颈总动脉分叉部位，肿块可水平方向移动少许，但无法沿颈动脉方向移动[Fontaine 征(+)]。CTA、DSA等检查显示富血供肿瘤和复合神经源性肿瘤病变特点，颈动脉体瘤诊断明确。鉴于影像学检查，排除颈部肿大淋巴结、动脉瘤、腮源性囊肿、神经纤维瘤及淋巴瘤等病变。

临床决策分析

颈动脉体瘤治疗以外科手术切除为主，改良方案包括应用阻断(切断)颈外动脉、结扎颈内动脉等措施降低术中出血，继而行颈动脉成形术、人工血管等血流重建。目前，单纯外科手术方案的临床并发症发生概率较高，除肿瘤位于重要区域的原因外，术中出血量大、视野不清晰是导致并发症发生率高的重要原因。颈动脉体瘤供血动脉栓塞能够有效降低肿瘤血供，可以为手术提供良好的剥离条件，所以，建议采用复合手术方法，切除前应对肿瘤进行预栓塞治疗。

诊疗过程

1.术前多学科会诊

请影像科、神经外科、麻醉科等多学科会诊，详细评估颈动脉体瘤供血动脉以及危险吻合，细化颈动脉体瘤栓塞方案，同期或者分期切除颈动脉体瘤。

(1)咽升动脉参与颈动脉体瘤供血，其远端分支(神经脑膜支)参与神经、脑膜，可能与基底动脉分支形成吻合。术中需要行微导管造影，明确潜在风险。

(2)微导管超选择颈动脉体瘤供血动脉，应尽量靠近瘤体，明确仅存在肿瘤供血而无正常组织供血，避免误栓正常组织。

(3)肿瘤侧支血管丰富，虽然可选择应用 Glubran 胶进行栓塞，但分期治疗时可能导致侧支循环形成，降低栓塞效果。

2.手术方案

肿瘤供血动脉栓塞、颈动脉体瘤切除术。

3.手术过程

(1)造影明确颈动脉体瘤供血动脉(图 24-5 和图 24-6)。

(2)SL-10 微导管在 Transend-205 微导丝引导下分别超选择咽升动脉、甲状腺上动脉、舌动脉、颈动脉

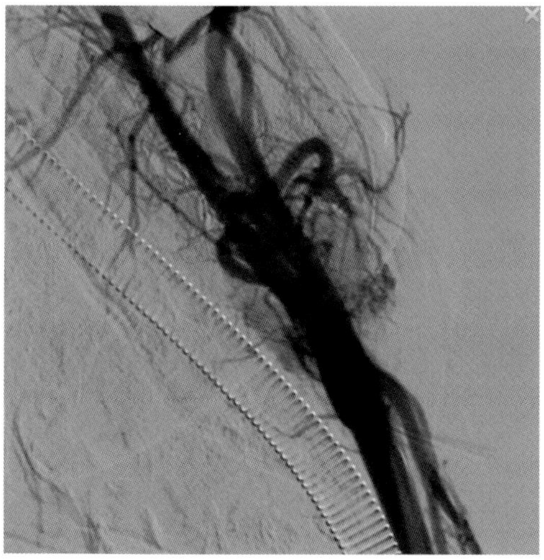

图 24-5　正位造影。

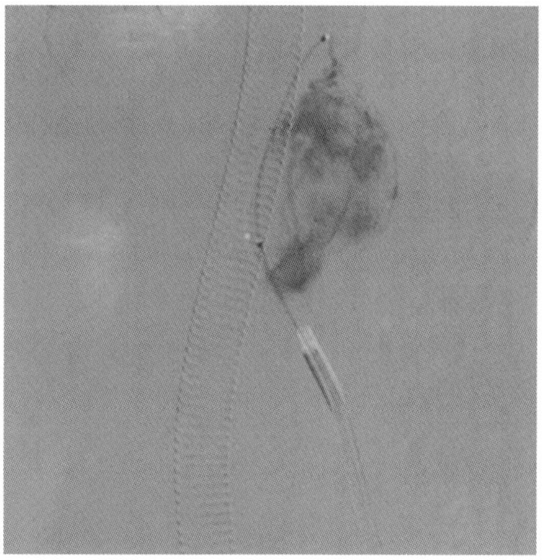

图 24-7　微导管超选择咽升动脉造影，明确仅存在肿瘤供血，无正常组织供血。

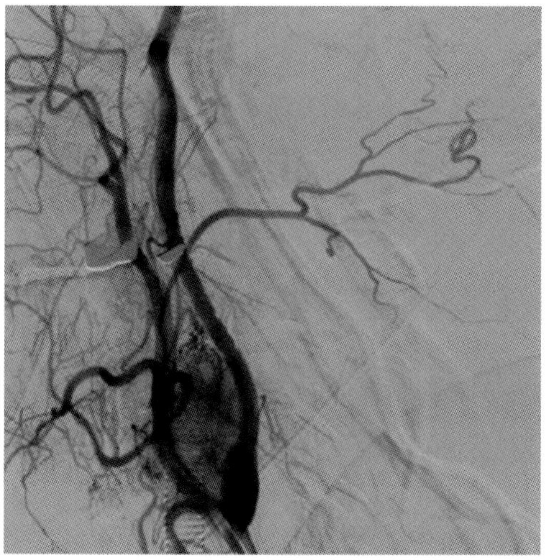

图 24-6　侧位造影。

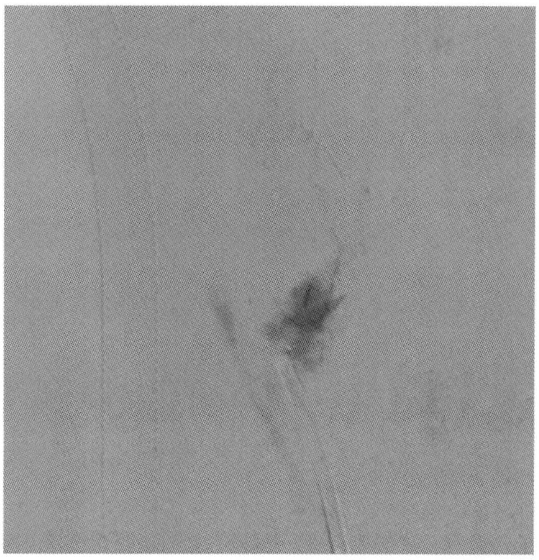

图 24-8　微导管超选择颈内动脉肿瘤供血分支造影，仅存在肿瘤供血。

窦部滋养动脉，导管头端超选择后，造影明确仅存在肿瘤供血且无正常组织供血分支，然后以 Glubran 胶/碘化油(1:3)进行栓塞(图 24-7 和图 24-8)。

(3)栓塞后造影检查显示：肿瘤供血减少 90%以上(图 24-9)。

(4)颈动脉体瘤切除过程中出血量极少，视野干燥、清晰，肿瘤周围组织清晰，肿瘤分离至上极可见血管内白色的栓塞物，肿瘤完整切除，切除过程顺利，术中出血<100mL。切除后的标本呈灰白色(图 24-10 至图 24-13)。

(5)术后造影显示颈内动脉、颈外动脉及各分支良好(图 24-14 和图 24-15)。

术后处理及随访

患者清醒后，安返病房，未诉明显不适，术后 4 天出院。

经验与体会

本病例手术过程顺利，术中出血<100mL，瘤体切除完整，标本呈灰白色(既往单纯切除的颈动脉体瘤标本往往为暗红色)，手术后肿瘤周围组织血管、神经、肌肉保留完整，无任何并发症发生。

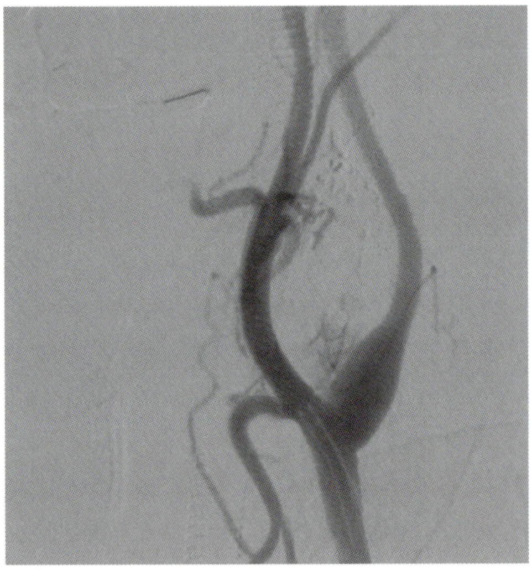

图 24-9 Glubran 胶栓塞完毕后，肿瘤供血明显减少。

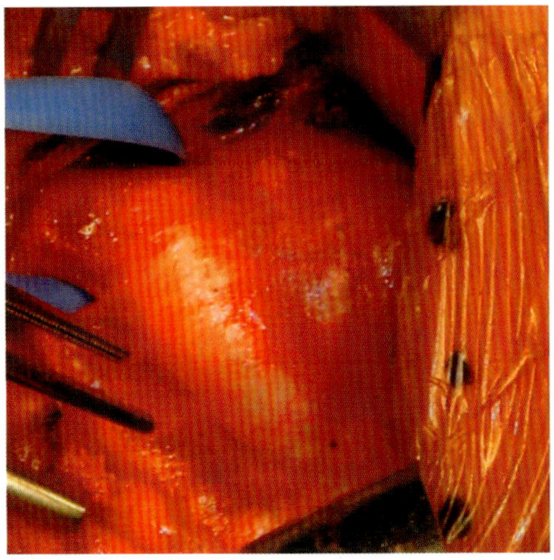

图 24-10 颈动脉体瘤包绕颈动脉分叉部。

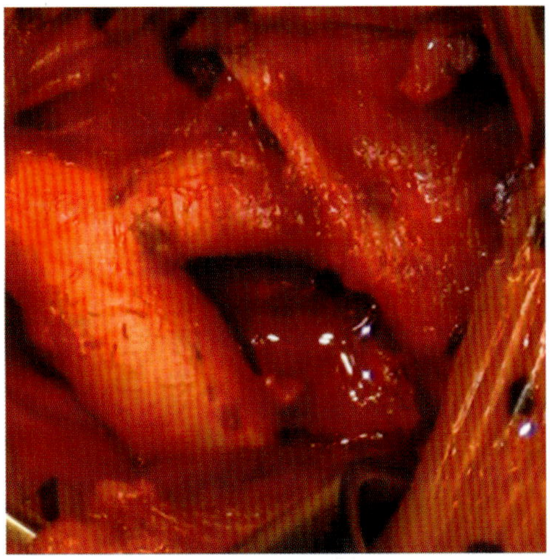

图 24-11 切除颈动脉体瘤后，颈动脉分叉、颈外动脉及其分支完整。

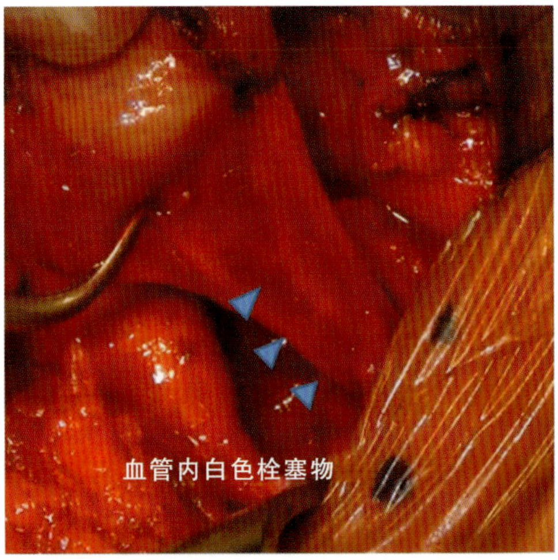

图 24-12 颈动脉体瘤远心端咽升动脉内可见白色栓塞物（△）。

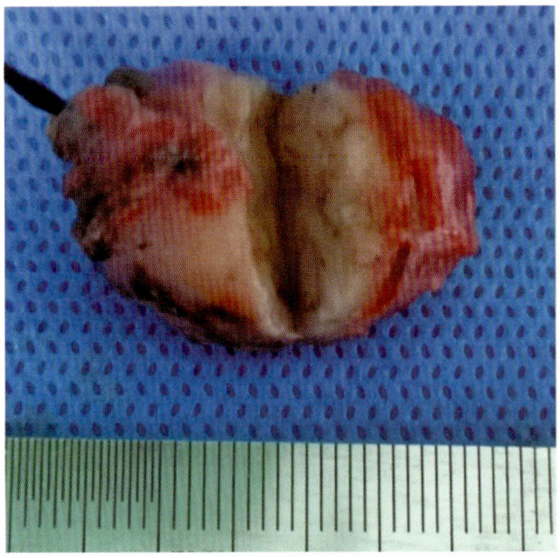

图 24-13 颈动脉体瘤标本呈灰白色，表面光滑。

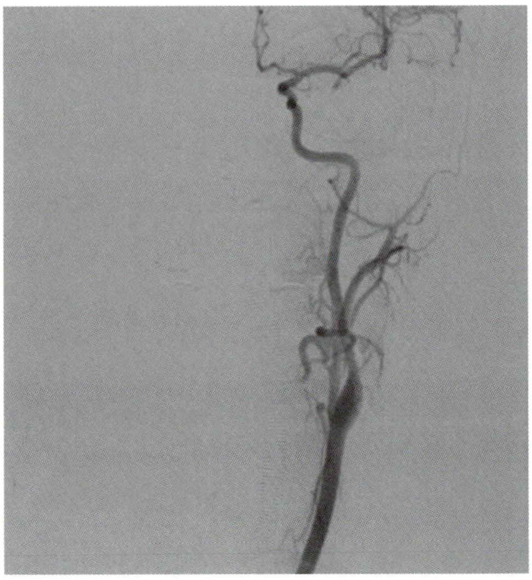

图 24-14 术后正位造影。

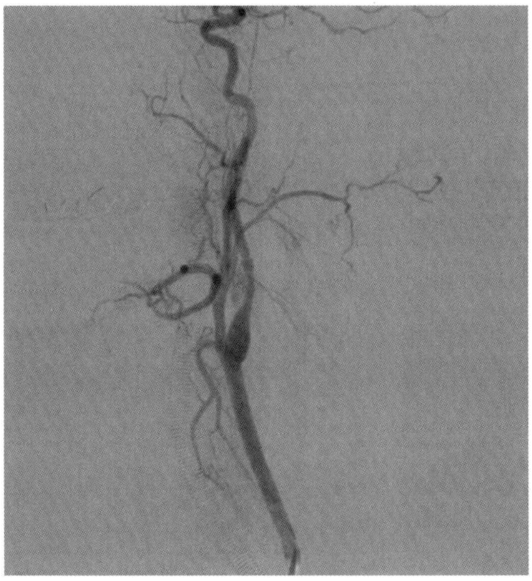

图 24-15 术后侧位造影。

颈动脉体瘤供血动脉栓塞的应用目前仍然存在较大争议，主要包括以下几方面：①栓塞术后虽然术中出血减少，但是出血量计算方法不规范，与未栓塞相比可能无统计学差异；②颈动脉体瘤主要并发症为脑神经损伤，栓塞手术不能有效降低脑神经损伤的发生风险；③栓塞手术可能导致脑梗死事件发生；④栓塞后至二期切除手术期间，可能侧支循环建立，降低栓塞效果。此外，有人指出栓塞并发症也不容忽视，例如栓塞后疼痛、发热、感染等问题。

经过慎重考虑，我们认为复合手术具有较大优势：①颈动脉体瘤供血动脉来自颈外动脉各个分支以及颈内动脉，包括咽升动脉、甲状腺上动脉、舌动脉、枕动脉的分支，虽然血管管径较细，但是应用 0.010 英寸微导管超选择并栓塞一般比较容易。虽然任何程度的血流降低都有助于切除手术，但是由于瘤体内部丰富的血管吻合，栓塞过程要有耐心，最好能将瘤体血流降低 90%以上。栓塞后，切除过程中的出血量将大大降低，手术视野会更清晰，无须阻断颈动脉血流，也无须切断颈外动脉、颈内动脉，同时有助于降低手术并发症的发生风险。另外，颈动脉体瘤远心端邻近舌下神经、二腹肌等重要组织，术中暴露、止血相对困难，我们发现栓塞肿瘤远心端血供对于分离肿瘤高危区域有较大帮助，因此肿瘤远心端血管是栓塞的重点之一；②复合手术将栓塞手术与肿瘤切除手术合二为一，没有时间间隔，避免了侧支循环建立，使栓塞效果达到最佳，也避免了栓塞相关并发症的发生，例如疼痛、肿胀、发热等；③术者发现，栓塞后颈动脉体瘤变软，瘤体缩小，手术操作空间变大，肿瘤更容易与颈动脉剥离。

小结

尽管颈动脉体瘤供血动脉栓塞的应用目前仍然存在较大争议，但我们认为该复合手术仍具有较大优势。肿瘤切除前先通过介入超选择栓塞肿瘤供血动脉，从而使整个手术过程更加安全、简洁，这为颈动脉体瘤的外科手术治疗提供了复合手术新思路。

（赵同源 曲乐丰）

参考文献

1. Suarez C, Rodrigo JP, Mendenhall WM, et al. Carotid body paragangliomas: a systematic study on management with surgery and radiotherapy. Eur Arch Otorhinolaryngol, 2014,271:23-34.
2. Dardik A, Eisele DW, Williams GM, et al. A contemporary assessment of carotid body tumor surgery. Vasc Endovascular Surg, 2002,36:277-283.
3. Gwon JG, Kwon TW, Kim H, et al. Risk factors for stroke during surgery for carotid body tumors. World J Surg, 2011,35:2154-2158.
4. Sen I, Stephen E, Malepathi K, et al. Neurological complications in carotid body tumors: a 6-year single-center experience. J Vasc Surg, 2013,57(2):64-68.
5. Bercin S, Muderris T, Sevil E, et al. Efficiency of preoperative embolization of carotid body tumor. Auris Nasus Larynx, 2015, 42:226-230.

病例 25

侵及颅底的复杂颈动脉体瘤的手术治疗

导 读

颈动脉体瘤(carotid body tumor, CBT)发生于颈总动脉分叉部位的颈动脉体，是头颈部副神经节瘤的一种，比较少见，发病率约为 1/30 000，多数为良性，其中恶性占 5%~10%。目前，手术切除是颈动脉体瘤的标准治疗方法。肿瘤位于颈总动脉分叉部位，与颈动脉关系密切。1971 年，Shamblin 依据瘤体与血管的关系把颈动脉体瘤分为 3 种类型(图 25-1)，其中Ⅰ型指肿瘤与颈动脉无明显粘连，容易从血管壁上分离；Ⅱ型指肿瘤与颈动脉粘连或部分包裹颈动脉；Ⅲ型指瘤体将颈动脉完全包裹，术中常难以避免血管损伤。其中Ⅲ型肿瘤因包裹颈动脉，且与血管壁粘连严重，分离困难，术中损伤颈动脉风险高，常需做血管重建，故手术难度大、风险高。而Ⅲ型肿瘤中，若瘤体巨大，向上方侵及颅底，累及颅底段颈动脉及后组脑神经，肿瘤前上界被下颌骨遮挡，手术区域涉及神经外科、口腔颌面外科及耳鼻咽喉头颈外科等多学科，则手术更具挑战性。本文介绍 1 例该类肿瘤的手术治疗。

病例简介

女性患者，51 岁。主诉：发现右侧下颌部肿物半年余。

【现病史】 患者半年余前发现右侧下颌部肿物，约鸡蛋大小，无明显诱因。伴有咽痛，说话及吞咽时感觉不适。5 个多月前就诊于外院，行全脑血管造影检查，提示左侧颈内动脉床突旁动脉瘤、右侧颈动脉体瘤可能。于外院行左侧颈内动脉动脉瘤栓塞术及肿瘤供血动脉栓塞术。后因考虑右侧颈部肿瘤切除手术风险高，建议患者转诊上级医院。患者就诊于多家医院，均因手术风险高，未予治疗。

【既往史】 40 年前曾患右侧面神经炎，遗留右侧周围性面瘫。曾患右侧“腮腺炎”。

【查体】 自主体位，步入病房。双侧瞳孔等大等圆，直径 3mm，光反应灵敏。双侧额纹基本对称，右侧鼻唇沟浅，鼓腮及示齿可。伸舌偏右，右侧舌肌萎缩。饮水无呛咳。右侧下颌近右耳处明显膨隆，可触及直径约 5cm 的肿物，质韧，无明显压痛，纵向可稍推动，横向活动度差，未触及震颤感。四肢肌力、肌张力正常，双侧 Babinski 征(-)。

【辅助检查】

脑部 MRI 增强扫描(图 25-2)：右侧颈总动脉分叉水平以上占位病变，位于咽旁间隙及颞下窝，累及右侧颈静脉孔，颈内动脉及颈外动脉被包裹。符合颈部副神经节瘤表现。

头颈部 CTA(图 25-3)：右侧颈总动脉分叉水平上方可见大小约 5.7cm×2.9cm×6.1cm 占位。颅底骨质未受侵蚀。右侧颈内静脉近端不显影。颈内动脉及颈外动脉被肿瘤包裹(图 25-4)。

DSA(图 25-5)：肿瘤位于右侧颈动脉分叉处，肿瘤染色明显；颈内动脉通畅，受肿瘤挤压，向前方移位。左侧颈内动脉床突旁动脉瘤弹簧圈栓塞后，动脉瘤未显影。

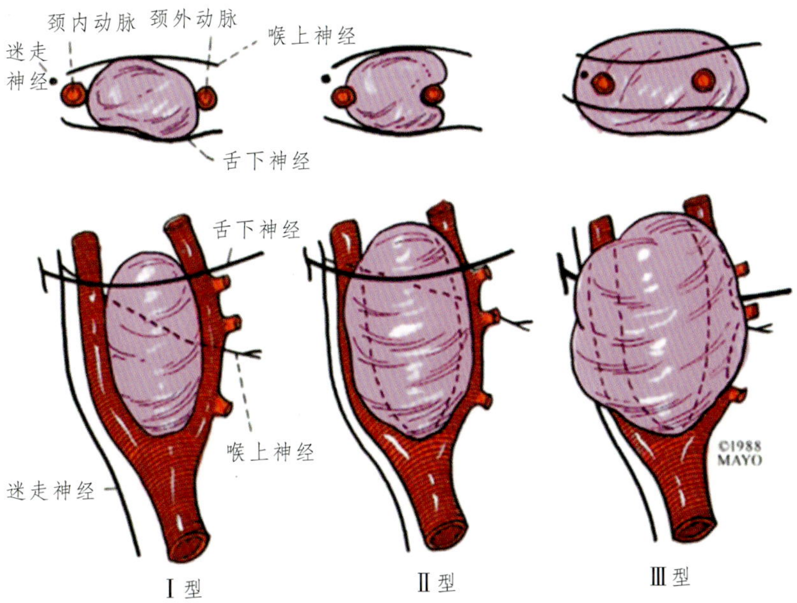

图 25-1 颈动脉体瘤的 Shamblin 分型。(改编自：Shamblin WR, ReMine WH, Sheps SG, Harrison EG Jr: Carotid body tumor (chemodectoma): clinicopathologic analysis of ninety cases. *Am J Surg* 122:732-739, 1971.)

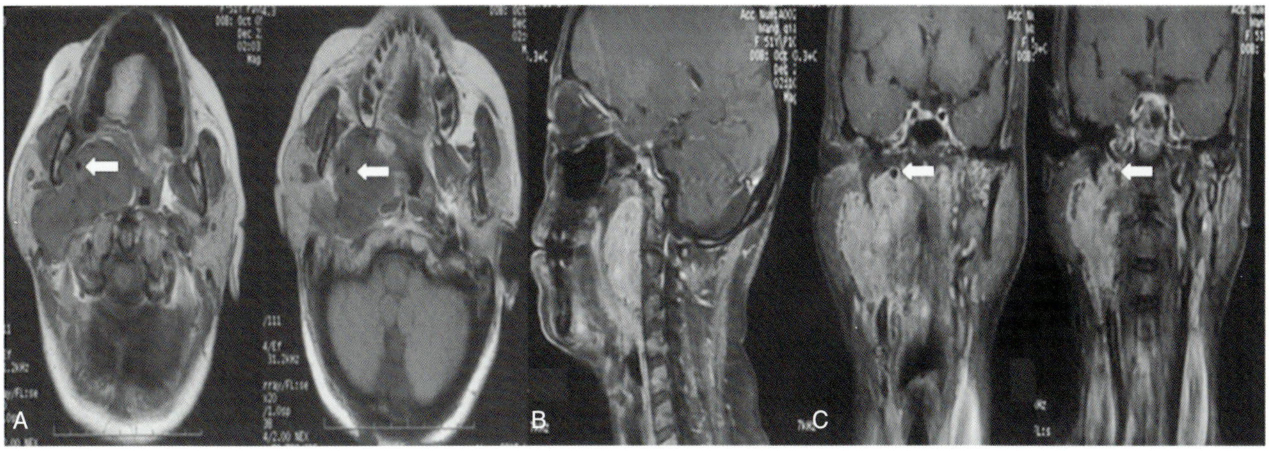

图 25-2 脑部 MRI 增强扫描。(A)轴位；(B)矢状位；(C)冠状位(箭头示颈内动脉被肿瘤包裹)。

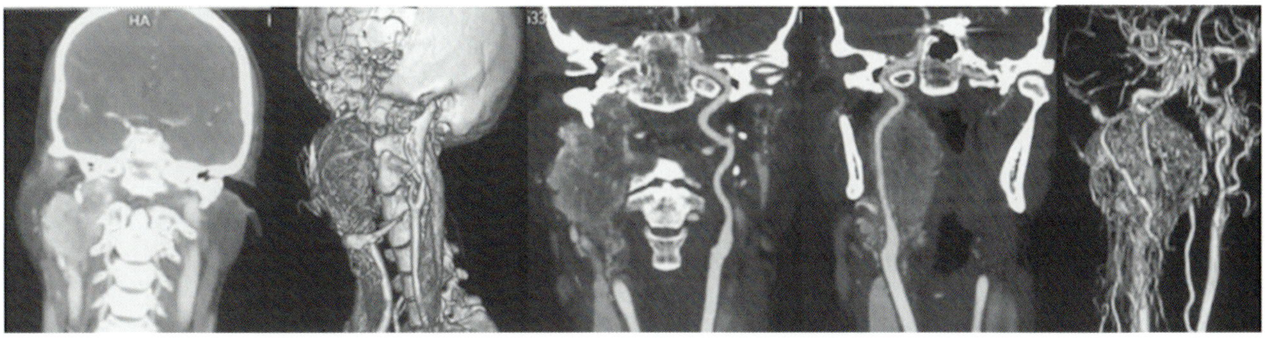

图 25-3 头颈部 CTA。

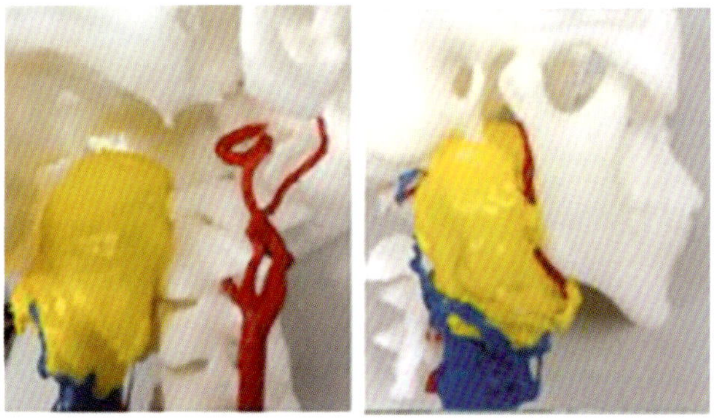

图 25-4 三维重建模型可见病变(黄色部分)巨大,包裹右侧颈动脉及颈内静脉,向上侵及颅底,向后至乳突,向前至下颌升支内侧,向内至颈椎前方中线部。

诊断

1.右侧颈动脉体瘤。

2.左侧颈内动脉床突旁动脉瘤栓塞术后。

病情分析

患者为中年女性,慢性病程。右侧下颌近右耳处肿物,质韧,无明显压痛,纵向可稍推动,横向活动度差,符合 Fontaine 征表现。MRI 增强扫描、头颈 CTA 及 DSA 显示:右侧颈总动脉分叉水平占位病变,颈内动脉及颈外动脉受压移位,符合"里拉琴征""握雪状"或"高脚杯样"表现。诊断考虑颈动脉体瘤,Shamblin Ⅲ型。合并左侧颈内动脉床突旁动脉瘤,已行栓塞治疗。患者目前占位诊断明确,右侧舌肌萎缩,考虑右侧舌下神经受累。手术指征明确。首选外科手术切除肿瘤。肿瘤包裹颈动脉,手术应尽量尝试保留颈内动脉,需分块切除肿瘤,将颈内动脉自肿瘤中游离。而该肿瘤血运丰富,需要首先栓塞肿瘤供血动脉才能做到分块切除。考虑到术中颈内动脉损伤、被迫阻断或牺牲的可能,需要做球囊闭塞试验。术中做颈内动脉重建准备(用同侧颈外动脉或自体桡动脉及大隐静脉)。肿瘤向上侵及颅底,手术显露困难,需要颅底入路,尽量显露至侧颅底的颈静脉孔、颈动脉管外口等区域。

临床决策分析

1.血管内介入诊疗

(1)评估颈内动脉通畅性:颈内动脉通畅,需要保留颈内动脉或做颈内动脉重建术。

(2)评估颈内静脉通畅性:若患侧颈内静脉已被肿瘤侵犯闭塞,则可将颈内静脉结扎切断,与肿瘤一并去除;若患者颈内静脉仍通畅,则评估其是否为优势侧引流静脉,非优势侧可牺牲,若为优势侧则尽量保留或重建。

(3)球囊闭塞试验:行左侧颈内动脉及双侧椎动脉造影时,压闭右侧颈动脉做压颈试验,若提示有交叉供血,进一步做球囊闭塞试验,评估血流代偿情况。若患者能耐受球囊闭塞试验,则术中临时阻断颈内动脉时安全性高;颈内动脉被迫牺牲时,可不必勉强做血管重建 (必要时可考虑行二期手术做颅内外搭桥,如颞浅动脉-大脑中动脉搭桥)。若患者不能耐受球囊闭塞试验,则术中尽量不要阻断患侧颈内动脉,或尽量缩短阻断时间;患侧颈内动脉若被迫牺牲,必须做血管重建。

(4)肿瘤术前栓塞:评估肿瘤供血,分选肿瘤供血动脉造影, 用 PVA 颗粒或 Onyx 胶栓塞肿瘤供血动

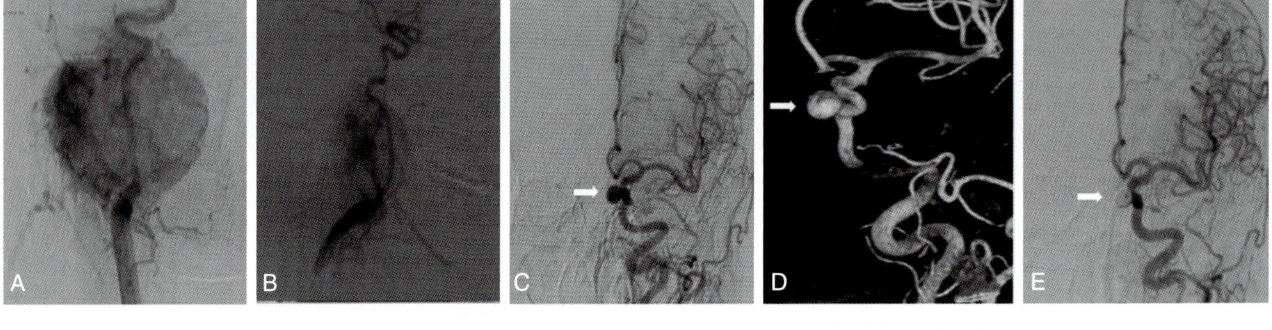

图 25-5 (A)右侧颈动脉正位造影;(B)右侧颈动脉侧位造影;(C)左侧颈内动脉正位造影示床突旁动脉瘤(箭头所示);(D)左侧颈内动脉造影 3D 成像(箭头示动脉瘤);(E)左侧颈内动脉正位造影,箭头示床突旁动脉瘤栓塞后不显影。

脉，尽量减少肿瘤大部分供血，尤其是近颅底处。

(5)评估左侧颈内动脉床突旁动脉瘤栓塞情况。

2.栓塞后行 Matas 试验

压迫患者颈动脉，促进侧支循环充分形成。栓塞后尽早行肿瘤切除术，避免栓塞后炎性反应。

3.手术切除肿瘤

术中分块切除肿瘤，尽量保留颈内动脉完整，若颈内动脉损伤，行修补术。若颈内动脉被迫牺牲，做颈内动脉重建准备(利用同侧颈外动脉、桡动脉或大隐静脉)。肿瘤前上界被下颌升支遮挡，必要时可做下颌关节半脱位或下颌角离断，并外旋增加显露。术前请口腔颌面外科专家会诊，共同讨论手术方案，必要时联合手术。

诊疗过程

1.术前多学科会诊

邀请影像科、麻醉科、急救科等多学科会诊，制订详细心、肺、肾、脑功能围术期保护预案。

2.手术方案

肿瘤栓塞术+肿瘤切除术。

3.手术过程

首先行全脑血管造影+球囊闭塞试验+肿瘤栓塞术(图 25-6)。

先在局部麻醉下造影。右侧颈内动脉被肿瘤推挤向后外侧，右侧横窦及乙状窦可见显影，颈内静脉未见显影。右侧颈外动脉有多支分支向肿瘤供血，肿瘤染色明显。咽升动脉、耳后动脉、颌内动脉发出分支供应肿瘤上部，面动脉、舌动脉、甲状腺上动脉发出分支供应肿瘤下部。压迫右侧颈动脉，经左侧颈内动脉造影，可见通过前交通动脉向右侧代偿供血。应用 7mm×7mm 球囊闭塞试验(Hyperform，EV3)闭塞右侧颈内动脉后，左侧颈内动脉及左侧椎动脉可分别通过前交通动脉及后交通动脉向右侧颈内动脉代偿，供血良好。患者能耐受球囊闭塞试验 30 分钟，诉头痛，无神经功能障碍，降低平均动脉压 20mmHg，患者仍可耐受。改

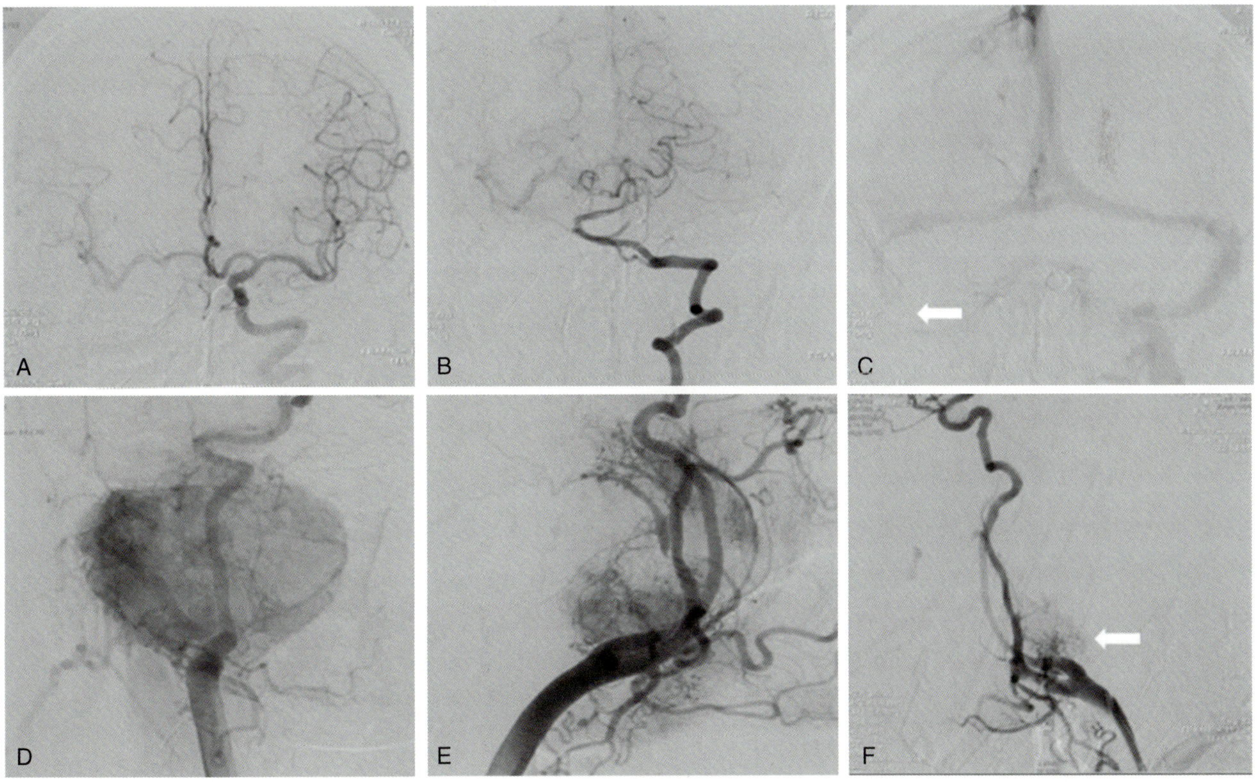

图 25-6　(A)球囊封堵右侧 ICA 后，左侧 ICA 造影正位图示左侧 ICA 通过前交通动脉向右侧代偿供血；(B)球囊封堵右侧 ICA 后，左侧椎动脉造影正位图示通过右侧后交通动脉向右侧 ICA 代偿供血；(C)经左侧 ICA 造影窦期显示右侧颈内静脉近端不显影(箭头所示)；(D，E)右侧颈动脉造影正位和侧位显示肿瘤染色明显，由颈外动脉多支分支供血；(F)经颈外动脉肿瘤供血分支超选栓塞后，肿瘤上部不显影。仅余肿瘤下部部分染色(箭头所示)。

全身麻醉，行肿瘤栓塞。分别用微导管（Rebar18 及 Echelon10）经咽升动脉、颌内动脉及耳后动脉，用栓塞颗粒（PVA，150~350μm）栓塞肿瘤上部，透视下观察颗粒向肿瘤弥散良好，至阻力明显增大，继续栓塞供血动脉主干。肿瘤上部染色基本消失。考虑肿瘤下部供血动脉术中容易控制，且栓塞颗粒易反流至颈内动脉，风险高，未继续栓塞。

然后行肿瘤切除术（图 25-7 和图 25-8）。栓塞后第 7 天行肿瘤切除术。全身麻醉，仰卧，右肩部垫高，头左偏。标记右耳后 C 形切口，下方至胸锁乳突肌前缘。消毒、铺巾，逐层切开，筋膜下分离皮瓣，显露胸锁乳突肌及头夹肌，自乳突部切断胸锁乳突肌（保留肌蒂），翻向下方，注意保护副神经。显露二腹肌后腹，在乳突部保留肌蒂切断，翻向前侧。在胸锁乳突肌前缘解剖出颈内静脉及颈总动脉近心端，动、静脉远端被肿瘤遮挡，在颈总动脉预留血管阻断带，沿颈总动脉向远端分离肿瘤边界，将颈静脉双重结扎切断。先自肿瘤与颈外动脉之间分离出肿瘤-血管界面，作为

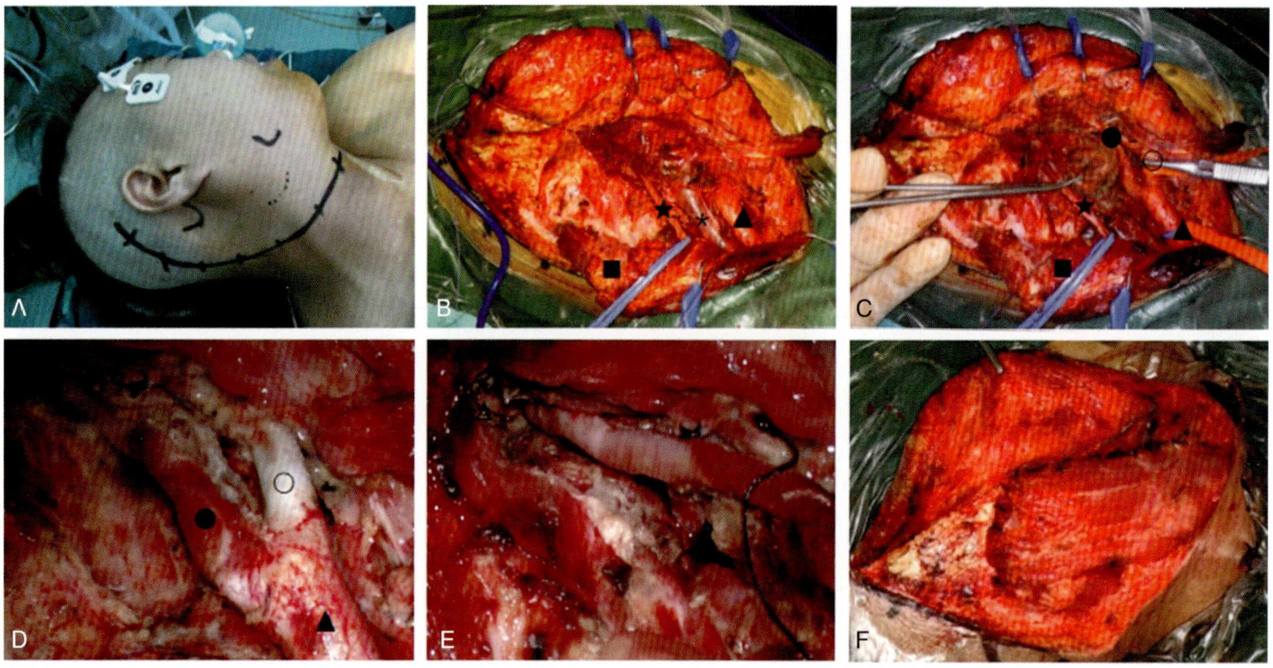

图 25-7 （A）头位及切口；（B）皮瓣翻开，胸锁乳突肌离断翻下，注意保护副神经。显示颈动脉分叉部、颈内静脉及肿瘤；（C）颈内静脉结扎切断，将肿瘤自颈动脉分叉部分离；（D，E）显微镜下影像显示肿瘤切除后可见颈内动脉及颈外动脉保留完好。▲颈总动脉；* 颈内静脉；★ 副神经；■ 胸锁乳突肌；●颈内动脉；○颈外动脉。

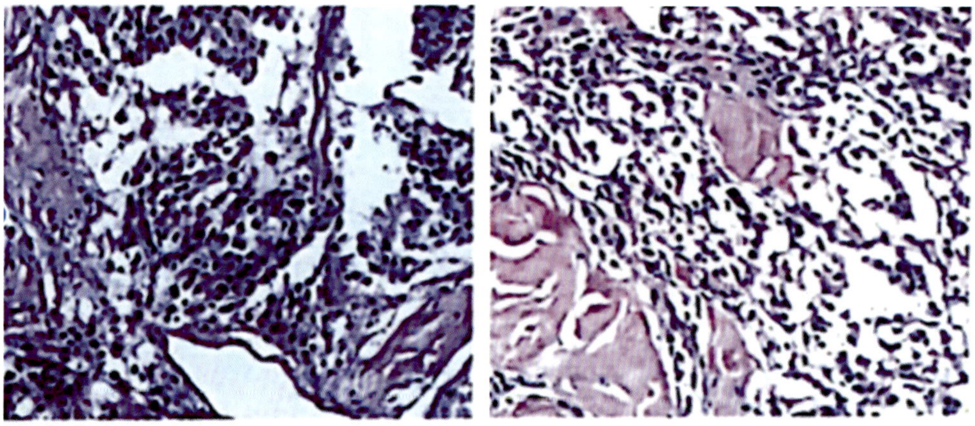

图 25-8 术后病理：胶原硬化的纤维组织中见肿瘤细胞巢片状分布，细胞核圆形、椭圆形或不规则形状，小至中等大小，细胞质丰富，弱嗜酸性或透明，其间可见血管，腔内见无定型物可能为栓塞治疗后改变。综上，形态考虑副神经节瘤。

突破点。进一步分离肿瘤与颈动脉分叉部的粘连，分离出颈外动脉及颈内动脉起始段。逐步结扎颈外动脉向肿瘤供血的分支，分块切除肿瘤，肿瘤质地硬韧，出血可控。切除肿瘤至颅底处，见 ICA 被肿瘤包裹，且肿瘤质地硬韧，切除困难，用超声吸引器逐渐吸除肿瘤，游离出颈内动脉，并完好保护。镜下全切肿瘤，颈静脉孔区肿瘤包膜切除时，静脉出血较剧烈，予以明胶海绵压迫，充分电凝，止血良好。术腔严密观察出血，覆盖术野。留置负压吸引。二腹肌及胸锁乳突肌复位固定。逐层缝合切口。

术后处理及随访

患者术后病程平稳，无新发神经功能障碍，术后 12 天出院。出院前复查头颈 CTA 提示右侧颈内动脉全程显影良好（图 25-9），增强 MRI 提示肿瘤全切（图 25-10 和图 25-11）。

经验与体会

颈动脉体瘤是位于颈动脉分叉处的一种非嗜铬性副神经节，临床表现缺乏特异性，是一种较为少见的化学感受器肿瘤 。此病任何年龄均可发生，多数生长缓慢，表现出良性肿瘤的特征。在某些患者中，颈动脉体瘤可表现出神经内分泌肿瘤的特征，有时可合并肾上腺肿瘤等其他肿瘤。颈动脉体瘤的诊断主要依靠临床表现和影像学检查，表现为颈部下颌角下方长轴与血管走行一致的无痛性肿物，质韧、边界清晰、有局

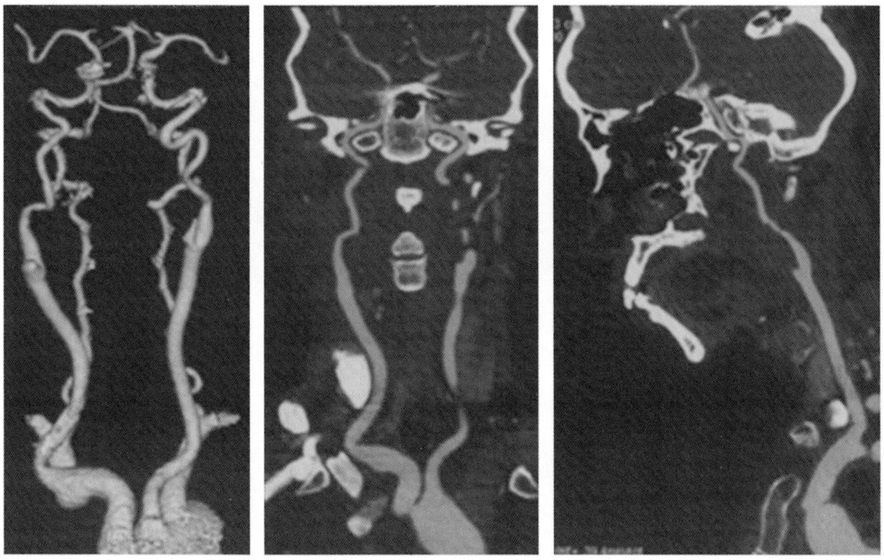

图 25-9　术后 1 周，出院前 CTA 显示右侧颈内动脉全程显影良好。

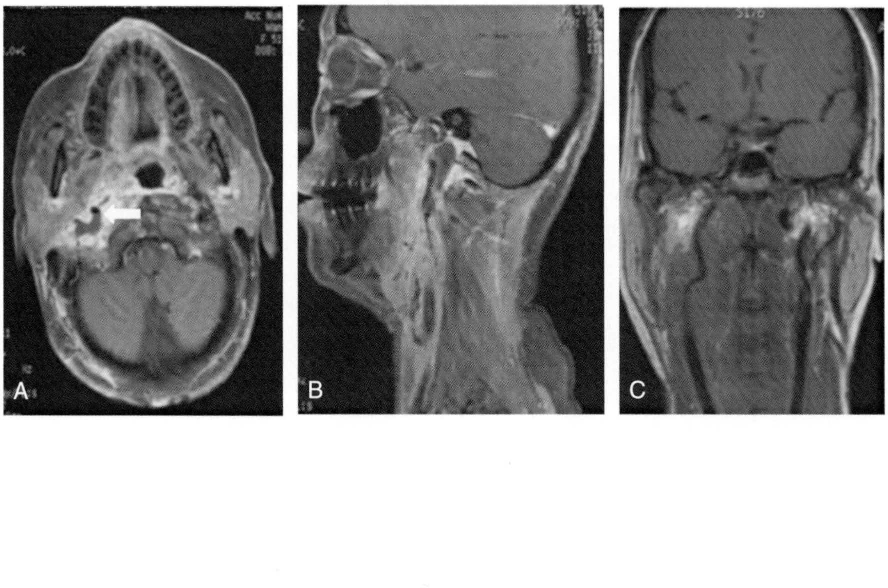

图 25-10　术后 8 天，出院前增强 MRI 显示肿瘤全切，右侧颈内动脉全程显影良好。(A)轴位；(B)矢状位；(C)冠状位。箭头示颈内动脉。

部压迫感。累及邻近组织和神经可出现呛咳、声音嘶哑、吞咽困难、霍纳综合征等相应症状。本例患者出现同侧舌下神经受累表现。颈动脉体瘤症状学诊断较为困难,需要与颈部其他类型肿物如血管瘤、神经源性肿瘤、淋巴瘤、结核、转移瘤等鉴别。颈动脉体瘤起源于颈内外动脉分叉部位,具有典型的影像学特征,瘤体使得颈动脉分叉张开,DSA 或 MRA 呈现典型的"高脚杯"或"里拉琴征"改变。由于瘤体内富含血管,CT 及 MRI 增强后强化明显。

手术治疗是颈动脉体瘤的首选治疗方案。颈动脉体瘤的生长主要沿血管外膜进行,一般不会侵犯至血管中层,因此,沿着外膜(Gorden Taylor 白线间隙)进行瘤体的剥离是安全的。先自肿瘤与颈外动脉之间分离出肿瘤-血管界面,作为突破点,进一步分离肿瘤与颈动脉分叉部的粘连。然后将肿瘤提起,沿着颈外动脉壁向远端分离肿瘤,逐渐结扎剪断来自颈外动脉的供血分支。尽量保留颈外动脉主干,必要时可做供体动脉重建颈内动脉血流。如果术中结扎了一侧颈内动脉,保留颈外动脉便更有意义,因为许多重要的侧支循环通路来源于它。

颈动脉体瘤属于富血运肿瘤,术前栓塞可明显降低肿瘤血运,减少术中出血,使得术野清晰,避免误伤周围神经结构。1980 年,Schick 等报道了第 1 例术前栓塞辅助颈动脉体瘤切除术,由于术前栓塞可以有效减少出血,使手术易于进行并且可以减少神经损伤的发生,因此这项技术被越来越多地应用。CBT 一般由颈外动脉分支供血,如颌内动脉、咽升动脉、耳后动脉及枕动脉等。一般供血动脉会较正常粗大,再发出数个分支向肿瘤供血,可用微导管超选择进入供血动脉,尽量靠近肿瘤栓塞。但有时无明显粗大供血动脉或供血动脉过度迂曲,则无法超选择进入。可考虑在透视下经皮穿刺肿瘤直接栓塞,但操作较困难,且操作过程中术者的放射线暴露量较大,一般不勉强行穿刺栓塞。大部分 CBT 均可自颈动脉分叉部逐渐游离边界,整块切除。在显微镜下,用双极电凝可止血良好。当肿瘤巨大,侵及颅底,且包裹颈动脉,术中必须分块切除时,应考虑应用多种方法以减少肿瘤供血,包括微导管超选择栓塞、透视下穿刺肿瘤直接栓塞,或术中直视下直接穿刺栓塞肿瘤,也有报道采用覆膜支架封堵颈外动脉分支,减少肿瘤供血。材料栓塞可选用乙烯基-乙烯乙醇聚合物(Onyx)或者 PVA 颗粒,Onyx 胶可视性及弥散性更好,但价格昂贵;PVA 颗粒价格便宜,但弥散性差,且可视性差,术中可采用与造影剂 2:1 混合,提高可视性。二者可根据患者情况,混合使用。除这两种栓塞材料外,常用的液体栓塞剂有正丁基-2-氰丙烯酸盐(NBCA)。栓塞一般在局部麻醉下进行,可随时观察患者情况,利于避免误栓危险血管,或栓塞物经危险吻合栓塞颅内血管。但 Onyx 胶在栓塞颅底部位肿瘤时,患者疼痛明显,可能影响患者配合手术,宜选择全身麻醉栓塞。另外,如果栓塞要求高,且预计栓塞时间长时,也宜选择全身麻醉。本例患者需要尽可能多地栓塞供血动脉,栓塞要求高,用时长,故选择全身麻醉下栓塞。

CBT 的供血往往异常丰富,为减少术中出血,一般需要整块切除肿瘤。但本例患者的颈内动脉被肿瘤包裹,且与肿瘤粘连紧密,必须分块切除病变,才有可能将颈内动脉自肿瘤中游离出来予以保护。为了做到分块切除,术前栓塞必须良好。这需要介入团队与手

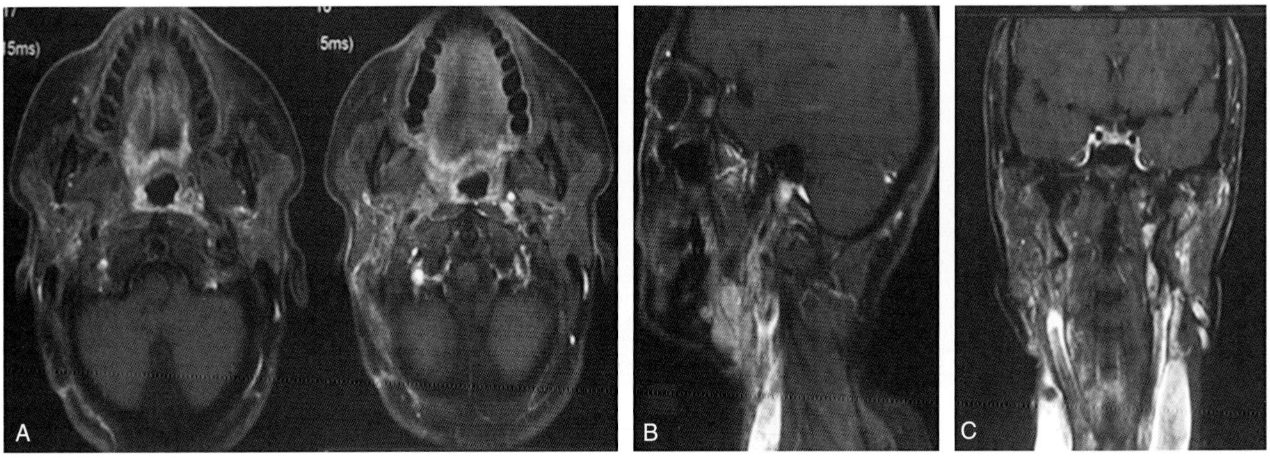

图 25-11 术后 4 个月复查增强 MRI,未见肿瘤残余及复发,颈内动脉显影良好。(A)轴位;(B)矢状位;(C)冠状位。

术团队密切配合，或者需要术者同时具备这两方面的技术，使术前栓塞效果达到最佳，为切除手术创造良好的条件。本例患者的手术成功就得益于术者熟练掌握了介入和手术两方面的技术。

关于栓塞后肿瘤切除手术时间的选择，从栓塞后即刻切除到栓塞后 3 天切除均有报道。一般选择在栓塞后 1 周内行切除手术，可以避免栓塞后侧支循环的形成以及局部的炎症反应。

采用颅颈联合入路的耳后大 C 形切口，逐层解剖胸锁乳突肌、头夹肌、二腹肌等，并离断诸肌肉，可显露颈鞘至颅底高位，利用下颌骨后方间隙分离肿瘤边界，分块切除，逐渐获得手术空间，一般无须行下颌骨脱位及离断。切除肿瘤至颅底，在狭小的空间内切除残余肿瘤，需要在显微镜下仔细分离肿瘤与颈内动脉边界，分块切除肿瘤。若肿瘤质地较韧，利用超声吸引器(CUSA)逐渐切除肿瘤是个很好的选择。此时再次强调术前可靠栓塞的重要性。同时，完备的颅底及颈部解剖知识、双极电凝严密止血、娴熟的显微镜下操作是完成该手术的有力保障。

小结

颈动脉体瘤属于富血运肿瘤，术前栓塞可明显降低肿瘤血运，减少术中出血。同时，完备的颅底及颈部解剖知识、双极电凝严密止血、娴熟的显微镜下操作是完成该手术的有力保障。

（伊志强）

参考文献

1. 高斌，朱江，孙羽东，等.颈动脉体瘤外科手术治疗单中心经验.中华血管外科杂志，2017，2(3)：156-159.
2. 翁剑锋，曲乐丰，景在平，等.70 例颈动脉体瘤的外科诊治分析.中华普通外科杂志，2010，25(10)：815-817.
3. 李平栋，陈晓红，房居高，等.改良颈-腮腺入路高位咽旁间隙肿瘤切除术探讨.中国耳鼻咽喉头颈外科，2013，20(7)：337-340.
4. Luis A, Pacheco O. Carotid body tumors: Surgical experience in 215 cases. J Craniomaxillofac Surg, 2017, 45(9): 1472-1477.

病例 26

侵及侧颅底的巨大颈动脉体瘤合并动脉瘤样结构的手术治疗

导　读

颈动脉体瘤(carotid body tumor, CBT)是一种发生在颈内动脉与颈外动脉分叉处的罕见肿瘤,来源于颈动脉的化学感受器,并具有血供丰富、手术风险高等特点。临床症状多以颈部肿物多见,神经、内分泌症状少见。CTA 可提示颈内动脉与颈外动脉呈杯口样改变。常见手术并发症包括出血、脑神经损伤、卒中等,大中心统计数据表明其手术死亡率高达 17.85%。通常瘤体直径>4cm 时需要进行血管重建,从而造成更高的神经损伤风险。本文分享 1 例直径>10cm 的巨大 CBT 的成功切除,同时报道其内部发现的一罕见动脉瘤样结构。

病例简介

女性患者,49 岁。主诉:发现右颈部肿物 5 年。

【现病史】 5 年前无意中发现右侧颈部肿物,约核桃大小,无头晕、头痛,无恶心、呕吐,无声音嘶哑,无饮水呛咳及吞咽困难,未重视。之后发现肿物逐渐增大,偶有头晕、黑矇,无头痛,无恶心、呕吐,无明显视物模糊。2 年前肿物约鸡蛋大小,在外院行肿物切除,因肿物较大,血供丰富,未能完成,病理提示颈动脉体瘤(具体不详)。1 年前就诊于上海市红十字第九人民医院,行弹簧圈栓塞术。2 周前就诊于本院,行头颈 CTA 示右侧颈部巨大囊实性占位(8.6cm×5.6cm×8.8cm),其内血供丰富,符合颈动脉体瘤,其内致密影,考虑可能为介入栓塞术后表现。双侧颈部多发小淋巴结。为进一步诊治,门诊以“右侧颈动脉体瘤”收住入院。

【既往史】 幼儿时期始患有脊柱侧弯;2 年前发现贫血,予输血治疗。

【查体】 一般情况可,神清言明,心率 100 次/分。右侧颈部触及一实性包块,大小约 10.0cm×8.0cm,质中,活动度欠佳,按压无明显疼痛感,无搏动感,表面可见一长约 6cm 手术瘢痕。皮肤浅表静脉未见明显充盈。压迫颈总动脉肿物未见明显缩小。双侧颈动脉无明显扩张,听诊双侧颈动脉、锁骨下动脉区无明显杂音,腹主动脉、股动脉无杂音。双侧颈动脉、肱动脉、桡动脉、双股动脉、胫后动脉、足背动脉搏动好,四肢皮肤温暖。脑神经(-)。

【辅助检查】

头颈部 CTA (2016 年 6 月 6 日, 北京协和医院): 右侧颈部巨大囊实性占位 (8.6cm×5.6cm×8.8cm),其内血供丰富,符合颈动脉体瘤,其内致密影,考虑可能为介入栓塞术后表现。双侧颈部多发小淋巴结(图 26-1)。

诊断

1.右侧颈动脉体瘤。

2.脊柱侧弯。

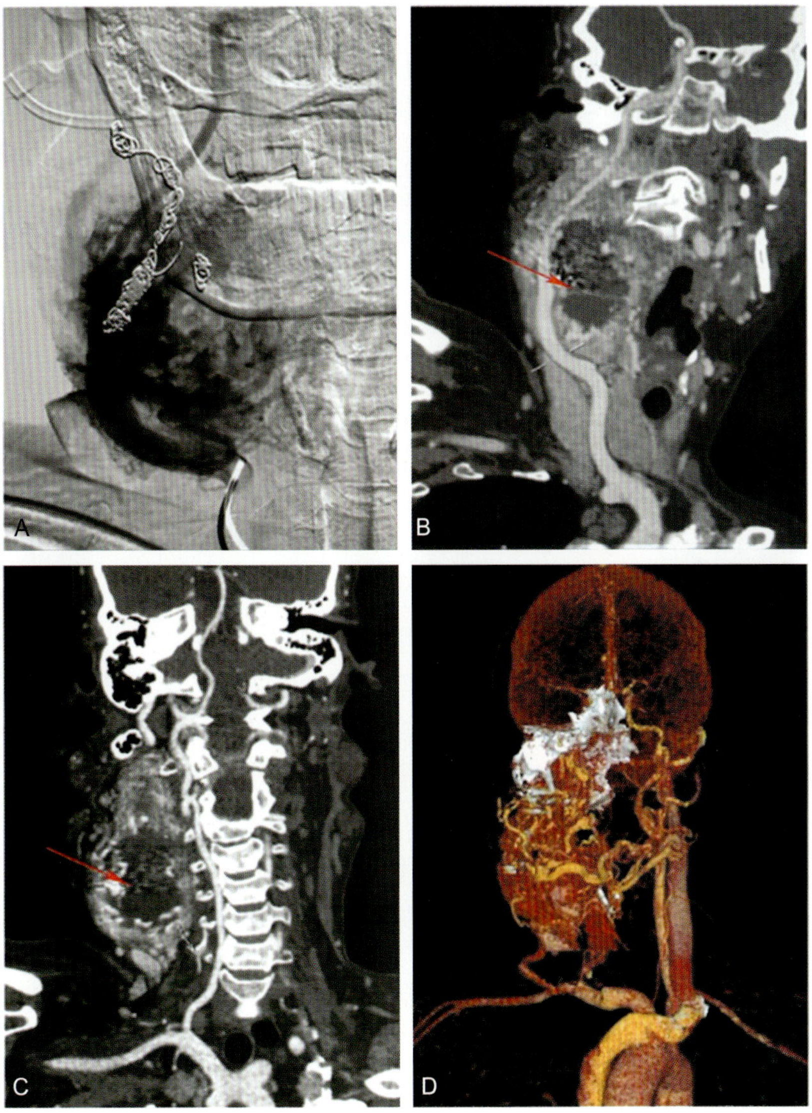

图 26-1　CTA 提示右侧颈部巨大囊实性占位(8.6cm×5.6cm×8.8cm)。

病情分析

患者为中年女性,发现右颈部肿物 5 年,查体于右侧颈部可触及一实性包块, 大小约 10.0cm×8.0cm,质中,活动度欠佳,按压无明显疼痛感,无搏动感。皮肤浅表静脉未见明显充盈。压迫颈总动脉肿物未见明显缩小。头颈部 CTA 提示右侧颈部巨大囊实性占位(8.6cm×5.6cm×8.8cm), 血供丰富。综合患者临床表现、查体和辅助检查结果,诊断右侧 CBT 可能性大。本例瘤体巨大,尽管目前无明显压迫症状,但病情有继续发展可能,且对外观影响大,患者手术意愿强烈。拟择期手术,切除瘤体,完成血管重建,并最大限度保留切除范围内脑神经功能。

临床决策分析

本例患者右侧 CBT 诊断明确,结合瘤体较大,位置较高,血供丰富,手术风险极高,需充分进行术前准备,行颈动脉造影评估病情,择期手术。

主要手术难点有:病变侵及侧颅底;脑缺血;神经保护。

1.病变侵及侧颅底

远端 ICA 显露困难,吻合空间狭小;颈内动脉 C2 段(岩段)位于侧颅底,走行于颞骨岩部的颈内动脉管内,是侧颅底手术最困难的部分之一。术中控制不佳有颅内出血风险。C1 段(颈段)已被瘤体全部包绕,继续向上游离到 C2 段(岩段)需要磨除茎突、乳突等骨性结构,因而保护该区域内的重要动脉、静脉及面神经成为手术的一大难点。

2.脑缺血

充分暴露 C2 段后，血管重建是另一难点。由于瘤体大、位置高,操作空间狭小,切除瘤体及吻合血管难度更高,这就对脑血流中断的时间提出了更高的要求。因此,计划采用“预重建”的方法,将脑血流阻断时间分为两段,每段约 3 分钟。

3.神经保护

磨削骨性结构的过程中涉及面神经所在的面神经管,术中精细操作、辨清解剖结构并予以保护,以最大限度减少神经损伤。

最终手术方案确定为:①右侧 CBT 切除术;②自体大隐静脉间位移植;③乳突磨除、面神经牵开术;④颈动脉重建术;⑤右枕部皮下及组织瓣转移术。

诊疗过程

1.术前多学科会诊

组织麻醉科、ICU、神经外科、耳鼻喉科会诊,制订详细手术方案及围术期管理计划。

(1)该瘤体巨大,位置高,近颅底,术中可能需要神经外科协助开颅。骨板打开后,血管可能不易吻合,术中出血不易控制。手术对患侧局部神经损伤大,需慎重评估健侧相应神经功能。术中计划用大隐静脉搭桥,计划血流阻断时间为 20 分钟。

(2)维持术中循环稳定,充分交待脑梗死、过度灌注风险及出血风险,颈部神经清扫后存在脱机拔管困难可能,建议返 ICU。

(3)术后拔管时间取决于术中神经受累情况,另外注意评估健侧相应神经功能。

(4)患者瘤体巨大,包绕颈内动脉,术中精细操作,术后积极护理。

(5)建议完善 24 小时动态心电图,评估是否有高度房室传导阻滞,交代围术期风险。

2.手术方案

右侧 CBT 切除术+自体大隐静脉间位移植+乳突磨除、面神经牵开术+颈动脉重建术+右枕部皮下及组织瓣转移术。

3.手术过程

手术前 6 天预先行右颈动脉球囊阻断、大动脉造影。仰卧位,常规消毒铺巾。1%利多卡因局部浸润麻醉,逆行穿刺双侧股总动脉,逆行置入导丝、导管,静脉入 4000U 全身肝素化。导丝、导管配合选择右颈动脉开口,造影显示:无名动脉、左颈动脉共干;右颈动脉分叉部巨大肿瘤、血运丰富,直径 10cm×5cm 大小(图 26-1A);颈外动脉栓塞术后改变,颈内动脉偏细。置换为 7mm×40mm 球囊阻断右颈总动脉，另行引入导管至主动脉弓部造影显示:左颈动脉、左锁骨下动脉血流通畅,颅内循环可。阻断 20 分钟,患者无不适,撤除球囊、导管、导丝,造影证实穿刺部位位于股总动脉,闭合器缝合双侧股动脉穿刺口。患者心率、血压平稳,出血 20mL。术后安返病房。

手术由血管外科和耳鼻喉科共同完成。仰卧位。麻醉成功后,肩背部垫高,常规消毒铺巾。右颈部胸锁乳突肌内侧缘斜行切口,切开长约 20cm,上界绕耳缘弧形切开,逐层切开皮肤、皮下脂肪、颈阔肌。先于胸锁乳突肌内侧解剖游离瘤体近端颈总动脉、颈内静脉,套带备用。耳鼻喉科冯国栋副教授亲自操作,去除部分乳突及茎突,显露瘤体上缘颈内动脉,并游离出面神经主干,套带保护(图 26-2A)。探查颈动脉体瘤巨大、质硬,约 10cm×15cm,颈动脉分叉部被完全包绕;肿物血运丰富,表面可见多支侧支血管;与周围组织及咽后壁粘连较重,颈内静脉、舌下神经、迷走神经、副神经、舌咽神经被肿瘤包绕,无法完整游离。探查右下肢大隐静脉,近段直径约 4cm,分别依次结扎各分支,分离一段长约 15cm,肝素盐水扩张后备用。全身肝素化后,将大隐静脉倒置,先与颈总动脉行端-侧吻合,吻合成功后开放阻断,暂时恢复脑血流,阻断时间 3 分钟,探查吻合口无漏血,自体静脉桥搏动良好;再次阻断颈总动脉、颈内动脉,连同颈动脉分叉、神经、颈内静脉将肿物一并切除,自体静脉桥与颈内动脉远端行端-端吻合,吻合成功后开放阻断,吻合口无漏血,颈内动脉远端搏动良好。Proline 5-0 缝线双重连续缝合颈总动脉断端(图 26-2B)。耳鼻喉科上台预防性气管切开,放置塑料套管。止血彻底后,取大腿脂肪填充、颞肌组织瓣行右枕部皮下转移术。清点器械、纱布无误,放置引流管两根,缝合切口,术毕。术中麻醉效果好,血压、心率平稳。术中出血 6000mL,输血 2400mL,血浆 1000mL,自体血 2000mL,患者安返 ICU 病房。

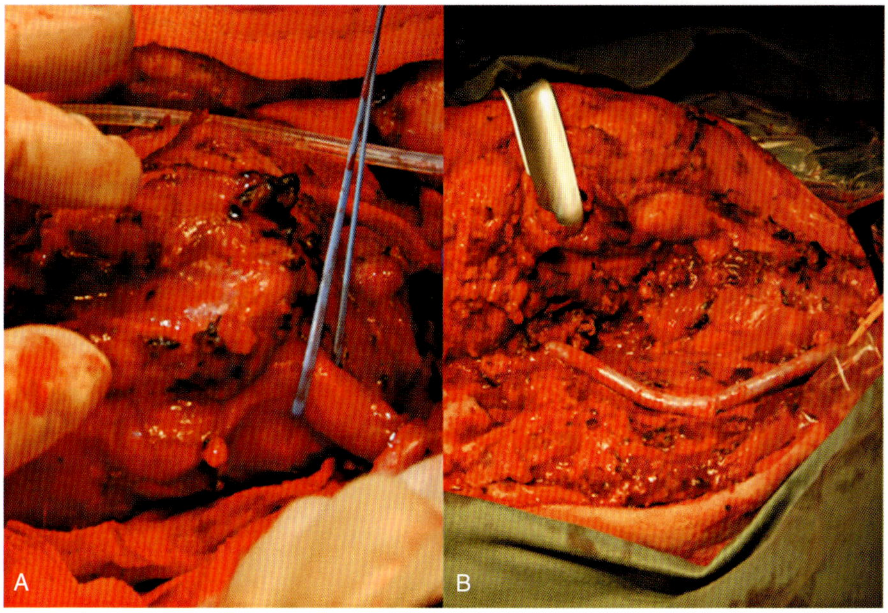

图 26-2 (A)磨削乳突后暴露瘤体上极 ICA；(B)切除瘤体并完成血管重建。

术后处理及随访

术后返 ICU，右颞部、颈部各放置 1 根引流管接负压引流，携带气管切开套管、胃管、尿管各 1 根。给予肝素钠注射液微量泵泵入，维持 APTT 在 35~45 秒。予抗生素预防感染，监测血常规、肾功能和电解质，注意生命体征变化及颈部引流管引流情况。适当进行降压、脱水、抑酸、补液、维持电解质、热量平衡等处理。密切观察病情变化。

术后第 2 天：呼吸机脱机，无发热，睡眠良好。查体情况：体温 36.5℃，心率 100 次/分，呼吸 10 次/分，血压 131/79mmHg，SPO_2 97%。右大腿弹力绷带加压包扎，双下肢无水肿，双侧足背动脉搏动好。右颞部切口引流量 90mL，颈部引流 60mL。

术后第 8 天：患者病情稳定，感颜面部肿痛减轻，咳嗽、咳痰减轻，无胸闷、气短不适。胃管注入营养液及温水，无特殊不适。夜间休息良好。查体：生命体征平稳。气管插管处无菌敷料包扎，无渗液。伤口换药见：头颈部伤口愈合良好，无红肿及渗液；右大腿伤口无红肿及渗液，瘀斑颜色变淡。请耳鼻喉科会诊，建议气管切开常规护理，加强吸痰、湿化，预防痰痂增厚及脱落等处理，予负压吸引治疗。病理回报：(右颈部)病变符合颈动脉体瘤，伴大部分玻璃样变性；肿瘤周围边界不规则，并可疑脉管内瘤栓，建议随诊；免疫组织化学结果显示：AE1/AE3(散在+)，CD56(NK-1)，CgA(+)，Ki-67(3%)，S-100(+)，SYn(+)。

术后 1 个月：患者病情稳定，无咳嗽、咳痰，无头晕、头痛，无饮水呛咳、吞咽困难，饮食状态佳，夜间休息良好。查体：血压 120/70mmHg。神志清楚，精神尚可，右侧额纹消失，右眼不能闭合，右侧鼻唇沟变浅，口角向左侧歪斜，伸舌居中，鼓腮漏气，声音嘶哑。气管切开口皮肤略红，无脓性分泌物，头颈切口愈合良好。心、肺、腹部未查及明显阳性体征，双下肢未肿胀，双侧足背动脉搏动良好。

术后 3 个月：患者门诊复查，查体示双侧额纹存在，闭眼正常，鼻唇沟对称，口角无偏斜，伸舌居中，鼓腮有力，声音正常。CTA 示右侧颈动脉体瘤切除术后改变；右侧颈总动脉未见显示，右侧颈内动脉未见狭窄及闭塞，右侧颈外动脉内可见金属影，介入栓塞术后改变(图 26-3)。

经验与体会

巨大颈动脉体瘤因其手术难度大、围术期风险高而成为血管外科医生的一大挑战。本例患者瘤体巨大，侵及侧颅底，包绕面神经、颈静脉球、舌咽神经、迷走神经、副神经、颈内动脉岩骨段、岩下窦、岩上窦等重要解剖结构，术中暴露远端颈内动脉的风险较大且面神经保护的难度很高。

对于巨大颈动脉体瘤的切除，常规方法是瘤体切除后，用自体或人工大隐静脉进行血管重建。而本例

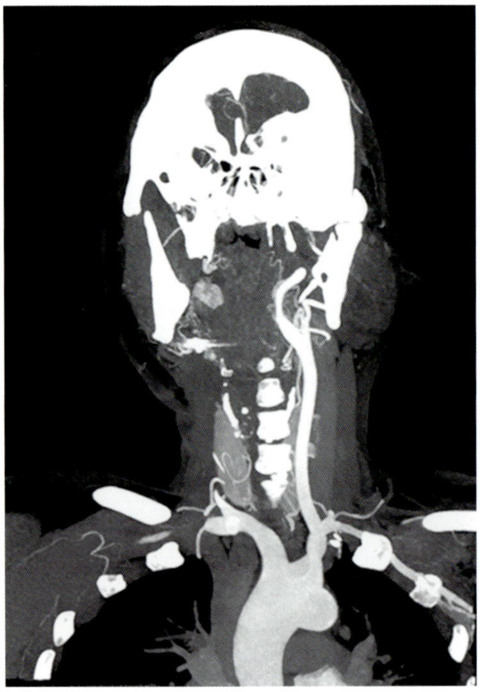

图 26-3 术后 3 个月 CTA 复查。

涉及的巨大 CBT,由于瘤体上极侵犯侧颅底,要做到游离瘤体上极的 ICA,并完成后续血管吻合,必然面临一个难题,即上极的 ICA 不能充分暴露。由于瘤体包绕整个 C1 段(颈段),要继续向上游离到 C2 段(岩段)才能获得足够空间完成吻合。C2 段走行于颞骨岩部的颈内动脉管内,游离该段需要去除一部分侧颅底的骨性结构。而磨除侧颅底骨性结构的同时,保护该区域内的重要动脉、静脉及面神经成为手术的一大难点。通过我们血管外科医师和耳鼻喉科医师的密切合作,从暴露整个瘤体到磨除茎突、乳突,暴露 C2 段都得以顺利完成,术后面神经功能恢复良好。

下一步的血管吻合是另一难点,这一步骤中的主要关注点是脑保护。我们采取了“预重建”技术,即先将大隐静脉与颈总动脉进行端-侧吻合, 开放阻断一段时间后,再行瘤体切除并将大隐静脉与颈内动脉远端行端-端吻合。该技术将脑血流阻断的时间分为两段,每段 3 分钟左右,减少了患者脑缺血的时间,为操作留出更多空间,从而更好地实现了脑保护。

另外,本次手术过程中还首次发现了一动脉瘤样结构。术前 CTA 提示该 CBT 内血供丰富,瘤体内似有无强化的混杂密度影。根据经验,我们判断该区域很有可能是肿瘤内部的液化坏死组织,而术中所见与预期并不一致。术中瘤体打开后,有鲜血喷涌而出,该结构被证实是一富血供的动脉瘤样组织。术中及时采取转流管处理,减少了出血。该现象在之前未见报道,提示 CBT 与动脉瘤之间在发病机制上可能存在某种联系。同时也提示我们要继续提高 CBT 术前影像评估的准确性,其他影像技术与 CT 同时应用可能对更完善的术前评估有所帮助。

小结

巨大颈动脉体瘤常侵及颅底,包绕重要血管及神经,在完整切除瘤体的同时减少血管及神经的损伤尤为重要。本例患者发现颈动脉体瘤合并动脉瘤样结构,提示 CBT 与动脉瘤之间在发病机制上可能存在某种联系。

(张慧 郑月宏)

参考文献

1. Ke VDB, Vrancken Peeters MP, van Baalen JM, et al. Resection of carotid body tumors: results of an evolving surgical technique. Ann Surg, 2008,247(5):877-884.
2. Patetsios P, Gable DR, Garrett WV, et al. Management of carotid body paragangliomas and review of a 30-year experience. Ann Vasc Surg, 2002,16 (3): 331-338.
3. Salvador JT, Tarnoff J, Feinhandler E. Difficult lesions of the carotid arteries and their surgical management. Angiology, 1977,28(8):500-514.
4. Li FD, Gao ZQ, Ren HL, et al. Pre-reconstruction of cervical-to-petrous internal carotid artery: An improved technique for treatment of vascular lesions involving internal carotid artery at the lateral skull base. Head Neck, 2016,38 (1): 1562-1567.
5. Cui L, Gu G, Ye L, et al. An evaluation on novel application of cone-beam CT imaging with multi-volume technique in carotid body tumor. Eur Arch Otorhinolaryngol, 2017,274 (3):1713-1720.
6. Taieb D, Varoquaux A, Chen CC, et al. Current and future trends in the anatomical and functional imaging of head and neck paragangliomas. Semin Nucl Med, 2013,43(6):462-473.

第 7 篇

胸主动脉疾病

病例 27

急性 Stanford B 型主动脉夹层合并急性胰腺炎的综合处理

导 读

急性主动脉夹层(acute aortic dissection, AAD)是一类相对少见但十分致命性的疾病,包括 Stanford A 型和 Stanford B 型两种。其中 B 型主动脉夹层典型的临床表现为突发胸背部撕裂样疼痛,但有些患者表现为腹部疼痛、胸腔积液或肢体无力等。然而,约 25%的患者表现出严重的并发症,如低灌注综合征、血流动力学不稳定甚至包裹性破裂等。本文分享 1 例罕见病例——急性 Stanford B 型主动脉夹层合并急性胰腺炎的诊疗经验。

病例简介

男性患者,52 岁。主诉:急性上腹痛伴轻度呕吐及便血 1 天。

【现病史】 患者 1 天前吃完午饭休息时突然出现上腹部剧烈疼痛,伴少量呕吐,持续 2 小时不缓解,就诊于外院,诉当时血压 190/125mmHg,考虑急性肠胃炎,予以抗感染、补液、止吐等对症处理,症状稍缓解,但仍疼痛明显,出现血便,进一步排除胆囊炎、胰腺炎,并次日行腹部增强 CT 发现主动脉夹层,遂紧急转入本院。完善检查后常规行 TEVAR,术后第 4 天,再次出现呕吐症状,并伴随左上腹包块,复查 CTA 发现巨大胰腺假性囊肿,血尿淀粉酶均升高明显。

【既往史】 高血压病史 10 年,不规律服用降压药,血压控制不佳。

【查体】 入院时,神志清楚,四肢活动正常。左上腹轻压痛,肠鸣音 2 次/分,双侧股动脉搏动良好。血压 213/108mmHg,心率 92 次/分。

TEVAR 术后,左上腹略膨出,局部压痛,触诊可及 8mm×10cm 包块,表面光滑。

【辅助检查】

见图 27–1 至图 27–3。

诊断

1.急性 Stanford B 型主动脉夹层。
2.腹腔干动脉闭塞。
3.肠系膜上动脉狭窄。
4.TEVAR 术后。
5.重症急性胰腺炎。
6.巨大胰腺假性囊肿。
7.高血压病Ⅲ级(极高危)。
8.低钾血症。
9.左侧肾上腺占位。

病情分析

患者为中年男性,急性 Stanford B 型主动脉夹层诊断明确,患者发病主要以腹部表现为主,合并呕吐、血便症状,结合全主动脉 CTA,提示腹腔干闭塞、肠系膜上动脉接近闭塞,考虑与内脏动脉灌注不足密切相

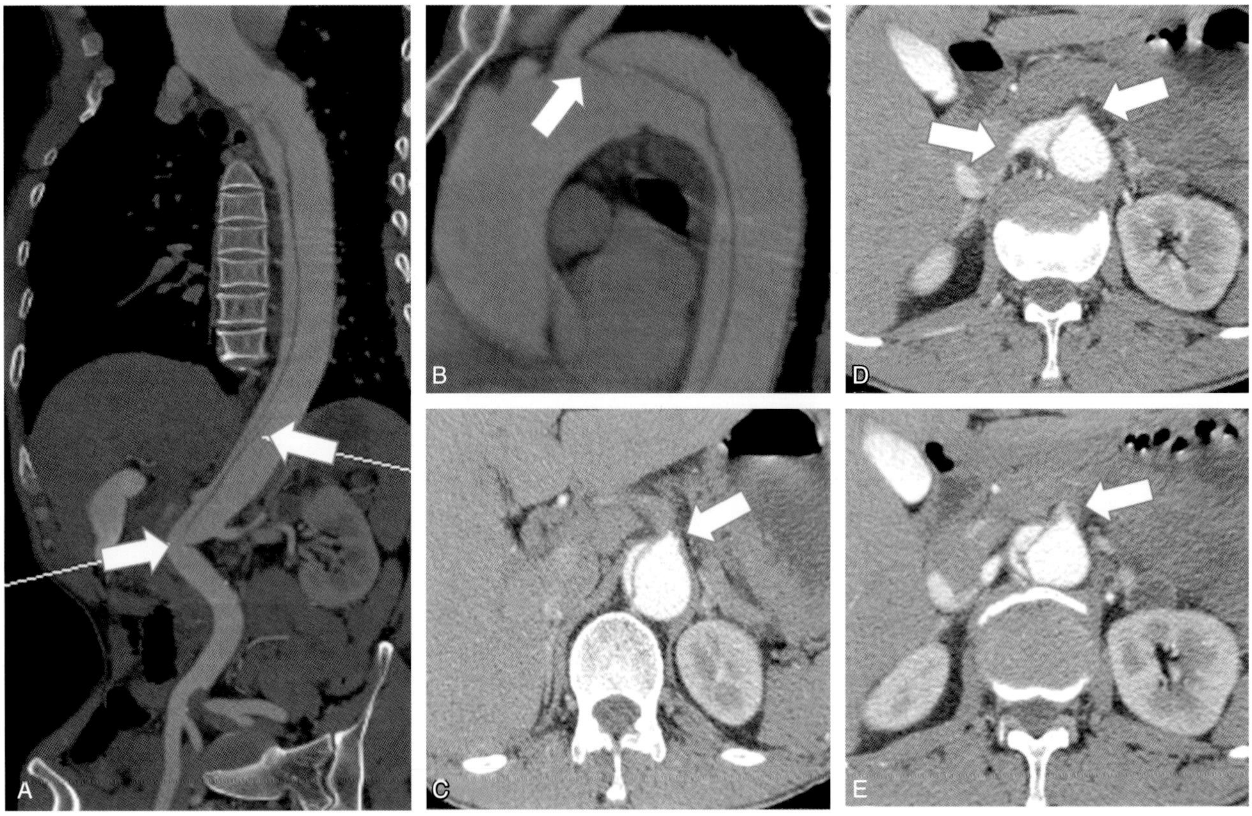

图 27-1 入院时全主动脉 CTA(上海长征医院)。Stanford B 型胸主动脉夹层,真腔狭小,破口位于左锁骨下动脉以远 0.5cm,夹层远端至内脏动脉,腹腔干动脉闭塞伴血栓形成,肠系膜上动脉双腔供血,真腔纤细,假腔血栓形成,左肾动脉假腔供血,左侧肾上腺占位。

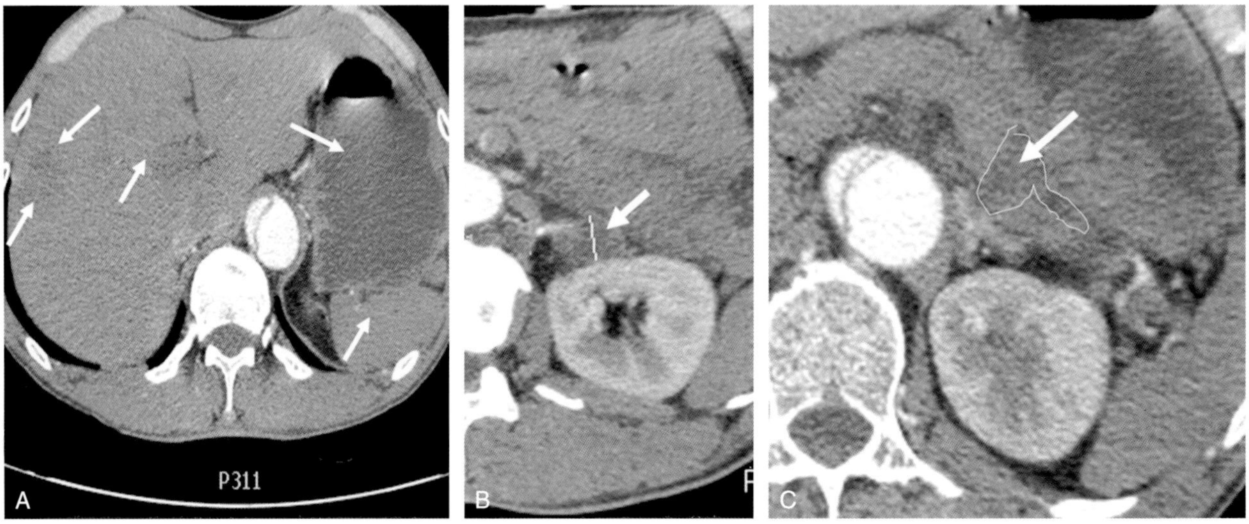

图 27-2 入院时 CTA 图像。(A)可见肝脾多发缺血灶;(B)左肾上腺占位;(C)胰腺尾部局部缺血灶。

关,手术指征明确。此外,患者入院即出现严重的低血钾,无相应症状,考虑长期耐受,可能与左侧肾上腺占位有关。TEVAR 术后出现急性胰腺炎并发巨大假性囊肿相对少见, 详细对比手术前影像学资料发现,术前 CT 于胰尾部可见 1cm 缺血灶,因胰腺供血主要来自腹腔干及肠系膜上动脉,该患者夹层严重累及上述供血动脉,可能与此相关;虽然术前血淀粉酶正常,但术后血运改善,再灌注损伤,进展为急性胰腺炎,进而

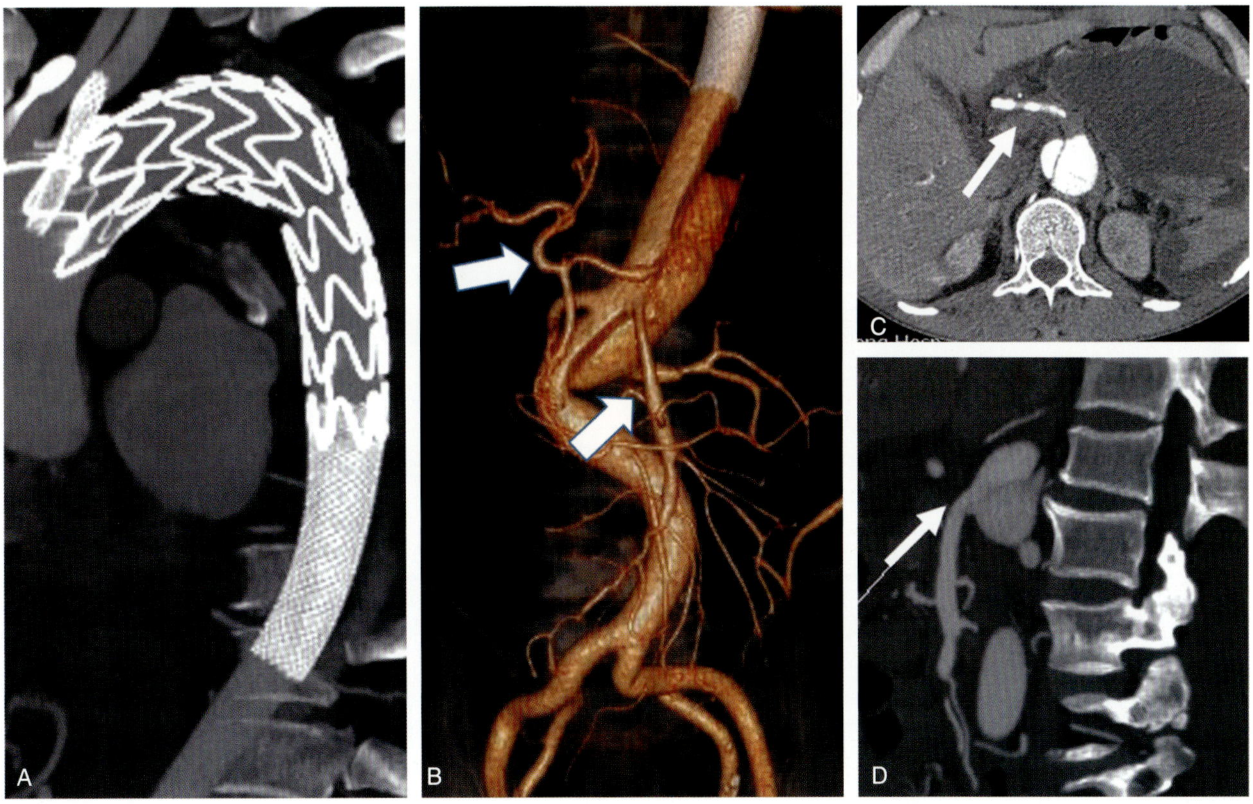

图 27-3 TEVAR 术后改变，胸主动脉近端修复良好，远端夹层仍存在，腹腔干动脉较术前显影好转，肠系膜上动脉真腔供血良好；提示巨大胰腺假性囊肿。

发展成胰腺假性囊肿。

临床决策分析

患者入院时主动脉夹层诊断及手术指征明确，且已经存在内脏动脉缺血、低灌注表现。近端累及左锁骨下动脉，治疗方案明确，应尽早行胸主动脉腔内修复术并同期重建左锁骨下动脉。

TEVAR 术后出现急性胰腺炎并发假性囊肿，在抑酸、抑酶的基础上，于超声引导下行穿刺引流。

诊疗过程

1.术前多学科会诊

邀请麻醉科、急救科等多学科会诊，制订详细心、肺、肾、脑功能围术期保护预案。

2.手术方案

B 型主动脉夹层：全身麻醉下行胸主动脉夹层腔内修复术+左锁骨下动脉重建术。

TEVAR 术后并发胰腺假性囊肿：超声引导下穿刺引流。

3.手术过程

全身麻醉，解剖右侧股动脉后直视下穿刺并植入 6F 短鞘。经皮穿刺左侧肱动脉置入 5F 短鞘。内脏动脉区及胸主动脉近端造影评估提示：B 型主动脉夹层，内脏动脉显影稀疏，腹腔基本同术前 CTA。经右侧股动脉通路引入 24mm×70mm 支架于降主动脉远端以扩大真腔，随之引入 Ankura 42mm×200mm 覆膜支架，封盖左锁骨下动脉并释放，远端与裸支架部分重叠，经左侧肱动脉通路引入 Express 8mm×37mm 球囊扩张支架重建左锁骨下动脉，复查造影提示真腔扩大，破口封堵良好，肠系膜上动脉开口及远端显影明显好转。手术过程顺利，出血约 50mL，使用造影剂 100mL。

3.胰腺假性囊肿治疗过程

TEVAR 术后患者恢复顺利，腹痛、便血症状已经缓解，术后第 3 天食欲不佳、腹胀，第 4 天出现呕吐及左上腹包块，急诊复查主动脉 CTA 提示巨大胰腺假性囊肿，进一步复查血尿淀粉酶，均显著升高，考虑为急性胰腺炎。消化内科、普外科会诊后予以禁食水、抑酸、抑酶；并紧急行超声引导下穿刺引流，引流出胶冻状液体 600mL，患者症状即刻明显好转，后期予以动态监测淀粉酶及感染指标、反复冲洗并抗感染治疗（图 27-4 和图 27-5）。

术后处理及随访

患者住院时间 2 周，淀粉酶指标基本恢复稳定，假性囊肿引流管有少量液体引出，恢复正常饮食状态，带引流管返回当地医院，电话随访 1 个月后拔管，当地复查显示主动脉夹层修复良好，假性囊肿完全消失。

经验与体会

胸主动脉夹层的并发症并不少见，如破裂、出血及脏器低灌注等，但并发重症急性胰腺炎却十分罕见。我们查阅相关文献，仅有少数个案的报道，同时，这些患者的夹层均累及内脏动脉。由此，我们可以预计，重症急性胰腺炎的发生与内脏动脉缺血相关。

急性胰腺炎是一类严重的致死性疾病，约 85%患者的发病与胆石症及酗酒有关。因为胰腺属于富血供器官，通常对缺血的耐受性很强，当考虑单纯缺血引

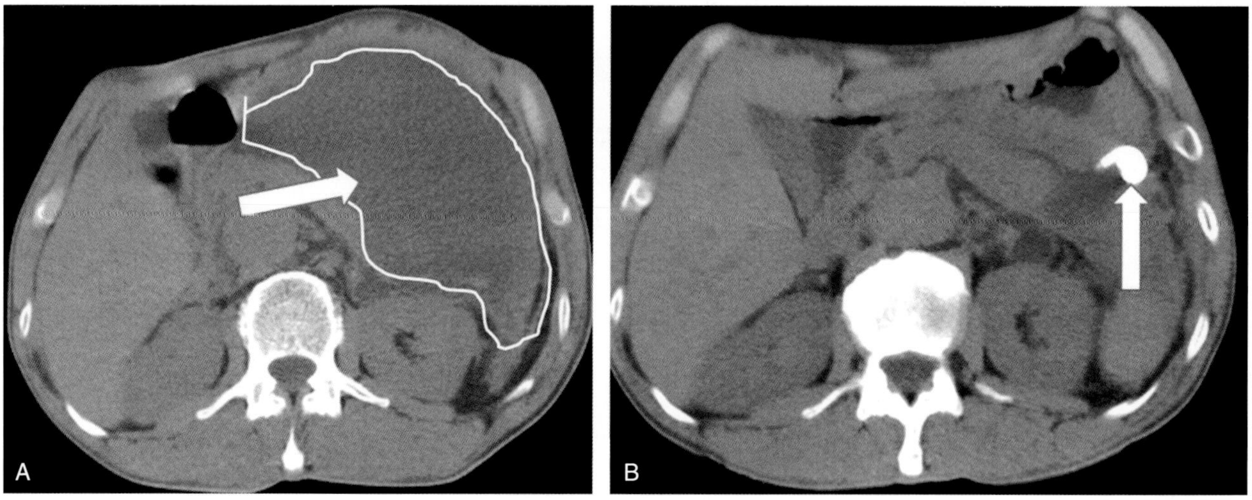

图 27-4 胰腺假性囊肿（箭头所示）及穿刺引流后复查 CT。

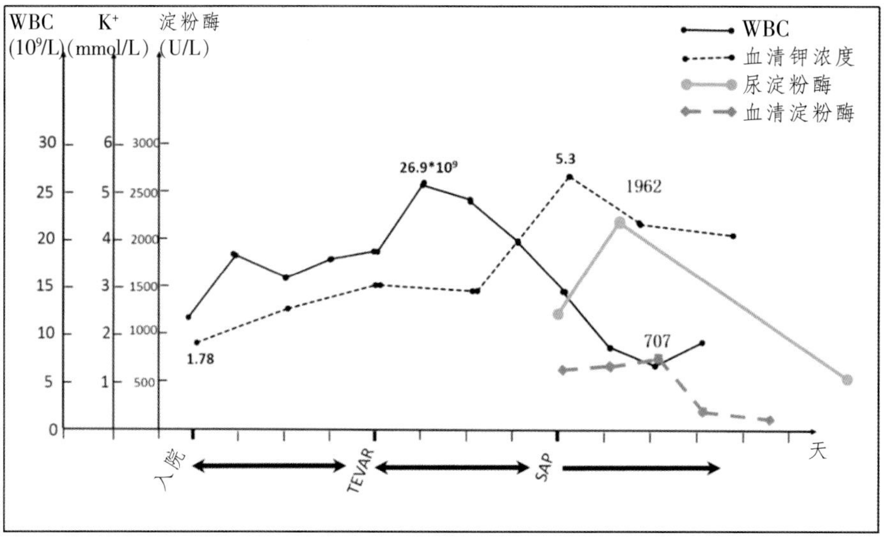

图 27-5 实验室检查动态变化趋势。WBC，白细胞计数。

发的急性胰腺炎时，应排除其他潜在病因。结合本病例，内脏器官经历了缺血到恢复的过程，首先主动脉夹层累及腹腔干及肠系膜上动脉，两者接近闭塞，胰腺及相应脏器供血障碍，胰尾部出现缺血病灶，但术前血淀粉酶结果正常；而常规 TEVAR 术后，真腔扩大，腹腔干及肠系膜上动脉显著开放，相应脏器供血增多，反而出现重症急性胰腺炎；因此，该病例以缺血-再灌注理论解释更为合理。此类情况，临床中常见的就是休克、体外循环或复杂大血管手术后并发急性胰腺炎，机制相同。急性胰腺炎的治疗主要在于解除病因、对症支持、防止继发感染等，目前已经非常成熟，不过于赘述。

小结

胸主动脉夹层并发急性胰腺炎虽然少见，但更加致命，尤其在急诊遇到复杂主动脉夹层时，合并胰腺炎的情况务必考虑其中，同时明确诊断、沉着应对、合理治疗都非常重要。

（金杰　曲乐丰）

参考文献

1. Li Y, Yang N, Duan W, et al. Acute aortic dissection in China. Am J Cardiol, 2012,110(7):1056-1061.
2. Pham TV, Nable JV. Aortic dissection presenting with pancreatitis. Am J Emerg Med, 2013,31 (7):1153.e1-2.
3. Fattori R, Cao P, De Rango P, et al. Interdisciplinary expert consensus document on management of type B aortic dissection. J Am Coll Cardiol, 2013,61(16):1661-1678.
4. Suzuki T, Mehta RH, Ince H, et al. Clinical profiles and outcomes of acute type B aortic dissection in the current era: lessons from the International Registry of Aortic Dissection (IRAD). Circulation, 2003,108(10 suppl1): II-312-II-317.
5. Fattori R, Tsai TT, Myrmel T, et al. Complicated acute type B dissection: is surgery still the best option a report from the International Registry of Acute Aortic Dissection. JACC Cardiovasc Interv, 2008,1(4):395-402.
6. Hamamoto M. Acute ischemic pancreatitis associated with acute type B aortic dissection: a case report. Ann Vasc Dis, 2012,5(3):385-388.

病例 28

新型原位开窗破膜装置辅助下一期腔内治疗复杂胸主动脉缩窄合并主动脉瘤

导读

主动脉缩窄在新生儿中的发病率约为 4/100 000,其在各类先天性心脏病中占 5%~8%,主动脉缩窄合并动脉瘤的占比约 17%。主动脉缩窄的外科治疗已经有近 70 年历史。1944 年,Alexander 等报道了首例主动脉缩窄切除术。1948 年,Harris B 等报道了一例主动脉缩窄合并动脉瘤的切除吻合术。目前,主动脉缩窄的外科治疗有开放手术、复合手术、腔内手术等多种方式。主动脉缩窄合并弓部及分支动脉瘤非常少见,其主要治疗手段为开放手术及复合手术,尚未见到腔内一期治疗、重建弓上分支的病例报道。本病例为主动脉缩窄合并弓部动脉瘤累及锁骨下动脉,采用新型原位开窗破膜装置一期行左侧颈动脉原位开窗、动脉瘤及主动脉缩窄腔内治疗。

病例简介

女性患者,46 岁。主诉:发现主动脉弓部动脉瘤 1 个月。

【现病史】 患者于 1 个月前因"甲状腺肿块"就诊外院,行颈部 CT 发现主动脉弓部动脉瘤可能,为进一步治疗,转诊至本院。

【既往史】 高血压Ⅲ级(极高危)。

【查体】 神志清楚,对答切题,肢体活动可,心率 70 次/分,血压 170/100mmHg,上下肢血压差为 40mmHg(上肢血压高)。无其他阳性体征。

【辅助检查】

入院后检查血常规、生化等指标无明显异常,心、肺功能等辅助检查未见明显异常。

全主动脉 CTA:巨大主动脉弓部不规则动脉瘤,瘤体最大直径 86.5mm,右侧距离左颈总动脉开口 10mm,左侧锁骨下动脉从瘤体侧壁发出,重度扭曲伴扩张,瘤体远端出口主动脉缩窄,最小管径 2.7mm(图 28-1A~C)。

诊断

1.主动脉弓部动脉瘤。

2.主动脉缩窄。

3.高血压Ⅲ级(极高危)。

病情分析

患者为中年女性,主动脉弓部动脉瘤(最大直径 86.5mm)合并主动脉缩窄,长期高血压且上下肢血压差为 40mmHg,与主动脉缩窄直接相关。其病变特点为:①主动脉弓部巨大动脉瘤,形态不规则,伴钙化。以主动脉为界前后各有一动脉瘤,构成哑铃状;②瘤体右侧距离左侧颈总动脉距离仅 10mm;③左侧锁骨下动脉起源于瘤体,且扭曲扩张;④主动脉缩窄部位于哑铃状动脉瘤中间,最小管径仅 2.7mm,伴重度钙化。分析可见该患者诊断明确,症状明显,病变复

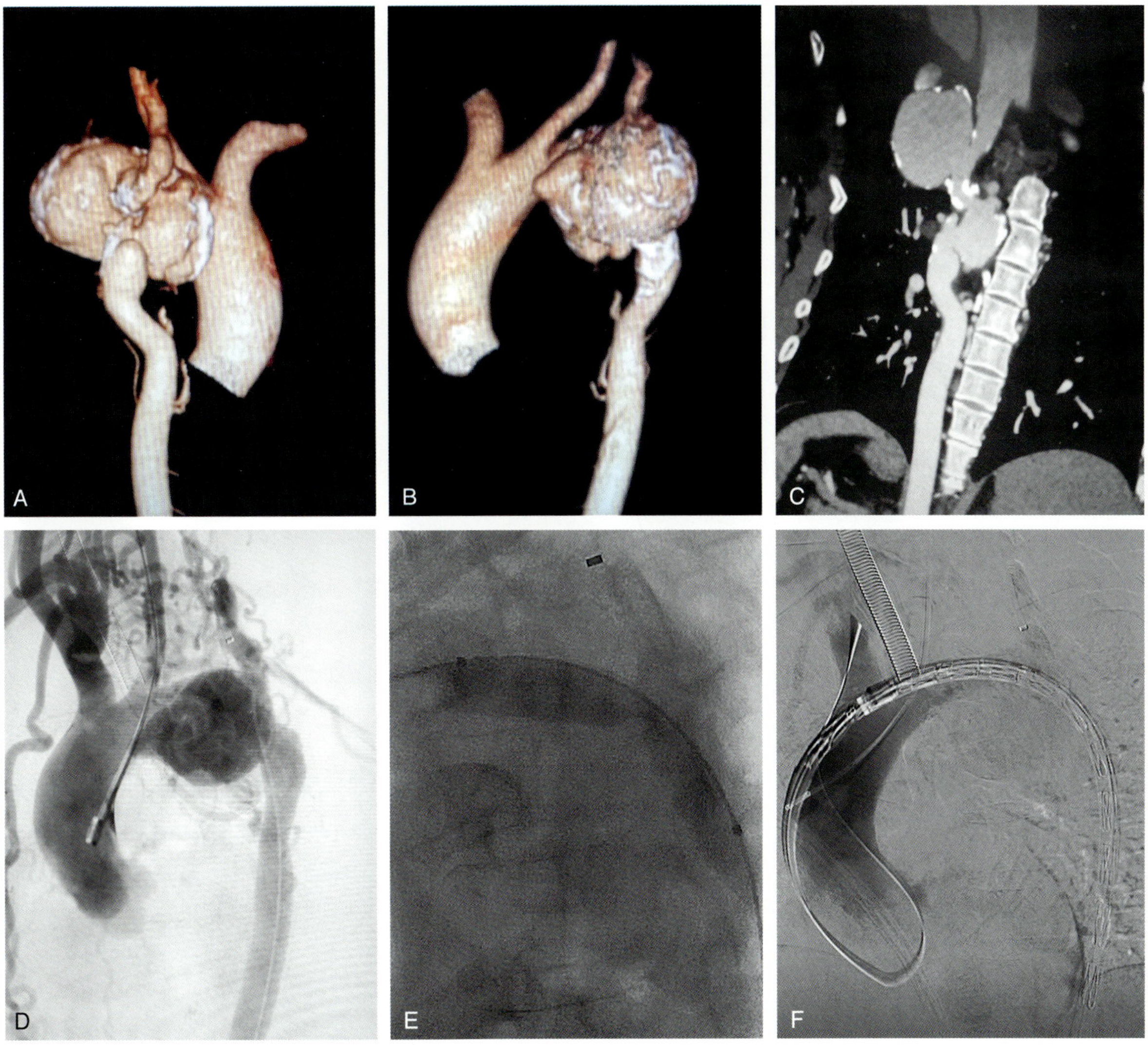

图 28-1　全主动脉 CTA 图像。

杂，手术治疗指征明确。

临床决策分析

该病例病情复杂，应用外科治疗非常困难，我们查阅相关文献并未发现类似病例的治疗方法。根据既往诊治经验，我们设计了以下治疗方案。

1.开放手术

主动脉弓部动脉瘤/缩窄切除+人工血管置换术+弓上多个分支动脉重建术。巨创手术，并发症发生风险高，术后恢复慢。

2.复合手术

去分支技术重建左侧颈总动脉及锁骨下动脉+同期或二期行主动脉弓部动脉瘤/缩窄腔内修复术。操作相对容易，具有一定创伤。

3.全腔内手术

主动脉弓部动脉瘤/缩窄腔内修复术+弓上分支腔内重建术。

该方案的优点是简洁、微创、一期腔内修复合并病变、术后恢复快，但操作难度较大。结合患者全身及病变情况、作者中心经验及患者意愿最终拟全身麻醉下行主动脉缩窄 PTA 备 CP 支架植入+主动脉弓部动脉瘤腔内修复+左侧颈总动脉/锁骨下动脉 Quick-Fenestrater 辅助下原位逆行开窗术。

诊疗过程

1.术前多学科会诊

术前评估患者一般情况良好，多学科会诊，无全身麻醉及手术相关禁忌。

2.手术方案

主动脉缩窄PTA+主动脉弓部动脉瘤腔内修复+左侧颈总动脉Quick-Fenestrater辅助下原位逆行开窗术。

3.手术过程

患者全身麻醉,右侧股动脉穿刺预置两把Proglide(Abbott, Perclose ProGlide)血管缝合器,置入12F短鞘,左侧颈总动脉穿刺置入7F短鞘,左侧肱动脉穿刺置入6F 55mm肾动脉鞘。左侧颈总动脉鞘管导入猪尾导管至升主动脉造影,造影提示与术前CTA一致(图28-1D)。术中测量主动脉缩窄两端血压差为50mmHg。从股动脉及颈动脉入路,0.035英寸导丝配合5F单弯导管及0.035英寸支撑导管反复尝试均无法通过动脉瘤腔。最终,经股动脉入路,应用捉捕器在瘤腔内成功捕捉0.035英寸泥鳅导丝并拉出鞘管外。沿导丝导入5F单弯导管至升主动脉,交换Lunderquist超硬导丝。先后使用6mm×40mm和12mm×40mm球囊(Boston Scientific, Mustang)扩张缩窄病变(图28-1E)。之后导入36mm×200mm覆膜支架(Lifetech, Ankura),控制收缩压至110mmHg,近端定位于头臂干动脉右侧释放(图28-1F)。提高收缩压至160mmHg,将新型原位开窗破膜装置Quick-Fenestrater从颈动脉鞘管导入抵达覆膜支架,打开头端固定支架,推动破膜针,快速完成破膜,破膜针内0.035英寸泥鳅导丝跟进至升主动脉,收回固定支架,沿0.035英寸泥鳅导丝整体向前推送Quick-Fenestrater,利用头端针头两次扩大窗眼(图28-2A~D)。保留0.035英寸泥鳅导丝,撤回Quick-Fenestrater,交换4mm×20mm球囊(Boston Scientific, Mustang)扩张窗眼,置入8mm×37mm球囊扩张支架(Boston Scientific,Express LD)一枚重建左侧颈总动脉。再次造影提示主动脉支架定位准确,动脉瘤消失,左侧颈总动脉通畅,主动脉缩窄解除。沿

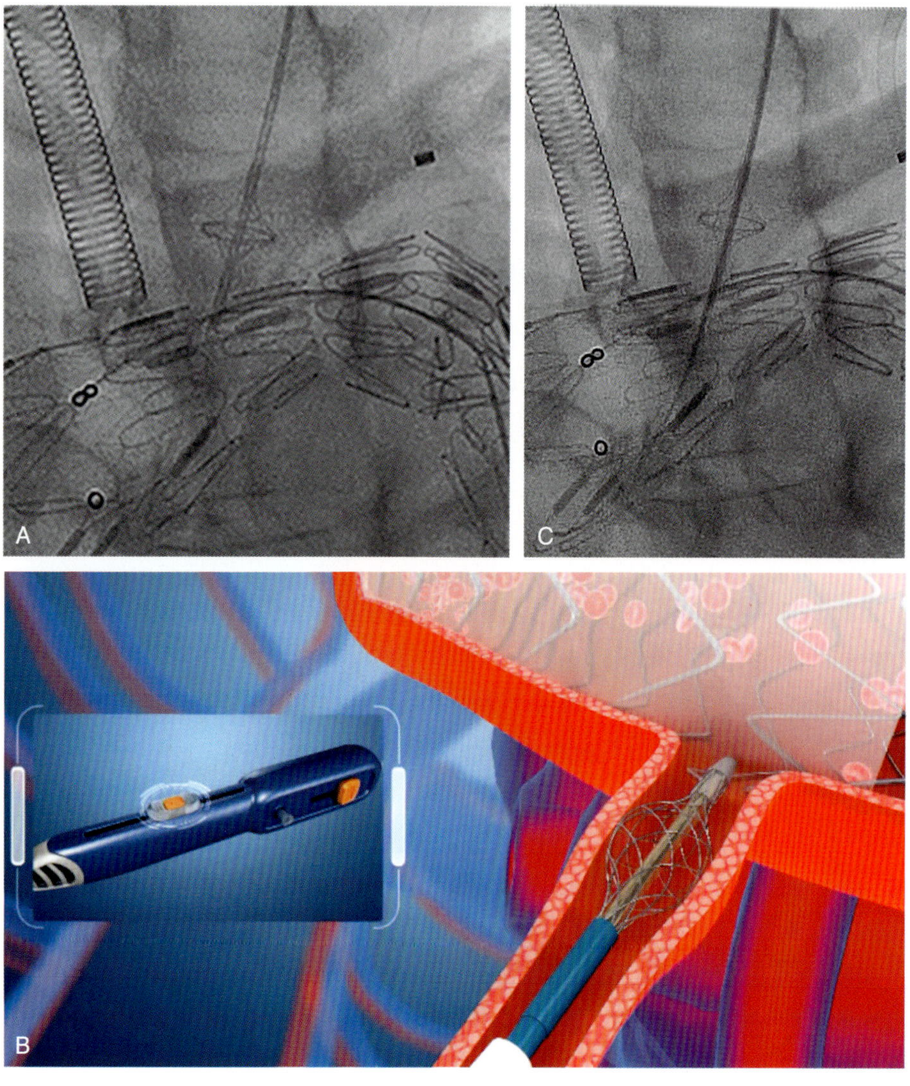

图28-2 新型原位开窗破膜装置Quick-Fenestrater。(待续)

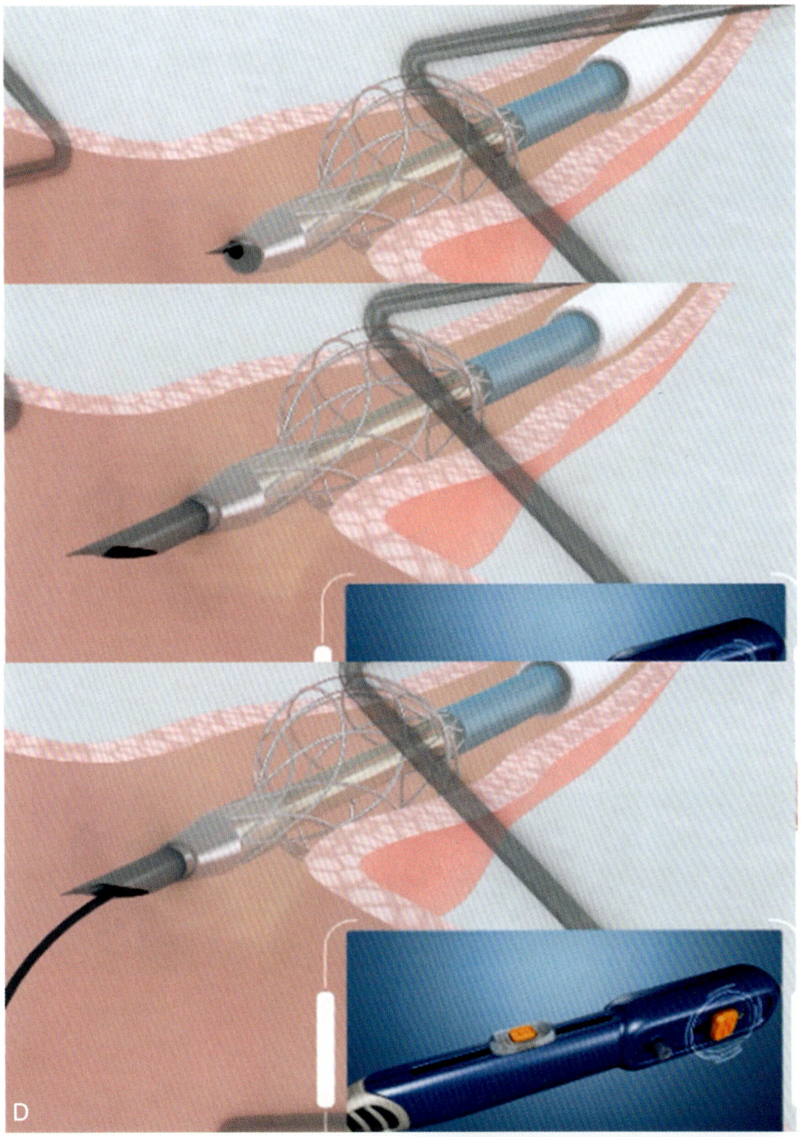

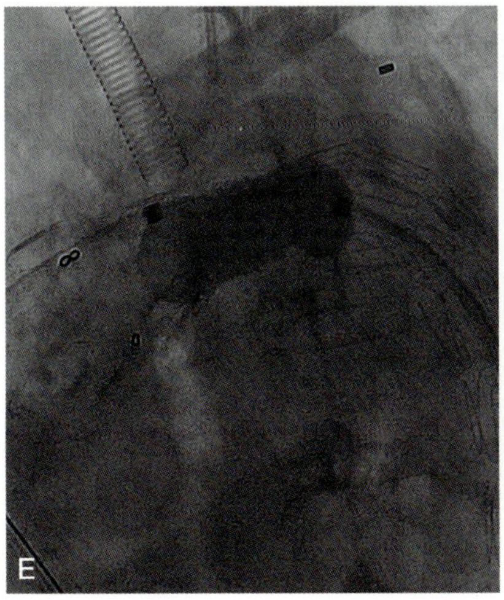

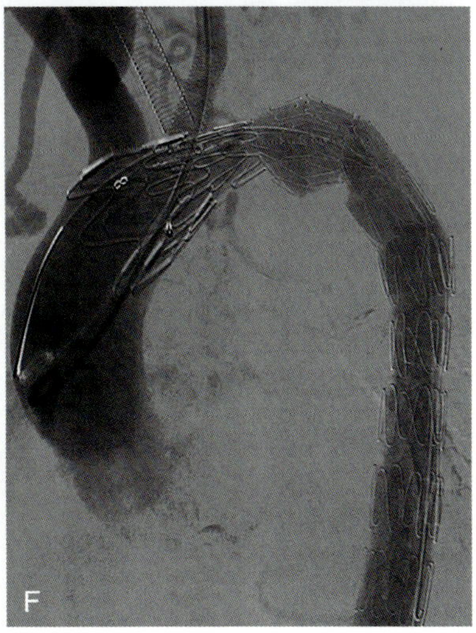

图 28-2(续)

股动脉入路 Lunderquist 超硬导丝，导入大口径顺应性球囊（Medtronic，AB46），再次扩张缩窄处（图 28-2E）。再次进行测压，主动脉缩窄两端动脉压差减小为 10mmHg，患者收血压降至 130mmHg（术前 170mmHg）。左侧肱动脉鞘管内造影提示左侧锁骨下动脉严重扭曲，起源于瘤体，放弃原位开窗。最终造影提示主动脉缩窄进一步解除，动脉瘤修复良好无漏，头臂干动脉、左侧颈总动脉通畅，未使用 CP 支架（图 28-2F）。手术顺利，术后患者恢复良好，无相关并发症。

术后处理及随访

术后即刻苏醒拔管，患者神志清楚，对答切题，肢体活动良好，双侧颈动脉、股动脉、足背动脉搏动良好，术后 12 小时下床活动。

监测血压收缩压搏动为 130~140mmHg（未服降压药）。口服阿司匹林肠溶片 100mg，每日 1 次；阿托伐他汀钙片 20mg，每日 1 次。

术后第 5 天出院，术后 3 个月、9 个月复查 CTA 良好（图 28-3 和图 28-4）。

经验与体会

主动脉缩窄作为先天性心血管畸形，在患者年轻时往往无明显症状。一旦出现顽固性高血压、灌注不良等表现时则需要手术治疗；合并动脉瘤时，当瘤体不断增大，有破裂风险或出现压迫症状等时也应积极进行外科治疗。主动脉缩窄的外科治疗有近 70 年历史，从儿童到成年都可以行外科治疗。治疗方式包括缩窄段切除端-端吻合术、缩窄段切除人工血管置换术，人工血管旁路术等开放手术。随着腔内技术的发

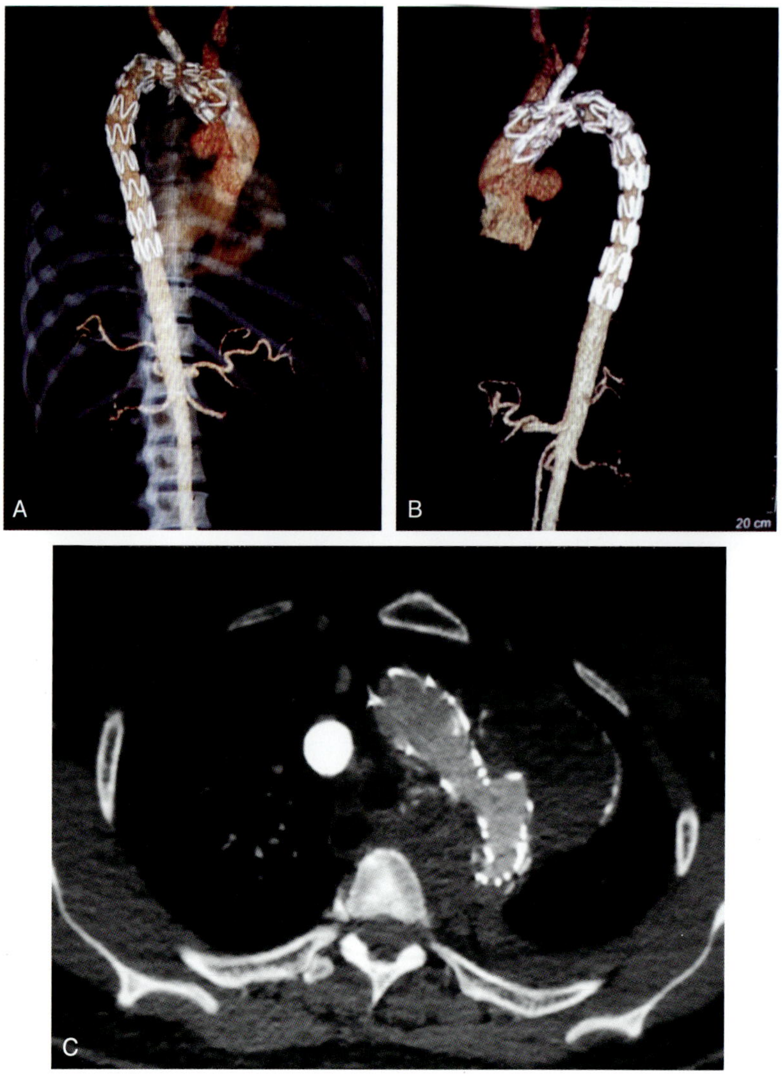

图 28-3　术后 3 个月复查 CTA。

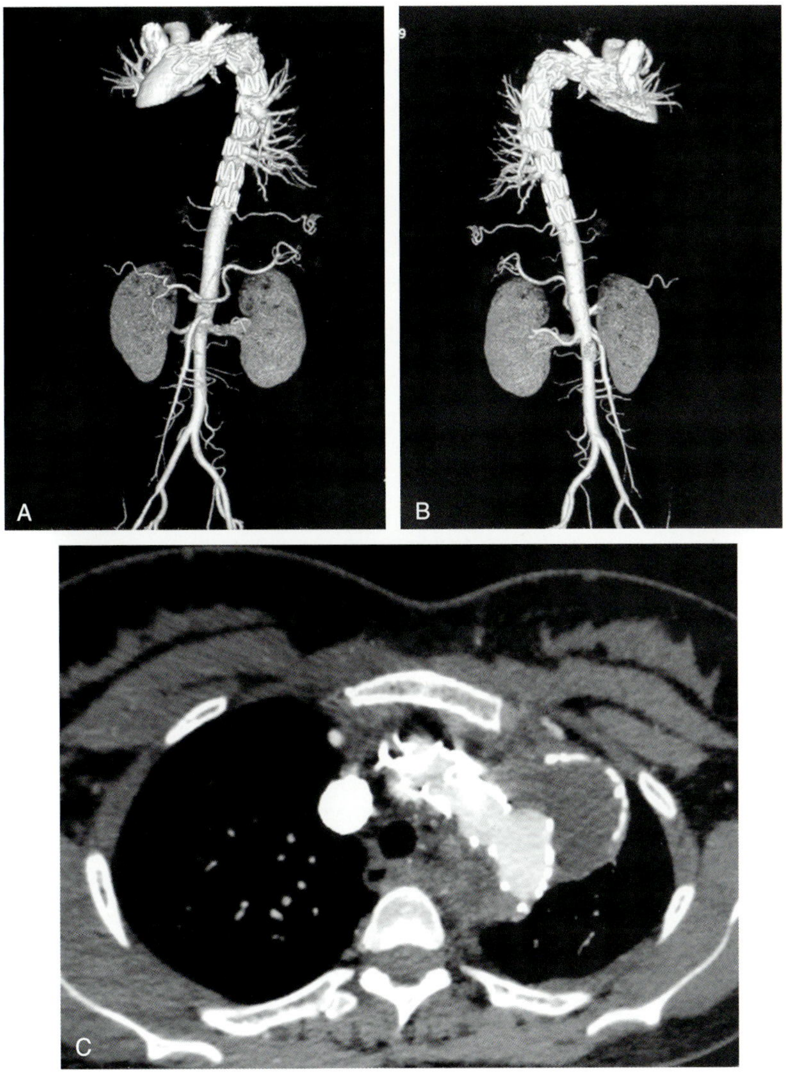

图 28-4 术后 9 个月复查 CTA。

展,球囊扩张术、支架成形术也越来越多地得到应用。目前,Cheatham Platinum(CP)支架常被用于腔内治疗主动脉缩窄,对于合适的患者,其具有较好的临床安全性及有效性。主动脉缩窄合并动脉瘤时,动脉瘤可以位于狭窄近端或远端,其原因并不确切,可能与动脉硬化、内中膜退行性变、缩窄所致血流动力学改变等有关。对于小的动脉瘤,在主动脉缩窄的外科治疗中可以一期处理。而主动脉缩窄合并主动脉弓部及分支血管动脉瘤的病变比较少见,处理起来也更为复杂,目前仅有一些个案报道,其主要外科治疗手段包括病变切除主动脉弓置换术、主动脉弓分支重建联合人工血管旁路术、一期开放手术行去分支重建弓上血管和二期覆膜支架植入术等。

本例患者病变非常罕见,其病变特点为:①主动脉弓部巨大动脉瘤,形态不规则,伴钙化。以主动脉为界前后各有一个动脉瘤,构成哑铃状;②瘤体右侧距离左侧颈总动脉距离仅 10mm;③左侧锁骨下动脉起源于瘤体,且扭曲扩张;④主动脉缩窄部位于哑铃状动脉瘤中间,最小管径仅 2.7mm,伴重度钙化。以上特点使其外科治疗非常困难,我们检索文献并未发现类似病例的治疗方法,我们设计了几种治疗方式,根据患者的意愿,最后决定行腔内微创治疗。病变本身的特点决定了腔内处理的难点,即动脉瘤和主动脉缩窄如何处理及处理顺序。利用主动脉覆膜支架处理主动脉动脉瘤已经十分成熟,而 CP 支架在主动脉缩窄中应用也安全、有效。问题在于是先使用覆膜支架处理动脉瘤,还是先使用 CP 支架处理缩窄。从术前评估看,主动脉缩窄十分严重,覆膜支架可能难以通过(手术过程中导丝通过后跟进 5F 导管都很困难,也验证了这点)。但是,如果先处理缩窄,因其近乎闭塞的重度狭窄及重度的钙化条件,在 CP 支架扩张的过程中造成主动脉破裂损伤的概率大大增加,从这点考虑,优先植入主动脉覆膜支架可起到保护作用，而覆膜支架本身具有较强的自膨作用，可以解除主动脉缩窄。最终我们按照狭窄病变逐渐扩张的原则，先使用小口径高压球囊扩张缩窄，使得覆膜支架成功导入；然后再使用大球囊在覆膜支架后扩张狭窄，主动脉缩窄充分解除，血压差下降。同时，我们还面临着主动脉覆膜支架的锚定位置及弓部分支的处理问题。因瘤体距左侧颈动脉 10mm，无法满足主动脉覆膜支架近端 20mm 左右的锚定空间，只能向前定位于头臂干动脉左侧，覆盖左侧颈总动脉。对于弓上动脉的保留延长锚定区的方法，目前有去分支技术、烟囱技术等，但具有创伤大、内漏等缺点。原位开窗技术自 2004 年 McWilliams 首先报道，目前已经被认为是 TEVAR 中主动脉弓部分支重建合理、有效的手段，本例患者特别适用于左侧颈总动脉原位开窗技术，但由于缺乏专用的破膜装置，十几年来，并未广泛使用。根据作者单位开展的原位开窗技术经验，我们设计了一种专门用于 TEVAR 术中主动脉弓部分支动脉原位开窗的装置，通过前端的支撑支架将穿刺点固定在血管中央，利用力度可调节、深度可控制的破膜针快速破膜，之后从针内管腔快速导入导丝完成破膜。通过体外试验模拟，我们进一步完成了 8 例动物试验(60kg 左右白猪，支架腹膜材料为涤纶和 ePTFE 材料)，均取得良好效果。以上试验初步证明其具有良好的操作性、高效的穿刺破膜率、较小的血管损伤，我们将其命名为 Quick-Fenestrater。我们已经取得作者单位上海长征医院伦理委员会的批准，正在进行临床试验，以上病例是第一例临床试验。我们使用 Quick-Fenestrater 成功进行左侧颈动脉的开窗，破膜时间仅为 3 秒，整个开窗过程 4 分钟。目前开展原位开窗的工具多为静脉用激光或者自制的机械破膜针，前者在 DSA 下无法显影，需要根据手中感觉反复尝试，容易造成热损伤。自制工具机械破膜，其方向、力度难以把握，有损伤血管的风险。尽管目前有报道使用传统方法进行主动脉弓部多支血管原位开窗，但病例数也较少，无法充分验证其安全性。

小结

Quick-Fenestrater 是否能够使得主动脉弓部多支血管原位开窗变得更加安全、快捷，提高主动脉弓部病变的腔内治疗率，期待更多的临床研究结果。

（柏骏 曲乐丰）

参考文献

1. Torok RD, Campbell MJ, Fleming GA, et al. Coarctation of the aorta: Management from infancy to adulthood. World J Cardiol, 2015,7(11):765-775.
2. Crawford SA, Sanford RM, Forbes TL, et al. Clinical outcomes and material properties of in situ fenestration of endovascular stent grafts. J Vasc Surg, 2016,64(1):244-250.

病例 29

新型原位开窗破膜装置辅助下弓上腔内原位双开窗治疗复杂胸主动脉瘤

导　读

胸主动脉瘤是较为常见的胸主动脉扩张性疾病，随着生活条件改善、饮食习惯改变、代谢性疾病发病率的逐年增高、检出手段的发展和国民健康意识提高，胸主动脉瘤检出率亦呈增长趋势。传统的开放手术已经逐渐被胸主动脉瘤腔内修复术(thoracic endovascular aortic repair, TEVAR)所取代，然而对于短瘤颈、累及弓上分支动脉、Ⅲ型弓等复杂病例，TEVAR 无法常规施行。随着腔内技术和器械的改进及弓上分支动脉腔内重建技术的发展，越来越多的复杂胸主动脉瘤可行全腔内治疗。本文分享 1 例复杂胸主动脉瘤在 Quick-Fenestrater 辅助下的全腔内治疗。

病例简介

男性患者，61 岁。主诉：体检发现胸主动脉瘤 3 天。

【现病史】 患者于 3 天前因“身体不适，自觉消瘦”，于外院行胸部 CT 检查提示“胸主动脉瘤”，后入本院进行治疗。无明显症状及伴随症状，一般情况可，饮食、二便无明显异常。

【既往史】 慢性阻塞性肺病史。

【个人史】 吸烟，300 年支。

【查体】 无阳性体征。

【辅助检查】

全身 CT(外院)：①脑桥及两侧基底节区少量腔梗灶；②慢性阻塞性肺伴肺大泡；③胸主动脉瘤、主动脉弓-降主动脉梭形动脉瘤伴附壁血栓及散在小溃疡。

全主动脉 CTA(本院)：Ⅲ型弓，弓部及降主动脉瘤，瘤体最大直径 65mm，近端累及左侧锁骨下动脉，左锁骨下动脉中重度狭窄，主动脉钙化(图 29-1)。

心脏彩超提示心功能未见明显减退，肺功能提示肺通气功能轻度减退。

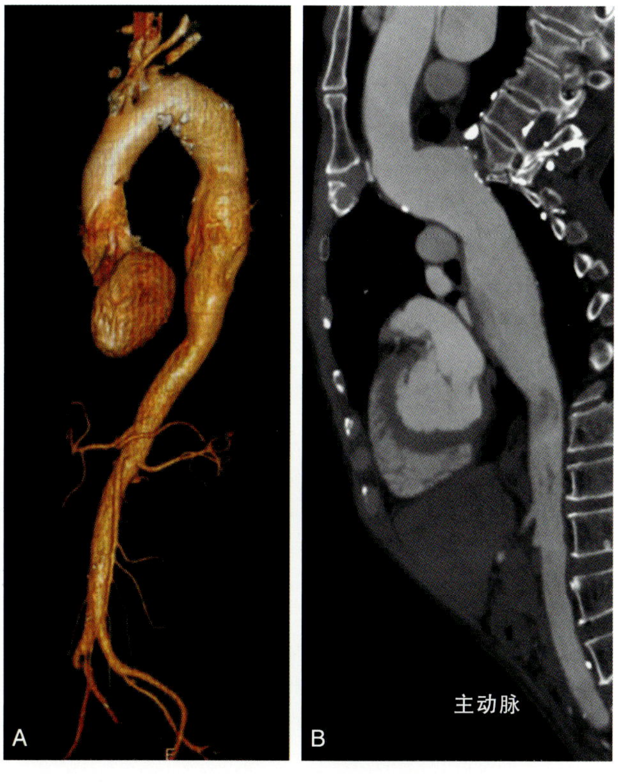

图 29-1　全主动脉 CTA 图像。

诊断

1.胸主动脉瘤。

2.慢性阻塞性肺病。

病情分析

患者为老年男性，体检发现胸主动脉瘤，瘤体最大直径65mm，无明显症状，有吸烟史，结合病史多为动脉硬化性动脉瘤。患者既往慢性阻塞性肺病史，心肺功能经多学科评估尚可，无手术麻醉相关禁忌。

临床决策分析

患者胸主动脉瘤诊断明确，手术指征确切。手术方式上，因开放手术创伤大，不做首选；根据患者全身情况，腔内微创治疗较为合适，难点是弓上分支动脉重建，烟囱技术、原位逆行开窗均可使用，考虑为Ⅲ型弓，可能有移植物植入后移位及内漏发生，建议应用原位逆行开窗。

经过全面评估讨论，该患者手术方案为：TEVAR+左侧颈总动脉/锁骨下动脉原位逆行开窗（Quick-Fenestrater 辅助下）。

诊疗过程

1.术前多学科会诊

评估心肺功能、麻醉禁忌等排除手术禁忌证。

2.手术方案

TEVAR+Quick-Fenestrater 辅助下左侧颈总动脉+左侧锁骨下动脉原位逆行开窗。

3.手术过程

患者全身麻醉，右侧股动脉穿刺预置两把 Proglide（Abbott，Perclose ProGlide）血管缝合器，置入12F短鞘，左侧颈总动脉穿刺置入7F短鞘，左侧肱动脉穿刺置入6F 55mm 肾动脉鞘。右侧股动脉鞘管导入猪尾导管至升主动脉造影，造影提示与术前CTA一致，交换 Lunderquist 超硬导丝至升主动脉。左侧颈总动脉鞘管内导入猪尾导管至升主动脉备用。根据术前及术中测量，右侧股动脉入路导入32mm/24mm×200mm 覆膜支架（Lifetech，Ankura），近端定位于无名动脉左侧，覆盖左侧颈总动脉及左侧锁骨下动脉，猪尾导管即时造影辅助定位，精确定位后释放覆膜支架。退出左侧颈总动脉猪尾导管，交换0.5英寸泥鳅导丝，快速导入 Quick-Fenestrater 至覆膜支架，快速破膜并导入导丝至升主动脉，二次破膜后快速退出 Quick-Fenestrater，继而使用4mm×30mm 球囊（Boston Scientific，Mustang）扩张窗眼，交换一枚7mm×19mm 球囊扩张支架（Boston Scientific，Express LD）重建左侧颈总动脉，左侧颈总动脉鞘管内造影提示左侧颈总动脉重建成功。应用同样方法重建左侧锁骨下动脉，植入一枚8mm×37mm 球囊扩张支架（Boston Scientific，Express LD），造影提示左侧锁骨下重建成功。退出右侧股动脉入路覆膜支架输送系统，再次导入一枚覆膜支架（Lifetech，Ankura），近端与胸主动脉覆膜支架重叠两个节段，远端定位于正常管腔降主动脉，退出输送系统。术毕造影提示胸主动脉瘤修复良好，无内漏，弓上三支分支动脉通畅良好。退出各入路鞘管，缝合穿刺点，确认无出血后包扎穿刺点，结束手术（图29-2至图29-5）。

术后处理及随访

术后即刻苏醒拔管，苏醒室监护观察30分钟，一般情况平稳后返回病房。监测生命体征，控制血压、心率，予以抗血小板、他汀、营养神经的药物，适当进行抗应激、水化、碱化等处理。

术后第1天：解除监护，下地活动。

术后第5天：出院。出院后口服阿司匹林肠溶片100mg，每日1次；贝前列腺素钠片20μg，每日3次，阿托伐他汀钙片20mg，每日1次。

术后复查CTA显示胸主动脉瘤修复良好，无内漏，弓上三支分支动脉通畅（图29-6）。

经验与体会

胸主动脉瘤累及弓上分支动脉处理困难，开放手术、复合手术是常用方法，但创伤较大，全腔内微创手术是目前治疗该类疾病的趋势。其处理关键和难点在于弓上分支动脉的腔内重建，烟囱技术、体外开窗技术均是安全、可行的方式，而分支支架技术目前尚未成熟，但这些方式或改变血流动力学，或操作困难。原位逆行开窗是目前最受关注的腔内重建弓上分支动

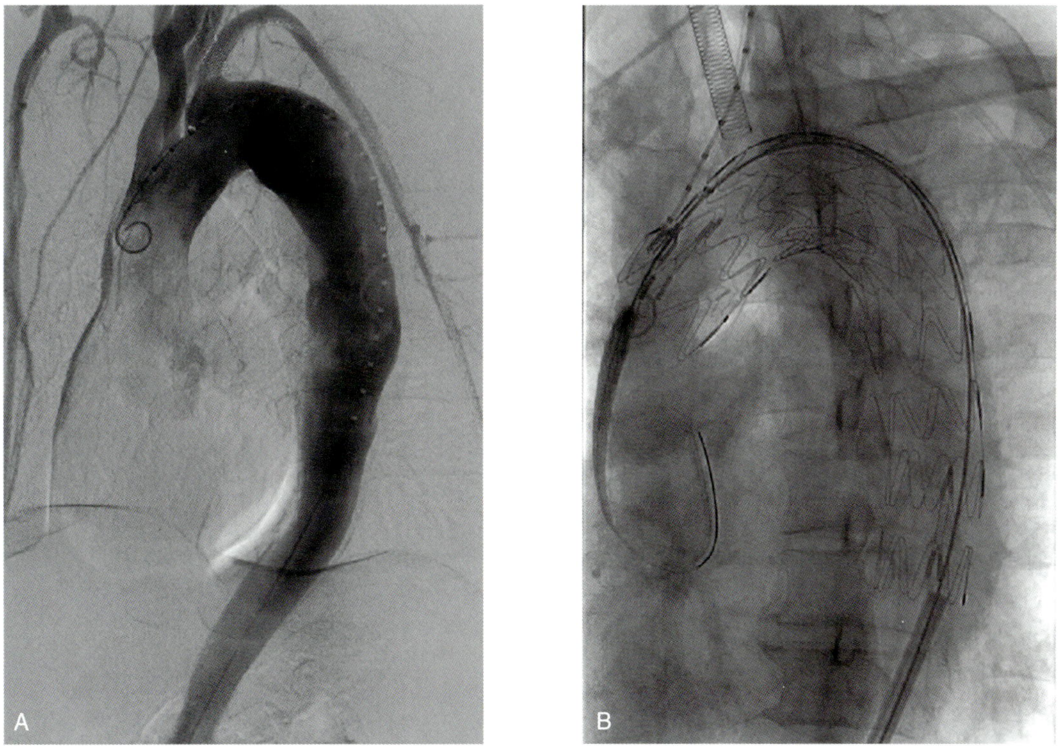

图 29-2　(A)术前 CTA 图像;(B)植入 32mm/24mm×200mm 覆膜支架(Lifetech, Ankura)。

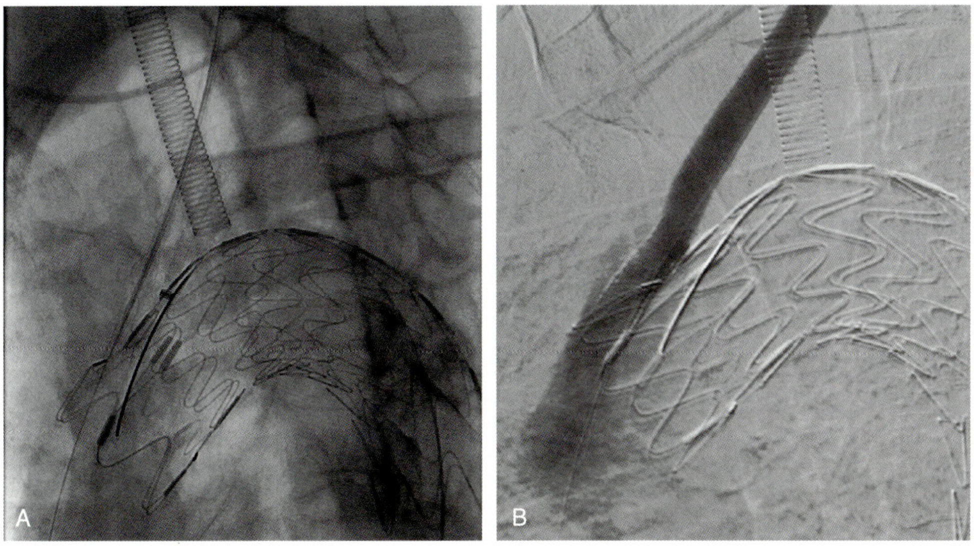

图 29-3　(A)Quick-Fenestrater 行左侧颈总动脉开窗;(B)左侧颈总动脉重建后造影确认。

脉技术,其安全、有效、符合血流动力学。原位逆行开s 窗技术的最大难点在于没有专用的开窗破膜工具,而 Quick-Fenestrater 有望填补该项空白,解决这一难题。本例患者因弓的类型(Ⅲ型弓)不佳,累及左侧锁骨下动脉,同时左侧颈总动脉与左侧锁骨下动脉距离短,没有足够距离和良好形态的锚定区,应用烟囱技术、体外开窗技术存在较大的移植物移位和内漏风险,原位逆行开窗不但可准确重建分支动脉,还可在覆膜支架上打上“铆钉”预防移植物移位发生。本病例中,Quick-Fenestrater 到位左侧锁骨下动脉并在 3D 动态观察位置后,直接破膜开窗即获得成功,植入球囊扩张分支支架后解除了左侧锁骨下动脉起始部狭

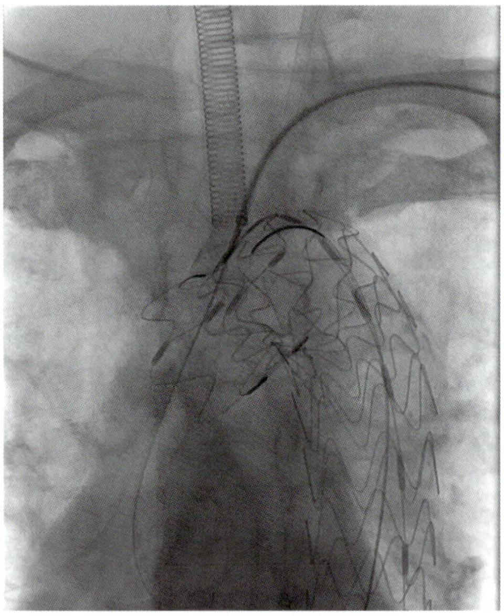

图 29-4 Quick-Fenestrater 行左侧锁骨下动脉开窗。

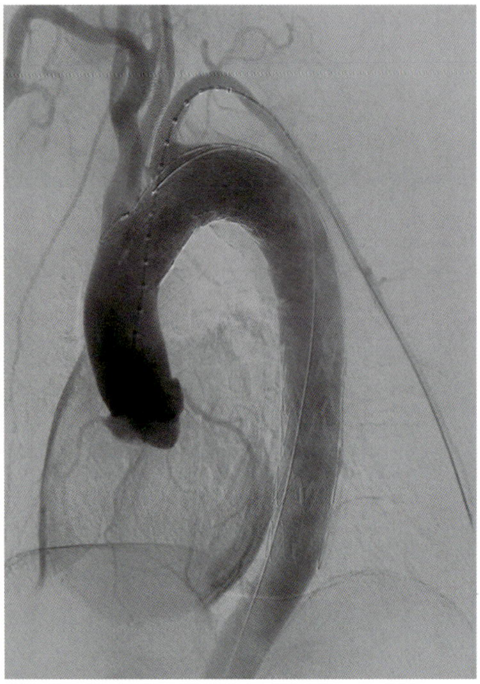

图 29-5 术毕造影提示胸主动脉瘤修复良好，无内漏，弓上三支分支动脉通畅良好。

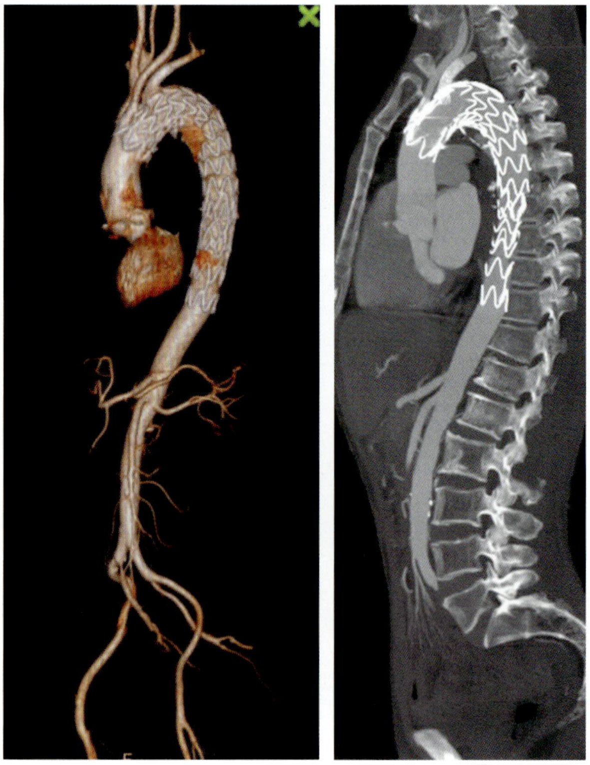

图 29-6 复查 CTA 复查胸主动脉瘤修复良好，无内漏，弓上三支分支动脉通畅良好。

病例 30

胸主动脉夹层动脉瘤合并主动脉弓部动脉瘤的腔内治疗

导　读

胸主动脉夹层同时合并主动脉弓部动脉瘤在临床上极为少见。患者主诉胸背部疼痛，诊断为急性发作的主动脉夹层，病情决定必须在限定时间内迅速拟定针对该复杂病例的诊疗计划，并以最为安全有效的方式尽快完成两处性质不同的主动脉病变的手术治疗。本文将分享该急性、复杂病例的诊疗方案及相关诊治经验。

病例简介

男性患者，40 岁。主诉：突发胸背部剧痛 20 余天。

【现病史】 患者于 20 余天前突发胸背部剧痛，呈撕裂样，无明显诱因，发作时不伴有胸闷心慌、面色苍白、大汗淋漓，无头晕头痛、恶心呕吐、腹痛腹胀等表现。症状持续，休息后无缓解。遂至外院就诊，血压为 170/90mmHg，查全主动脉 CTA 提示：急性 Stanford B 型主动脉夹层。于外院行镇静、降压等保守治疗，上述症状未见缓解，告知病情后未予进一步诊治，转入本院就诊。急诊拟“Stanford B 型夹层”收住入院。

【既往史】 发现高血压半月余，最高血压至 170/90mmHg，予口服药物控制，近期平均血压控制在 100/70mmHg 左右；吸烟史 20 年，600 年支。

【查体】 无明显阳性体征。

【辅助检查】

全主动脉 CTA：Stanford B 型主动脉夹层，胸腹主动脉夹层动脉瘤，主动脉弓瘤样扩张（图 30–1）。

诊断

1.胸主动脉夹层动脉瘤（Stanford B 型）。

2.主动脉弓部动脉瘤。

3.高血压Ⅲ级（极高危）。

病情分析

患者为中年男性，以突发胸背部撕裂样疼痛为主要表现；危险因素有高血压、吸烟史；无明显阳性体征；影像学资料提示：胸主动脉夹层动脉瘤（Stanford B 型）、主动脉弓瘤样扩张。本病例年轻，病情危重、病变复杂，临床较为少见，除吸烟外，无其他高危因素（高血压为发病同期出现，既往血压正常），病因不明，应怀疑动脉壁中层肌纤维发育不良，或者血管炎症、感染的可能。患者诊断明确，夹层可能随时发生进展、破裂，严重危及生命，需尽快手术，修复主动脉夹层动脉瘤。同时，该患者合并主动脉弓瘤样扩张，管腔最大直径达 76mm，如继续进展，破裂危险较大，手术指征

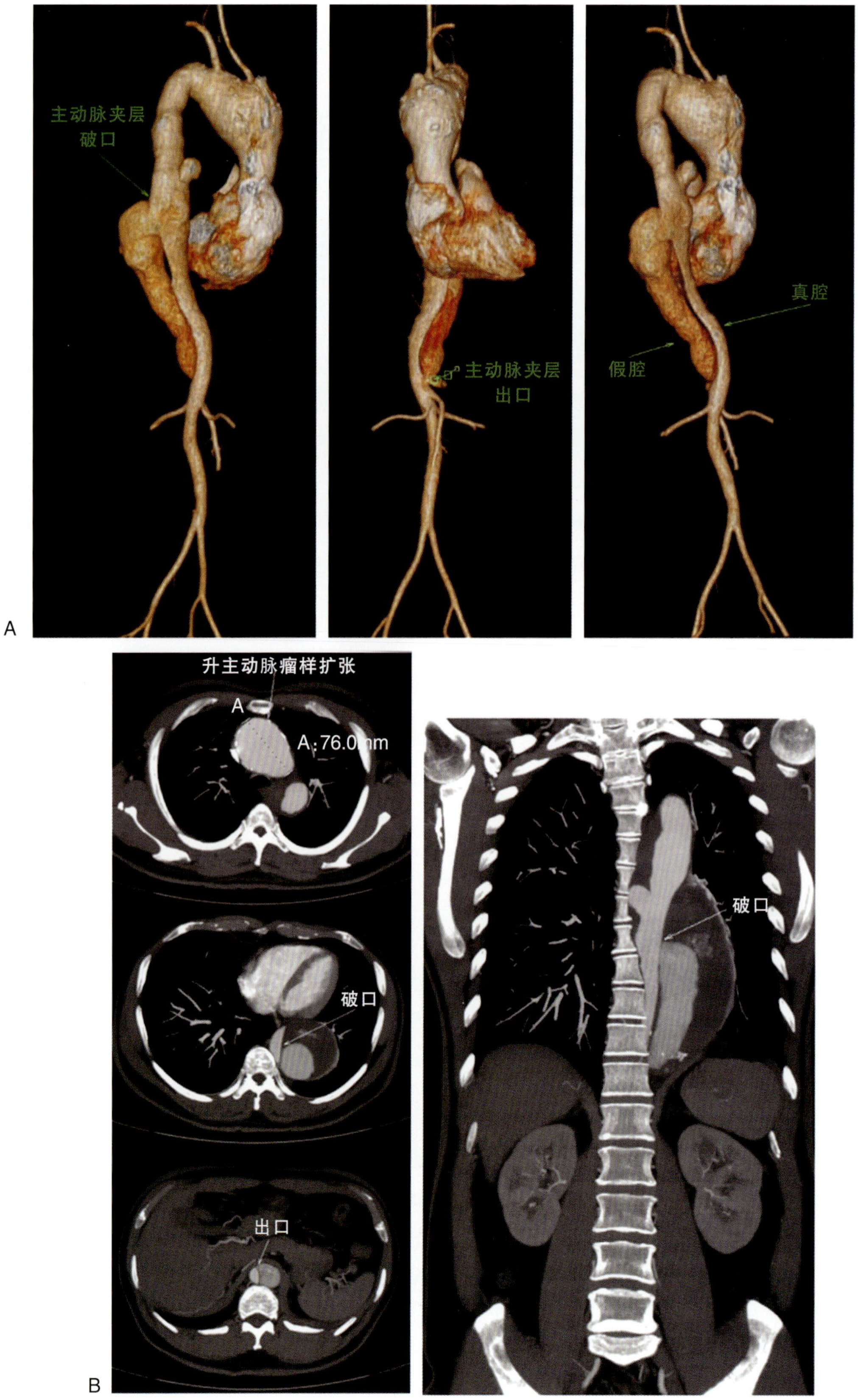

图 30-1 全主动脉 CTA 图像。

确切,可同期手术行主动脉瘤腔内修复术。

临床决策分析

针对本病例复杂、危急、多病变的特点,外科处理方案主要围绕以下三方面进行讨论:病变处理的先后顺序、一期手术或分期手术、具体手术方式选择。

1.处理先后顺序

结合患者一般情况及病变性质,我们认为应当优先处理胸主动脉夹层动脉瘤,理由是:①急性胸主动脉夹层极为凶险,且已形成巨大夹层动脉瘤,严重破坏血流动力学稳定,一旦发生破裂将迅速危及生命,来不及救治,故而必须尽快处理;②主动脉弓部动脉瘤虽然也有破裂风险,但目前血流动力学尚稳定,较胸主动脉夹层动脉瘤而言,其危险系数稍低;③优先处理夹层动脉瘤后,再行处理主动脉弓部病变,可避免手术操作引起主动脉夹层破裂的风险,确保弓部手术操作的安全性。

2.一期或分期手术

尽管一期手术可以一次手术治疗所有病变,但大大增加了手术难度和术后并发症的发生率,对围术期管理及手术方案制订提出了更高要求;而分期手术虽然治疗周期稍长、费用稍高,但可以显著减少相关并发症风险,且利于确保各期手术效果,针对该病例,我们决定行分期手术解决。

3.具体术式选择

本病例有三类手术方式供选择:开放手术、复合手术和腔内手术。

(1)开放手术:主动脉弓、胸腹主动脉人工血管置换术+弓上分支动脉重建术,该术式创伤巨大、耗时久、各类术后并发症尤其是术后截瘫发生风险极高,首先排除。

(2)复合手术:考虑到主动脉弓腔内修复术+弓上三分支动脉原位开窗重建术手术难度极大,成功率难以保证,可于一期胸主动脉腔内修复术完成之后,二期行主动脉弓人工血管置换术+弓上分支动脉重建术,虽可行性较开放手术稍高,但该术式同样需要开胸完成,创伤大、操作复杂、术后并发症发生风险高,亦不作为首选。

(3)腔内手术:一期行胸主动脉腔内修复术,待患者术后病情平稳、恢复完全后,二期行主动脉弓腔内修复术+弓上三分支动脉原位开窗重建术。客观上说,腔内修复主动脉弓并完成三分支原位开窗,手术难度较大,操作极为复杂,且手术费用较高;但腔内分期手术,在先行解决相对危急的主动脉夹层动脉瘤,确保主动脉血流动力学稳定的基础上,再行完成弓上复杂手术,如此,手术创伤小,风险低,并发症发生率相对更低,针对该病例,可作为首选方案。

最终手术方案确定为腔内分期手术。

诊疗过程

1.术前多学科会诊

请影像科、心胸外科等多学科会诊,对手术方案进行进一步讨论及优化:①精确完成 CTA 三维重建,精确测量各瘤体位置、直径、近远端锚定区动脉直径、瘤颈长度等,初步完成手术器具部署;②心胸外科术前会诊,共同评估患者病情及相关应急处理方案。

2.手术方案

一期:胸主动脉腔内修复术。

二期:主动脉弓腔内修复术+弓上三分支动脉原位开窗重建术。

3.一期手术过程

(1)双侧股动脉入路,改良 Seldinger 技术逆行穿刺双侧股动脉,置入短鞘,路图引导下,左侧股动脉引入 0.035 英寸软导丝与 5F 猪尾导管,进至升主动脉(图 30-2);以 20mL/s 速度注射 40mL 造影剂,主动脉造影示:弓部瘤样扩张,胸降段多发夹层动脉瘤(图 30-3)。

(2)右侧股动脉引入 0.035 英寸软导丝,与 5F 单弯导管配合送至升主动脉,保留导管交换 0.035 英寸加硬导丝,撤除导管,沿加硬导丝输送 34mm/26mm×200mm 胸主动脉覆膜支架(Ankura, Lifetech, China)至主动脉弓部(图 30-4)。

(3)造影精确定位后,支架近端紧贴左锁骨下动脉开口远端(图 30-5A);嘱患者屏息,透视下快速释放支架,可见支架形态展开良好(图 30-5B);继续沿导丝输送 32mm/24mm×200mm 胸主动脉覆膜支架(Ankura, Lifetech, China)至前支架远端,支架远端定位于腹腔干动脉开口上方,透视下释放(图 30-6A)。复查造影提示:支架形态良好,支架内及腹腔干动脉血流通畅(图 30-6B)。

(4)术毕复查造影,提示两支架显影良好,夹层修

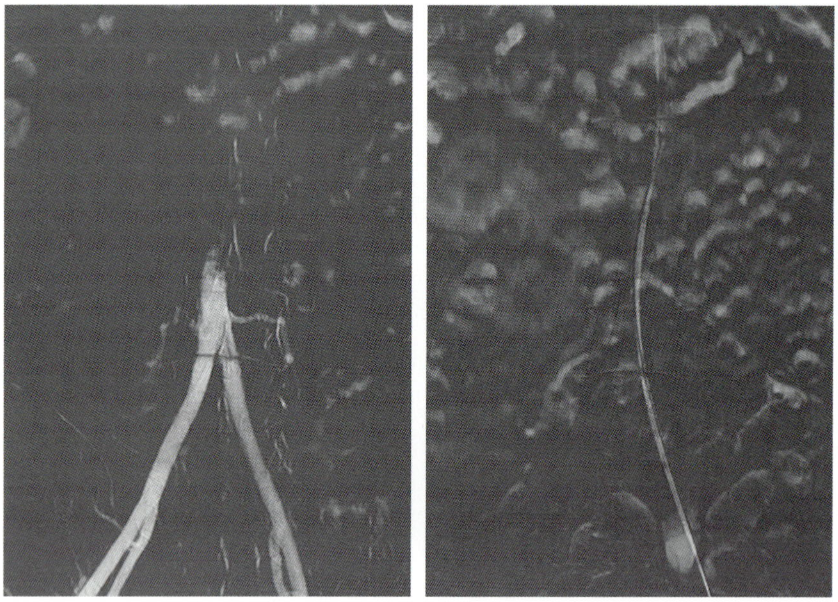

图 30-2 升主动脉造影。

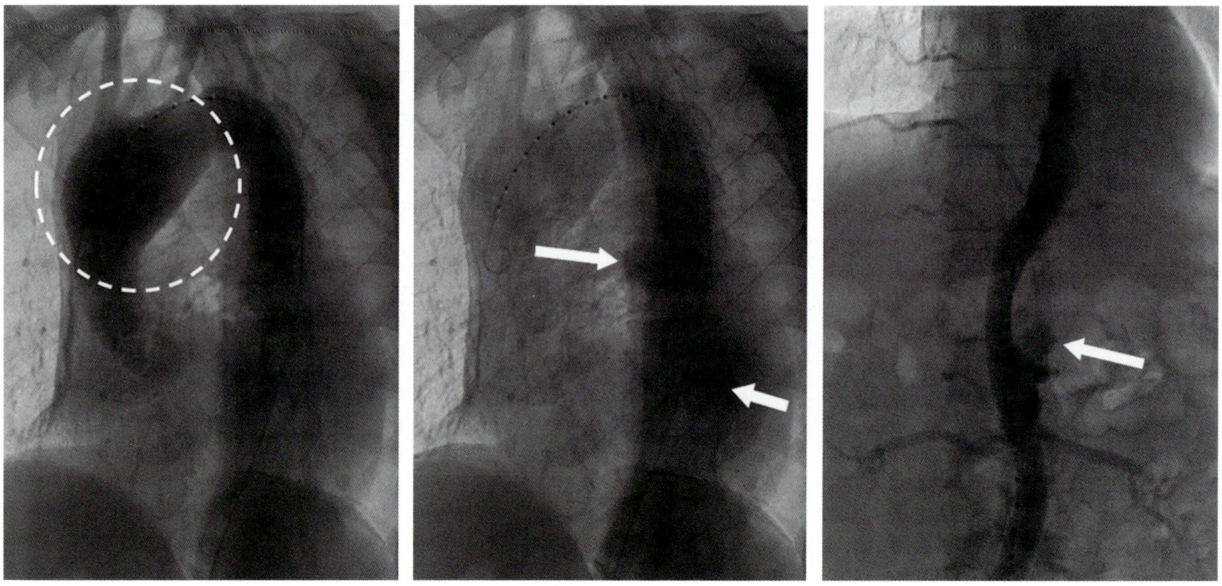

图 30-3 弓部瘤样扩张，胸降段多发夹层动脉瘤(箭头所示)。

复完全，弓上动脉及腹腔干血流通畅(图 30-7)。

4.二期手术

患方因经济原因，经患者本人及家属反复协商后，决定暂不接受主动脉弓腔内修复术。我方履行告知义务，已充分告知患者病情、相关风险及手术的必要性，最终依照患者本人意愿，尊重患方暂不继续治疗的决定。

术后处理及随访

术后密切监测生命体征，严格控制血压、心率。

用药方案：阿司匹林肠溶片 100mg，每日 1 次；瑞舒伐他汀 10mg，每日 1 次。

予以营养神经、抗应激、水化、碱化及对症支持。

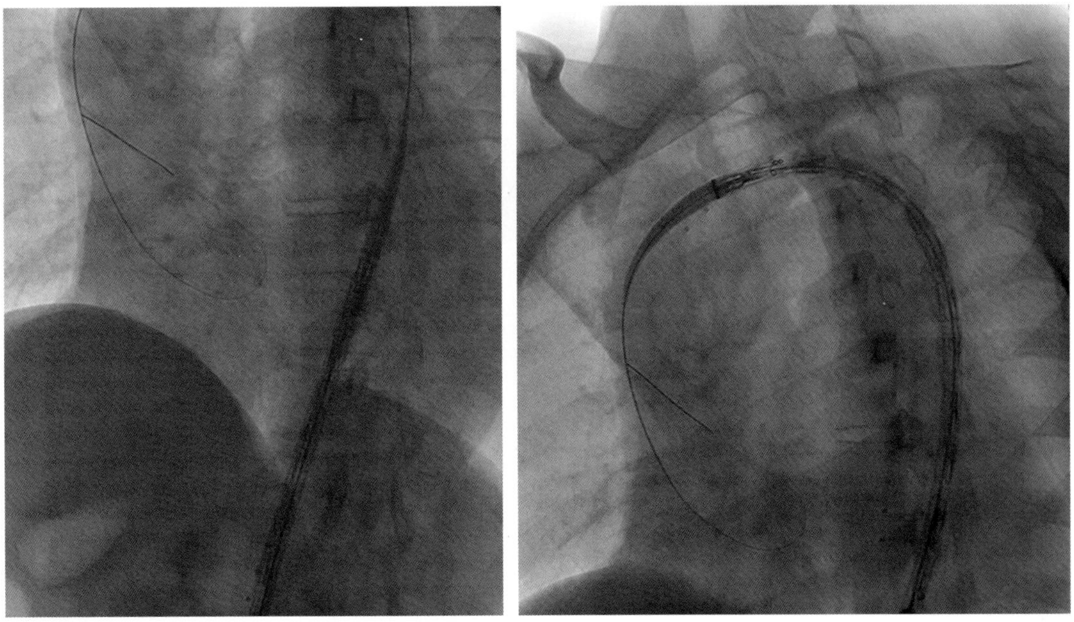

图 30-4　沿加硬导丝输送 34mm/26mm×200mm 胸主动脉覆膜支架(Ankura, Lifetech, China)至主动脉弓部。

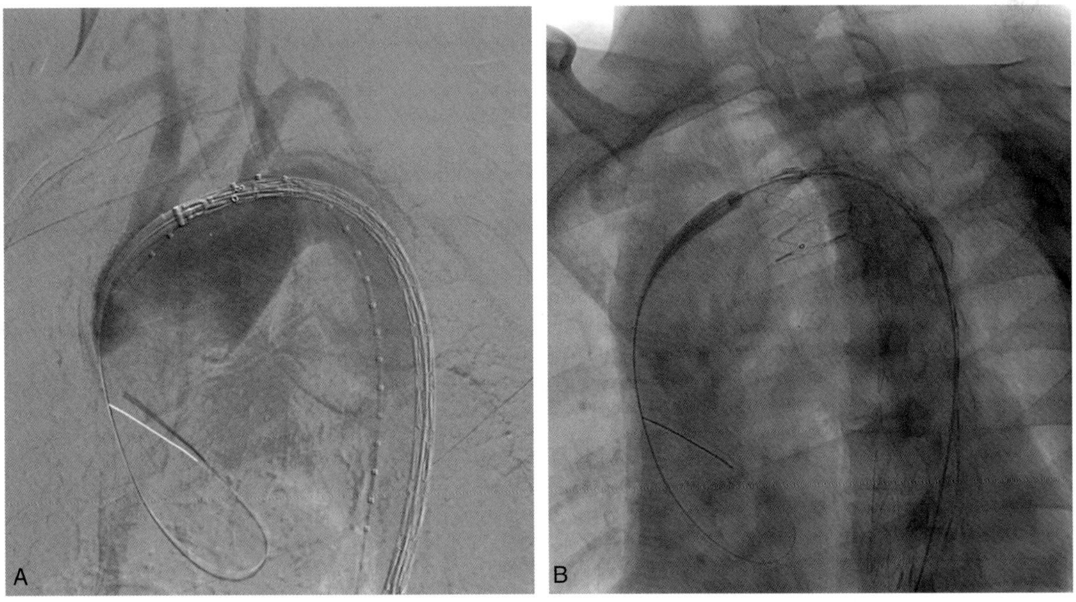

图 30-5　(A)造影精确定位,支架近端紧贴左锁骨下动脉开口远端;(B)透视下快速释放支架。

术后 1 周:患者一般情况良好,生命体征平稳,术前胸背疼痛消失;CTA 复查示:胸主动脉支架在位,形态良好,夹层动脉瘤隔绝完全,瘤腔血栓化,主动脉及各分支血流通畅(图 30-8)。

经验与体会

主动脉夹层(aortic dissection, AD),是指主动脉内膜发生损伤后,血液进入主动脉壁层之间,迫使中膜层分离,进而沿主动脉长轴方向撕裂,最终形成主动脉壁真假两腔分离状态。大多数患者会出现突发的严重的"撕裂样"胸背部疼痛,同时,可伴有恶心、呕吐、大汗和晕厥。也可导致其他相应脏器缺血症状,如卒中、肠系膜缺血等,严重者可出现致死性主动脉破裂。其致病高危因素包括高血压、马方综合征、特纳综合征、先天性二叶主动脉瓣、心脏手术史、创伤史、吸烟史等,同时,妊娠、动脉炎、高脂血症也会增加患病风险。根据 Stanford 分型方法,AD 可根据其起源位置

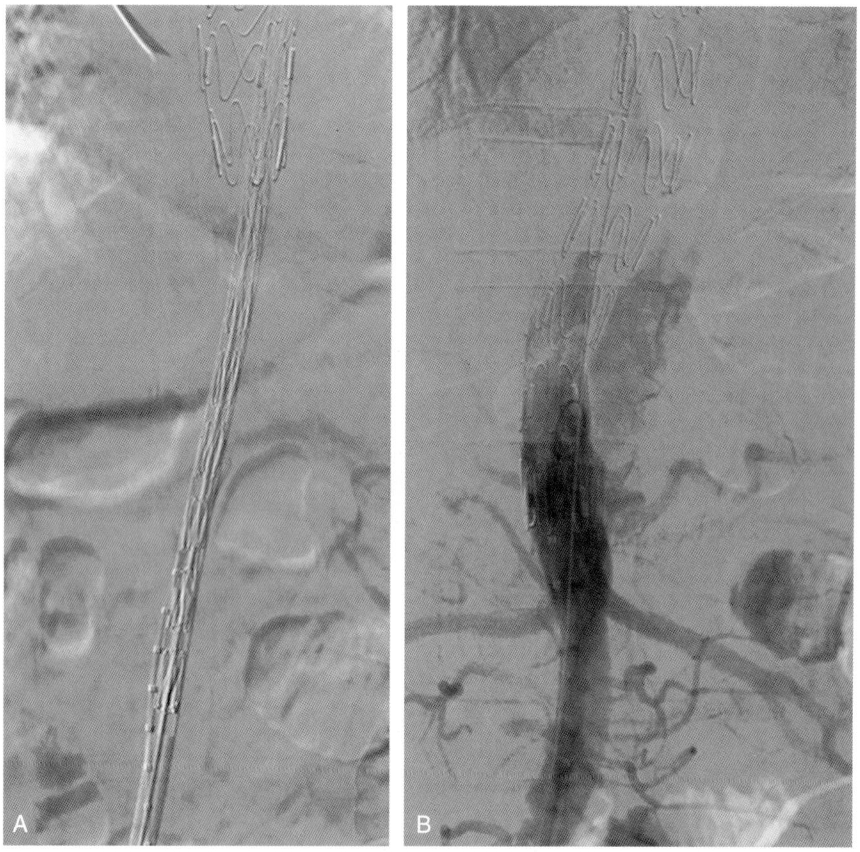

图 30-6 (A)32mm/24mm×200mm 胸主动脉覆膜支架 (Ankura, Lifetech, China)于前支架远端、腹腔干动脉开口上方释放;(B)释放完成后复查造影,支架内及腹腔干血流通畅。

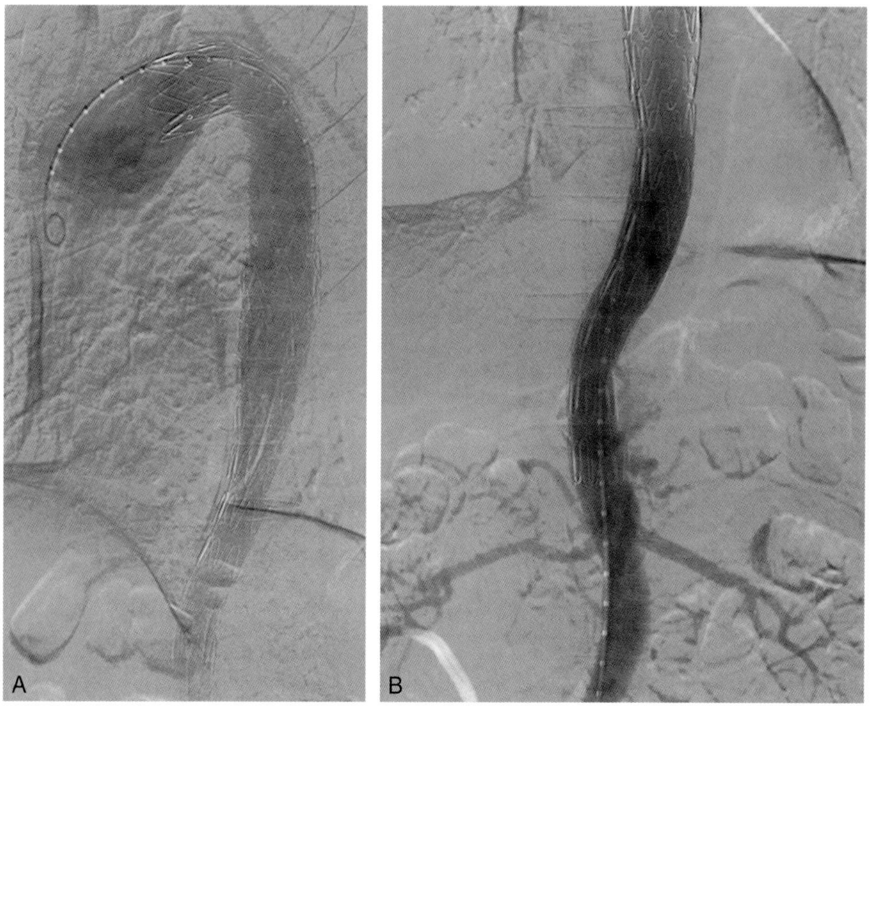

图 30-7 术毕复查造影。

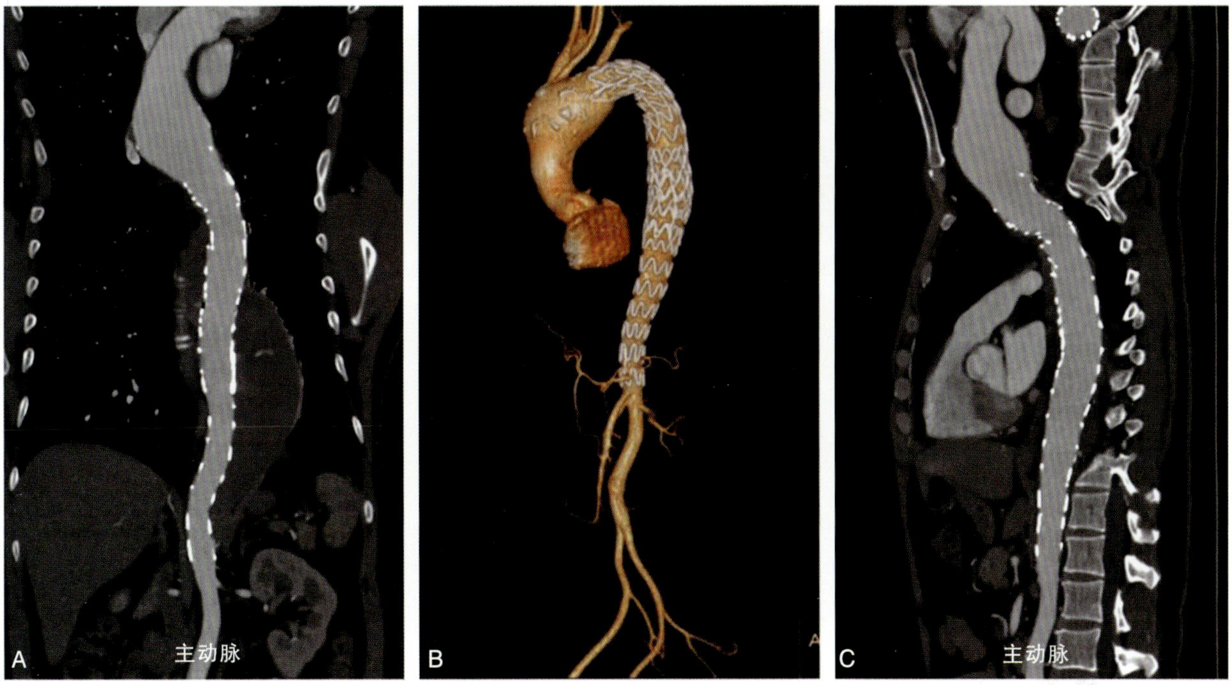

图 30-8 术后 CTA 复查。

分为 A 型(夹层起源于升主动脉)和 B 型(夹层起源于升主动脉以远)。AD 较为罕见,年平均人群发病率仅 0.03‰,但其院前致死率分别高达 10%(Stanford B 型)和 50%(Stanford A 型)。及时诊断和干预是降低 AD 死亡率和并发症发生率的关键。

本例患者,除 B 型主动脉夹层外,还合并有主动脉弓部动脉瘤,这种同时存在多种不同性质主动脉疾病的状况极为罕见,在排除患者本身大部分高危因素后,高度怀疑其发病机制与先天性动脉壁肌纤维发育不良,或炎症、免疫相关因素有关。关于手术操作,在常规手术操作中,通常会先行释放远端限制性支架,再行置入近端支架以避免支架接驳处发生Ⅰ型内漏。但该患者夹层动脉瘤远端出口紧邻腹腔干动脉开口上方,支架释放时远端需精准定位以避免覆盖腹腔干,如先行置入远端支架,在输送、释放近端支架过程中,可能造成远端支架移位,影响支架修复效果或引起不必要的并发症。同时,考虑到 Lifetech® AnkuraTM 覆膜支架近端开口的"密封圈"效果,再配合 30%的超大口径,可大幅度降低支架接驳处发生内漏风险,故而特别针对该患者改用了"先近后远"的支架释放方式。

小结

针对该复杂病例制订的治疗方案,需同时兼顾手术方式的选择、多病变是否同期处理、手术的安全性及手术效果等问题。按原定方案,此患者应采用腔内分期处理,安全有效地分步处理主动脉夹层动脉瘤和弓部动脉瘤,但终因患方经济问题未能如期完成二期手术。考虑患者较为年轻,预期生存期较长,出院后的随访尤为重要。应当鼓励患者积极配合随访复查,在一般情况许可时或者弓部动脉瘤出现明显进展时及时接受手术治疗,以降低其致死风险及严重并发症的发生率。

(宦玮 曲乐丰)

参考文献

1. Nienaber CA, Clough RE. Management of acute aortic dissection. Lancet, 2015,385(9970):800-811.
2. White A, Broder J, Mando-Vandrick J, et al. Acute aortic emergencies—part 2: aortic dissections. Adv Emerg Nurs J, 2013,35(1):28-52.
3. Hughes GC. Management of acute type B aortic dissection; ADSORB trial. J Thorac Cardiovasc Surg, 2015,149 (2 Suppl): S158-162.

病例 31

Kommerell 憩室相关病变的腔内治疗

导 读

迷走锁骨下动脉(aberrant subclavian artery, ASA)是一种常见的主动脉弓上畸形,其中迷走右锁骨下动脉(aberrant right subclavian artery, ARSA)占 ASA 的 0.5%~1%,而迷走左锁骨下动脉(aberrant left subclavian artery, ALSA)占 ASA 的 0.04%~0.4%。超过 60%的迷走右锁骨下动脉合并锁骨下动脉开口瘤样扩张,当锁骨下动脉开口与远端动脉直径比值大于 1.5 时,我们称之为 Kommerell 憩室。有症状或者有瘤样扩张的 ASA 需要外科干预治疗,随着腔内技术的提高,越来越多的 Kommerell 憩室病变已经采用复合手术治疗,甚至腔内治疗。目前,此类疾病手术方式的选择及术中处理顺序尚有争议,本文分享 1 例 Kommerell 憩室合并主动脉夹层的复合手术治疗。

病例简介

男性患者,63 岁。主诉:突发胸背部疼痛 1 天。

【现病史】 患者于 1 天前突发胸背部疼痛,呈持续性胀痛,无咳嗽、咳痰,无胸闷、气喘,无腹部疼痛,大小便正常。急诊以胸主动脉夹层转入本院科。

【既往史】 无高血压、糖尿病病史,无家族史。

【查体】 神志清楚,烦躁,面容痛苦,心率 95 次/分,深长呼吸 15 次/分,血压 195/105mmHg,双侧血压相近。双侧股动脉搏动正常。

【辅助检查】

CT 提示迷走右锁骨下动脉, 右锁骨下动脉开口瘤样扩张,主动脉夹层;左锁骨下动脉扭曲,起始部瘤样扩张(图 31–1)。

诊断

1.主动脉夹层。

2.迷走右锁骨下动脉。

3.Kommerell 憩室。

4.左锁骨下动脉瘤。

病情分析

患者为老年男性, 主要表现为突发背部疼痛;既往无高血压、糖尿病病史,结合 CT 考虑是主动脉夹层合并先天性主动脉弓发育异常;体格检查未见其他阳性体征、神经反射及病理特征;影像学

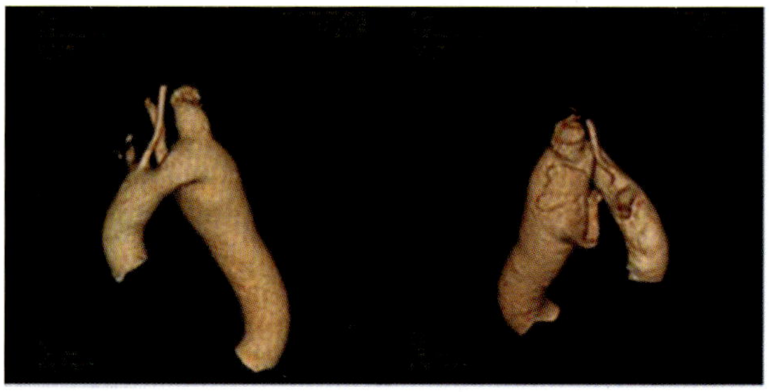

图 31–1 三维重建主动脉夹层合并双侧锁骨下动脉开口瘤样扩张及异位右锁骨下动脉开口。

资料提示主动脉弓及弓上动脉多处病变，右锁骨下开口于降主动脉，开口呈瘤样扩张（图 31-2）；左锁骨下动脉扭曲，开口呈瘤样扩张。本病例高龄、危重、急症，主动脉弓及弓上动脉多处、多个病变，合并解剖变异，临床并不多见。患者诊断明确，因患者处于主动脉夹层急性期，入院后予绝对卧床、多联降压及镇痛对症处理，患者胸背部疼痛症状明显好转，但是因患者仍然有明显手术指征，高危因素包括主动脉夹层、左锁骨下动脉瘤以及直径>3cm 的憩室，所以不管有没有症状，都建议手术治疗，但是目前治疗方案没有具体指南。

临床决策分析

本病例病情复杂，存在多处、多个危险病变，外科处理方案主要在以下两方面进行讨论：选择腔内介入治疗，还是开放手术治疗，以及行一期手术还是行分期手术。

1.具体术式选择

本病例有三类手术方式供选择：开放手术、复合手术和腔内手术。

（1）开放手术：主动脉弓部人工血管置换术+弓上多个分支动脉重建术+主动脉弓部远端支架植入，由于该术式创伤巨大、耗时久、并发症发生风险高、术后恢复慢，患者难以耐受且不可行，首先排除。

（2）腔内一期手术：主动脉夹层腔内修复术+双侧锁骨下动脉支架成形术，该方案的优点是简捷微创、可一期腔内修复所有病变、并发症相对少，但客观上操作难度较大，右锁骨下动脉异位开口于降主动脉后方且合并瘤样扩张，同时左锁骨下动脉巨大瘤样扩张，原位开窗对位困难，因主动脉支架植入后导致双侧锁骨下动脉闭塞，容易导致后循环缺血。

（3）复合手术：左侧颈-锁动脉+双侧腋-腋动脉人工血管旁路术+主动脉弓夹层腔内修复+双侧锁骨下动脉瘤封堵术，腔内治疗前，先保证双侧锁骨下动脉血供，造影明确后行腔内修复简单易行，且手术目的明确。

2.一期或分期手术

由于分期手术治疗周期长、费用高，且患者需承受多次手术打击，并不能减少相关并发症发生风险，我们决定行一期手术解决。尽管一期手术可以一次手术治疗所有病变，但客观上也存在手术难度大、操作复杂的缺陷，对围术期管理及手术方案制订提出了更高要求。

最终手术方案确定为一期复合手术。

诊疗过程

1.术前多学科会诊

请神经内科、麻醉科、重症监护科、放射科等多学科会诊，制订详细心、肺、肾、脑功能围术期保护预案。

（1）患者术中、术后脑电图监测以及必要的脑部 CT 及 MRI 检查。

（2）因手术时间长，术中可能出现小脑缺血，必要时术后带气管插管转入 ICU 监护。

（3）为预防术后截瘫，术中保证双侧锁骨下动脉

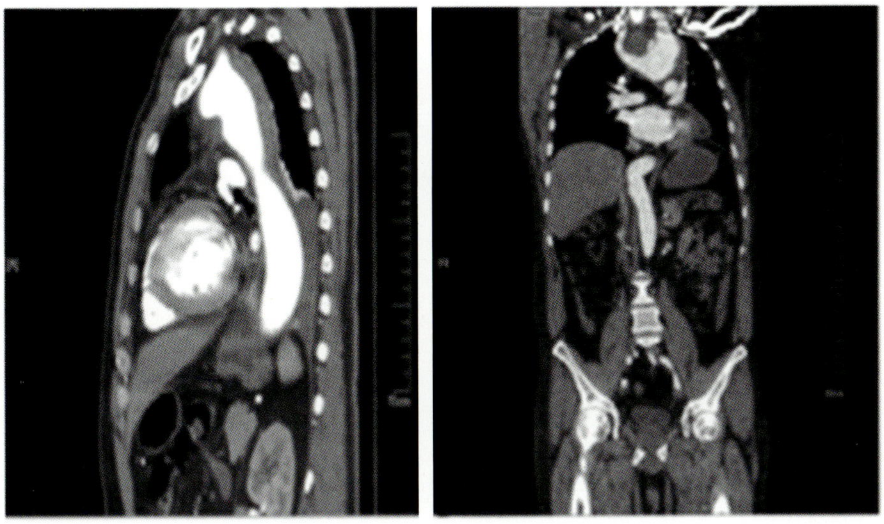

图 31-2 CTA 冠状位及矢状位断层图像。

血流，必要时术后行脑脊液引流并监测压力。

2.手术方案

左侧颈-锁动脉+双侧腋-腋动脉人工血管旁路术+主动脉弓夹层腔内修复术。

3.手术过程

全身麻醉下，在右侧腹股沟做纵向切口，长度8cm，锐性游离右股总动脉；在右侧胸锁乳突肌外侧缘做切口分别游离右侧锁骨下动脉及颈动脉，解剖右颈动脉及右锁骨下动脉，分别绕带。穿刺右侧股动脉，造影评估提示扩张的左锁骨下动脉开口、主动脉夹层、扩张的右锁骨下动脉开口、异位右锁骨下动脉(图31-3)。与术前CT评估一致，遂决定按术前方案进行治疗。先行右颈-锁动脉人工血管转流；在左侧胸锁乳突肌外侧缘做切口以游离左侧颈动脉，左侧锁骨下动脉瘤样扩张，可触及扩张瘤体，锁骨下动脉固定，绕带后不能牵拉，分别取双侧锁骨下横切口，暴露双侧锁骨下动脉远端，行双侧锁骨下动脉人工血管转流。转流术毕，造影提示转流人造血管通畅，沿右侧腹股沟入路分别用封堵器栓塞双侧扩张的锁骨下动脉开口；再次造影提示锁骨下动脉近端血流明显减少，人造血管转流通畅。沿右侧腹股沟入路释放主动脉覆膜支架，行主动脉夹层腔内修复术，术后复查造影提示四处病变均完全修复，未见残余狭窄及内漏(图31-4)。手术顺利，出血约200mL，使用造影剂约120mL。

术后处理及随访

术后带气管插管，ICU监护。注意密切监测生命体征、意识变化，严格控制血压、心率，予以双联抗血小板、他汀、营养神经的药物，适当进行抗应激、水化和碱化等处理。

术后第2天：呼吸机脱机，取出心脏起搏器，自主呼吸20次/分，心率65次/分，神志清楚，查体配合。

术后第7天：出院。出院后口服阿司匹林肠溶片100mg，每日1次；硫酸氢氯吡格雷片50mg，每日1次；阿托伐他汀钙片20mg；每日1次。

术后1个月：电话随访，生命体征平稳，呼吸、心率正常，神志清楚，对答自如，患肢肌力5级，自由

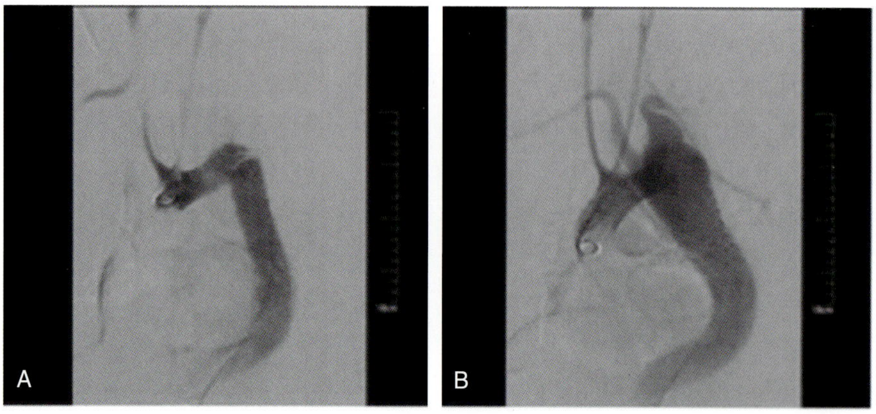

图31-3 术中造影、切口暴露人造血管转流及术后造影。

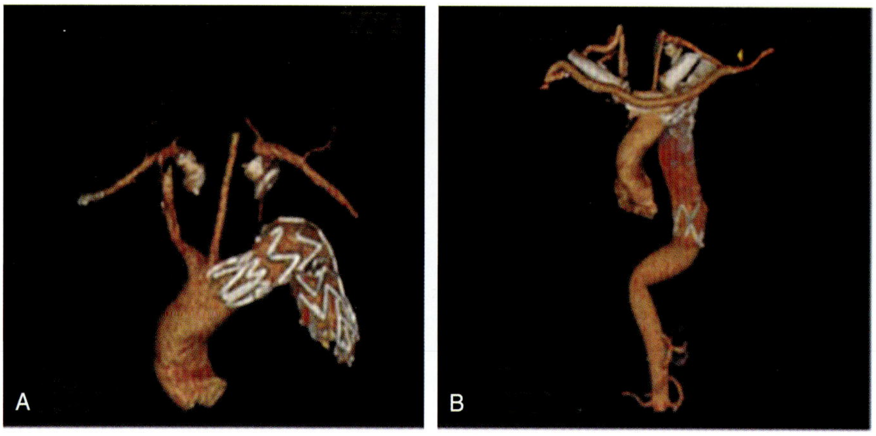

图31-4 术后复查CT图像。(A)角度1；(B)角度2。

活动。

经验与体会

迷走锁骨下动脉是一种常见的主动脉弓上畸形，根据 Edward 提出的双弓动脉系统发育模式，其形成的主要原因是胚胎时期弓动脉系统发育异常。其中主要分为迷走右锁骨下动脉和迷走左锁骨下动脉两类。根据发病概率来说，迷走右锁骨下动脉的发生率是迷走左锁骨下动脉的 1 倍，而且 80%的迷走右锁骨下动脉均走行于血管后方。当锁骨下动脉开口与远端动脉直径比值大于 1.5 时，我们称之为 Kommerell 憩室，而迷走左锁骨下动脉发生 Kommerell 憩室的概率比迷走右锁骨下动脉发生 Kommerell 憩室的概率多 1/3。伴有夹层、有症状或者有瘤样扩张的 ASA（即 Kommerell 憩室形成）需要外科干预治疗，随着腔内技术的提高，越来越多的 Kommerell 憩室病变已经采用复合手术治疗，甚至腔内治疗。

本例患者合并主动脉夹层等多处病变，因病变复杂，所以相对手术创伤大、手术时间长，需考虑患者能否耐受等问题，综合各方面因素考虑采用多处病变一期处理，安全有效地解决了分期治疗所造成的相关问题，主动脉夹层患者采用复合手术方法是因为瘤腔大、瘤壁脆弱、病变复杂，全腔内治疗可能增加手术时间，造成小脑缺血等并发症。应用保守的复合手术方案，可降低并发症发生率。单纯 ARSA 合并 Kommerell 憩室，应用腔内治疗方式，手术创伤小，手术时间相对较短。腔内治疗异位锁骨下动脉合并 Kommerell 憩室微创、有效，并且根据文献中术后随访的报道，腔内治疗也具有较低的内漏发生率和较高的生存率，但是还没有像开放手术这样的中长期随访的循证研究。复合手术结合两者优点，无论是主动脉腔内修复，还是颈-锁动脉人工血管转流，均有较好的随访结果。

小结

针对该高危、复杂、疑难病例，多处、多个严重病变需通过术前充分全身及局部精确评估，合理分析，确定一期腔内手术解决方案。当然，中长期随访才是检验手术效果的最好方式，由于病例数量问题，目前本院仅 4 例 Kommerell 憩室病例，仍需要积累。

（刘澄 乔彤）

参考文献

1. Chenzi Yang, Chang Shu, Ming Li, et al. Abberant subclavian artery pathologies and kommerell's diverticulum: a review and analysis of published endovascular/ hybrid treatment options. J endovascther, 2012, 19:373-382.
2. Tyczyński P, Michałowska I, Wolny R, et al. Left aberrant subclavian artery. Systematic study in adult patients. Int J Cardiol, 2017, 240:183-186.

病例 32

主动脉 Kommerell 憩室合并迷走左锁骨下动脉闭塞的复合手术治疗

导 读

主动脉 Kommerell 憩室是一类先天性主动脉发育异常导致的病理形态，其人群发生率极低，同时合并有迷走锁骨下动脉闭塞并导致相应症状的病例更是相当罕见。本文分享 1 例用复合手术方式治疗该罕见病例的相关诊治经验。

病例简介

女性患者，71 岁。主诉：头晕 2 个月。

【现病史】 患者于 2 个月前出现头晕，无明显诱因，不伴有视物旋转、记忆力减退，无晕厥、头痛，无恶心、呕吐，无站立步态不稳，无肢体乏力、活动不利等。至外院就诊，颈部血管彩超提示左侧椎动脉反向血流，左上肢血压较右上肢低约 30mmHg，未予治疗。现头晕症状逐步加重，为求进一步治疗转诊至本院，门诊以“左锁骨下动脉窃血综合征”收住入院。

【既往史】 高血压Ⅲ级(极高危)。

【查体】 左上肢皮温稍低，桡动脉、肱动脉搏动极微弱，运动感觉无明显异常；右上肢皮温、动脉搏动、运动感觉正常；双上肢血压相差 30mmHg(左侧低)，双侧颈动脉、股动脉、腘动脉、足背动脉搏动良好。

【辅助检查】

主动脉 CTA：主动脉弓及胸主动脉走行于气管右侧，右位主动脉弓；主动脉弓局部管腔增宽，胸降段可见类圆形影，提示主动脉憩室可能；迷走左锁骨下动脉，起源于主动脉憩室，全程纤细，近端闭塞(图 32–1)。

诊断

1.主动脉 Kommerell 憩室。

2.左锁骨下动脉闭塞。

3.左锁骨下动脉窃血综合征。

4.右位主动脉弓。

5.高血压Ⅲ级(极高危)。

病情分析

患者为老年女性，主要表现为头晕，除高血压病史外没有合并其他危险因素；影像学资料提示左锁骨下动脉闭塞合并 Kommerell 憩室、迷走左锁骨下动脉。高度怀疑其左锁骨下动脉闭塞与主动脉先天性异常解剖结构有关。本病例因左锁骨下动脉闭塞后向左椎动脉窃血导致的头相缺血表现入院，却意外发现主动脉 Kommerell 憩室，临床上极为罕见。患者诊断明确，因存在症状性头向缺血表现合并先天性主动脉憩室，手术指征明确，需及时手术修复主动脉憩室，解除其可能继续进展、破裂的危险，恢复锁骨下动脉正向血供，解除窃血症状，改善头向供血。

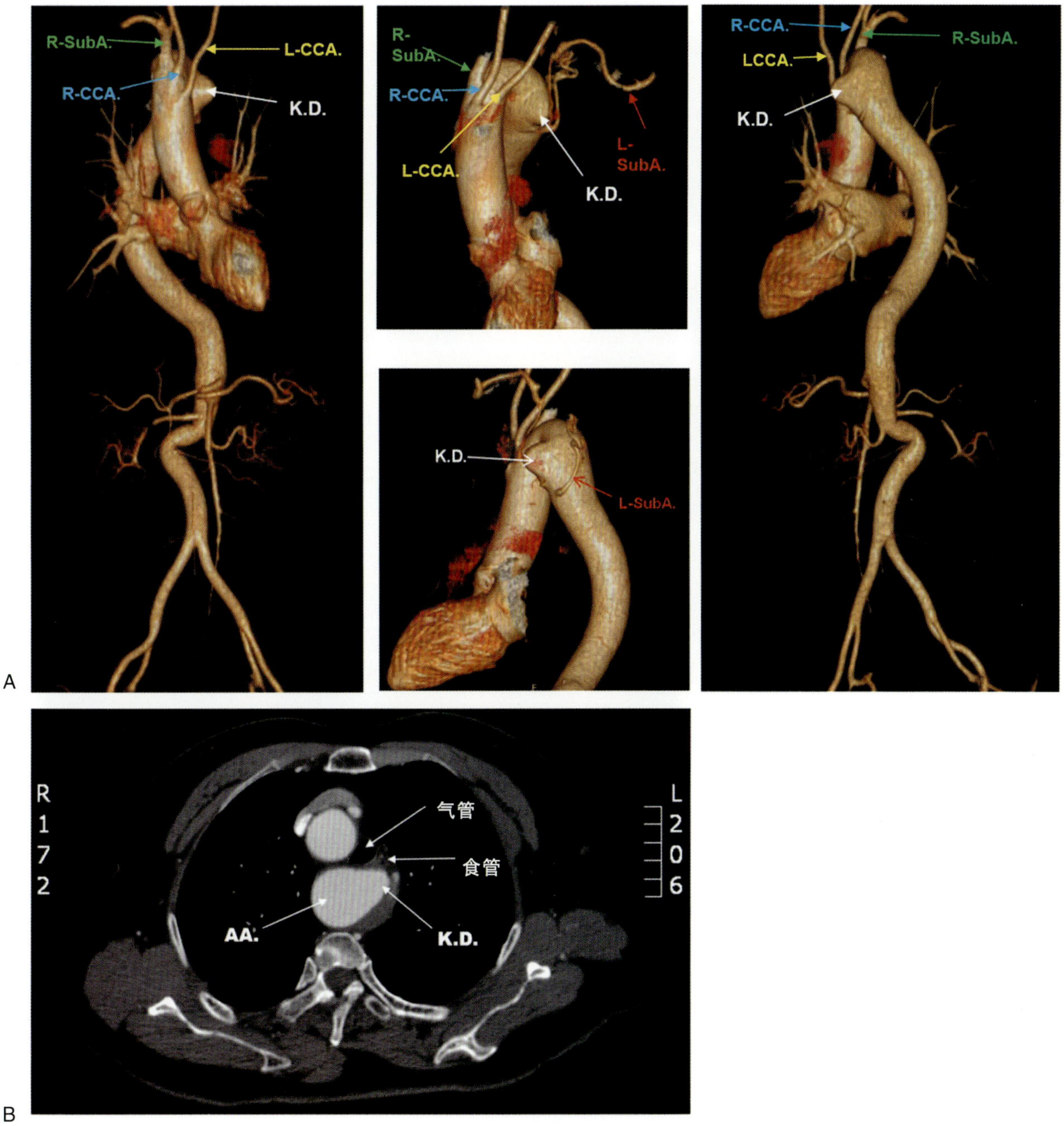

图 32-1　主动脉 CTA 图像。R-SubA，右锁骨下动脉；L-SubA，左锁骨下动脉；R-CCA，右颈总动脉；L-CCA，左颈总动脉；KD，Kommerell 憩室；AA，主动脉。

临床决策分析

针对该病例，外科处理方案有三类手术方式供选择：开放手术、腔内手术和复合手术。

1.开放手术

主动脉憩室切除术+人工血管置换术+左锁骨下动脉重建术。解剖变异、憩室位置深在于纵隔，决定了该手术创伤巨大，并发症发生风险高，患者耐受度差，可行性不高，首先排除。

2.腔内手术

胸主动脉腔内修复术+左锁骨下动脉原位开窗重建支架成形术。该方案虽然理论上可实现微创、一期腔内修复所有病变的目的，但左锁骨下动脉与主动脉的特殊解剖结构造成二者间角度极大，且左锁骨下动脉走行扭曲，导丝、导管难以着力，客观上说，要完成其腔内复通及原位开窗几无可能。

3.复合手术

胸主动脉腔内修复术+左颈总动脉-左锁骨下动脉人工血管旁路术。腔内治疗主动脉憩室，避免开胸手术，大大降低了手术创伤及术后并发症的发生率；血管旁路术可确保恢复左锁骨下动脉血供，保证手术效果，临床上可行性较高。

最终手术方案确定为复合手术。

诊疗过程

1.术前多学科会诊

请影像科、心胸外科等多学科会诊，对手术方案进行进一步讨论及优化。

(1)精确完成 CTA 三维重建，进一步明确憩室位置、大小、近远端锚定区长度及直径、主动脉弓各分支动脉开口位置及走行等，初步完成手术器具部署。

(2)心胸外科术前会诊，共同评估患者病情及相关应急处理方案。

2.手术方案

一期：主动脉 Kommerell 憩室腔内修复术。

二期：左颈总动脉–左锁骨下动脉人工血管旁路术。

3.手术过程

(1)一期：股动脉入路联合右侧桡动脉入路，行主动脉 Kommerell 憩室腔内修复术。改良 Seldinger 技术逆行穿刺右侧桡动脉，路图引导下，引入 0.035 英寸软导丝(图 32–2A)；导丝配合 5F 标记猪尾导管经右锁骨下动脉至升主动脉(图 32–2B)；撤出导丝，保留导管用于术中造影以及右锁骨下动脉开口位置的参照；改良 Seldinger 技术逆行穿刺左侧股动脉，0.035 英寸软导丝配合 5F 单弯导管进至升主动脉(图 32–3)。

(2)以 20mL/s 的速度注射造影剂 40mL，行主动脉弓部造影；造影提示：主动脉弓扭曲严重，主动脉弓角度极大，Kommerell 憩室位于弓部与胸降段移行处，证实术前诊断(图 32–4)(考虑弓部角度较大，所选支架必须有良好通过性及柔软度。遂最终决定选用无输送外鞘且较为柔软的 Gore ® CTAGTM 胸主动脉覆膜支架)。

(3)退出左侧股动脉导丝，留置导管于升主动脉，引入 0.035 英寸超硬导丝，后退出导管；更换 24F

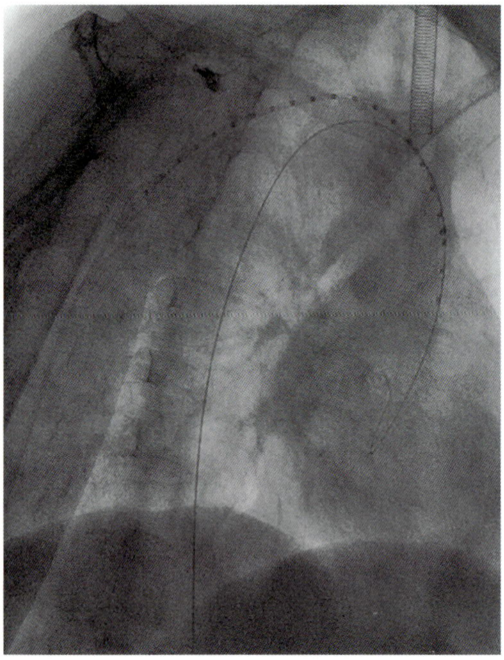

图 32–3 左侧股动脉入路，0.035 英寸导丝进入升主动脉。

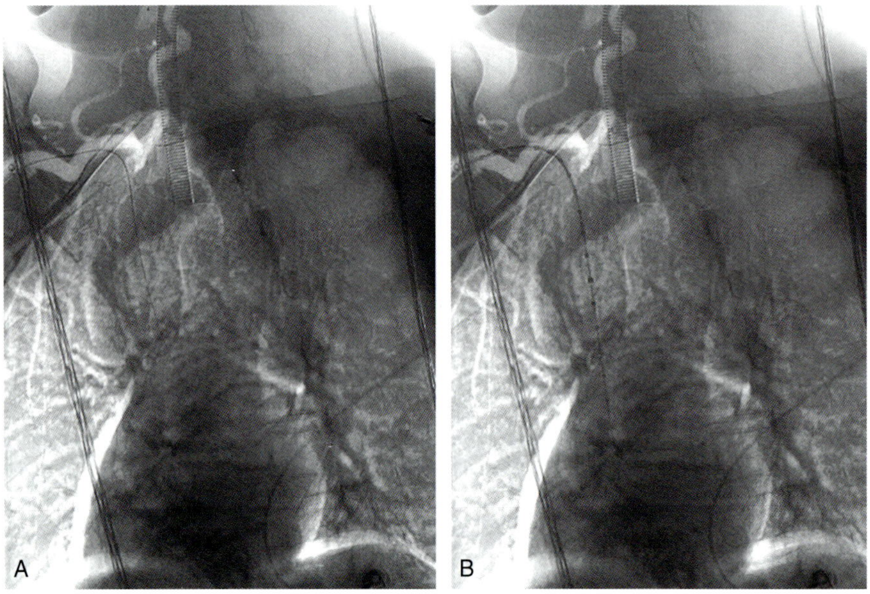

图32–2 (A)路图引导下引入 0.035英寸导丝；(B)猪尾导管进入升主动脉。

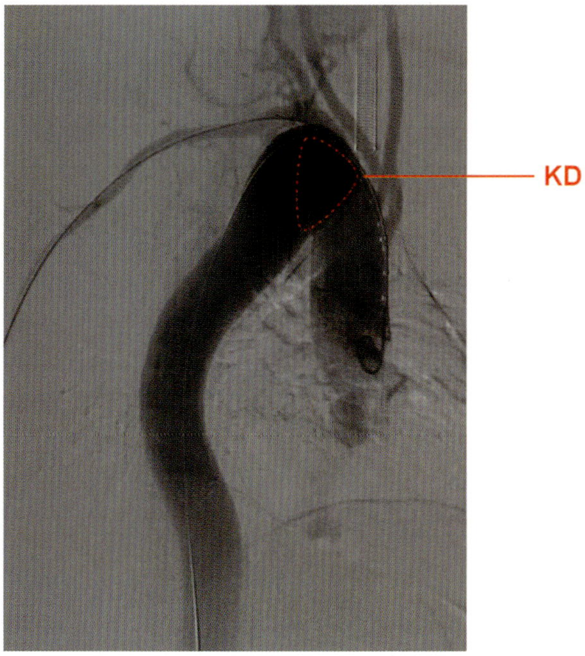

图 32-4　主动脉弓部造影：右位主动脉弓，角度极大，Kommerell 憩室位于弓部与胸降移行处 。

亲水涂层导引鞘（图 32-5）；沿导丝输送 34mm×200mm 胸主动脉覆膜支架（Gore，CTAG）至主动脉弓（图 32-6）。

（4）造影定位：支架预释放位置完全覆盖憩室，近端开口定位于右锁骨下动脉开口远端（图 32-7）；透视下释放支架，可见支架展开形态良好（图 32-8）。

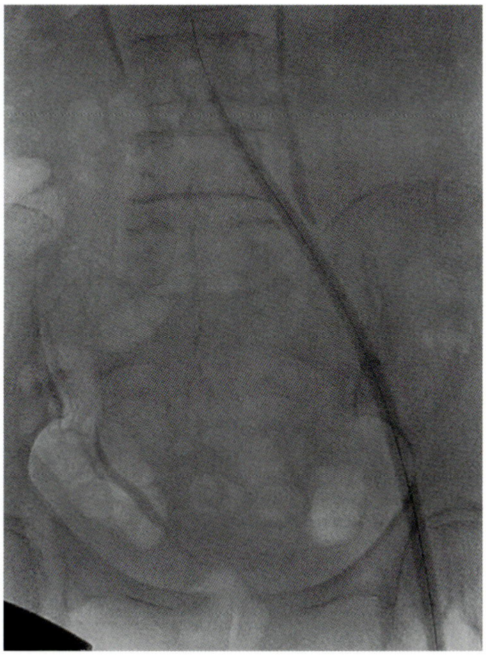

图 32-5　沿超硬导丝送入 24F 亲水涂层导引鞘。

（5）回撤导丝及支架输送系统，经猪尾导管再次造影提示：支架形态良好，憩室隔绝完全，无明显内漏，主动脉及弓上分支通畅（图 32-9）；手术结束，拔除导丝、导管，缝合血管，压迫各穿刺点。

（6）二期：行左颈总动脉-左锁骨下动脉人工血管旁路术（图 32-10）。

左侧颈部胸锁乳突肌前缘做斜行切口以显露左侧颈总动脉；左侧锁骨上方约 1.5cm 处做横行切口以

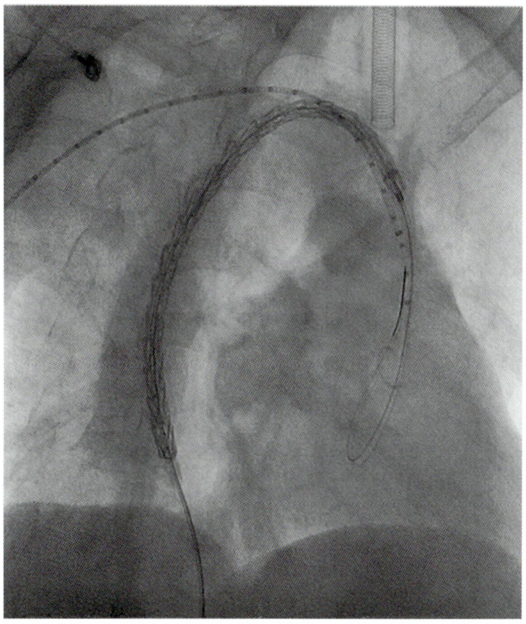

图 32-6　输送 34mm×200mm 胸主动脉覆膜支架（Gore，CTAG）至主动脉弓。

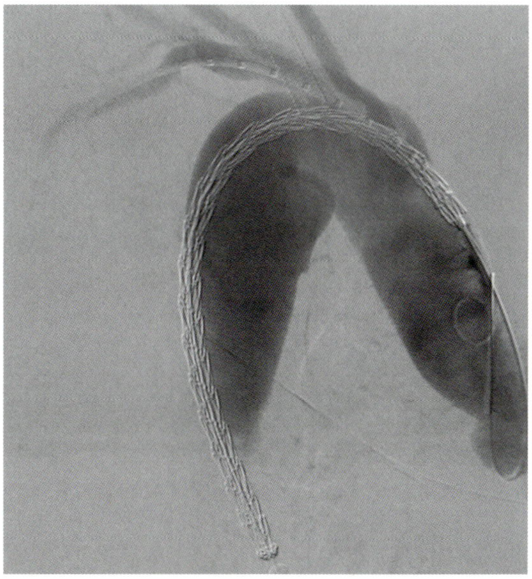

图 32-7　造影定位。

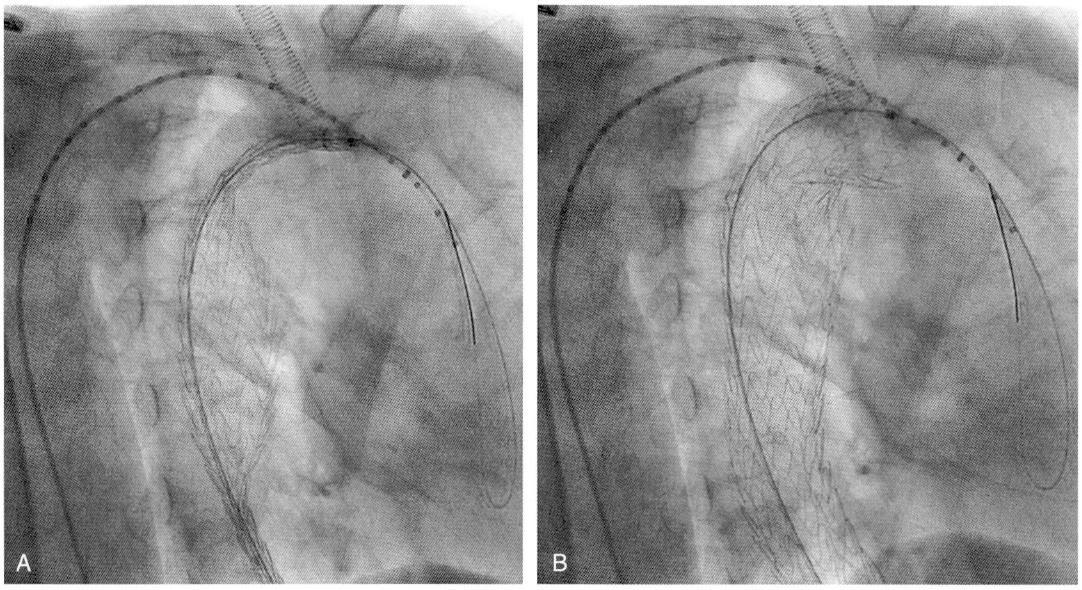

图 32-8 (A)支架中部首先打开;(B)支架完全打开。

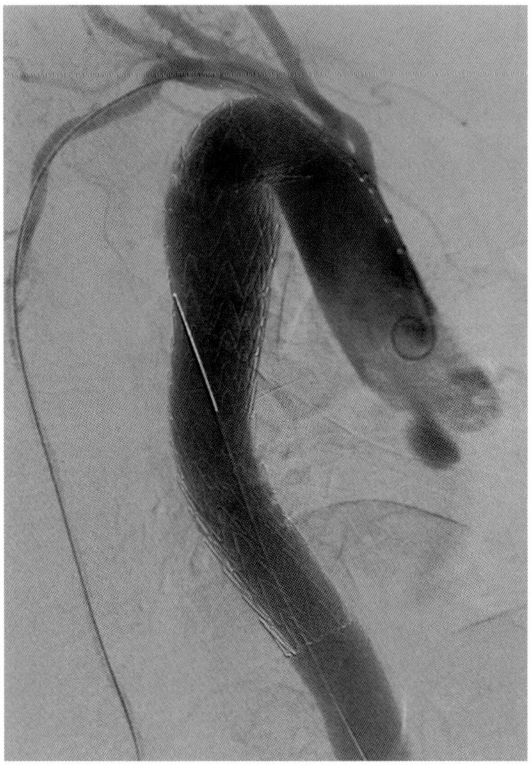

图 32-9 术毕复查造影。

显露椎动脉以远左侧锁骨下动脉;选用 6mm(带环)人工血管(Gore);左颈总动脉-人工血管-左锁骨下动脉行端-侧吻合术。

术后处理及随访

术后予以单抗血小板、他汀、营养神经的药物,适当进行、抗应激、水化和碱化等处理。

药物方案:阿司匹林 100mg,每日 1 次;瑞舒伐他汀 10mg,每日 1 次;丁苯酞软胶囊 200mg,每日 3 次。

术后 1 周 CTA 复查:主动脉支架形态良好,憩室隔绝完全,支架近远端及各分支动脉血流通畅;左颈总动脉-人工血管-左锁骨下动脉管腔通畅(图 32-11)。

经验与体会

主动脉 Kommerell 憩室(Kommerell's diverticulum,KD)是胚胎期生长发育过程中,主动脉发育异常,第四原始背主动脉弓退化不完全的残留形态。1936 年,Burckhard F. Kommerell 首次报道 1 例左主动脉弓合并迷走右锁骨下动脉,其起始于降主动脉上膨大的憩室,后经降主动脉近侧、食管后出胸腔。此后类似病例均被命名为“Kommerell 憩室”。

KD 通常合并很多主动脉弓系统的变异,最常见的是左位弓合并迷走右锁骨下动脉和右位弓合并迷走左锁骨下动脉(即本病例),其人群发生率分别为

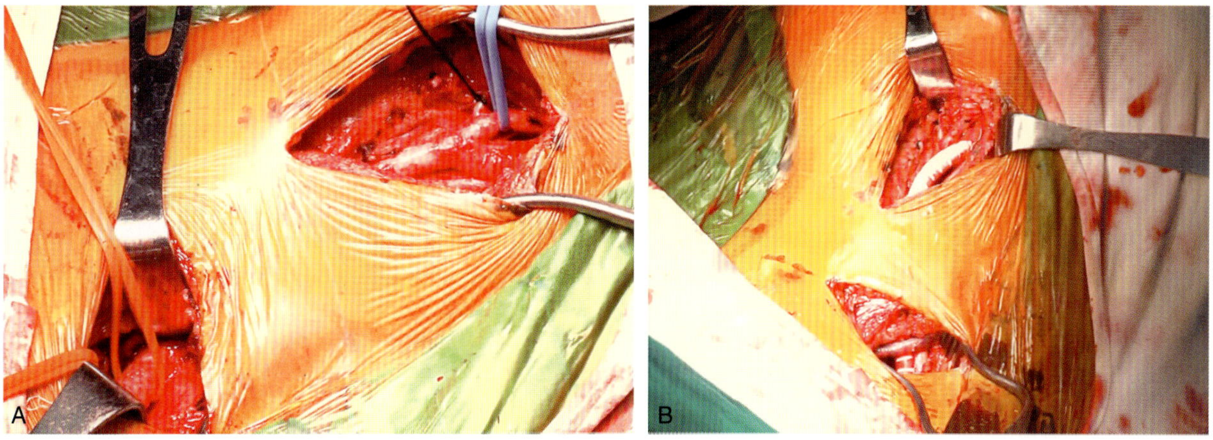

图 32-10 (A)游离左侧颈总动脉、锁骨下动脉；(B)左颈总动脉-人工血管-左锁骨下动脉端-侧吻合。

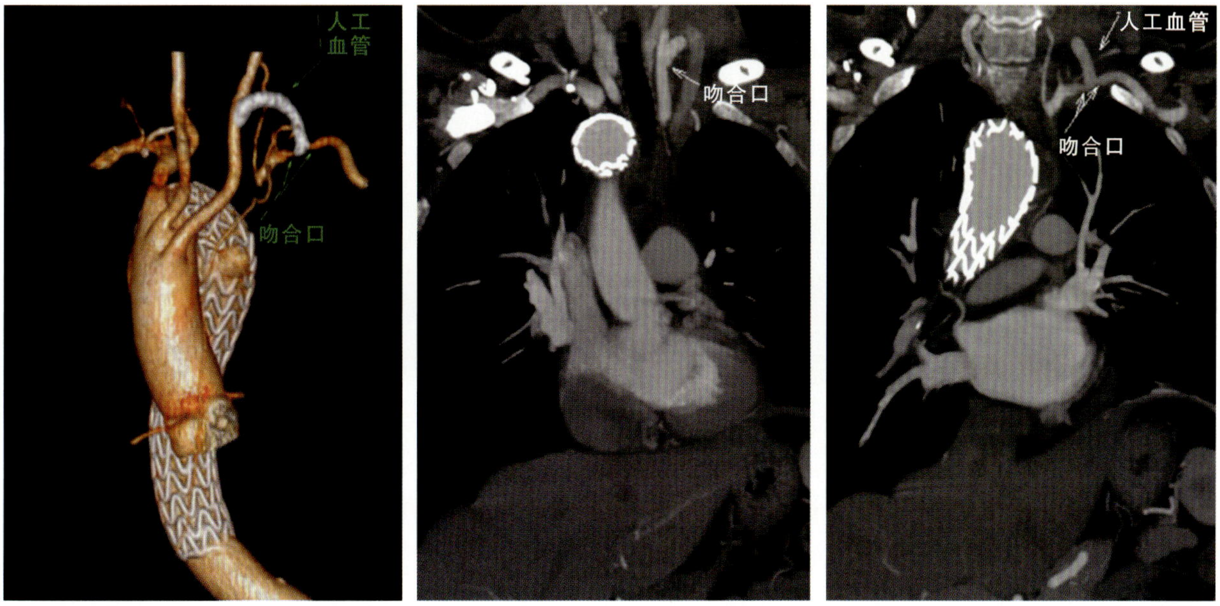

图 32-11 术后 CTA 复查。

0.7%~2.0%和 0.04%~0.4%。其可能导致的症状包括吞咽困难、胸痛或双上肢血压不对称，但大约 95%的 KD 不会引起任何症状。

无症状 KD 的手术指征目前尚无定论，通常认为当其基底部直径≥30mm 或顶部至对侧主动脉内壁的距离≥50mm 时，其发生破裂或形成夹层的概率更高，具备相对手术指征。KD 目前的治疗方式主要分为开放式修复手术和腔内隔绝术，各有优劣，学界尚无相关治疗指南。

本例患者除 KD 外，同时存在左锁骨下动脉闭塞，且以其导致的头相缺血表现为首要症状，所以在修复 KD 的同时，必须针对患者的主诉解决其左锁骨下动脉窃血的问题。因此，在多方考虑患者的一般状况、手术创伤、并发症发生率及手术的确切效果之后，最终决定采用复合手术方式，分二期处理这一罕见的复杂病例。如此，既避免了开胸手术伴随的巨大创伤及高并发症发生风险，又解决了纯腔内手术治疗目的难以达成、手术效果难以保证的难题。同时，在 KD 修复术中，针对该病例主动脉弓有异于正常解剖结构的特点，我们在术中经右侧桡动脉留置了一根猪尾导管于升主动脉内，从而既能通过导管显影明确右锁骨下动脉开口位置，最大限度保证支架释放时弓上分支开口不被意外覆盖，又能满足术中即时造影随时调整定位的需求。

小结

最终，该患者分期手术顺利完成，手术效果满意，术前症状完全解除。面对异于常规的复杂病情，完善的术前评估和讨论、因病制宜的手术方案制订是该病例成功诊治的关键，也是该病例诊治的亮点所在。

（宦玮 曲乐丰）

参考文献

1. Natsis K, Didagelos M, Gkiouliava A, et al. The aberrant right subclavian artery: cadaveric study and literature review. Surg Radiol Anat, 2017,39(5):559-565.
2. Tanaka A, Milner R, Ota T. Kommerell's diverticulum in the current era: a comprehensive review. Gen Thorac Cardiovasc Surg, 2015,63(5):245-259.
4. Idrees J, Keshavamurthy S, Subramanian S, et al. Hybrid repair of Kommerell diverticulum. J Thorac Cardiovasc Surg, 2014,147(3):973-976.

病例 33

主动脉夹层术后复杂Ⅰ型内漏的处理

导　读

主动脉夹层是极其凶险的动脉疾病，未进行治疗的患者死亡率较高。近 20 几年来，由于胸主动脉瘤腔内修复术(thoracic endovascular aortic repair，TEVAR)术式的迅速发展，Stanford B 型主动脉夹层进行腔内治疗可获得良好的效果，但是随着治疗病例数的增加，TEVAR 术式的主要并发症——内漏的发生也逐渐增多，对于内漏的处理时机及处理方式的理解目前存在差异。本文分享 1 例主动脉夹层术后复杂Ⅰ型内漏处理的经验。

病例简介

男性患者，63 岁。主诉：胸主动脉覆膜支架置入术后 7 年，胸背痛 2 个月。

【现病史】 患者 7 年前因“主动脉夹层(Stanford B 型)”于外院行“胸主动脉覆膜支架置入术”，术后服用抗凝药物 1 年，一直未正常随访。2 个月前出现胸背部刺痛，放射至肩部，无明显诱因，与活动无关，可自行缓解，无胸闷、气促，无呼吸困难。于外院就诊，诊断考虑为“胸背部疼痛查因：主动脉夹层”，建议转诊至本院，门诊检查后以“胸背部疼痛查因：高血压病；主动脉夹层动脉瘤”收住入院。

【既往史】 有高血压病史 20 年，最高血压 200/108mmHg，近两年未规律监测血压及服用降压药物。无乙型肝炎病史，无艾滋病病史及其密切接触史，无结核病史及其密切接触史，无外伤史，无血制品输注史，无过敏史，预防接种史不详。

【查体】 体温 36.5℃，心率 86 次/分，呼吸 16 次/分，血压 156/87mmHg，神志清楚，查体合作，全身皮肤巩膜无黄染，全身浅表淋巴结未扪及肿大，颈软，气管居中，双下肺呼吸音粗，未闻及明显干湿性啰音，心脏体查无异常，腹平软，无压痛，肠鸣音正常，双下肢感觉活动正常。

【辅助检查】

全主动脉 CTA：Ⅲ型主动脉弓，支架Ⅰ型内漏明显；支架近端可见“鸟喙”样夹角；“主动脉覆膜支架置入术后”改变，Ⅰ型内漏形成；支架周围大量附壁血栓形成；支架远端“双腔”征象(图 33-1)。

诊断

1.主动脉腔内修复术后Ⅰ型内漏。

2.高血压Ⅲ级(极高危)。

3.肝囊肿。

4.肾囊肿。

病情分析

患者为老年男性，高血压病史 20 年，7 年前因“主动脉夹层”行“胸主动脉覆膜支架置入术”，术后服用抗凝药物 1 年，未随访，自行停用降压药物两年，近两个月出现胸背痛，加重 1 周。CTA 证实患者出现术后严重Ⅰ型内漏，考虑内漏原因可能有：早期覆膜支

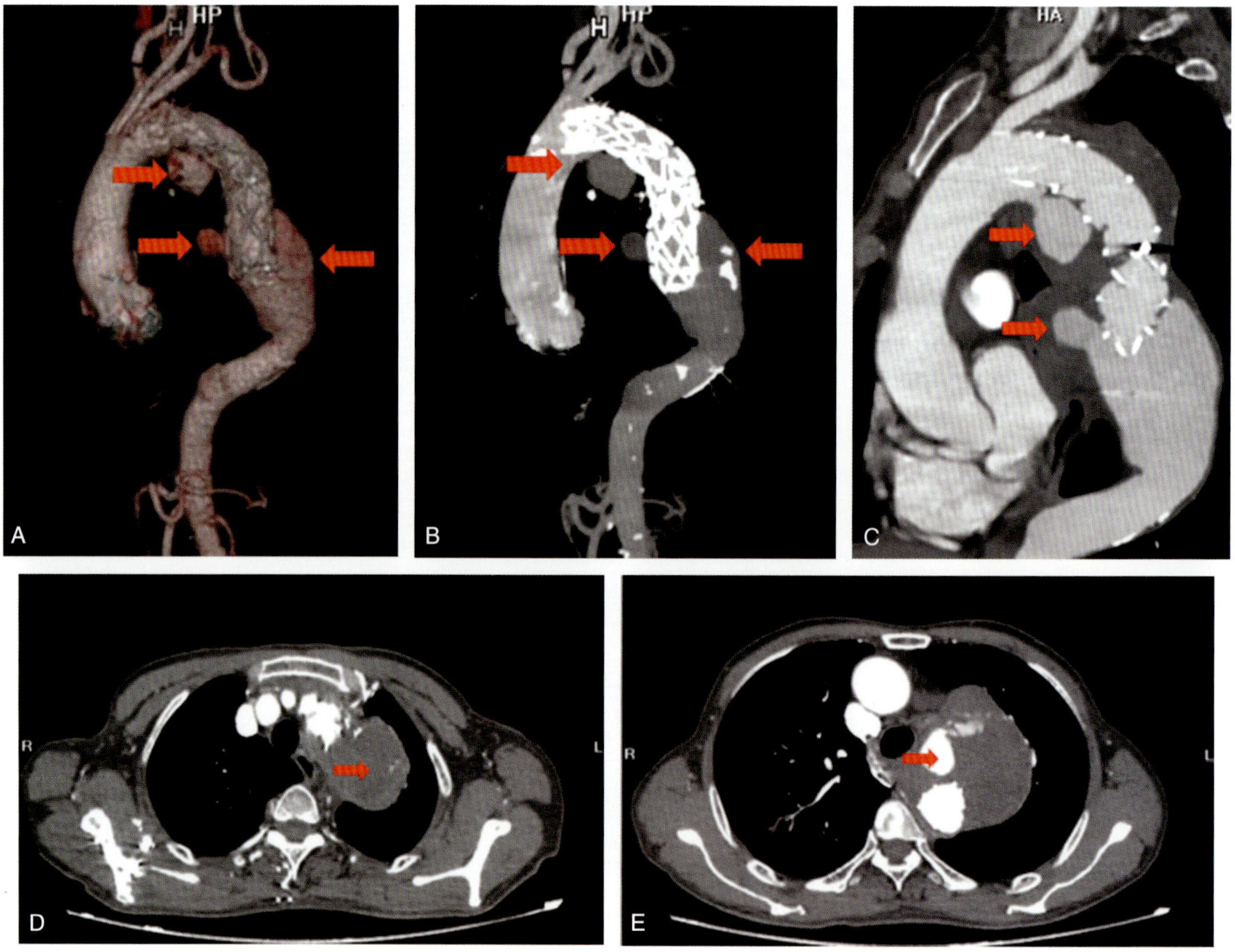

图 33–1 主动脉全长 CTA。(A)Ⅲ型主动脉弓，支架Ⅰ型内漏明显(箭头所示)；(B)支架近端可见“鸟喙”样夹角(箭头所示)；(C)“主动脉覆膜支架置入术后”改变，Ⅰ型内漏形成(箭头所示)；(D)支架周围大量附壁血栓形成；(E)支架远端“双腔”征象。

架柔顺性差；支架放置时间较长；患者自身血管条件差，血压控制不佳等。但最为重要的原因应该是第一次 TEVAR 手术时，患者本身是Ⅲ型弓，而破口位置又靠近左锁骨下动脉，为了保留左锁骨下动脉，导致支架的近端锚定区不足。支架近端与主动脉小弯侧呈现“鸟喙”样夹角，从而导致Ⅰ型内漏，而支架远端则继发夹层动脉瘤样改变。

临床决策分析

本病例为 TEVAR 术后Ⅰ型内漏的明确诊断，患者存在胸背痛症状且近期加重，随时有破裂风险，需尽快限期手术。而术式的选择，在我们术前的讨论中有以下几种方案。

1.开胸弓上三分支动脉重建+腔内支架隔绝

首先通过开胸搭桥方式解决弓上三分支动脉的血供，然后覆膜支架置于升主动脉行腔内隔绝。但这种术式创伤大，手术时间长，术中、术后并发症多，因此首先予以排除。

2.腔内一期隔绝+烟囱技术保留弓上多分支

这种术式操作复杂，且因为患者本身就是Ⅰ型内漏，采用多烟囱技术很难避免烟囱支架与主支架之间内漏的发生，不能做到完全隔绝。

3.腔内支架原位开窗+分支支架技术

这种术式可以最大限度地避免分支支架与主支架之间内漏的发生。但手术操作过程较为复杂，而且需要多根分支支架重建弓上分支动脉，费用较高。

4.体外支架预开窗+腔内一期隔绝

因为患者 I 型内漏源于原支架与主动脉弓小弯侧的贴壁不足。采用支架大弯侧预开窗可以有效保护弓上分支动脉的血供，同时可以保证足够的锚定区，从而实现对于 I 型内漏的完全隔绝。而且该术式花费相对最少，对于经济状况不佳的患者来说是最佳选择。

因此，最后我们选择体外支架预开窗+腔内一期隔绝的手术方案。

诊疗过程

1.术前多学科会诊

患者胸主动脉 TEVAR 术后 7 年，出现 I A 型内漏以及 I B 型内漏，弓部三分支动脉位置紧密，患者为Ⅲ型主动脉弓，且原支架存在“鸟喙”征象(图 33–2)，原支架近心端无法提供足够锚定区，再次行支架置入需覆盖弓部三分支动脉才能够稳定锚定，故术中必须重建弓部血管血运。我们与放射科开展了多学科的共同术前评估，首先请放射科将患者的 CTA 数据进行 3D 重建，沿主动脉中心线精准测量弓上三分支的开口位置、开口大小、各分支之间的相对距离与角度，从而制订术中支架开窗的详细方案。

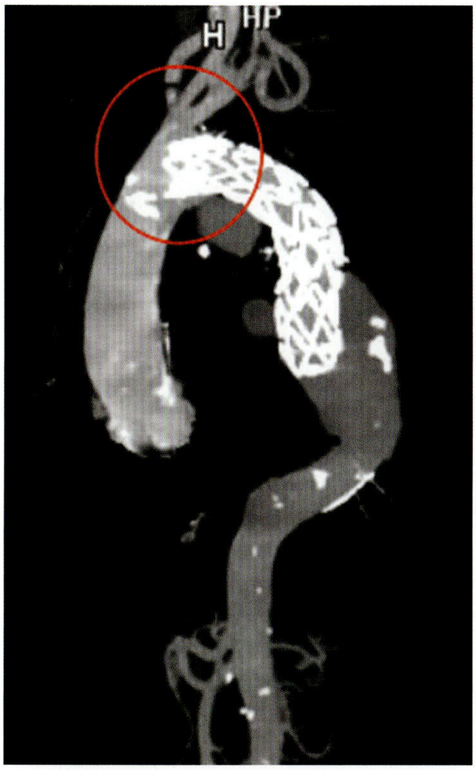

图 33–2　主动脉全长 CTA：Ⅲ型主动脉弓，弓上三分支血管位置紧密。

2.手术方案

胸主动脉覆膜支架预开窗腔内修复术。

3.手术过程

(1)为避免术中颈动脉被支架覆盖后缺血，首先显露双侧颈动脉(图 33–3)，预置穿刺鞘(图 33–4)，必要时行紧急支架原位开窗。

(2)从右颈动脉穿刺，置入猪尾导管于升主动脉造影(图 33–5)，显示原支架锚定区紧靠左锁骨下动脉，支架与主动脉弓小弯侧呈典型“鸟喙”样夹角，I 型内漏严重。从右侧股动脉穿刺，置入猪尾导管于原支架内造影(图 33–6)，显示原支架远端双腔影，夹层动脉瘤明显。

(3)取一枚深圳先健公司 34mm×200mm 的胸主动脉覆膜支架，先于手术台上预释放三节，在支架大弯侧预计弓上三分支对应位置开窗(图 33–7)。开窗完毕后，再将支架收回输送鞘内。

(4)支架从右侧股动脉入路上行，锚定区定位于升主动脉，开窗位置对准弓上三分支动脉后，释放支架。支架释放顺利，锚定准确，造影显示原 I 型内漏被完美隔绝，弓上三分支多角度造影均显示血运良好(图 33–8)。

(5)再于原支架下方植入一枚 36mm×200mm 支架(图 33–9)，隔绝支架远端夹层动脉瘤。

(6)使用血管缝合器关闭动脉穿刺点，手术顺利，

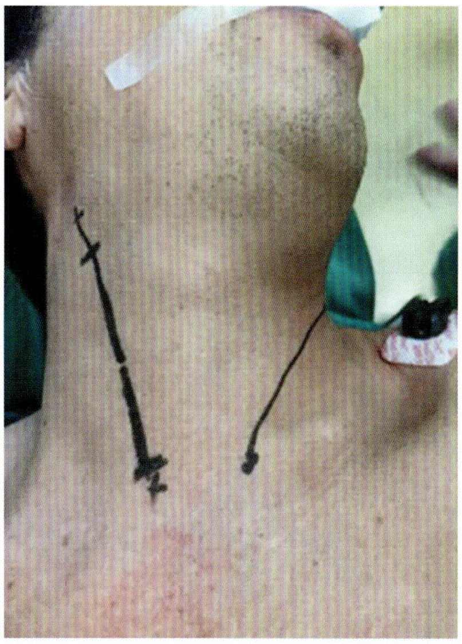

图 33–3　颈动脉预暴露。

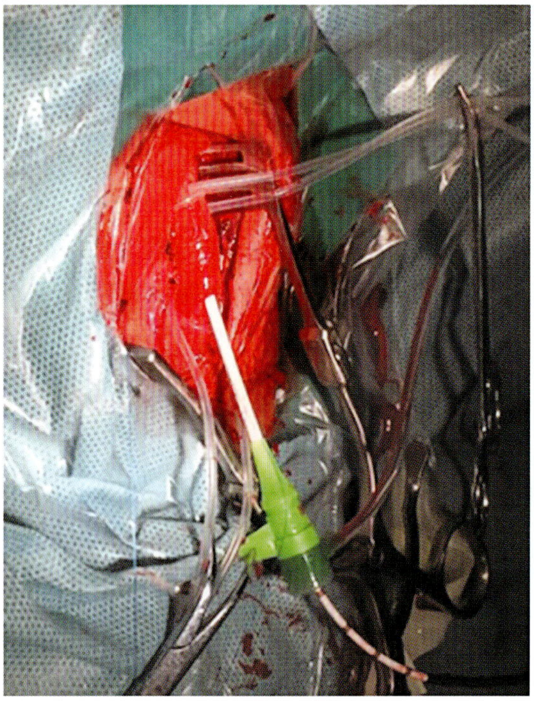

图 33-4　颈动脉穿刺预置穿刺鞘。

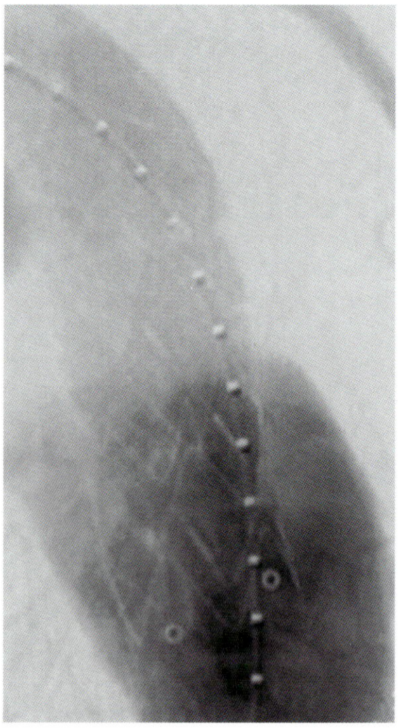

图 33-6　支架远端“双腔”征象，ⅠB 型内漏明显。

手术时间约 90 分钟。

术后处理及随访

术后当天：安返病房，神志清楚，精神佳，自主呼吸，无胸背部痛，四肢感觉、活动正常。予以密切监测生命体征、意识变化，严格控制血压、心率。

术后第 7 天：神志清楚，生命体征平稳，神情、精神好，自由活动，四肢肌力正常，予以办理出院。

术后 1 个月：患者复查全主动脉 CTA 示内漏封堵良好，弓部三分支动脉显影良好(图 33-10)。

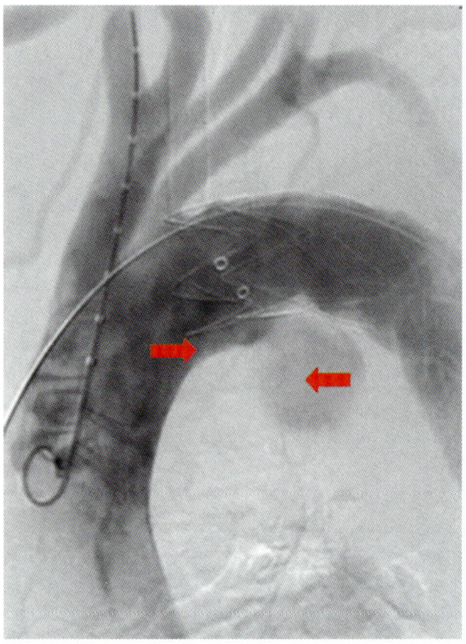

图 33-5　支架近端与主动脉呈典型“鸟喙”样夹角，Ⅰ型内漏明显。

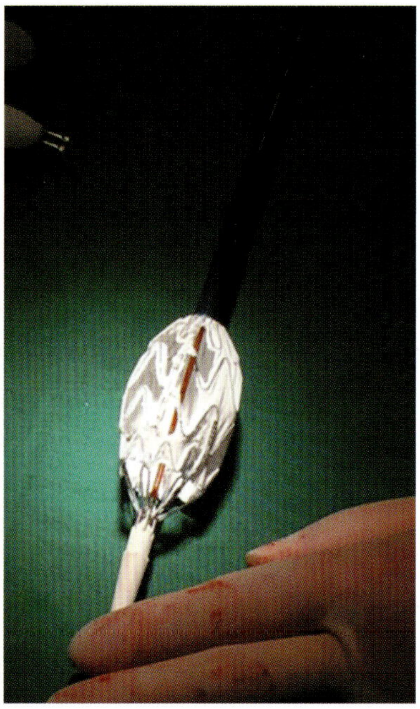

图 33-7　支架体外预开窗完毕。

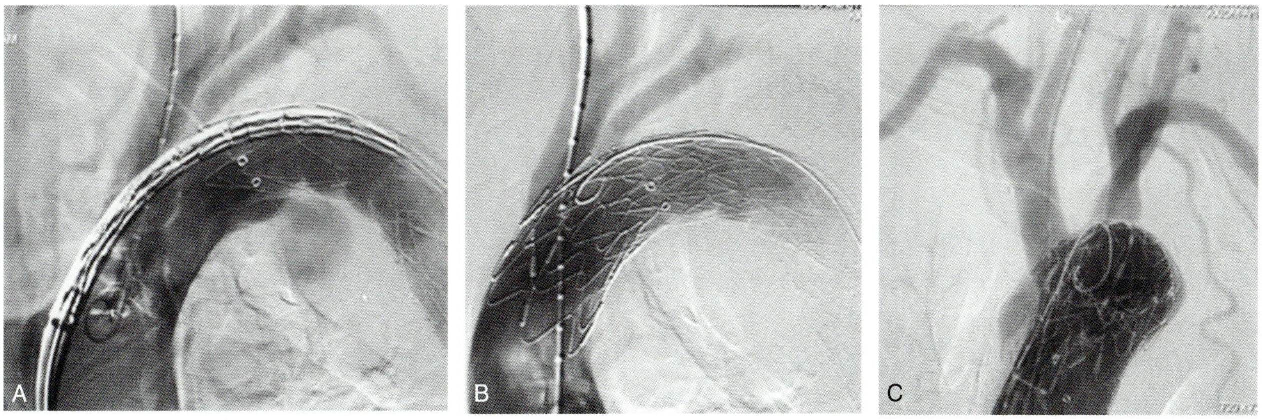

图 33-8　(A)支架定位准确;(B)支架释放顺利,ⅠA 型内漏消失;(C)多角度显示弓上三分支血运良好。

经验与体会

近年来,随着 TEVAR 术式的发展普及,越来越多的主动脉夹层患者得到了及时且微创的腔内治疗。但随着 TEVAR 手术开展日益增多,其术后的并发症也愈发显露。这其中,支架内漏是 TEVAR 术后最为常见的并发症,而Ⅰ型内漏更是成为大多数患者二次手术的直接原因。术前精准的测量、合理的手术方案设计、选用最适合患者的支架、患者良好的血压控制以及术后长期规律的随访,都能够有效预防和及时发现 TEVAR 术后的并发症,为延长患者的生存期提供有力保障。

本病例中患者术后发生严重的Ⅰ型内漏,我们既要及时封堵内漏,又要考虑如何保留弓上三分支的血运,同时还要考虑到患者对手术的耐受能力及经济承受能力。采用体外支架预开窗+一期腔内隔绝的方法,既可以保证对于Ⅰ型内漏的有效隔绝,又避免了开放手术过大的创伤,还采用了相对最经济、最简便的操作来解决复杂的问题,可以说达到了一举三得的目的。针对该例病例,我们选择应用深圳先健公司的胸主动脉覆膜支架,因为深圳先健公司的胸主动脉覆膜支架具有背筋,这就为我们提供了术中开窗位置的定位标记。我们术前通过放射科的协助,精准测量出弓上三分支的开口位置,然后沿支架背筋按原先计划的位置进行

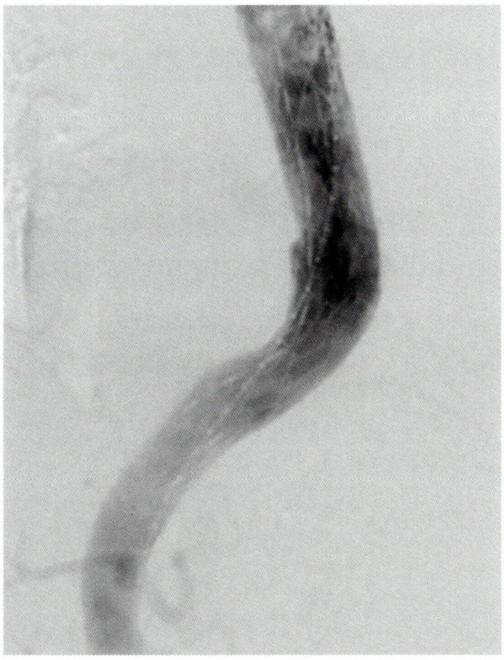

图 33-9　原支架远端续接支架,ⅠB 型内漏消失。

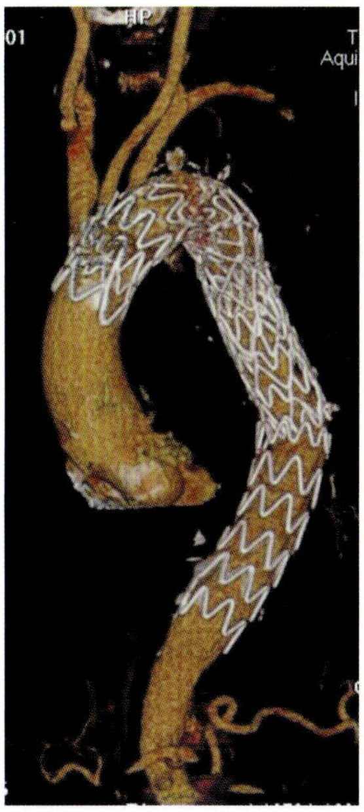

图 33-10　原支架Ⅰ型内漏已完全封堵,原降主动脉内置支架末端“双腔”征象已消失。

开窗，支架输送到位后再根据背筋的位置来进行调整定位,从而达到窗口与弓上三分支精准对位。

小结

综上所述,我们认为针对复杂、疑难的病例,更应当进行详细的术前评估,制订安全周密的手术方案,以及术后加强对患者的宣教,这均为提高患者围术期生存率及降低术后并发症发生率的重要保障。

(赵磊 欧阳洋 黄建华)

参考文献

1. Zacharias N, Warner CJ, Taggert JB, et al. Anatomic characteristics of abdominal aortic aneurysms presenting with delayed rupture after endovascular aneurysm repair. J Vasc Surg, 2016,64(6):1629-1632.
2. Gray D, Shahverdyan R, Reifferscheid V, et al. EVAR with flared iliac limbs has a high risk of late type 1B endoleak. Eur J Vasc Endovasc, 2017,54(2):170-176.

病例 34

弹簧圈辅助真假腔贯通技术治疗胸主动脉腔内修复术后远端夹层

导　读

胸主动脉瘤腔内修复术(thoracic endovascular aortic repair, TEVAR)已经成为治疗 B 型主动脉夹层最主流的手术方式。但目前其主要是针对近端破口的修复,应用于夹层远端的处理仍存在较多争议。本文分享 1 例 TEVAR 术后远端夹层的处理经验。

病例简介

男性患者,30 岁。主诉:TEVAR 术后 1 年,顽固性高血压 1 年。

【现病史】 患者 1 年前因突发急性胸主动脉夹层于外院行 TEVAR,术后出现顽固性高血压,达 190/120mmHg,五联降压,控制在 130/90mmHg 左右,仍存在显著波动,与活动、体位均相关。

【既往史】 高血压Ⅲ级(极高危);1 年前因急性胸主动脉夹层于外院行 TEVAR 手术。

【查体】 神志清楚,四肢活动可。四肢动脉搏动良好。

【辅助检查】

全主动脉 CTA:TEVAR 术后改变, 近端修复良好,无内漏或夹层;腹主动脉-左髂动脉夹层形成;真腔小,假腔大,左肾完全假腔供血,腹腔干动脉、肠系膜上动脉及右肾动脉真腔供血(图 34-1)。

诊断

1.腹主动脉夹层。

2.高血压Ⅲ级(极高危)。

3.胸主动脉瘤腔内修复术后。

病情分析

患者为青年男性,TEVAR 术后 1 年,术后出现顽固性高血压,多次调整降压药物,目前五联口服,仍随活动体位存在明显波动;CTA 证实 TEVAR 术后改变,腹主动脉夹层假腔通畅,真腔小,假腔大,左肾假腔供血,详细询问患者既往高血压情况,未用药情况下约 180/110mmHg, 考虑术后患者血压居高不下,可能与肾脏灌注及真假腔变化有关。综合上述情况,详细与患者及家属沟通后,其同意进行进一步检查并行手术治疗,从而改善血流动力学达到降压目的。

临床决策分析

对于该病例,TEVAR 术后远端夹层且无明显瘤样扩张,目前治疗及处理争议较大,因此我们制订了详细诊疗方案。一方面,完善术前评估,除外常规检查及影像学检查外,血管紧张素Ⅱ(静脉血)的检测结果为 462.94pg/mL,显著高于正常水平。另一方面,确定手术方案,通过分析患者影像学资料特点,结合此次治疗目的主要是扩大真腔、重建左肾动脉、促进假腔

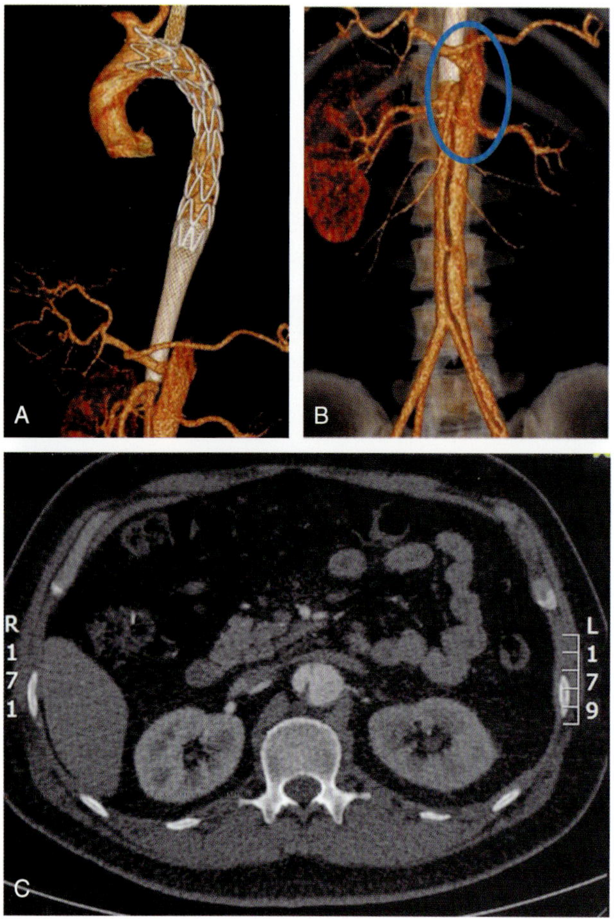

图 34-1 全主动脉 CTA。

血栓化、恢复正常的血流动力学，再对比目前业界的主流治疗方案、文献资料及本院的经验，最终我们选择腔内手术方案。

该病例特点为：①TEVAR 术后顽固性高血压；②病变撕裂范围广，至左侧髂动脉；③真腔小，假腔大，但整体无瘤样扩张；④左肾动脉完全性假腔供血；⑤腹主动脉近端第一破口约平齐左肾动脉。鉴于本院前期借助假腔空间案例的经验，但考虑该患者无明显瘤样扩张，此方案不利于扩大真腔，原位重建应当是最佳选择。

最终手术方案为腹主动脉夹层腔内修复术+经破口左肾动脉覆膜支架重建术+假腔弹簧圈栓塞术。

此外，我们准备在术中肾动脉重建前后采取肾门处动脉血，对比重建前后血管紧张素Ⅱ水平，作为手术的效果评估。

诊疗过程

1.术前多学科会诊

请影像科、心内科、麻醉科等多学科会诊，对围术期管理和手术方案进行进一步优化。

(1)进一步分析影像学资料，确定患者病变形态及血流动力学变化，利于指导术中定位。

(2)患者持续性高血压，不排除遗传性因素，同时患者夹层形态如前所述，真腔狭小以及肾灌注不足，也有可能继发严重高血压，必要时可联用静脉性降压药。

(3)患者较为年轻，心肺功能可，麻醉可根据外科要求实行，全力保障手术安全。

2.手术方案

全身麻醉下行腹主动脉夹层动脉瘤腔内修复术+经破口左肾动脉覆膜支架重建术+假腔弹簧圈栓塞术。

3.手术过程

全身麻醉，分别穿刺双侧股动脉及右侧肱动脉，置入 6F 短鞘，经右侧股动脉鞘管预置两枚 Proglide 后交换 12F 短鞘。首先经右侧股动脉行腹主动脉造影明确腹主动脉夹层，病变同术前 CTA(图 34-2)；通过右侧肱动脉鞘管经内膜片破口进入左肾动脉，通过左侧股动脉鞘管经远端破口循假腔进入左肾动脉(图 34-3)；经右侧股动脉引入 Medtroninc 20mm×80mm Cuff 支架两枚，经右侧肱动脉引入 Viabahn 6mm×50mm 支架一枚，造影定位准确下先后释放(图 34-4)；随后经左侧股动脉通路于假腔内先后放置 Interlock 2mm×20cm 弹簧圈 3 枚，自上而下释放充填(图 34-5)；术毕复查造影，主动脉真腔扩大，肾动脉显影良好，假腔显影明显延迟(图 34-6)。手术过程顺利，出血约 80mL，使用造影剂 130mL。术中于左肾动脉重建前后分别留取肾门动脉血，送检血管紧张素Ⅱ水平。

术后处理及随访

术后患者恢复良好，肾功能正常，应用单联降压

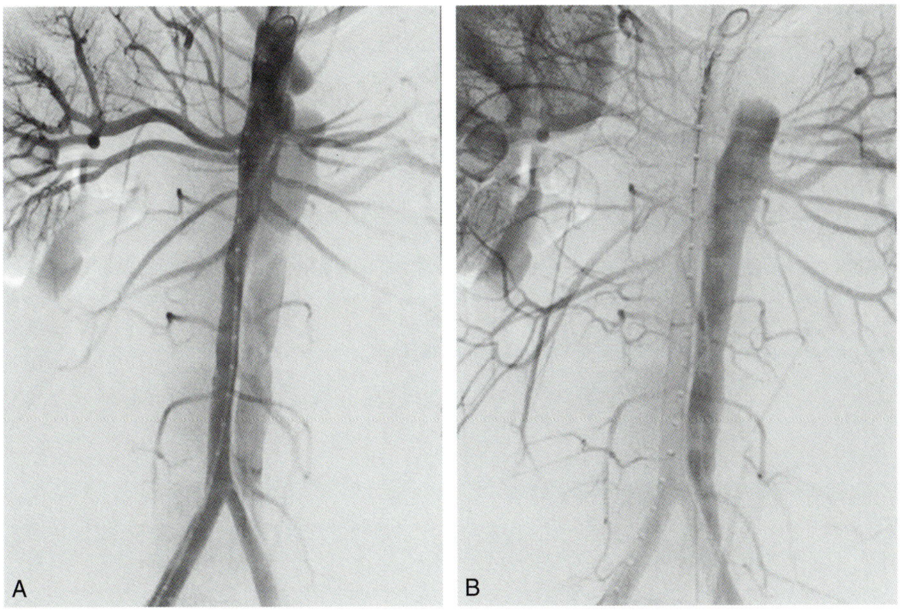

图 34-2　腹主动脉造影。

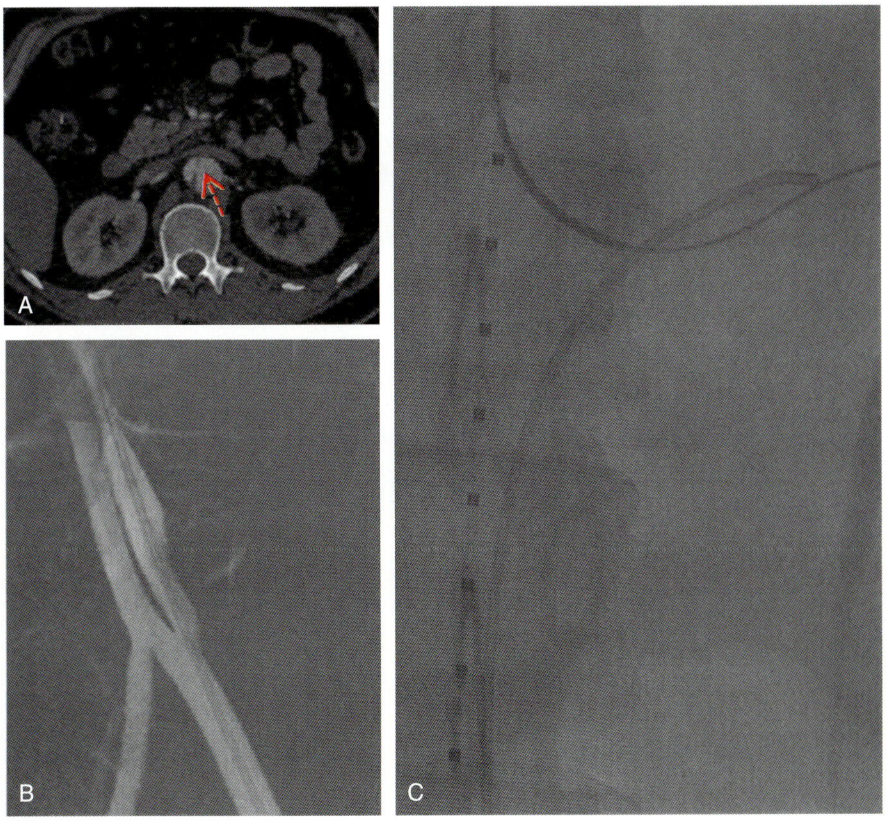

图 34-3　分别建立右肱动脉-近端破口-左肾动脉通路和左股动脉-远端破口-左肾动脉通路。

药血压降低至 130/80mmHg 左右。术后口服阿司匹林肠溶片 100mg，每日 1 次；阿托伐他汀钙片 20mg，每日 1 次；贝前列素钠片 20μg，每日 3 次。术后 1 周复查主动脉 CTA 良好。

血管紧张素Ⅱ变化水平：肾门动脉血重建前 706.02pg/mL，重建后 330.79pg/mL。外周静脉血手术前 462.94pg/mL，手术后 116.92pg/mL。

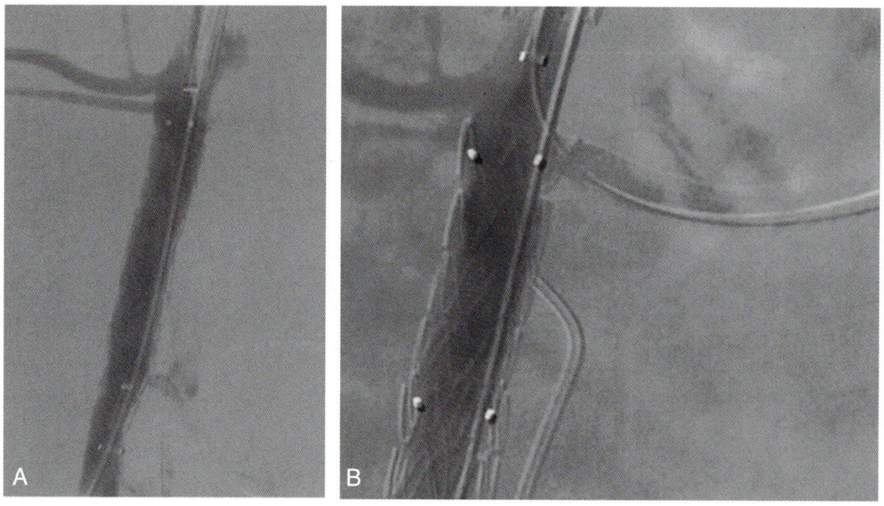

图 34–4 真腔释放主体，左肾动脉重建良好。

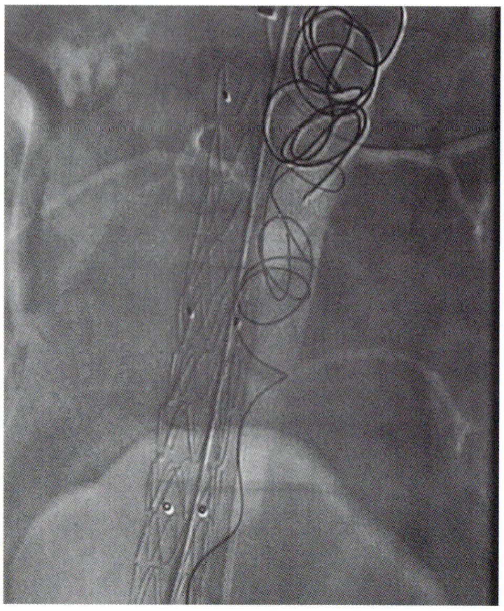

图 34–5 Interlock 弹簧圈栓塞假腔。

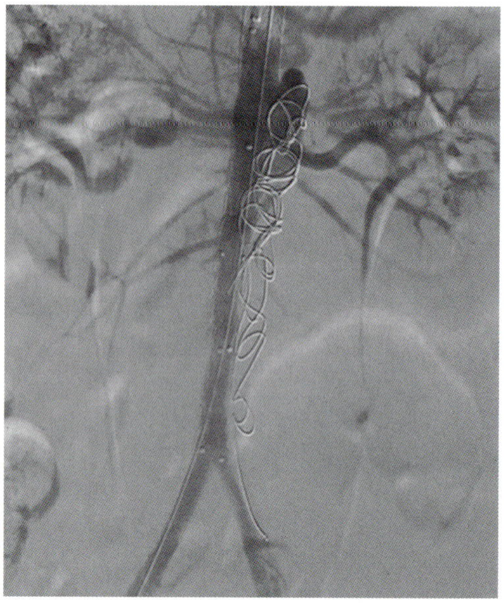

图 34–6 术毕复查造影，真腔扩大，假腔内支架通畅。

经验与体会

TEVAR 术后远端夹层及假腔通畅概率超过 70%，当前学者对其治疗方式的选择一般较为保守，手术干预主要针对随访过程中出现动脉瘤或并发相应脏器缺血的患者。而且，因涉及内脏动脉区，鉴于手术器具的限制，主要以开放手术为主。

本例患者主要从两个方面进行讨论。第一，从手术指征角度，该患者与目前主流认识不同，主要考虑与血流动力学及肾脏低灌注引起的顽固性高血压有关，患者术后效果显著，也进一步辅证我们的判断以及手术的必要性。第二，从手术方案角度，我们采取纯腔内技术，相比于既往的逆向假腔重建技术，此患者因无瘤体扩张，上述方案反而影响真腔的扩大重塑，相反，正向重建不仅解决上述问题，也更加符合初始

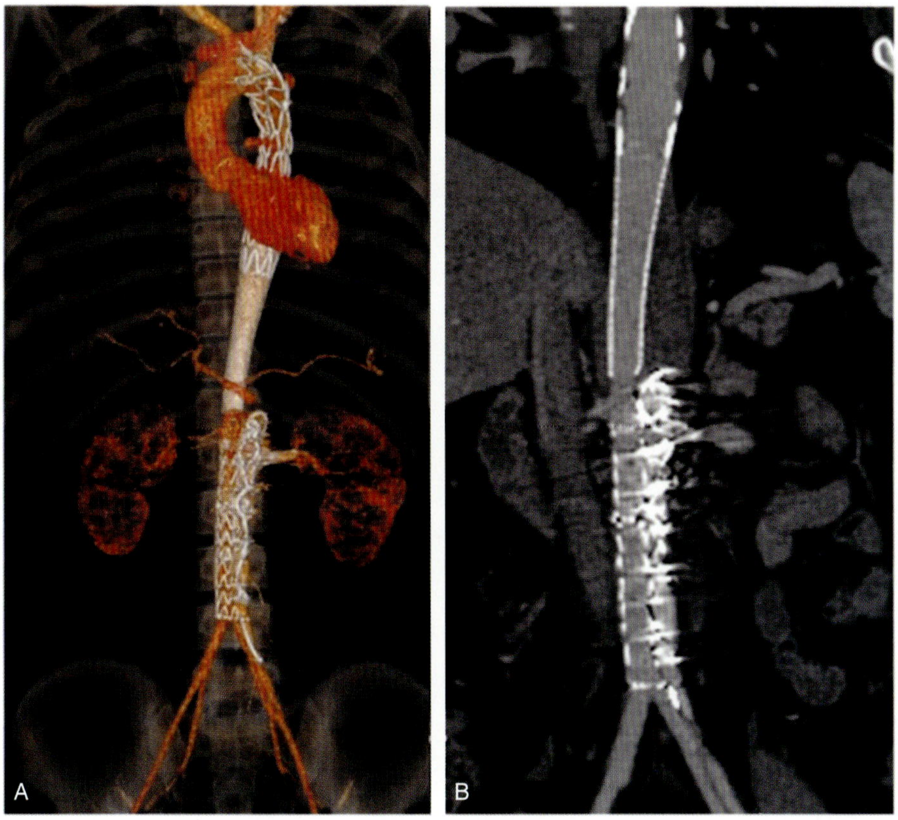

图 34-7　腹主动脉夹层修复良好，左肾动脉支架通畅，假腔血栓化良好。

血流动力学，假腔辅以弹簧圈技术，促进血栓化同时也能起到加固“新”肾动脉的作用。此外，本例患者术前、术后血管紧张素Ⅱ的变化情况以及症状改善结果都证实了手术的必要性，或许能为此类病变的合理干预及治疗提供全新的参考。

小结

TEVAR 术后远端夹层发生率较高，但目前较为熟知的是主动脉夹层近端破口的修复，对于夹层远端的认识及处理均十分局限，还有待于进一步的研究和发展。

（金杰　曲乐丰）

参考文献

1. Dake MD, Miller DC, Semba CP, et al. Transluminal placement of endovascular stent-grafts for the treatment of descending thoracic aortic aneurysms. New Engl J Med, 1994,331(26):1729-1734.
2. Evangelista A, Salas A, Ribera A, et al. Long-term outcome of aortic dissection with patent false lumen: predictive role of entry tear size and location. Circulation, 2012,125(25):3133-3141.

病例 35

“穹顶型”开窗技术治疗 B 型主动脉夹层

导　读

B 型主动脉夹层的近端破口常见于左锁骨下动脉开口以远，如果破口靠近或累及左锁骨下动脉开口，或主动脉弓部形态过于陡峭，则需要使主动脉支架覆盖左锁骨下动脉开口。但覆盖左锁骨下动脉可能出现左侧大脑后循环的缺血，以及影响左上肢的活动能力，此时需要保留左锁骨下动脉。

病例简介

患者男性，38 岁。主诉：突发胸部疼痛 5 小时。

【现病史】 患者 5 小时前突发胸部剧烈疼痛，刀割样，无明显诱因，大汗淋漓，四肢冷，无腹痛、腹胀，无头晕、晕厥，紧急送至外院，行胸部 CT 检查提示胸主动脉夹层可能，遂转诊至本院急诊就诊，行主动脉 CTA 证实为主动脉夹层动脉瘤(Stanford B 型)，为进一步治疗收住入院。

【既往史】 有高血压病史 10 年余，未口服药物控制，血压最高 180/100mmHg。

【查体】 神志清楚，双瞳对光反应灵敏；两肺呼吸音粗，无干湿啰音；心律齐，无心脏杂音；腹部平软，肠鸣音正常，未闻及杂音；双侧桡动脉、足背动脉搏动良好。

【辅助检查】

主动脉 CTA：主动脉夹层(Stanford B 型)，病变近端累及左侧锁骨下动脉开口位置(图 35-1)。

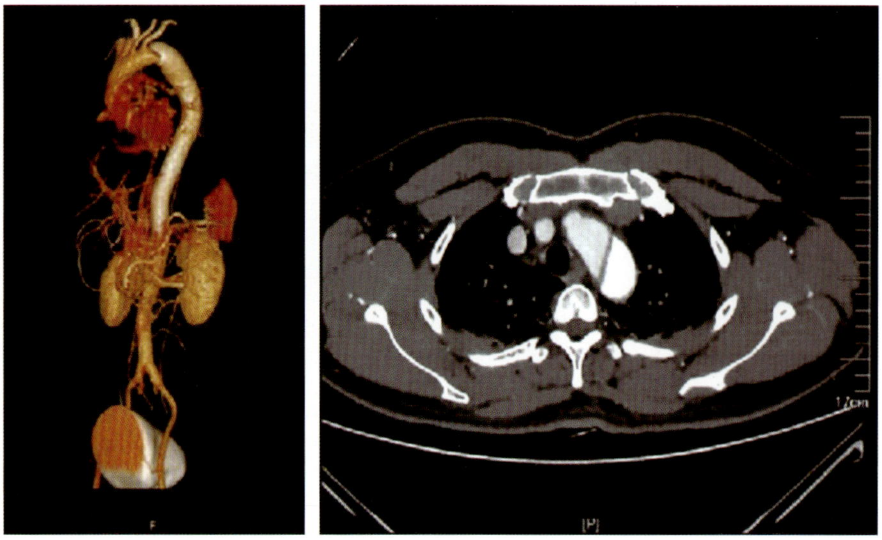

图 35-1　主动脉 CTA 图像。

诊断

1.主动脉夹层(Stanford B 型)。

2.高血压Ⅲ级(极高危)。

病情分析

患者为青年男性，主动脉 CTA 提示为主动脉夹层(Stanford B 型),但为非复杂型,为了利于主动脉的重塑,考虑行腔内修复术。

临床决策分析

夹层病变累及左锁骨下动脉开口,近端破口位于左锁骨下动脉开口以远约 2cm 处，根据破口位置及主动脉弓形态,考虑支架近端应紧邻左侧颈总动脉开口,才能让支架保持较好的形态。患者为青年男性,考虑左上肢功能的重要性,应对左侧锁骨下动脉予以保留。

最终手术方案为降主动脉夹层腔内修复术+左锁骨下动脉体外开窗及支架植入术。用"穹顶型"开窗技术提高开窗成功率。

诊疗过程

1.术前多学科会诊

请影像科、神经内科、神经外科、麻醉科等多学科会诊,对围术期管理和手术方案进行进一步优化。

(1)精确完成 CTA 三维重建,进一步确定双侧锁骨下动脉、双侧颈动脉、双侧椎动脉的直径、走行,以及左侧锁骨下动脉在主动脉的开口位置和角度。

(2)经评估后,左侧锁骨下动脉应予以保留。

(3)对围术期尤其是术中不同步骤的血压控制制订方案。

2.手术方案

全身麻醉下行胸主动脉夹层腔内修复术+左侧锁骨下动脉体外开窗及支架植入术。

3.手术过程

复合手术室进行手术,患者取仰卧位,全身麻醉。

(1)经右侧股动脉入路行主动脉造影,造影显示左侧椎动脉为优势动脉,胸主动脉夹层位于左锁骨下动脉开口以远约 2cm 位置。根据造影测量结果,选择一枚 32mm×200mm 胸主动脉覆膜支架(Medtronic, Valiant),体外释放后在合适位置行左锁骨下动脉"穹顶型"体外开窗:先在主动脉支架上烧灼一面积大于锁骨下动脉开口直径数倍的窗口,用心包补片修补窗口,使补片呈向内凹陷的"穹顶型",在其底部烧灼出一小窗，小窗直径与左锁骨下动脉开口直径相符,缝制标记后将支架回收入原输送系统。

(2)经右侧股动脉入路送入上述开窗支架,精确定位支架及开窗位置后释放胸主动脉支架。经左侧肱动脉入路的导丝逆行进入主动脉所开窗口,导丝进入过程顺畅，在左锁骨下动脉开口植入一枚 12mm×40mm 覆膜支架(Bard, Fluency)。最终造影显示胸主动脉夹层腔内隔绝良好,无名动脉、左颈总动脉、左锁骨下动脉、双侧椎动脉显影良好(图 35-2)。

术后处理及随访

目前随访 5 个月,患者双上肢(肱动脉)血压对等,无脑梗死发作。

术后 3 个月 CTA 显示:胸主动脉支架覆盖段假腔大部分血栓化,无内漏、无逆撕,左锁骨下动脉支架无狭窄,动脉管腔通畅(图 35-3)。

经验与体会

对于非复杂的 Stanford B 型主动脉夹层患者,主动脉覆膜支架腔内修复术长期疗效确切,而保留左侧锁骨下动脉可以降低脑梗死及脊髓缺血的发生风险。保留左侧锁骨下动脉目前有人工血管旁路移植术、烟囱技术、支架开窗及分支支架技术。旁路移植术相对于介入技术创伤较大,而烟囱技术存在远期通畅率低的缺点,另外分支支架需订制,故我们采用支架开窗技术。

支架开窗分为体外开窗及原位开窗,两者各有优劣,体外开窗的难点是窗口对位,而原位开窗对左侧锁骨下动脉解剖条件有一定要求。观察了本例患者左侧锁骨下动脉的走行及开口位置后,我们最终决定行体外开窗。

体外开窗的最大难点是在支架释放过程中的精确对位,常规的体外开窗为在覆膜支架上开一个与血管开口直径相符的窗口，但窗口较小容易对不准,若

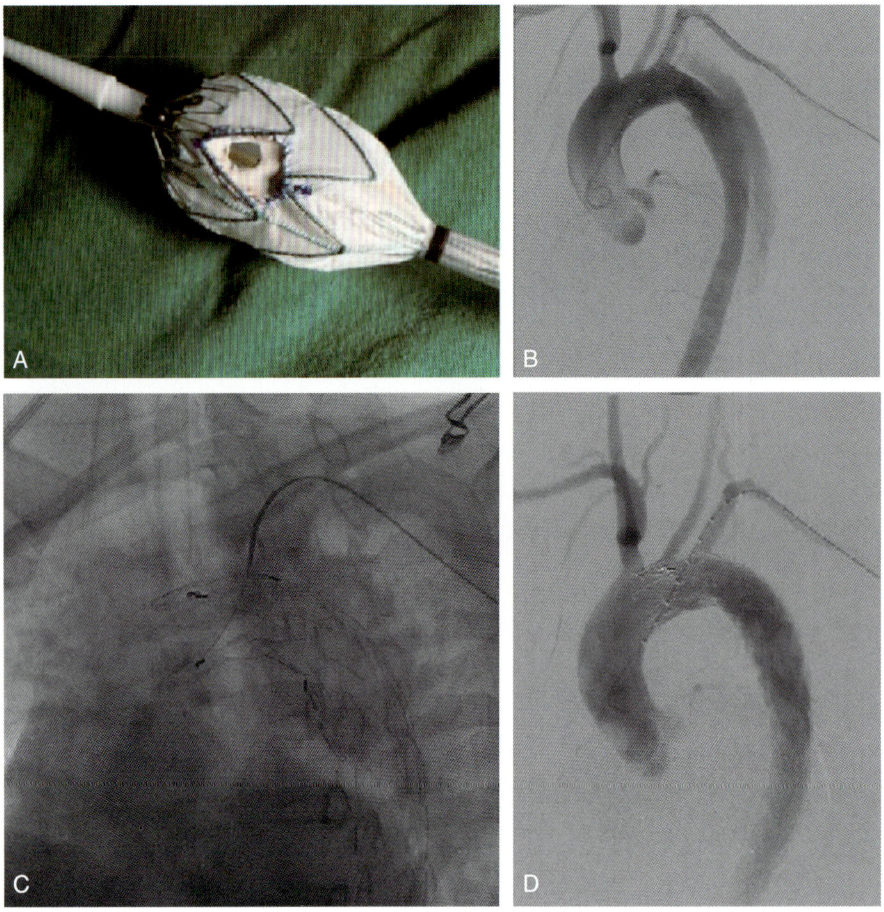

图 35-2 图示为对胸主动脉行"穹顶型"体外开窗、胸主动脉支架的定位及释放、开窗支架的植入及最终的主动脉造影结果。

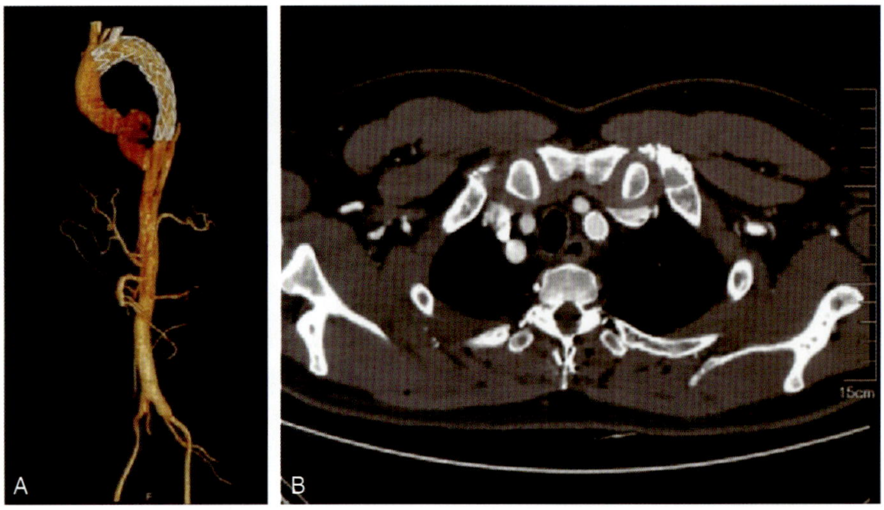

图 35-3 术后 3 个月的 CTA 显示胸主动脉覆盖段假腔大部分血栓化,支架无内漏,左锁骨下动脉通畅。

错位严重,可导致开窗失败;若部分错位,也可能导致窗口严重狭窄,远期通畅率大大下降。我们采用了改良的体外开窗技术——"穹顶型开窗",其可以提高开窗成功率及窗口远期通畅率,具体优势有以下几方面。

1.相较单纯开大窗而言,人工心包补片的缝制减少了支架覆膜结构的破坏,避免窗口边缘覆膜翻起,并减少了支架金属丝与血管内膜的直接接触。

2."穹顶型"开口大、底部小的结构利于导丝进入该区域后落入底部的窗口内，降低了导丝进入主动脉与主动脉支架之间缝隙的概率。

3.“穹顶型”开口与顶部有一段距离，即动脉开口平面与支架窗口平面之间的距离，若动脉开口与支架窗口部分错位，这段距离使开窗支架有一段过渡行程，从而避免了支架在局部过分狭窄，避免支架植入困难或植入后管腔的严重狭窄。

小结

对于保留左侧锁骨下动脉，采用何种技术应根据患者的病情、解剖条件、患者的意愿综合考虑，并制订个体化治疗方案。“穹顶型”开窗作为体外开窗技术的改良，提供了一个提高手术成功率的解决方案。

（苏成锴 孟庆友）

参考文献

1. Nienaber CA, Kische S, Rousseau H, et al. Endovascular repair of type B aortic dissection:long-term results of the randomized investigation of stent grafts in aortic dissection trial. Circ Cardiovasc Interv, 2013,6(4):407-416.
2. Brunkwall J, Kasprzak P, Verhoeven E, et al. Endovascular repair of acute uncomplicated aortic type B dissection promotes aortic remodelling: 1 year results of the ADSORB trial. Eur J Vasc Endovasc Surg, 2014,48(3):285-291.
3. Bradshaw RJ, Ahanchi SS, Powell O, et al. Left subclavian artery revascularization in zone 2 thoracic endovascular aortic repair is associated with lower stroke risk across all aortic diseases. J Vasc Surg, 2017,65(5):1270-1279.

病例 36

分支型支架治疗复杂 DeBakey Ⅲ型主动脉夹层

导读

Castor®分支型主动脉覆膜支架及输送系统是全球第一款完全腔内治疗累及左锁骨下动脉，或破口与左锁骨下动脉距离<15 mm 的胸主动脉夹层的分支型覆膜支架系统。Castor®分支型支架采取了“一体式分支支架”的技术路线，即主体和分支支架缝合为一体，并一次导入和释放，创造性地解决了一体式分支支架的导入和定位难题，并具有内漏发生率低、侧支通畅性好等优势。一例 50 岁的男性患者因突发胸背部剧烈疼痛入院，急诊 CTA 诊断为 DeBakey Ⅲ型主动脉夹层。我们团队根据 CTA 图像对该病例进行充分评估，成功应用 Castor®分支型支架治愈复杂 DeBakey Ⅲ型主动脉夹层一例，患者术后恢复良好，假腔消失，无血栓形成。

病例简介

男性患者，50 岁。主诉：突发胸背部疼痛 8 小时余。

【现病史】 患者因疼痛剧烈，呈撕裂样疼痛，前往外院就诊，外院行相关检查提示主动脉夹层，予镇痛、控制血压等对症处理，后转诊至本院。

【既往史】 无。

【查体】 腹部膨隆，未见肠型和胃肠蠕动波，未见腹壁静脉曲张，胆囊未触及，Muphy 征阴性。双侧股动脉搏动可(+)，右下肢腘动脉、足背动脉搏动可，左下肢足背动脉未及明显搏动。四肢活动可，无麻木、疼痛。

【辅助检查】

主动脉 CTA：示 DeBakey Ⅲ型主动脉夹层，累及腹腔干、肠系膜上动脉及其主要分支动脉、右侧髂总动脉及髂内外动脉、左侧髂内动脉(图 36–1)。

X 线片：两肺下叶胸膜下少许渗出、实变，胆囊结石。

诊断

DeBakey Ⅲ型主动脉夹层。

病情分析

主动脉夹层是具有潜在危险性甚至危及生命的严重疾病。若急性夹层发生后不进行治疗，48 小时病死率为 36%~72%，1 周内病死率高达 62%~91%。即使在院内治疗，其病死率也高达 27%。对于主动脉夹层，尤其是 Stanford B 型，传统的治疗方法主要为内科保守治疗和外科手术治疗，但病死率都较高，急性 Stanford B 型夹层手术病死率高达 50%。近年来，主动脉带膜血管内支架置入技术的开展，为主动脉夹层的治疗提供了新的途径。一般采用的支架都是圆筒型，依靠其对病变血管壁两端的正常组织支撑固定作用而达到隔绝夹层破口的目的，其结构简单，易于操作。但圆筒型支架在使用上具有局限性，如移位、固定

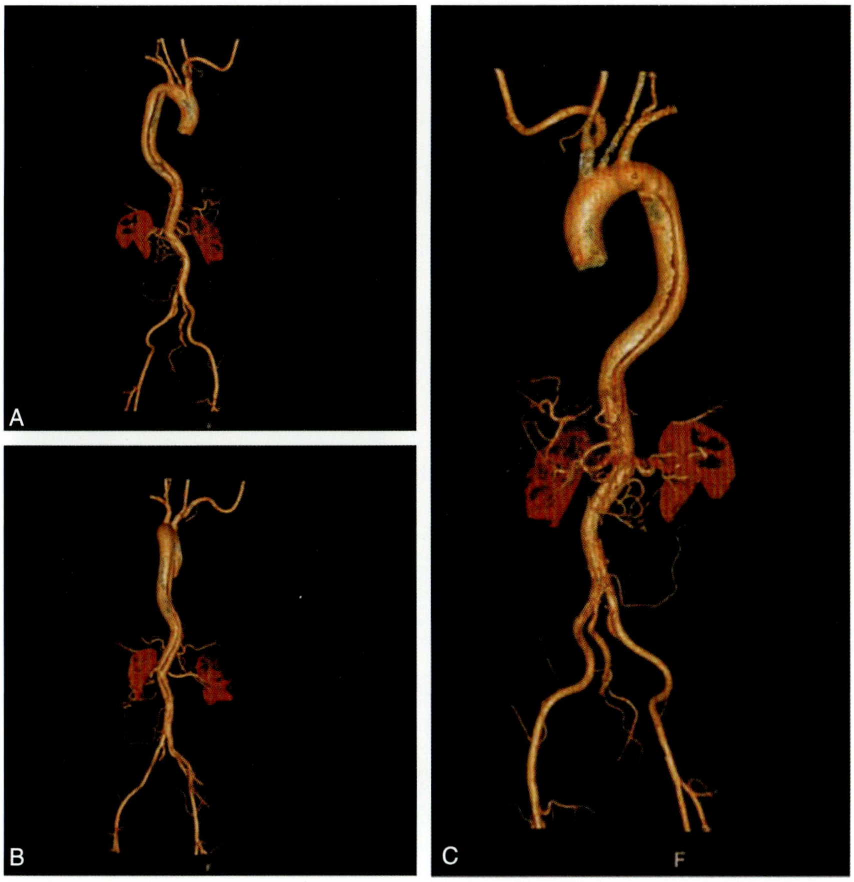

图 36-1　急诊 CTA 提示 DeBakey Ⅲ型主动脉夹层。

不牢等，尤其在病变接近分支血管时，牺牲分支血管的支架治疗有时会带来严重的并发症。合适的分支支架的释放，可以解决这一问题，并且可以避免支架移位等并发症的发生。

临床决策分析

1.前期先给予严密心电监测，吸氧；嘱患者绝对卧床休息，进行保守治疗以稳定病情。

2.术前进行 CTA 三维重建以对该病例进行充分评估。

3.在局部麻醉下行“主动脉夹层腔内修复术”。按照标准操作流程（图 36-3 和图 36-4）建立分支导丝通道后，导入 Castor®输送系统并释放。

4.术后 3 天复查 CTA。

诊疗过程

1.术前多学科会诊

鉴于患者病情严重，遂请心内科与重症医学科会诊。会诊意见：患者情况危急，一般情况较差，不宜急诊手术；拟先进行保守治疗以稳定病情：给予硝普钠控制血压，地佐辛镇痛；给予严密心电监测，吸氧；嘱患者绝对卧床休息。7 天后，患者病情缓解，心电监护提示血压、心率正常且平稳，使用 Endosize 软件评估显示左颈总动脉（left common carotid artery，LCCA）-左锁骨下动脉（left subclavian artery，LSA）距离为 7mm，精确测量 LSA 展开最充分时的钟向角和足背角分别为左前斜 46°和头高 11°（图 36-2）。

2.手术过程

对该病例进行充分评估，测量得出近端锚定区直径为 29.1mm，LSA 远端直径为 9.5mm，因此选择近端直径为 32mm、锥度 6mm、分支直径 10mm、分支支架后移长度 5mm 的 Castor 分支型支架。入院第 15 天，使用 Castor®分支型支架，在局部麻醉下行“主动脉夹层腔内修复术”。按照标准操作流程建立分支导丝通道后，导入 Castor®输送系统并释放。术后造影（图 36-3）显示，Castor®分支型支架定位精准，无移位；支架近三重小波段密封性能良好，无内漏；LSA 及 LCCA 血流通畅，破口被完全封堵，夹层消失；真腔被打开，手

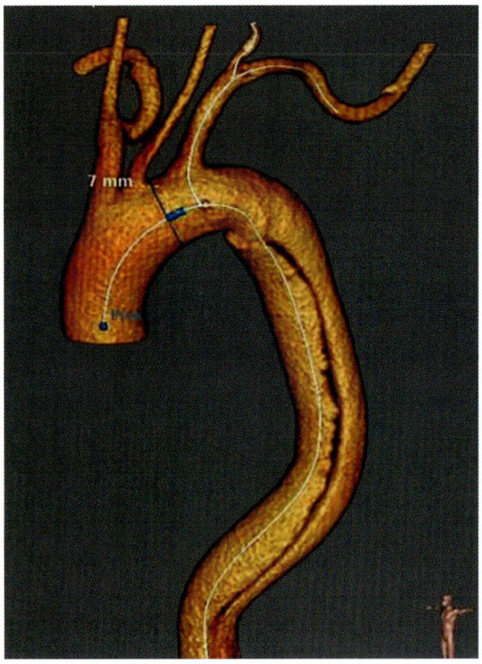

图 36-2 术前三维重建评估。

术成功。

术后处理及随访

术后带气管插管,ICU 监护。注意密切监测生命体征、意识变化,严格控制血压、心率,上予以单抗血小板、他汀、营养神经的药物,适当进行脱水、抗应激、水化和碱化等处理。

术后第 2 天:呼吸机脱机,取出心脏起搏器,神志清楚,查体配合。术后患者恢复良好,术后 3 天复查 CTA(图 36-4)显示:升主动脉、主动脉弓、头臂干动脉、左颈总动脉显影,左锁骨下动脉至胸主动脉见金属支架影,其内未见明确充盈缺损及造影剂外溢征象,支架外周见无强化血栓影,腹主动脉见双腔,内见撕裂内膜片影,向远侧延续至右侧髂总动脉及髂外动脉内。血压、心率正常,给予出院。门诊 CTA 随访 1 个月、3 个月、6 个月的恢复情况,无主动脉夹层复发,恢复良好。

经验与体会

Castor®分支型支架是全球首款能通过微创治疗同时在腔内修复主动脉和弓部分支动脉的覆膜支架。其独有的“分支一体化”结构能够适应各种弓部解剖,主体和分支支架缝合为一体,并一次导入和释放,创造性地解决了一体式分支支架的导入和定位难题,具有内漏发生率低、侧支通畅性好等优势。不仅可以减少手术创伤,同时也能提高手术安全性,使主动脉疾病尤其是主动脉弓部的腔内治疗迈出了关键性的一步,这也是从事主动脉疾病腔内治疗的临

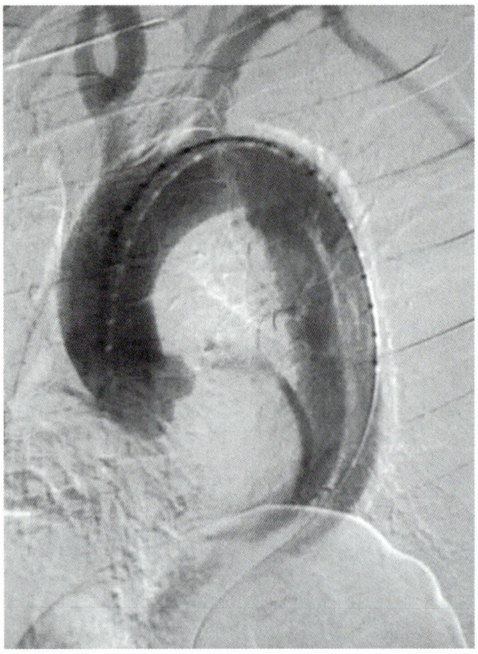

图 36-3 取出的血栓。

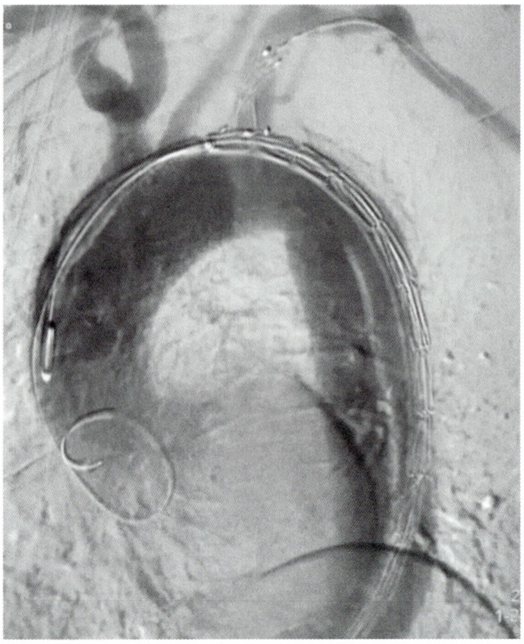

图 36-4 术后 3 天复查 CTA。

床医生多年来不断探索和寻求突破的治疗方式。本病例选用 Castor®分支型支架的理由如下：

夹层破口位于弓部拐点附近，如果使用一般直管型支架，由于破口位于小弯侧且破口较大，支架近端的贴壁性受到影响，容易发生Ⅰ型内漏(图 36–5)。而 Castor®分支型支架定位于 2 区，近端锚定区延伸并跨过弓部，避免内漏的发生(图 36–6 和图 36–7)。

累及主动脉弓的主动脉疾病在采用胸主动脉腔内修复术(thoracic endovascular aortic repair，TEVAR)治疗主动脉夹层时，经常出现因为前端锚定区不足而封闭 LSA 的情况。临床上在 LSA 外存在 15mm 以上的锚定距离的病例很少，对大多数病例的处理都是封闭 LSA 不予重建，如左侧椎动脉为优势侧则采用复合技术或烟囱技术重建 LSA 的血供。LSA 封闭后是否会对上肢和神经系统供血产生影响，目前还没有统一的认识。有研究认为，在选择性封闭的前提下，封闭 LSA 不会增加神经系统并发症的风险。但是，临床上还是发现有部分病例封闭 LSA 后出现头晕、上肢缺血症状。因此，LSA 的血流保护是一个值得重视的问题。

Castor®支架是一款主动脉弓分支重建的支架移植物，适应证主要是需要封盖 LSA 的近主动脉弓病例，其最大特点为在有效延长近端锚定长度的前提下可以保留 LSA，最大限度地降低因 LSA 血流阻断而引起的上肢缺血和神经系统的风险。Castor®分支型支架近端采用三重小波段结构，能够与弓部小弯侧紧密贴合，无“鸟喙”样效应，防止Ⅰ型内漏的发生。Castor®支架三段式释放方式非常精巧，为支架的定位释放提供了条件。由于支架带有锁骨下动脉的一体式分支，其输送器口径比较大，目前为 24F，且最大可提供 38mm 的支架口径。由于支架口径稍大同时带有导引导丝，进入股动脉时略有阻碍，需要小心导入，同时必须将上方进入的导引导管通过股动脉鞘导出，然后将主体导丝通过鞘导入真腔到达升主动脉后方可撤鞘进入支架输送器。因两根导丝同时上送，可能会出现导丝缠绕的情况，应该在胸主动脉水平给予解脱，操作难度不高，证实导丝位置正确后可以开始释放支架。由于有分支支架帮助定位，支架位置不容易移动错位，但要注意保证分支支架轴向位置的准确

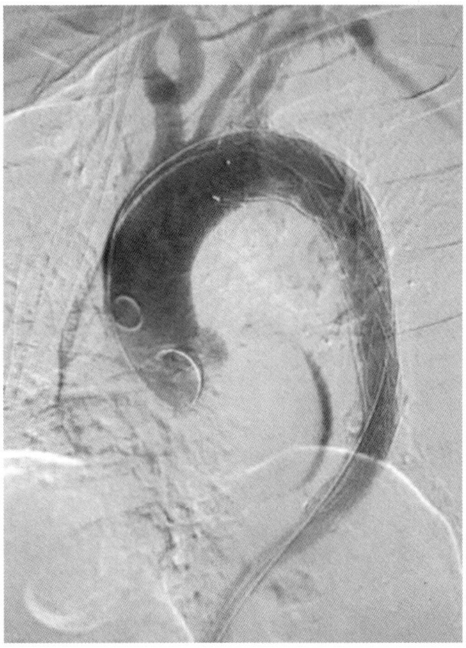

图 36–5 使用直管型支架近端贴壁性受影响，易发生内漏。

性，否则分支支架开放后可能存在压闭或狭窄。预防方法为：保持分支支架的位置位于大弯切线位，释放主体时轻牵分支支架，有助于定位。一旦出现分支支架开放不良，可以球囊扩张纠正，重度狭窄和闭塞者可以辅助球囊扩张支架置入纠正。

降主动脉远端的真腔被假腔挤压，与近端相比更为狭窄，Castor®分支型支架的锥形设计可以更好地顺应远端的狭窄真腔，比较适于主动脉夹层的 TEVAR 治疗。Castor®分支型支架的分支后移长度有 5~30mm 多种选择，适应不同的血管解剖情况，此病例选用分支后移 5mm 的规格，可在重建 LSA 的同时，不影响 LCCA 血流。术中封闭良好，没有出现难控性的内漏，术后近期复查效果满意。

小结

Castor®支架作为第一款一体式主动脉弓分支重建支架移植物，合理和精确的释放方式为 LSA 带来了新的重建方法，避免了因复合手术带来的创伤，与烟囱技术相比，其内漏发生率明显降低，优势明显，将成为未来主动脉弓腔内重建的标志性技术。

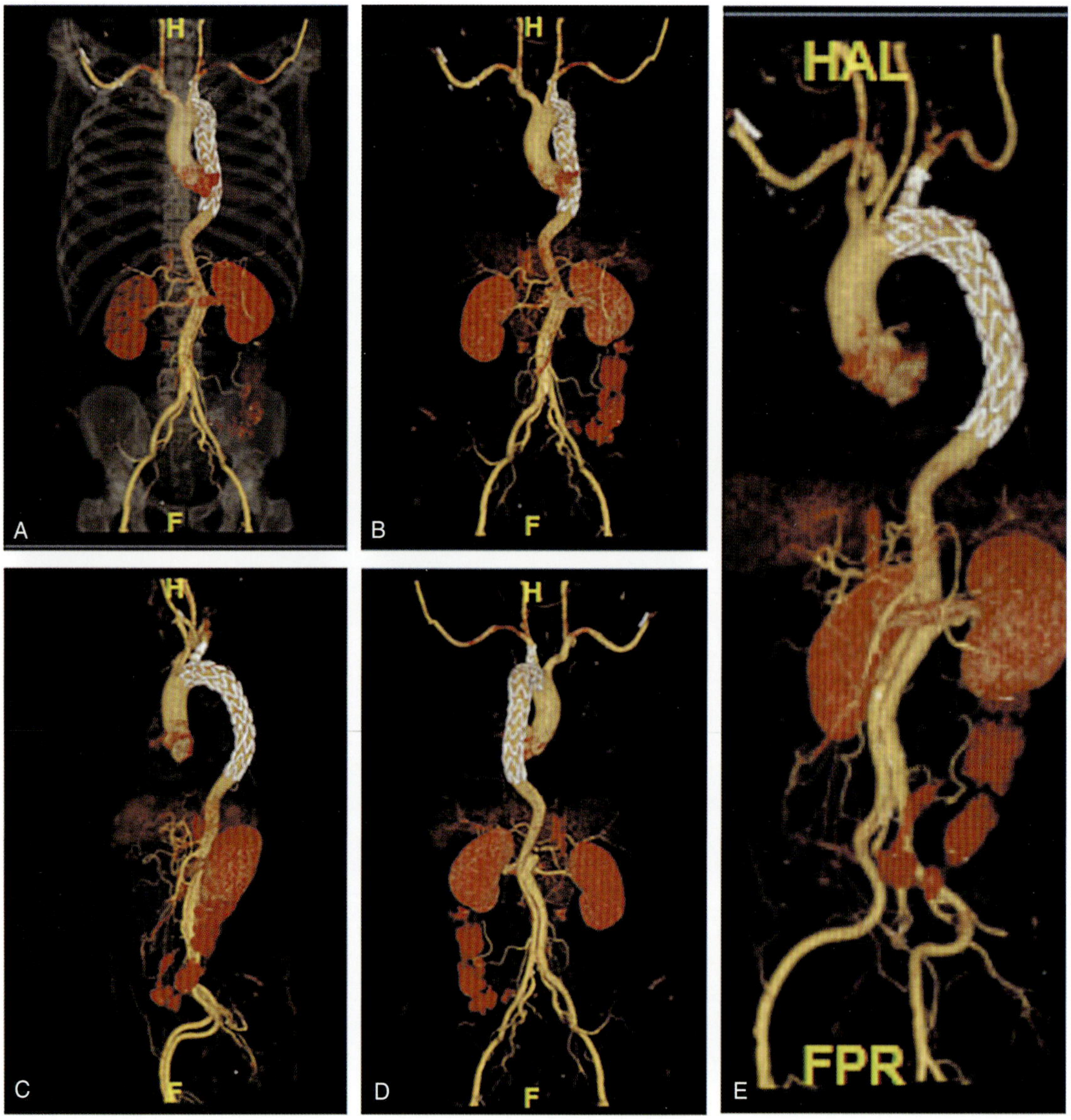

图 36-6 使用Castor®分支型支架后近端锚定区延伸，跨过弓部小弯侧，提升密封效果。

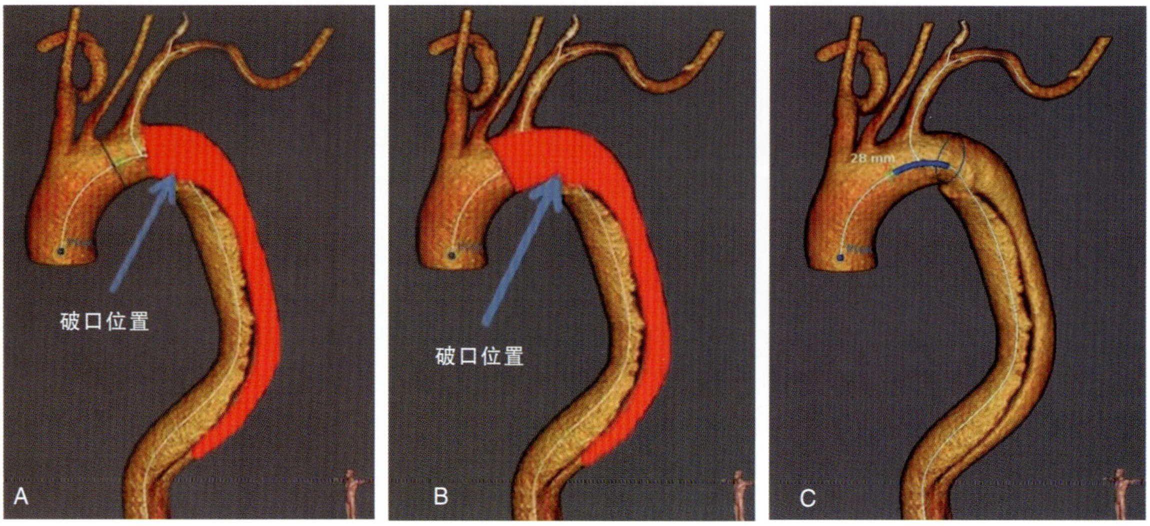

图 36-7 健康锚定区增加至28mm。

（周为民 徐佳升）

参考文献

1. Hughes GC. Management of acute type B aortic dissection; ADSORB trial. J Thorac Cardiovasc Surg, 2015, 149 (2): S158–S162.
2. Yammine H, Ballast JK, Anderson WE, et al. Ethnic disparities in outcomes of patients with complicated type B aortic dissection. J Vasc Surg, 2018, 14(17):682–694.
3. Karkos CD, Hernandez-Lahoz I, Asaloumidis N, et al. The impact of thoracic endovascular aortic repair on long-term survival in type B aortic dissection. Ann Transl Med, 2017, 5 (24):496–500.

病例 37

大量胸腔积液的破裂型主动脉夹层的腔内治疗

导　读

主动脉夹层为目前所有危急重症中最危险、最紧急的疾病之一，合并有大量胸腔积液的破裂型主动脉夹层死亡率极高，目前，关于合并有大量胸腔积液的破裂型主动脉夹层治疗成功的病例极少。对于此类疾病的围术期处理及术后胸腔积液等的处理目前还处于探索阶段。本文分享 1 例合并有大量胸腔积液的破裂型主动脉夹层的治疗经验。

病例简介

男性患者，49 岁。主诉：反复胸背部撕裂样疼痛 1 个月，再发加重 10 天。

【现病史】 患者自述于 2017 年 2 月 16 日在睡觉时突发胸背部持续、剧烈、撕裂样疼痛，无明显诱因，无放射痛，无胸闷、气促，有呼吸困难，疼痛在休息后无缓解。患者起病后立即前往当地县医院就诊，诊断考虑“腹痛查因”，给予止痛、消炎治疗，治疗后患者病情无明显好转。患者遂于 2 月 23 日前往当地医院就诊，完善 CTA 等检查，诊断考虑为“主动脉夹层”，给予降压、控制心率、止痛等治疗，患者胸背部疼痛较前缓解，10 天前疼痛再发加重，患者为求进一步诊治来本院就诊，以“主动脉夹层”收住入院。自发病以来，患者无畏寒发热、恶心呕吐，精神可，食欲可，睡眠正常。患者在起病后出现 3 天血尿和黑便，尿液为浓茶色，每天 300~600mL，大便为黑色，量不多。体重无明显变化。

【既往史】 平时身体健康，患者曾在 2015 年因胃大出血行胃镜治疗，现已痊愈。无乙型肝炎病史，无艾滋病病史及其密切接触史，无结核病史及其密切接触史，无手术史，无外伤史，无血制品输注史，无过敏史，预防接种史不详。

【查体】 体温 36.2℃，心率 96 次/分，呼吸 20 次/分，血压 111/68mmHg，神志清楚，查体合作，呼吸规整，胸廓无畸形，胸壁静脉无曲张，胸骨无压痛。肺部呼吸运动度不对称，左侧肋间隙增宽，语颤左侧减弱，无胸膜摩擦感，无皮下捻发感，左侧肺部叩诊呈浊音，右侧肺部呼吸音清，右侧肺底听诊少量湿啰音。心前区无隆起，心尖搏动正常，位于左侧第 5 肋间锁骨中线内侧 0.5cm。触诊心尖搏动正常，位于左侧第 5 肋间锁骨中线内侧 0.5cm，心前区无震颤，心前区无心包摩擦感。心界叩诊正常。心率 96 次/分，心律整齐，心音正常，主动脉瓣区第二音弱于肺动脉瓣区第二音。无杂音，无心包摩擦音，无血管征。

【辅助检查】

胸片：可见左侧大量胸腔积液（图 37-1）。

CTA：提示主动脉夹层 Stanford B 型（图 37-2 至图 37-4）。

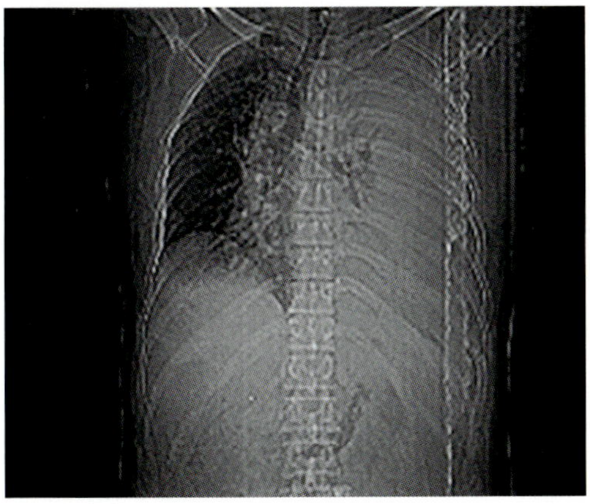

图 37-1　胸部平片。

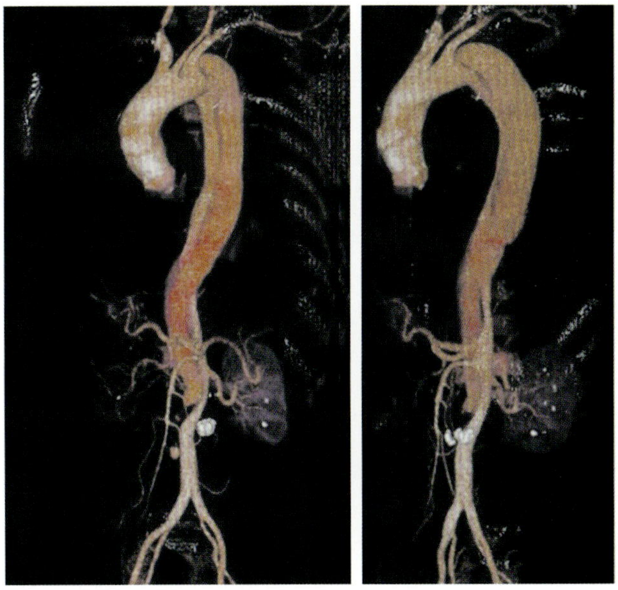

图 37-2　CTA 三维成像提示主动脉夹层 Stanford B 型。

诊断

1.主动脉夹层动脉瘤破裂。
2.胸腔积液。
3.肺不张(左侧)。
4.纵隔移位。
5.肺部感染。
6.低蛋白血症。
7.失血性贫血。

病情分析

患者为中年男性,以反复胸背部撕裂样疼痛为主要临床表现,1 个月内反复发作;既往有上消化道大出血病史,体格检查提示左肺大量胸腔积液表现,影像学资料证实为主动脉夹层破裂, 左侧已经被胸腔积液填满,伴有纵隔移位,中度贫血。本病例考虑主动脉夹层破裂后慢性失血,致左侧血胸,经当地医院积极补液,生命体征尚平稳,此种情况临床上少见。根据《美国心脏协会心血管疾病诊疗指南(2014 年)》,手术指征明确,需急诊手术,修复主动脉破裂口,防止再发大出血。

临床决策分析

本病例为破裂型主动脉夹层合并大量胸腔积液,手术方案主要围绕以下几个方面讨论。

1.主动脉破口位置

这里的主动脉破口位置是指主动脉外膜破口位置,并非主动脉内膜撕裂口。术前 CTA 无法明确外膜破口位置,需术中造影确认,这涉及手术方案的制订,即术中采用一个支架还是两个支架、支架释放的部位等问题。我们与家属充分沟通后决定了术中造影确定破口位置、支架的选择及位置等具体问题。

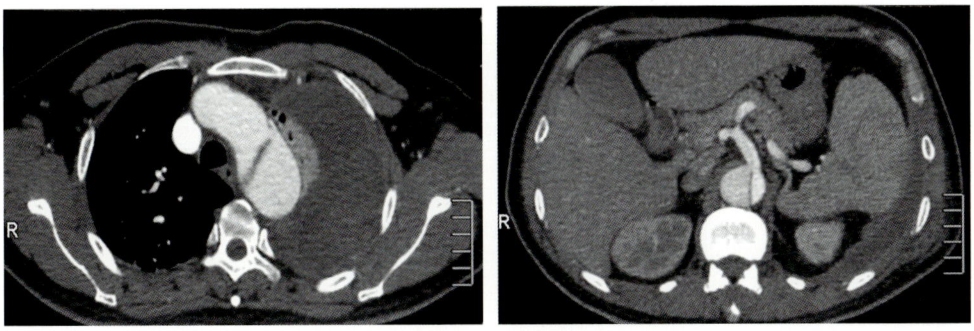

图 37-3　CTA 提示第一破口靠近左锁骨下动脉,腹腔干为双腔供血。

2.锚定区过短

患者内膜撕裂口位置较高，靠近锁骨下动脉，因考虑急诊手术，带分支支架无法到位，如何选用合适的支架是术前需要重点考虑的问题之一。采用支撑性较好的支架，容易在支架前端产生“鸟喙”样现象，容易发生Ⅰ型内漏，而采用柔顺性较好的支架又担心因近端锚定区不足发生支架脱落可能。所以术前既要考虑稳定性，又需要考虑较小Ⅰ型内漏的概率。

3.术中血压控制

患者存在主动脉破裂，血压增高可能加重血管损伤，血压过低又担心脑供氧不足，诱发急性脑梗死及心肌梗死可能。术中需高年职麻醉医师配合，密切监测患者血压、血氧、脑氧等各项指标，确保手术的安全。

诊疗过程

1.术前多学科会诊

请麻醉科、急诊科、呼吸科、胸外科、重症医学科等多学科会诊，制订详细的治疗方案，一致认为需急诊手术治疗，并为患者术中、术后提供以下条件支持：①急诊完善术前常规检查；②目前患者右肺呼吸代偿，能满足机体需要，暂不处理左侧胸腔积血，术后视生命体征情况择期行闭式引流；③术中提供高级生命支持，采用多次血气分析动态观察血氧情况，脑电图及脑氧监护密切观察脑缺血情况，适当控制低血压；④术后加强监护，进入ICU治疗。

2.手术方案

急诊在全身麻醉下行主动脉夹层腔内修复术。

3.手术过程

患者仰卧位，麻醉成功后常规消毒铺巾。取左腹股沟股动脉搏动处穿刺，预置血管缝合器系统。置入10F血管鞘，静脉推注50mg肝素，插入导管至降主动脉，造影确定为真腔后(图37–3)，将导管升至升主动脉，左前斜45°造影显示降主动脉左锁骨下动脉3cm处外侧有一破口约1cm宽，射血明显(图37–4)。

证实真腔无误后交换超硬导丝，导入胸主动脉带膜支架34mm×28mm×160mm(MicroPort，Ankura)定位于左锁骨下动脉中前缘，释放位置形态好，再次造影显示破口封堵良好，无任何内漏(图37–5)。退出导管导丝，关闭切口，安返ICU，手术顺利，失血约30mL。

术后处理及随访

术后带气管插管，ICU监护，注意伤口局部情况，密切关注生命体征及病情变化，给予抗炎、抗凝、改善

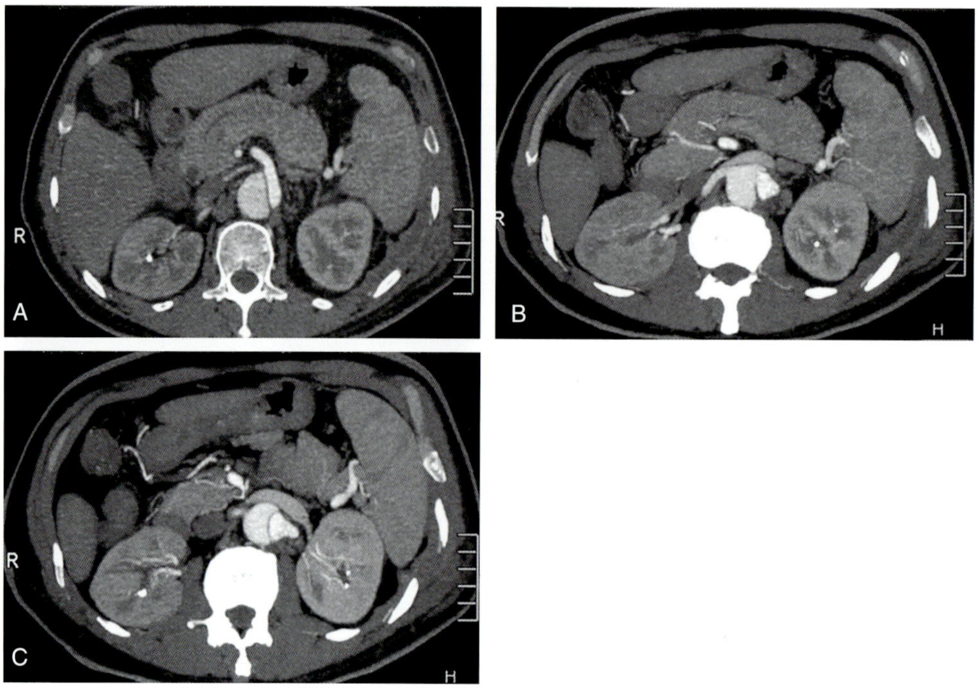

图37–4 肠系膜上动脉真腔供血，右肾动脉假腔供血，左肾动脉真腔供血。

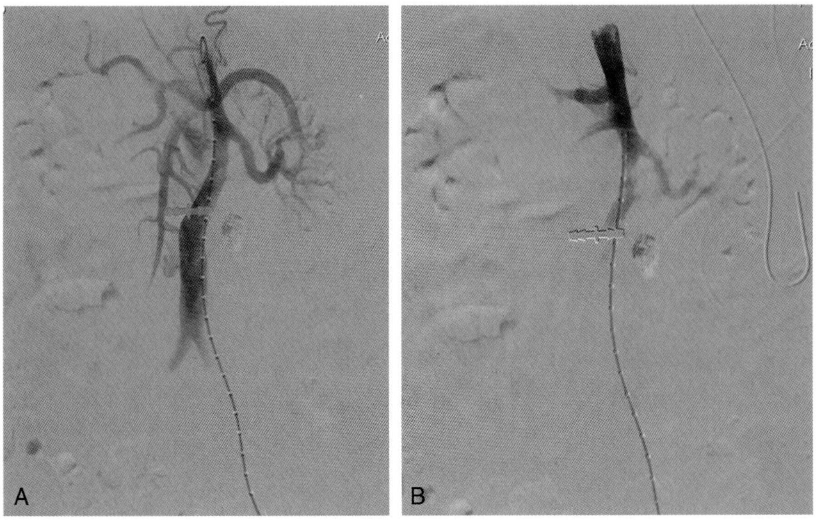

图 37-5　造影确认真腔位置，确保导丝进入真腔。

循环、补液及对症支持处理。

术后第 2 天：患者无胸闷气促、头疼头晕、腹痛腹胀等不适，已肛门排气。查体：心率 98 次/分，左肺呼吸音低，右肺呼吸音可，腹软，双侧足背动脉、股动脉、桡动脉搏动可。返回科室病房。

术后第 5 天：行胸腔闭式引流术，引流液为暗红色血性液体及凝血块，约 400mL，少量多次放出左侧胸腔积液，引流后患者出现一过性心率偏快及呼吸偏快，予以加强补液、减慢心率等对症处理后缓解。平均每日引流出血性液体 46~60mL。

术后第 10 天：因胸腔闭式引流效果欠佳，再次在 B 超引导下行左侧胸腔闭式引流。引流液为暗红色血性液体及凝血块，约 200mL，后平均每日引流出血性液体 110~140mL。

术后第 15 天：胸外科会诊建议开胸清除胸腔内积血及纤维板，患者及家属表示拒绝，予以办理出院。

术后 3 个月：复查胸片（图 37-6）和 CTA（图 37-7）。

经验与体会

主动脉夹层最危险的情况就是发生破裂，一旦破裂，绝大部分患者很快就因循环衰竭而死亡，文献报道死亡率为 50%~68%。仅有少部分患者，因破裂后血液进入胸膜腔，或破裂口较小，或发病时位于医院内而得到及时治疗。主动脉破裂致血液进入胸腔，能存活的病例极少。该例患者既往有大出血病史，因而在发生出血时有一定的代偿能力，且既往血色素

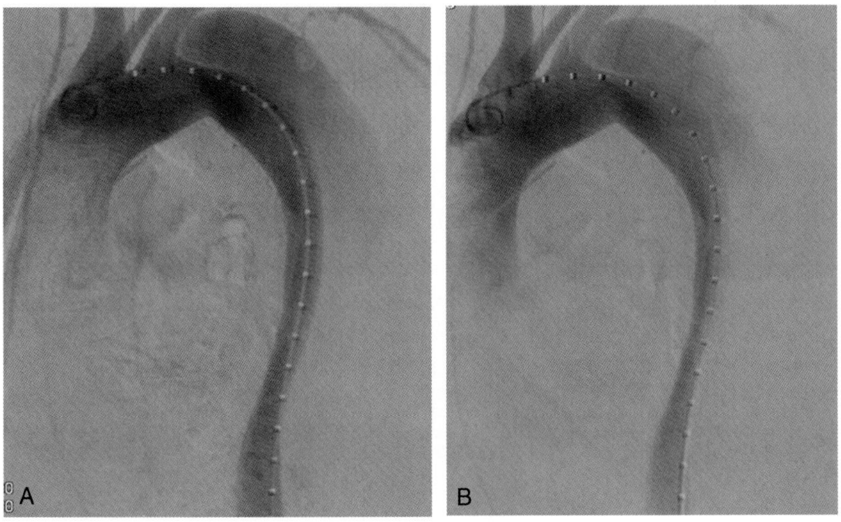

图 37-6　造影确认破口位置，确定治疗方案。

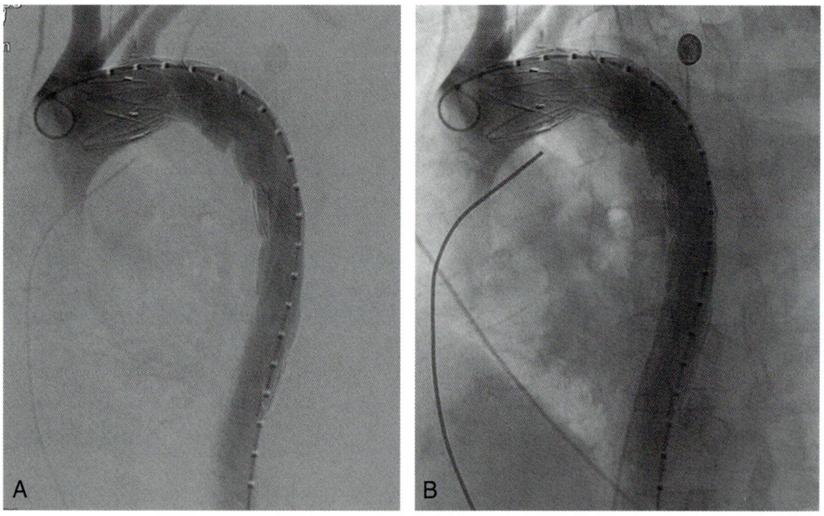

图 37-7 支架置入后造影确认支架释放位置良好，无内漏。

偏高，及时住院补液治疗可能是患者能够存活的原因之一。

胸主动脉腔内修复术（thoracic endovascular aortic repair，TEVAR）具有操作时间短、术前准备时间短、创伤小、对全身影响小等特点，因此，对于适宜行主动脉腔内隔绝治疗的患者，采用 TEVAR 术式更能挽救急性主动脉夹层破裂患者的生命。本例患者通过急诊 TEVAR 手术治疗及时挽救了患者生命。

对于主动脉夹层破裂所致胸腔积液，我们的建议为术后待患者生命体征平稳后，酌情依次少量释放。该例患者释放胸腔积液后出现了心率加快及呼吸偏快的症状，考虑为胸腔压力减小后血容量下降所致的可能性大。且胸腔压力减小后，由于虹吸作用等，可导致患者血色素继续下降，因此，我们不建议术后立即开放胸腔引流。

术后是否行开胸手术解除胸腔内积血及纤维板，目前临床未见大样本临床试验数据。对于该例患者，胸外科建议手术治疗，但患者及其家属表示不理解，未能完成手术。术后 3 个月随访患者胸腔积液较前明显减少，无呼吸急促等表现，血胸基本得到控制，因此，对于患者胸腔引流术后，胸腔内积血及纤维板是否需要手术干预，目前尚无定论。

小结

针对主动脉夹层破裂患者，如病情基本平稳，应在抗休克同时尽量争取急诊手术干预，部分患者或许能及时挽救生命。

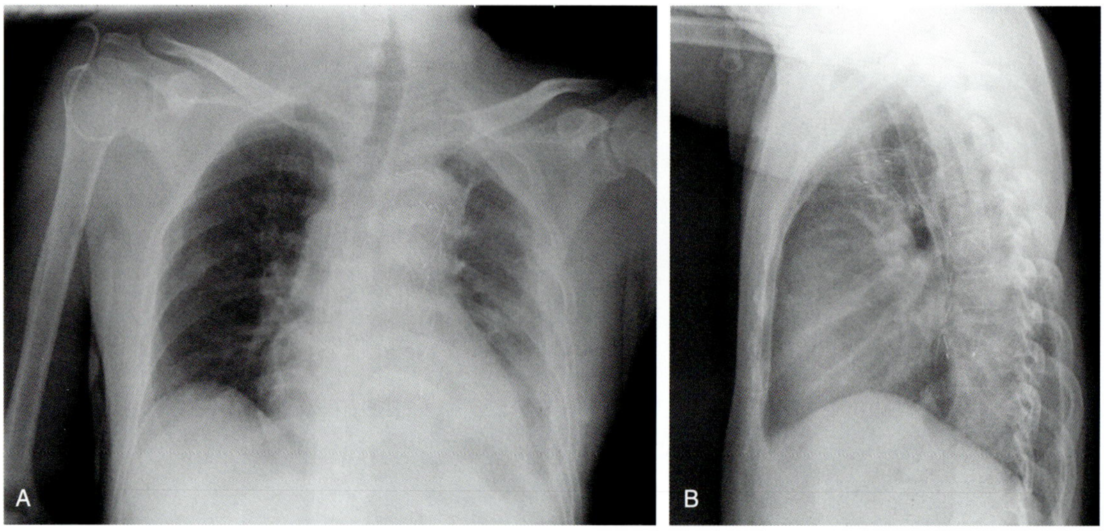

图 37-8 复查胸片提示患者胸腔积液较前好转。

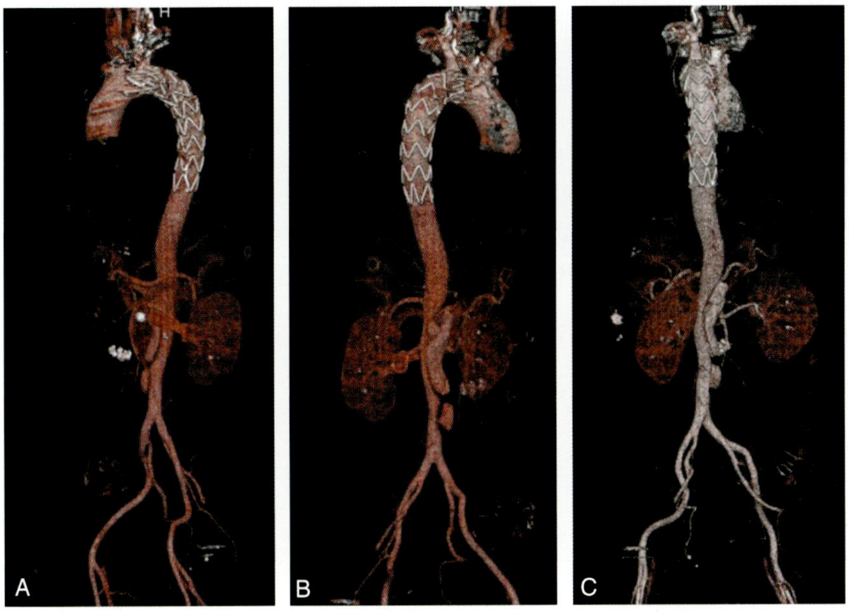

图 37-9 复查 CTA 提示患者主动脉夹层腔内隔绝良好，无内漏，内脏动脉分支处夹层选择旷置。

（蔡舟 王宪伟 黄建华）

参考文献

1. Anna E. Role of age in acute type A aortic dissection outcome: Report for the International Registry of Acute Aortic Dissection (IRAD). J Thorac Cardiovasc Surg, 2011,40(2): 240-240.
2. Meszaros I, Morocz J, Szlavi J, et al. Epidemiology and clinicopathology of aortic dissection. Chest, 2000,117,1271-1278.
3. 李祥，李庆臣，姚碧，等.急性 Stanford B 型主动脉夹层破裂腔内修复治疗的体会.临床急诊杂志，2015,10(21):804-806.
4. J Steuer, MO Eriksson, R Nyman, et al. Early and long-term outcome after thoracic endovascular aortic repair (TEVAR) for acute complicated type B aortic dissection. Eur J Vasc Endovasc Surg, 2011,41(3):318-323.
5. 景在平，冯翔. 主动脉夹层腔内治疗指南. 实用外科杂志，2008,28(11):909-912.

病例 38

弓部胸主动脉夹层合并肾移植术后脏器缺血的复合手术治疗

导　读

主动脉疾病，包括胸腹主动脉瘤、主动脉夹层和腹主动脉瘤等，其共同的特点之一就是病变范围容易累及内脏动脉，如肾动脉、腹腔干动脉、肠系膜上动脉等。此时患者不仅表现为主动脉疾病本身的严重症状和体征，还会合并不同的内脏缺血表现，增加了治疗的难度和风险，往往不能采用单一的治疗模式进行处理，需根据患者的全身状况、病变范围、解剖条件、治疗情况等综合制订个体化治疗方案。本文分享1例胸主动脉夹层累及左锁骨下动脉合并肾移植术后肾缺血、下肢缺血的复合手术经验。

病例简介

男性患者，29岁。主诉：肾移植术后12天，发现主动脉夹层1天。

【现病史】 患者于2016年4月29日因“IgA肾病、肾功能不全(CKD5期)”于外院行“肾移植”手术，术中发现右髂动脉搏动弱，血流量明显比正常减少，术后予以利尿及透析治疗。后发现收缩压波动在190~200mmHg，予以降压治疗后出现少尿，约300mL/d，呈浓茶样。行主动脉CTA检查提示主动脉夹层。患者为行进一步治疗转入本院，急诊以“主动脉夹层”收住入院，患者自起病以来精神、食欲、睡眠欠佳，大便正常，小便呈浓茶样，近期体重无明显变化。

【既往史】 平素身体欠佳，既往有“IgA肾病”“肾性高血压”“慢性肾功能不全”，否认“肝炎”“结核病”病史及其密切接触史，否认“冠心病”“糖尿病”病史，否认外伤史、输血史，否认药物过敏史，预防接种史不详。

【查体】 体温36.5℃，脉搏80次/分，呼吸20次/分，血压(右上肢)213/129mmHg。发育正常，营养中等，自主体位，神志清楚。皮肤干燥，皮肤弹性减退，中下腹可见一长约12cm手术切口，伤口敷料干燥、清洁，未见明显渗血及渗液。双下肢皮色苍白，皮温低，右下肢为甚。右下肢股动脉及足背动脉未扪及搏动，左侧股动脉及足背动脉搏动减弱。

【辅助检查】

尿素：48.59mmol/L，肌酐：385.0μmol/L，尿酸：638.8μmol/L。

全主动脉CTA：示左锁骨下动脉根部破口，腹主动脉中段血栓形成，右肾缺血，下肢缺血(图38-1和图38-2)。

诊断

1.胸主动脉夹层(Stanford B型)。
2.IgA肾病。
3.慢性肾功能不全(CKD 5期)。
4.肾性高血压。
5.肾移植术后。

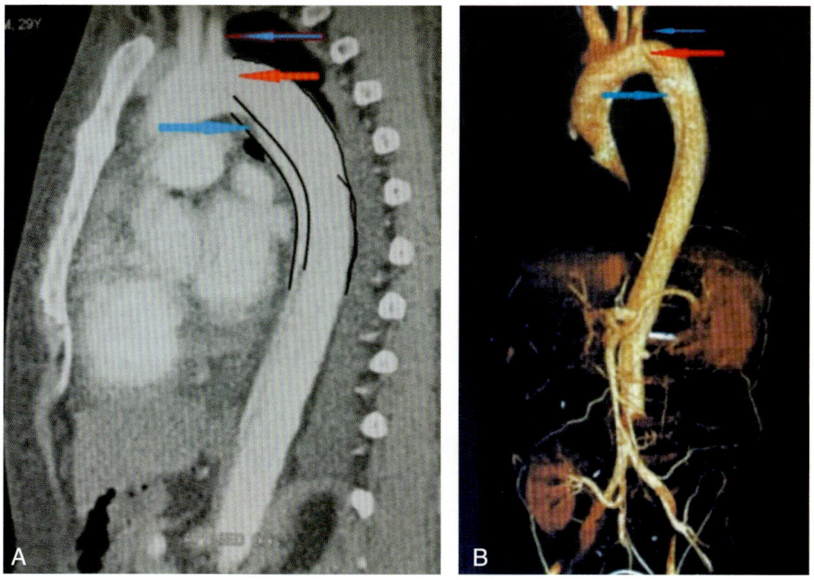

图 38–1　主动脉 CTA 检查显示，降主动脉夹层，腹主动脉中段血栓闭塞。

病情分析

患者为肾衰竭的青年男性，在外院行肾移植术中发现右侧髂动脉血流压力不足，由于治疗需要仍完成了肾移植手术，术后血压维持在 180/100mmHg 左右，尿量减少至 400mL/d，且保守治疗后发现尿量随着血压降低而减少，并伴有下肢缺血的表现。考虑为血管存在异常，后行 CTA 检查诊断为慢性主动脉夹层，夹层破口位于左锁骨下动脉根部，假腔压迫真腔，腹主动脉中段完全闭塞，导致髂动脉供血不足，进一步导致移植肾缺血，同时伴有下肢缺血。本病例主动脉夹

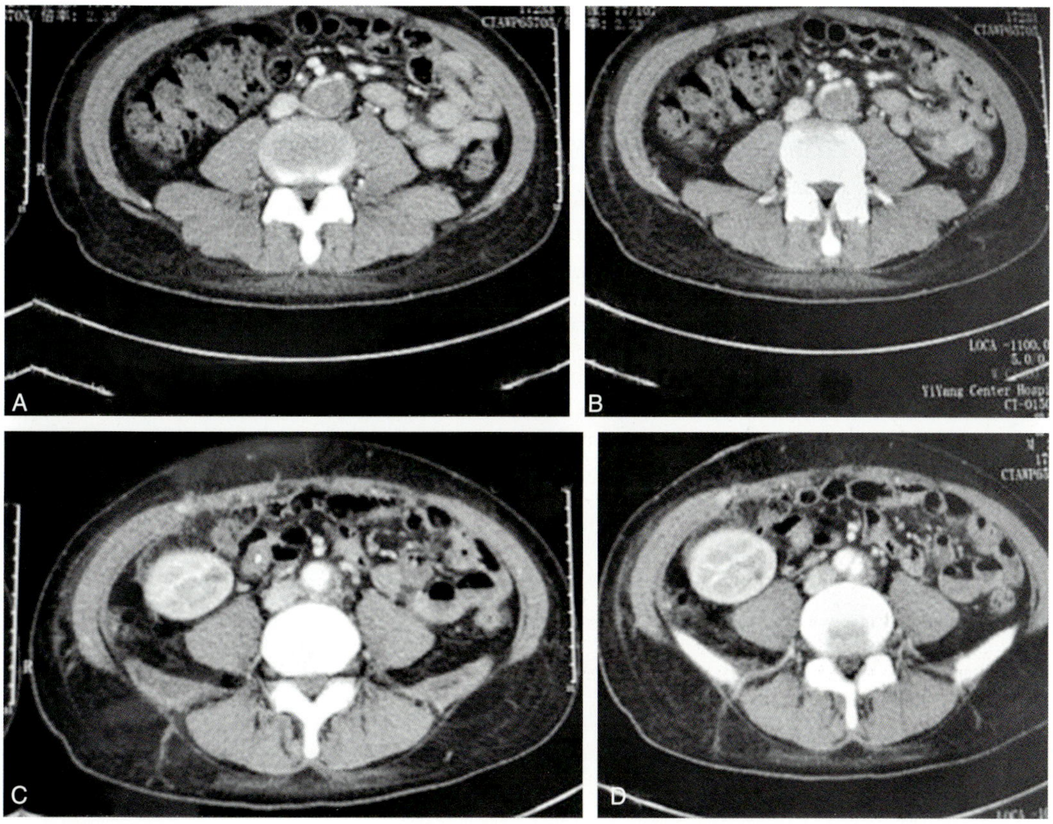

图 38–2　CTA 图像。横断面显示腹主动脉假腔段血栓形成，真腔被压闭，双下肢及移植肾缺血。

层虽为慢性，但夹层假腔压迫导致移植肾缺血，持续激活肾素-血管紧张素-醛固酮系统，使机体陷入血压难以控制—控制血压导致肾脏缺血更加严重—尿量更加减少的恶性循环，最后会导致移植肾坏死和主动脉夹层破裂大出血死亡。故急需治疗主动脉夹层，早期恢复真腔供血。

临床决策分析

根据以往经验和文献资料，累及内脏动脉的主动脉疾病的治疗复杂，往往不能采用单一的治疗模式进行处理，需根据患者的全身情况、病变的范围综合决定。对于本例年轻患者，近期肾移植手术后移植肾缺血，尿量减少并呈酱油色，肾功能持续恶化，急需一期手术解决主动脉夹层假腔压迫血流问题，以挽救移植肾；且主动脉夹层为导致内脏、下肢缺血的根本原因，故决定一期手术治疗没有疑问，手术方式选择主要有两种。

1.一次性全腔内治疗

本例患者的主动脉夹层破口位置高，靠近左锁骨下动脉根部，胸主动脉覆膜支架将覆盖左颈总动脉，故手术方案为左颈总动脉、左锁骨下动脉分支支架或烟囱支架。但手术难度高、花费大，而且会带来因左颈总动脉开窗带来的脑血流中断危险，而且分支支架远期效果不如单支架主体确切，将面临更高的远期分支或者烟囱支架移位、弯曲、内漏等风险，对本例年轻患者来说不是最佳方案，故予以排除。

2.一期复合手术

手术方案为两侧颈总动脉人工血管转流，然后置入胸主动脉覆膜支架覆盖左颈总动脉。该方法手术难度相对较低，远期通畅效果更确切。

最后决定采用一期复合手术的方案。

诊疗过程

1.术前多学科会诊

请器官移植科、肾内科、心血管内科等多学科会诊，制订术前、术后不同的肾血流情况下详尽的抗排异、保护肾功能方案；完善彩色多普勒超声等辅助检查，确定移植肾无明显异常；维持水电解质平衡，尽量保护肾功能，适当水化，予以镇痛、抗凝、抗排异、抗感染等对症治疗。

2.手术方案

右颈总动脉与左颈总动脉人工血管转流术+胸主动脉覆膜支架腔内隔绝术(图 38-3)。

3.手术过程

(1)入院后第 2 天即行急诊手术治疗，入手术室时患者无法平卧，考虑为肾功能不全水钠潴留发生左心衰竭，紧急予以床旁血液滤过(图 38-4)，且再次与家属谈话强调手术及麻醉的风险后边行血液滤过边

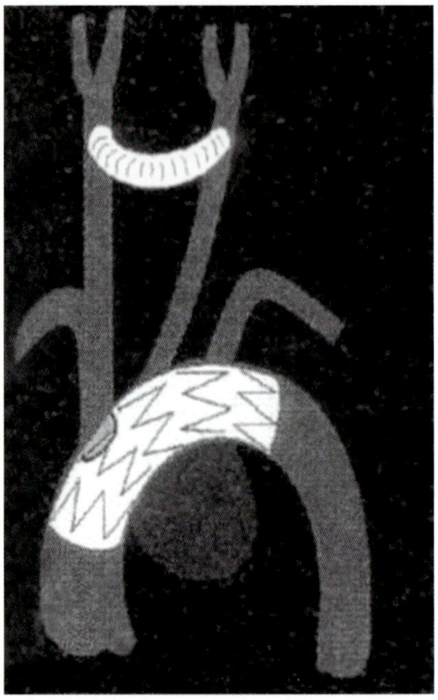

图 38-3　手术方案示意图。

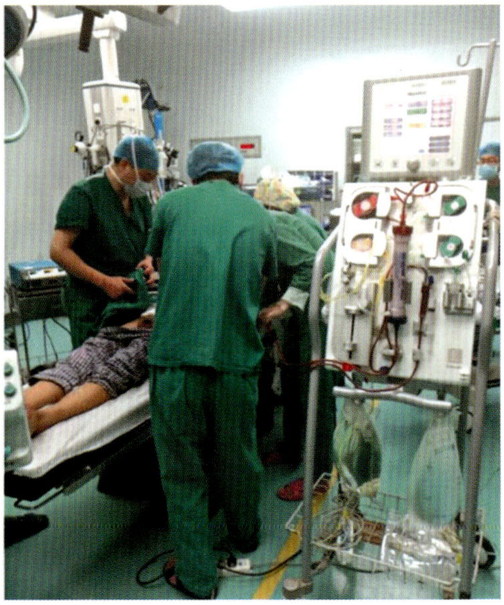

图 38-4　术中予以血液滤过。

进行手术。术中取 8mm×40cm(Gore，TEX)带环人工血管，切取相应长度，经隧道后与双侧颈总动脉行侧-侧吻合(图 38-5)。确认吻合口通畅，无出血后切口各内置一引流管，分层关闭切口，另于右侧腹股沟部分层切开显露出右股总动脉及分支，过阻断带后包扎伤口，将患者送放射介入室行下一步主动脉夹层的腔内修复治疗。

(2)Seldinger 法穿刺插入造影导管至降主动脉，造影确定为真腔，远端几乎无血流(图 38-6)，将造影导管升至升主动脉，左前斜 45°造影显示左锁骨下动脉根部外侧有一破口约 1cm 宽，射血明显，假腔巨大(图 38-7)，证实真腔无误后交换 0.035 超硬导丝，导入限制性裸支架 24mm×80mm(Boston Scientific，Wallstent)，再次导入胸主动脉覆膜支架 34mm×200mm(Medtronic，Valiant)，定位于头臂干后缘，释放位置形态好，再次造影显示破口封堵良好，无任何内漏，主动脉远端供血明显改善，移植肾血供恢复(图 38-8)。

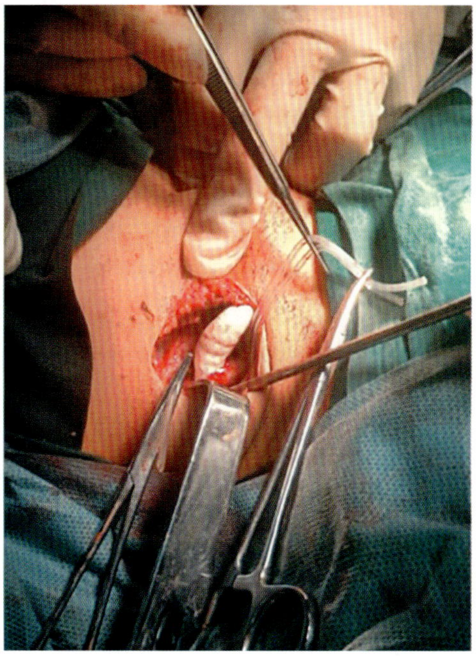

图 38-5　颈-颈人工血管转流。

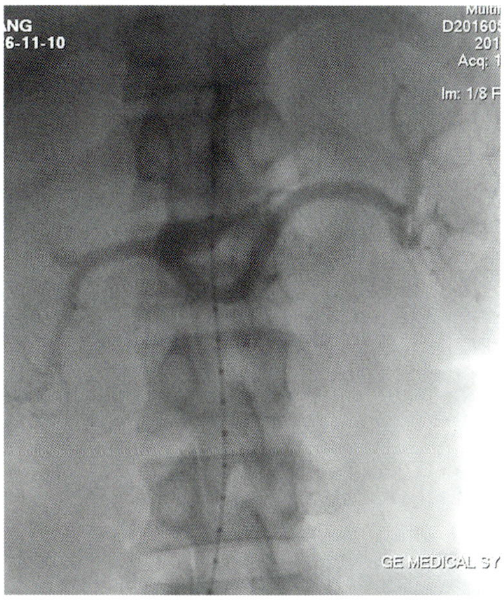

图 38-6　导管造影确定为真腔，远端几乎无血流。

术后处理及随访

术后加强监护及治疗，入 ICU，积极完善血常规、尿常规、大便常规、肝肾功能、凝血功能、各项感染指标等相关检查；予重症监护，必要时予中心静脉置管监测、动脉穿刺测压、心排出量监测等；予抗感染、硝普钠泵入控制血压、化痰、护胃、止痛、改善循环、调节免疫及对症支持治疗；予呼吸机辅助呼吸，并密切监测患者血氧饱和度、呼吸频率、SpO_2 等各项呼吸参数，根据病情调节呼吸机，每日评估患者脱机指征，适时脱机拔管；继续予血液滤过或血液透析、美罗培南抗感染、乌拉地尔泵入控制血压、化痰、护胃、止痛、改善循环、调节免疫及对症支持等治疗。

术后第 2 天：神志清楚，呼唤睁眼，呼吸机辅助呼吸，血色素低，予以输血治疗。持续行床旁血透，持续脱水，观察伤口引流情况。

术后第 3 天：行股静脉长期血液滤过管穿刺置管术，置管及血液滤过过程顺利。患者颈部伤口渗血明显，诉颈部胀痛，考虑因血压高合并凝血功能低下导致人工血管吻合口出血，且颈部出现血肿，有急诊手术探查指征，再次急诊行“双侧颈动脉探查术”，手术顺利，出血约 50mL。术后返回中心 ICU，并成功拔除气管插管。

术后第 4 天：生命体征平稳，血压波动大，BNP 增高明显，严格限制液体入量，避免加重心力衰竭，请心血管内科会诊协助诊治。患者仍有贫血，予以输同型红细胞纠正。

术后第 6 天：尿量显著增多，进入多尿期，转回病房继续治疗，今后主要予以降压、透析、抗感染等对症支持治疗。

术后第 7 天：出院。

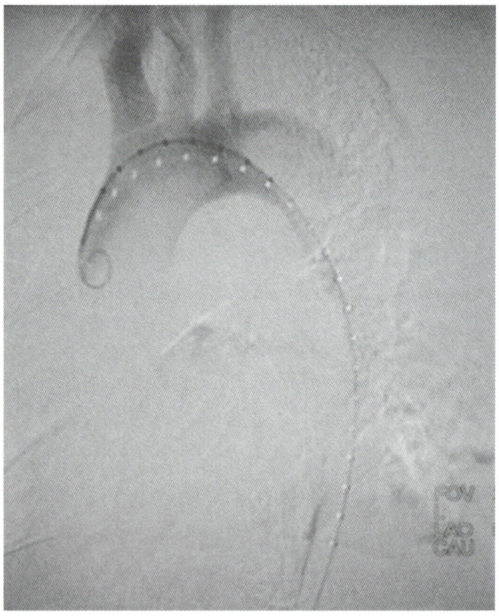

图 38-7 造影确认破口位置。

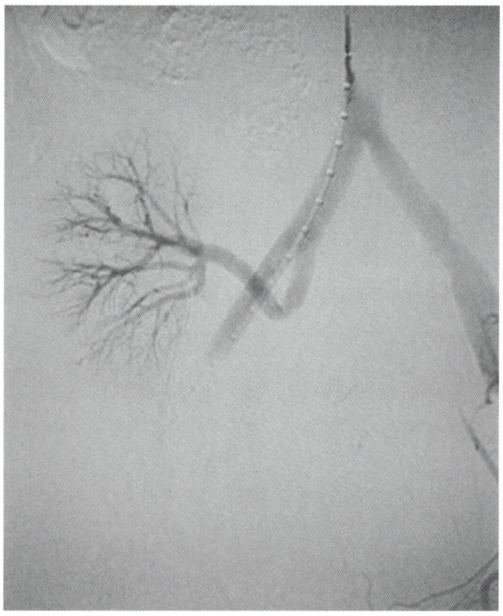

图 38-8 下肢动脉及移植肾血流恢复。

术后 1 个月：返院复查，无头晕、四肢无力等症状。CTA 示近端无任何内漏，颈-颈转流人工血管通畅，肾动脉及下肢动脉血流正常(图 38-9 至图 38-11)。

经验与体会

主动脉的内脏分支主要指肾动脉、腹腔干动脉、肠系膜上动脉，累及内脏动脉分支的主动脉疾病主要有胸腹主动脉瘤、主动脉夹层和腹主动脉瘤等，其共同特点就是病变范围容易累及内脏动脉分支，或者是在治疗过程中有可能累及这些内脏动脉。主动脉夹层破口与管腔内血流相通，血液在真假腔之间流动，往往假腔会压迫真腔，随着内膜撕裂程度及真假腔压力变化会导致不同程度的缺血。缺血并发症是急性 Stanford B 型主动脉夹层的特征性临床表现。缺血的严重程度与缺血的时间、分支动脉阻塞的程度、侧支循环情况等多种因素有关。尽快恢复或改善受累的分支动脉血流对缓解和解除患者的缺血症状至关重要。许多研究表明，大多数情况下在成功进行腔内治疗后，内脏动脉缺血能够得到迅速改善，当然也有因为内脏动脉完全由假腔供血或者真假腔同时供血导致的术后脏器缺血加重。对于本例患者，复合手术方法的正确选用保证了颈动脉的血流，为主动脉病变提供了腔内修复术的适当治疗区域，减少了手术缺血时间和造

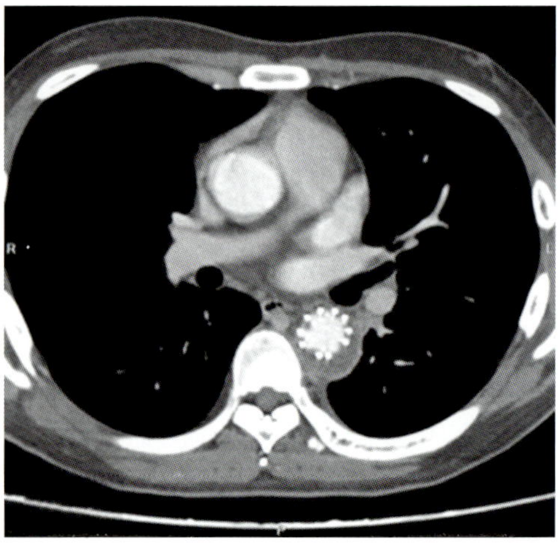

图 38-9 CTA 复查近端无任何内漏。

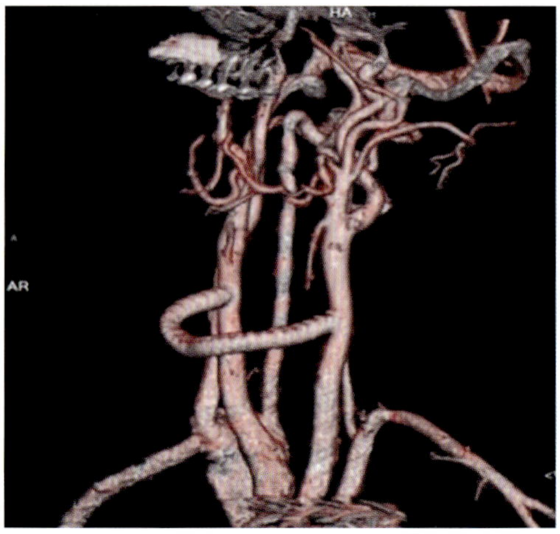

图 38-10 颈-颈转流通畅。

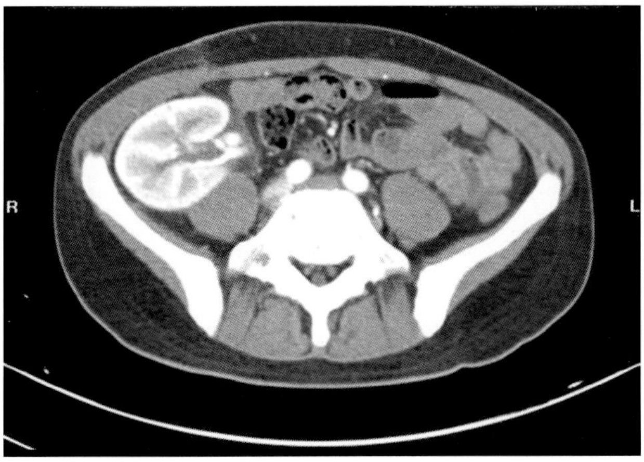

图 38-11　下肢及移植肾血流通畅。

影剂用量，减少了内脏缺血患者的并发症和死亡风险。另外，强大的多学科团队的通力合作，比如器官移植科有效的抗排异治疗、肾内科及时有效的紧急床旁血液滤过、重症医学科有力的重症监护治疗、医护人员及时发现颈部伤口血肿并果断处理，也是该复杂病例治疗圆满成功的重要原因。

小结

针对该复杂、紧急病例，我们通过术前充分的精确评估和合理分析，确定了正确的一期复合手术解决方案，过程中处变不惊，有条不紊地顺利完成手术，成功消灭破口，恢复脏器血流，并在治疗全程多学科通力合作，成功挽救了患者的移植肾和生命，为下一步我们更加高效、熟练、安全地治疗合并内脏缺血的复杂主动脉病变积累了宝贵经验。

（刘睿　黄建华）

参考文献

1. Li L, Zhuang S, Qi S, et al. Acute thoracic aortic dissection (Stanford Type B) complicated with acute renal failure. Case Rep Vasc Med, 2013,2013(7):693435.
2. Jonker F, Patel H, Upchurch G, et al. Acute type B aortic dissection complicated by visceral ischemia. J Thorac Cardiovasc Surg, 2015,149(4):1081-1086.
3. Wang N, Wong D, Rivera J, et al. Repair of acute descending aortic dissection complicated by visceral ischemia. Ann Thorac Surg, 1999,68(3):1068-1069.

第 8 篇

腹主动脉疾病

病例 39

破裂腹主动脉瘤的急诊外科救治

导　读

腹主动脉瘤是血管外科较为常见的疾病，动脉瘤破裂可带来灾难性的后果。动脉瘤直径是导致腹主动脉瘤破裂的最主要因素，直径<5.4cm 者，其每年的破裂率接近 1%；而瘤体直径>7cm 者，其每年的破裂率则高达 32.5%。破裂腹主动脉瘤的死亡率高达 50%~80%，如果不予积极的修复治疗，则死亡率为 100%。1994 年，Marin 等首次报道腔内修复术治疗破裂腹主动脉瘤，目前腔内治疗已成为血管解剖条件合适的破裂腹主动脉瘤安全有效的抢救方法。在血管解剖条件不合适或手术室条件受限的情况下，开放手术仍是抢救破裂腹主动脉瘤的有效手段。本文分享 1 例破裂腹主动脉瘤的急诊救治过程。

病例简介

男性患者，61 岁。主诉：左下肢放射痛 14 小时，血压下降伴意识丧失 1 小时。

【现病史】 患者于 14 小时前出现左下肢放射痛，无明显诱因，休息后不缓解，并逐渐加重，遂于本院急诊就诊，行腰椎 CT 平扫检查提示“腹主动脉瘤”，1 小时前于检查过程中突发意识丧失，测收缩压 50mmHg，舒张压无法测得，考虑“腹主动脉瘤破裂”由急诊入院。

【既往史】 否认高血压、糖尿病、高血脂病史，否认结核、肝炎等传染病史，否认外伤史。

【个人史】 吸烟 35 年，平均每天约 15 支。

【查体】 精神较差，嗜睡，心率 120 次/分，呼吸 16 次/分，血压 60/40mmHg，贫血面容。腹部膨隆，中下腹压痛，肝脾肋下未及，未闻及血管杂音，肠鸣音减弱。双侧桡动脉、股动脉搏动细速。

【辅助检查】

腰椎 CT：腰椎退变，L3/4、L4/5、L5/S1 椎间盘突出；腹主动脉瘤样扩张，建议进一步 CTA 检查。

入院后复查血常规提示：血红蛋白 89g/L；血细胞比容 25.5%（当天前次血常规：血红蛋白 125g/L；血细胞比容 34.5%）。

诊断

1.腹主动脉瘤破裂。

2.失血性休克。

3.腰椎间盘突出症。

病情分析

患者为老年男性，左下肢放射痛 14 小时，血压下降伴意识丧失 1 小时；有大量吸烟史；体格检查发现患者嗜睡，心率 120 次/分，呼吸 16 次/分，血压 60/40mmHg，贫血。腹部膨隆，中下腹压痛，肠鸣音减弱。双侧桡动脉、股动脉搏动细速；影像学资料提示腰椎退变，L3/4、L4/5、L5/S1 椎间盘突出；腹主动脉瘤样扩张；血常规提示血红蛋白、血细胞比容较前明显下降。本例患者具有动脉粥样硬化的高危因素,急诊就诊时的左下肢放射痛可能为腰椎间盘突出致神经根受压的临床表现,行检查过程中出现突发意识丧失、血压降低,急查血常规提示血红蛋白、血细胞比容较前显著下降,符合腹主动脉瘤急性破裂的表现。患者存在失血性休克,生命体征不稳定,急诊手术指征强烈。

临床决策分析

对于本例腹主动脉瘤急性破裂患者,明确诊断后应立即按照破裂腹主动脉瘤的诊疗和抢救流程操作,快速实施手术,以稳定循环、抢救生命。手术方案的选择需综合考虑自身血管外科中心的技术条件和诊疗经验。手术方案主要围绕选择腔内治疗还是开放手术进行讨论。

1.腔内治疗

对于具备行腔内治疗条件的血管外科中心,破裂腹主动脉瘤的急救首先考虑行腔内治疗。本例患者循环不稳定,可在局部麻醉条件下穿刺股动脉,行主动脉腔内球囊阻断,以控制出血,稳定患者生命体征。同时评估患者的髂动脉、股动脉入路条件,另外,破裂腹主动脉瘤往往瘤颈较短,需根据术中造影观察髂主动脉的形态,决定具体的腔内治疗方案和选用覆膜支架的具体类型及型号。合适的血管解剖是腔内修复实施的必备条件。如果解剖条件不适合行腔内修复,需中转传统开放手术,如果解剖条件合适,则行腔内修复治疗。

2.开放手术

破裂腹主动脉瘤的开放手术要求安全、快速和有效地控制近端主动脉,术前要评估动脉瘤颈的长度,以确定术中主动脉阻断的位置。通常采用正中切口经腹腔入路,暴露并迅速控制腹腔干上方的主动脉。除非肾下腹主动脉的阻断无法控制出血,否则应尽量避免阻断肾上腹主动脉。术中尤其应当注意保护肾动脉和静脉,避免不必要的钳夹。如难以在局部控制主动脉,应立即于腹腔干上方阻断主动脉,但此操作会加重内脏缺血,增加心脏后负荷,最终导致多器官功能衰竭的发生。如考虑开放手术,最好能够配备自体血回输装置。控制出血后,行腹主动脉人工血管重建术。

最终手术方案确定为腹主动脉造影+腹主动脉瘤腔内修复术。

诊疗过程

1.抗休克治疗

快速建立静脉通路,补充血容量,遵循限制性液体复苏的原则,将收缩压控制在90mmHg左右。

2.紧急召集术前多学科会诊

下达多学科联合抢救的通知、血库紧急备血、手术室做好急诊手术准备、准备介入器材、ICU准备好术后监护。麻醉科迅速评估麻醉风险并制订麻醉方案,避免全身麻醉诱导过程中诱发循环衰竭,结合腔内治疗的手术方式,采用局部麻醉,术中注意血压的维持和控制。急救科制订术后监护方案,注意缺血损伤后多脏器功能衰竭的预防。

3.手术方案

腹主动脉瘤腔内修复术。

4.手术过程

患者取平卧位,常规消毒,铺无菌巾单。选双侧股动脉搏动明显处局部麻醉,经股总动脉逆行穿刺,置入6F短鞘,引入0.035英寸软导丝,后撤出6F短鞘并在双侧各预埋血管缝合器(Abbott, Proglide)2枚,随后双侧置入14F短鞘。左侧入路引入5F标记猪尾导管配合软导丝送至L1下水平,以20mL/s的速度注射造影剂40mL,造影示腹主动脉瘤破裂,破口位于肾下腹主动脉左后方(图39-1)。经左侧入路软导丝配合5F单弯导管进至近端瘤颈,交换0.035英寸超硬导丝(Cook, Lunderquist),进至主动脉弓部。导入25mm/16mm×170mm分叉型腹主动脉覆膜支架主体(Medtronic,Endurant),定位后释放主体,留置导鞘,退出输送系统(图39-2A)。经右侧入路引入单弯导管配合软导丝超选支架右侧接腿,交换超硬导丝,沿超硬导丝导入16mm/13mm×120mm延伸物(Medtronic, Endurant)于接腿处释放,退出导入系统(图39-2B)。再次以20mL/s的速度注射造影剂40mL,见腹主动脉瘤完全隔绝无内漏,双侧肾动脉、髂内动脉血供良好(图39-3)。退出各导管导丝,封闭血管穿刺点,检查无出血。手术顺利,术后患者转ICU继续监护。术中失血约20mL,造影剂使用80mL。

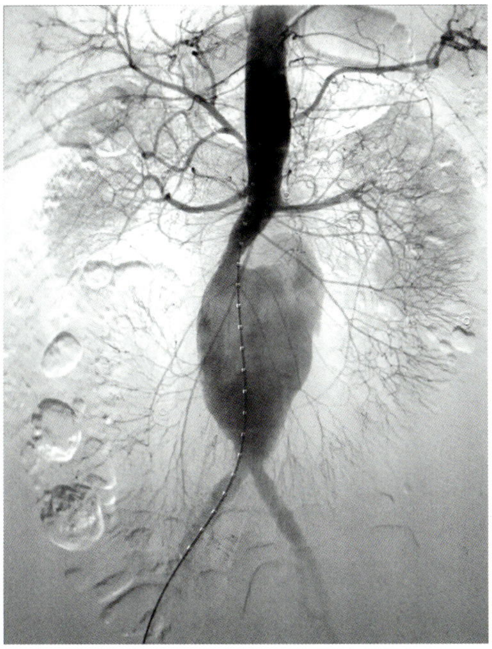

图 39-1 术中造影见腹主动脉瘤破裂。

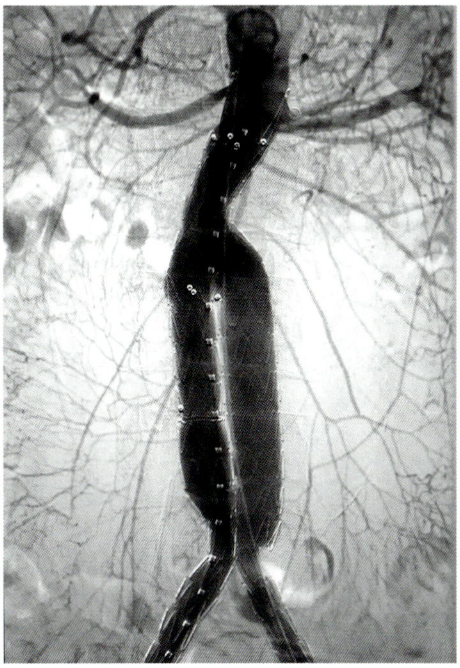

图 39-3 完成腹主动脉瘤腔内修复。

术后处理及随访

术后密切监测生命体征、腹内压，以及心、肝、肾等重要脏器功能，纠正贫血，用药上注意预防腹腔室隔综合征、纠正水电解质平衡紊乱，适当进行抗应激及对症支持等处理。

术后第 2 天：生命体征平稳，神志清楚，无腹痛、腹胀，双下肢动脉搏动良好，股动脉穿刺点无渗血。复查血常规：血红蛋白 97g/L，血细胞比容 27.3%，白细胞 13.5×10^9/L，中性粒细胞 80.2%，肌酐 121μmol/L。继续予以对症支持治疗，注意抑制炎症反应，保护脏器功能。

术后第 7 天：生命体征平稳，血常规、肝肾功能、电解质水平正常，予以出院。出院后口服阿托伐他汀钙片 20mg（每天 1 次），嘱注意监测血压，定期复查腹

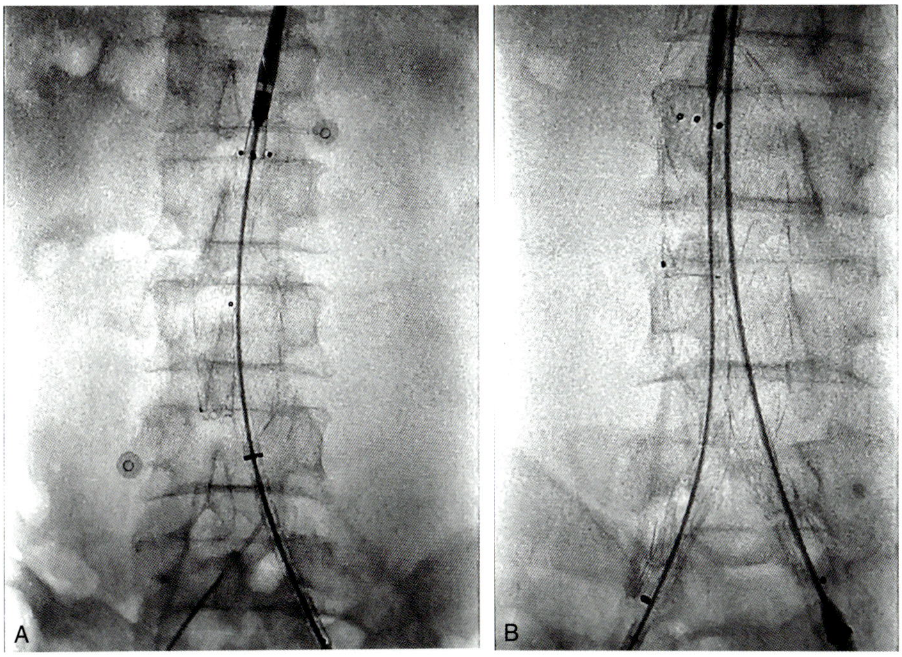

图 39-2 腔内修复过程。(A)精确定位后释放腹主动脉支架主体；(B)置入并释放右侧接腿。

主动脉CTA。

术后1个月：来院随访，生命体征平稳，无腹痛、腹胀，双下肢动脉搏动良好，腹主动脉CTA提示腹主动脉腔内修复术后改变（图39-4）。

经验与体会

破裂腹主动脉瘤死亡率高，能否获得及时有效的救治直接影响到患者能否存活。腹主动脉瘤破裂术前血流动力学的稳定性与死亡率直接相关，因此，术前保证患者的血流动力学稳定至关重要。对于术前已出现失血性休克的患者，其液体复苏的关键是把握"允许性低血压"的原则，否则过度的液体输注会加重动脉瘤破裂和出血。"允许性低血压"的收缩压可控制在70~80mmHg，对于老年人或合并心血管疾病的患者，为保证心、脑等重要脏器的血供，收缩压需维持在90~100mmHg。

破裂腹主动脉瘤一旦明确诊断，应当立即准备急诊手术。但是全身麻醉诱导过程很容易导致循环衰竭，是破裂腹主动脉瘤患者围术期死亡的重要因素，因此，对于有行腔内治疗条件的单位，局部麻醉下行主动脉腔内球囊阻断是控制动脉瘤出血的有效手段。对于血流动力学不稳定的患者，球囊阻断主动脉可以稳定血流动力学，增加心脑血供，降低死亡率。

对于血管解剖条件合适的患者，应当首选腹主动脉瘤腔内修复术进行治疗。合适的血管解剖是腔内修复实施的必备条件。足够的近端锚定区可减少支架移位和Ⅰ型内漏的风险，因此瘤颈长度需大于10~15mm，另外，瘤颈严重扭曲造成Ⅰ型内漏发生的风险明显增大，动脉瘤颈扭曲超过60°是相对禁忌证。如果使用分叉型支架修复，腹主动脉分叉处直径需大于12~18mm。随着腔内技术的发展，某些相对禁忌证已逐渐变为腔内修复的适应证，特别对于高龄且基础疾病多的破裂腹主动脉瘤患者，无法耐受急诊开放手术，腔内修复可能是挽救生命的有效方案。

对于不具备行腔内治疗条件的单位，或根据术前检查判断血管解剖条件不允许行腔内治疗的患者，需行急诊开放手术，完成破裂腹主动脉瘤的止血和主动脉人工血管修复术。近端控制主动脉后应留时间给麻醉医师，进行快速液体复苏。同时准备血液自体回输装置，以备瘤腔打开时腰动脉或未阻断髂动脉的反流失血。术中应注意患者的保暖措施，研究证实，低温可增加术中出血、切口感染的发生和致死性心血管事件。

对于腔内修复和开放手术治疗破裂腹主动脉瘤的疗效对比，目前已有文献报道，两者围术期死亡率相似，腔内修复手术的术后并发症发生率较开放手术降低，并可缩短患者的在院时间。目前已有学者将腔内修复术作为破裂腹主动脉瘤治疗的一线方案。

小结

破裂腹主动脉瘤术后常见的早期并发症有急性心肌梗死、呼吸功能衰竭及肾衰竭，与预后密切相关。

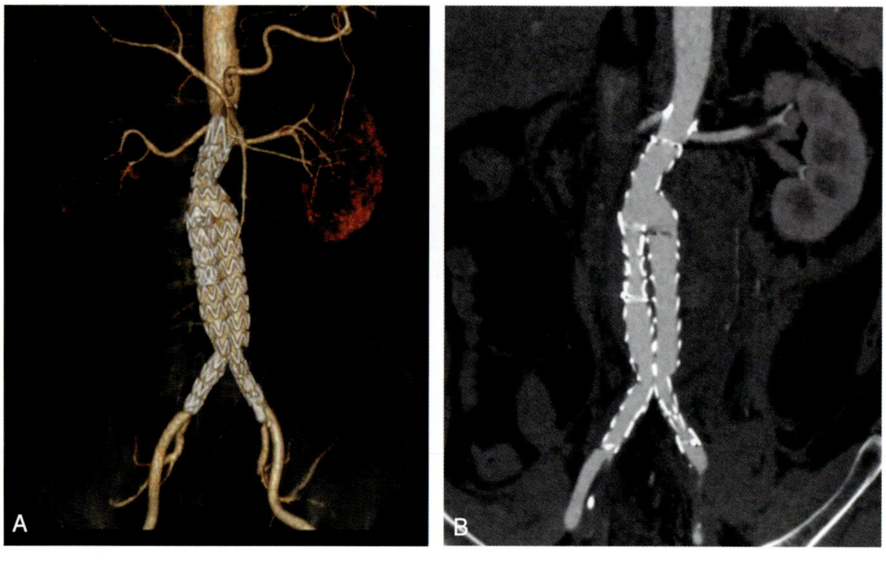

图39-4 复查腹主动脉CTA提示腹主动脉腔内修复术后改变。

患者围术期需密切注意心电监测和适当抗凝。持续全身低灌注、术中阻断及造影剂均可致肾功能不全，术后注意避免应用会导致肾损伤的药物。肺功能不全除原发肺疾病外，与机械通气损伤有关，及时拔除气管插管、控制肺水肿和减少肺部感染尤为重要。腹腔内高压或腹腔间隔室综合征在破裂腹主动脉瘤术后较常见，常合并心、肺、肾功能衰竭，一旦发生，死亡率高达 47%，及时发现和切开减压处理尤为重要。

（邹思力　曲乐丰）

参考文献

1. Jalalzadeh H, van Leeuwen C, Indrakusuma R, et al. Systematic review and meta-analysis of the risk of bowel ischemia after ruptured abdominal aortic aneurysm repair. J Vasc Surg, 2018,68(3): 900–915.
2. Jalalzadeh H, Indrakusuma R, Vogt L, et al. Long-term survival after acute kidney injury following ruptured abdominal aortic aneurysm repair. J Vasc Surg, 2017,66 (6):1712–1718.

病例 40

大动脉炎合并假性动脉瘤的手术治疗

导 读

大动脉炎(Takayasu arteritis, TA)引起多支动脉广泛闭塞+降主动脉假性动脉瘤形成临床少见。患者不但表现发作性头痛，伴恶心、呕吐，而且存在血压升高，血压最高 180/120mmHg，右下肢麻木，有降主动脉假性动脉瘤破裂等风险。对于大动脉炎的诊断及药物治疗，病变的外科干预时机、手术方式的设计(单纯介入没有入路)、手术处理的顺序和患者术后治疗等方面有不同理解。本文分享 1 例大动脉炎合并腹主动脉假性动脉瘤的一期腔内治疗经验。

病例简介

男性患者，35 岁。主诉：发作性头痛 30 年，发现血压高 1 年。

【现病史】 30 年前开始，患者出现发作性头痛，无明显原因及诱因，无头晕，伴恶心、呕吐，持续数小时不等，自行缓解，无视物模糊，无黑矇及视物旋转，间隔 7~30 天不等，均可自行缓解，未重视。1 年前，因右下肢麻木(无发凉)就诊于外院，测量血压为 150/90mmHg，未重视。6 个月前于外院测量血压为 180/120mmHg，予口服缬沙坦 80mg 每日 1 次降压，未监测血压，仍有间断头痛，伴恶心、呕吐，右下肢麻木缓解。为进一步诊治，转诊至本院。

【既往史】 高血压Ⅲ级(极高危)，1 年前颅脑外伤史。

【查体】 神志清醒，心率 100~110 次/分，腹式呼吸 19 次/分。腹软，未触及异常搏动，可闻及血管杂音，双侧肱动脉、桡动脉搏动正常，双侧股动脉、腘动脉、右侧足背动脉、右侧胫后动脉搏动减弱，左侧足背动脉、胫后动脉搏动未触及。四肢血压：右上肢 166/110mmHg，右下肢 92/70mmHg，左上肢 156/106mmHg，左下肢 0mmHg。踝肱指数：右测 0.56，左侧 0。

【辅助检查】

血管 CTA：降主动脉假性动脉瘤形成，且降主动脉管壁增厚，右肾动脉起始处明显狭窄，腹主动脉末端至双侧髂内外动脉近段闭塞，伴侧支循环形成(图 40-1)。红细胞沉降率(ESR)36mm/h(0~15mm/h)，超敏 C 反应蛋白(hsCRP)5.83mg/L(≤10mg/L)。

诊断

1. 大动脉炎。
2. 降主动脉假性动脉瘤。
3. 腹主动脉末端闭塞。
4. 髂动脉闭塞。
5. 右肾动脉狭窄。
6. 高血压Ⅲ级(极高危)。

病情分析

吕彦泽经治医师：患者为青年男性，以发作性头痛，伴恶心、呕吐等为主要表现；既往高血压史；有长期高血压控制不佳等高危因素；体格检查提示双下肢

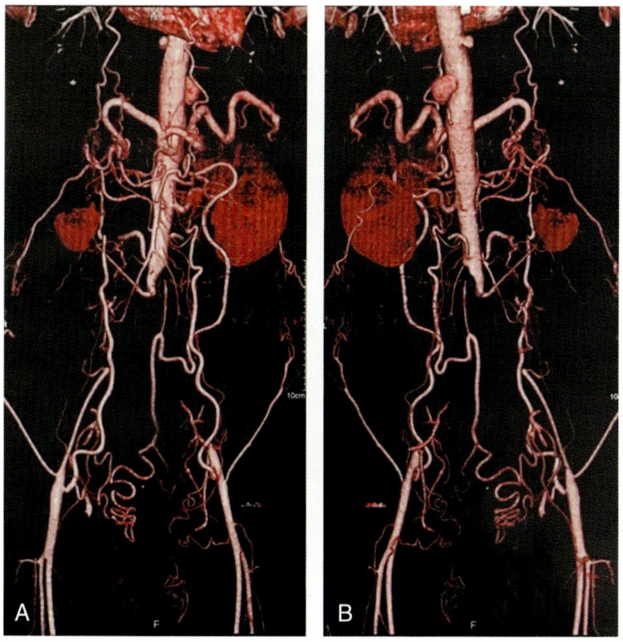

图 40-1　CTA 提示降主动脉假性动脉瘤形成，且降主动脉管壁增厚，右肾动脉起始处明显狭窄，腹主动脉末端至双侧髂内外动脉近段闭塞，伴侧支循环形成。

动脉搏动减弱；血管 CTA 提示降主动脉假性动脉瘤形成，且降主动脉管壁增厚，右肾动脉起始处明显狭窄，腹主动脉末端至双侧髂内外动脉近段闭塞，伴侧支循环形成，入院后结合患者血管 CTA、血沉、超敏 C 反应蛋白等结果，根据 1990 年美国风湿病学会的分类标准：①发病年龄≤40 岁；②肢体跛行；③单侧或双侧肱动脉搏动减弱；④双上肢收缩压相差至少 10mmHg；⑤单侧或双侧锁骨下动脉或腹主动脉处闻及杂音；⑥主动脉全程、其一级分支或上下肢近端大动脉的动脉造影示动脉狭窄或闭塞，且不能用动脉硬化、纤维肌发育不良或其他原因解释。若具有上述 6 项中至少 3 项可认为患者有大动脉炎，该分类标准的敏感性及特异性分别为 90.5% 和 97.8%，在大动脉炎患者的研究中使用这些标准尤为重要。临床工作中，我院诊断大动脉炎的经验为：①全身症状（如发热、全身不适、体重减轻、肌痛）；②一处或多处大动脉狭窄引起缺血症状或体征；③患者年龄<40 岁；④检测急性期反应物（如 ESR 和 CRP）可出现增高，提示炎症疾病；⑤根据有提示意义的临床特征及动脉影像特点，如 MRI 和 CTA 显示光滑而逐渐变细的管腔狭窄或血管闭塞伴随血管壁增厚等特点。本例患者同时符合发病年龄<40 岁、肢体跛行、顽固性高血压、多支动脉广泛闭塞形态和降主动脉假性动脉瘤形成；故患者目前诊断较明确。

邵江主治医师：TA 常以三期进展来描述病情进展，一期以炎性表现为特征，具有发热、头痛、体重减轻、肌痛和关节痛等全身症状。二期以血管的炎性反应为特征，具有血管性疼痛、压痛及颈动脉痛的症状。三期和终末期（坏死期）以血管纤维化和动脉瘤样改变为特征，患者主要表现为典型的缺血症状或动脉瘤样症状。结合本例患者发作性头痛、下肢麻木及动脉搏动减弱等体征及影像学检查，考虑患者 TA 已进展至第三期。同时 TA 患者常由于缺乏动脉供血不足的症状和体征，易被误诊为心理性疾病，延误治疗时间。本患者虽下肢症状较明显，但 TA 患者常出现上肢动脉受累，尤其是左锁骨下动脉，导致患者出现无脉症。同时需警惕 TA 其他病变，如视网膜病变引起视觉障碍、冠状动脉受累导致缺血症状及充血性心力衰竭、肺动脉病变导致肺动脉高压等。

田新平主任医师（北京协和医院风湿免疫科）：系统性血管炎是一类全身性慢性炎症性自身免疫性疾病，病因不明，发病率低，属于罕见疑难疾病，但病残率很高。目前认为，感染，尤其是病毒感染（如乙型肝炎与丙型肝炎病毒感染）、结核菌感染、药物、吸烟等，都是系统性血管炎发病的诱发因素。系统性血管炎的发病有人种差异，如大动脉炎和白塞病主要发生在古丝绸之路沿途国家，而巨细胞动脉炎则以白人高发。从病理学上，系统性血管炎可以表现为坏死性肉芽肿性病变，也可表现为白细胞破碎性小血管炎。系统性血管炎的临床表现复杂多变，依受累血管的大小而出现不同的脏器受累的表现，目前除 ANCA 外，没有特异的实验室检查指标，需要结合血管影像学来协助诊断。目前系统性血管炎的分类基本采用的是 Chapel Hill 分类标准，即按照主要受累血管的大小来分类。在治疗上仍以糖皮质激素联合应用免疫抑制剂为主要的治疗手段。近些年来，生物制剂的出现为系统性血管炎的治疗提供了新的选择，尤其为一些传统免疫抑制剂治疗效果不佳的难治性血管炎提供了较好的治疗选择。患者目前大动脉炎诊断明确，基础疾病方面：TA 最常出现高血压，但较多 TA 患者可发生双侧锁骨下动脉狭窄，可能会掩盖高血压症状。因此，考虑 TA 的患者常需测量双上肢及双下肢血压，本例患者根据查体及 CTA 考虑上肢动脉受累程度较轻，高血压症状明显。同时患者出现难以控制的血压升高，病因常为肾动脉狭窄引起，因此常进一步完善肾血流图、肾素-血管紧张素系统等检查，以评估肾脏情况能否耐受手术。故再次强调，在大动脉炎疾病的诊断中通常都需要临床和风湿免疫科的医生密切协作，方可做出最缜密的诊断。患者需术后长期风湿免疫科随诊治疗。

郑月宏主任医师：本病例血管病变严重，大动脉炎引起多支动脉广泛闭塞和降主动脉假性动脉瘤形成，手术困难，单纯介入没有入路，同时患者大动脉炎炎症活动期，需先考虑 TA 药物治疗方案，临床并不多见。患者诊断明确，手术指征存在，患者同时合并假性动脉瘤需尽可能早期在合适的时机行手术治疗。

临床决策分析

对于本病例多处、多个危险病变同时存在，治疗方案主要在以下方面进行讨论：手术方案设计、一期或分期手术。

1.具体术式选择

本病患者为恢复血运重建有两类手术方式供选择：腔内治疗和开放手术治疗。

(1)腔内治疗：经皮血管内支架成形术(PTA)。根据目前国内外数据显示，腔内治疗初期血运再通成功率较高，但术后再狭窄率高，远期疗效不佳，目前普遍认为与以下因素有关：①TA 导致病变段血管纤维化及柔韧性降低；②TA 所致狭窄血管常较长；③PTA 本身对血管偏心性狭窄及弥漫性主动脉疾病治疗效果不佳。结合患者多支动脉血管狭窄，腔内治疗难度大，且需置入支架过多，故暂排除腔内治疗。

(2)开放手术治疗：目前 TA 导致的各类并发症主要依靠开放手术解决，且大部分由 TA 引起的缺血症状最佳治疗方式为旁路移植术。例如使用上肢血管进行搭桥治疗锁骨下动脉及腋动脉病变是治疗 TA 最常用的手术方式，通常 TA 下肢缺血症状明显较上肢缺血症状少见，下肢缺血症状常由中动脉综合征引起，但也可见由髂动脉及股动脉病变本身引起，例如本例患者可考虑行腹主动脉-双股动脉人工血管旁路术进行治疗，据文献报道可取得理想治疗结果。

(3)TA 动脉瘤因低破裂风险及动脉瘤发病年龄较早，故常行开放手术治疗，少有报道行腔内动脉瘤修复，结合本例患者主动脉假性动脉瘤多发，如行开放手术创伤巨大、时间久、并发症发生风险高、术后恢复慢，患者难以耐受。因此，选择行主动脉假性动脉瘤腔内修复术，该方案优点是简捷微创、可一期腔内修复所有病变、并发症相对少。

2.一期或分期手术

由于分期手术治疗周期长、费用高，且患者需承受多次手术打击，并不能减少 TA 相关并发症风险，我们决定行一期手术治疗。尽管一期手术可以一次手术治疗大部分病变，但客观上也存在手术难度大、操作复杂的缺陷，对围术期管理及手术方案制订提出了更高要求。

最终手术方案确定为旁路移植术+腔内手术同时一期进行。

诊疗过程

1.术前多学科会诊

大动脉炎激素治疗方案，结合文献报道及以往经验，我们认为应先行药物治疗控制大动脉炎进展，请免疫内科会诊建议：①患者诊断考虑大动脉炎；②建议予泼尼松片 60mg 口服，每日 1 次，4 周后每周减 5mg，至 30mg 每日 1 次后，每周减 2.5mg 至 20mg，随诊再减量，同时予补充钙剂及活性 D 治疗。围术期用琥珀酸氢化可的松 150mg 静脉输注，每 12 小时 1 次，予塞可平 0.5g 口服，每日 2 次。2 周后免疫内科随诊。

2.手术方案

旁路移植术+腔内手术同时一期进行手术。

3.手术过程

取双侧腹股沟纵行切口长约 8cm，逐层切开，显露双侧股总动脉。取腹部左旁正中切口，长约 15cm，显露后腹膜，游离显露肾下腹主动脉上段，触诊可及腹主动脉搏动。全身静脉肝素化后阻断腹主动脉，纵行切开约 2cm，探查见腹主动脉管壁较薄，伴水肿，弹性差，予取部分送病理。取 14mm/7mm 人工血管(Gore，Tex)，近端修剪后与腹主动脉行端-侧吻合。再自腹膜后将人工血管两髂支引至双侧腹股沟切口内。将左侧髂支修剪后与左股总动脉行端-侧吻合。分别自人工血管双侧髂支穿刺，置入导管鞘，右侧置入标记导管，左侧置入猪尾导管，上行达降主动脉近端，造影显示降主动脉未见明显异常，腹主动脉近端可见两个龛影，考虑为腹主动脉假性动脉瘤。测量后自右髂支入路置入 25mm/25mm×70mm 覆膜支架，支架远端锚定腹腔干上缘释放，再造影显示：支架位置良好，腹主动脉假性动脉瘤隔绝良好。手术顺利，术中出血约500mL，未输血。术中心率、血压平稳，术后患者返ICU 进一步观察治疗。触诊双侧足背动脉搏动可及。

术后处理及随访

术后带气管插管返 ICU 病房监护。术后第 2 天转回血管外科病房，注意密切监测生命体征、意识变化，严格控制血压、心率，予以激素、抗凝、佩尔(控制血压)、艾司洛尔(控制心率)、全量补液(禁食水)、抗生素(预防感染)等药物。

术后第 15 天：电话随访，生命体征平稳，呼吸、心率正常，神志清楚，对答自如，现可进食面条，双下肢可自行活动。腹平软，切口周围无压痛，腹部切口敷料无渗出，双下肢无水肿，双足背动脉搏动有力。出院后继续按照指导服用激素(每周减 5mg，至 30mg 每日 1 次后，每周减 2.5mg，至 20mg，随诊再减量)，每周复查血常规、肝功能、肾功能、凝血功能等，及时赴风湿免疫科随诊调整用药。

术后 3 个月：复查 CTA(图 40-2)显示，T11 椎体水平降主动脉右缘支架外侧囊袋样突出，T12 椎体水平降主动脉左缘支架外侧囊袋样突出，其内均未见明显造影剂充盈。腹主动脉于原髂动脉发出，近段管壁增厚，远端及双侧原位髂动脉闭塞，腹主动脉前壁发出双侧人工髂动脉，其周围管壁明显增厚，双侧人工髂动脉由双侧腹股沟处吻合入原位股总动脉，走行至双下肢，扫及层面其内造影剂充盈良好，未见明确管腔狭窄。右肾双支肾动脉，上位肾动脉起始部管壁增厚、管腔重度狭窄，次全闭塞；右肾下极肾动脉由腹主动脉近闭塞处发出，仅供应右肾下极。左肾双支肾动脉供血，上位肾动脉起始段轻度狭窄，肠系膜上动脉起始处次全闭塞，胰周动脉侧支循环丰富。

术后 6 个月：复查 CTA(图 40-3)显示，降主动脉支架置入后，大致同前；腹主动脉-双股动脉人工血管旁路，吻合近端及远端周围管壁增厚，管壁增厚较前吸收好转。

经验与体会

大动脉炎又称多发性大动脉炎，是一种导致主动脉及其主要分支动脉以及肺动脉发生炎症的自身免疫性疾病。发病者以中青年女性多见，文献报道男女发病比例为 1:3.1~1:8.3。发病年龄以 20~30 岁为主，男性发病年龄较女性晚。好发于日本、印度、韩国及中国等亚洲国家，欧美少。1908 年，日本的 Takayasu 最早报道该疾病。

TA 是一种慢性疾病，以缓解、复发的渐进性病程为特征，症状可表现为发热、肌肉痛、食欲缺乏，以及脑、内脏和肢体缺血等。这些临床异常经常导致诊断延误。

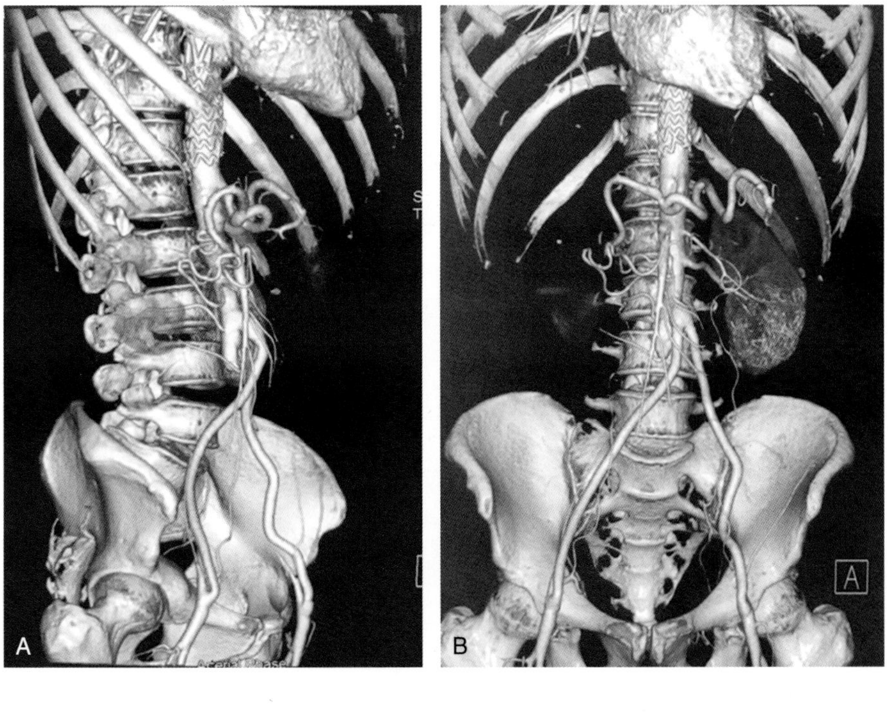

图 40-2　术后 3 个月复查 CTA。

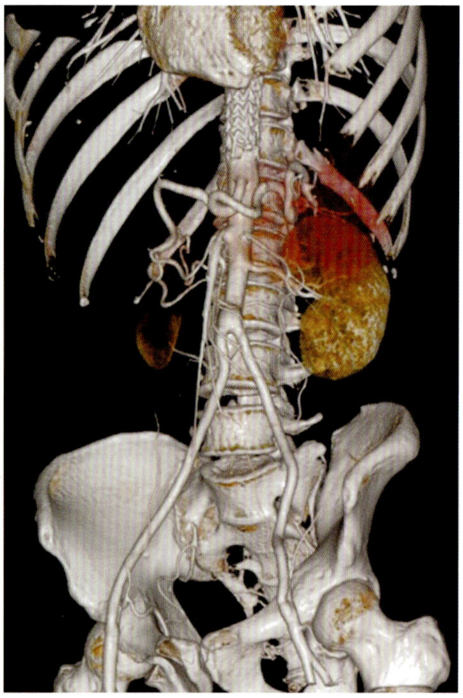

图 40-3 术后 6 个月复查 CTA。

TA 的病因目前主要认为与以下几项相关：①TA 与 HLA-DR1 抗原之间存在负相关关系，表明 HLA-DR1 抗原可能是阻止疾病进展的一个保护因素；②抗体与细胞介导的免疫机制，TA 常与类风湿性关节炎、系统性红斑狼疮、炎性肠病和肾小球肾炎相关；③细胞介导机制导致的内皮细胞损伤；④抗动脉内皮细胞抗体水平的增加认为是 TA 抗体介导机制的部分原因；⑤结核高发区的人群 TA 的发病率与结核有一定关联；⑥TA 常见于育龄期女性，提示性激素可能在发病中起一定作用。

从病理学角度常提示 TA 为累及 3 层血管壁的全层动脉炎症，病变沿血管呈跳跃性分布，病变包括：①急性渗出性炎性反应；②慢性非特异性增殖性炎症；③不同类型的肉芽肿改变。在慢性 TA 患者中，炎性反应导致整个血管壁增厚。内膜的增生、中膜弹力纤维的降解及外膜的纤维化使血管管腔狭窄。结合本例患者术前 CTA 示多支动脉广泛闭塞，且形成侧支循环，考虑患者慢性 TA 可能性大。同时动脉瘤样变也可见于 TA，尽管与狭窄性病变相比较少见，但目前普遍认为可能为外膜纤维化之前中膜的弹性成分已经降解，削弱了动脉壁张力，从而形成动脉瘤，考虑本例患者近期血压控制不佳，暂无瘤体压迫周围脏器引起的局部疼痛、波动性包块及局部压迫症状等表现，但 CTA 提示降主动脉假性动脉瘤已形成，因此患者需限期手术治疗，同时需充分考虑手术时间与大动脉炎激素治疗时间的衔接及术后抗凝治疗。

由于大动脉炎的早期症状（如疲劳、全身不适、关节疼痛、低热）是非特异性表现，所以早期诊断较为困难，该阶段常称为无脉前期；如在这一阶段，血管病变可能并不明显，不足以引起显著的肢体缺血或上肢跛行。但是在该阶段仔细检查动脉可能会发现一处或多处的脉搏减弱，例如较常见的双上肢血压不同或颈部、锁骨上区、腋区或腹部有血管杂音。在年轻女性中，查体发现血管杂音及脉搏减弱常可缩小鉴别诊断的关注点。

当考虑患者为大动脉炎时，应首先考虑侵入性小的检查进一步评估，如近端主动脉、颈动脉、肱动脉的超声检查可显示血管壁的增厚和管腔狭窄，特别是查体发现血管杂音和搏动减弱处。但超声无法检测更深处的血管，为明确血管情况，应进行 MRI 或 CTA 等检查，如患者存在危及生命的肢体缺血，可考虑立即行血运重建，同时选择动脉造影辅助诊断，因为可通过对受累血管行血管成形术和放置支架完成血管重建。另外，当患者在外周血压检测结果不准确时可借助导管定向血管造影测量患者的中心动脉压。

患者诊断大动脉炎的同时需与其他类似疾病（常为多种类型血管炎）鉴别，主要为：①纤维肌发育不良，其受累区域常更局限，且无大动脉炎症状；②麦角胺摄入过量，其常可引起大血管可逆性痉挛，引起与大动脉炎相似的临床表现，患者无麦角胺过量摄入病史，暂可除外；③ Ehlers-Danlos 综合征可出现血管异常，尤其是多发性动脉瘤（可破裂并混淆诊断），缺乏全身炎性反应。本例患者虽有多发动脉瘤，但炎症指标升高明显，故可暂时除外该诊断。可根据术后病理明确诊断；④巨细胞动脉炎（颞动脉炎），大动脉炎与巨细胞动脉炎可能最难以区分，这两种疾病均累及大动脉，组织学检查均为肉芽肿性血管炎。皮质类固醇对这两种疾病均有效，常根据患者年龄及病变分布来进行鉴别。目前有研究证实，发病年龄小于或大于 40 岁是最能区分两者的变量。除发病年龄外，通过种群背景及提示上肢血管功能损害、肩部僵硬、头皮触痛的复合临床表现可对 95%的患者进行分类。上肢血管功能不全（大动脉炎关键特征）见于 15%的巨细胞动脉炎患者，但通常程度较轻。

小结

TA 目前致病机制尚不明确，临床诊断常较困难，MRI、CTA 等为疾病早期诊断及活动期提供了影像学依据。最佳的治疗手段为药物治疗，尽量在疾病的早期诊断并给予有效治疗，避免活动期手术。介入治疗具有创伤少和可重复性等优点，但术后再狭窄发生率较高。如本例患者通过术前大动脉炎药物治疗，多学科诊治通过采用开放手术腹主动脉-双股动脉人工血管旁路及主动脉假性动脉瘤腔内修复术一期手术完成治疗，患者症状缓解明确，同时一次手术达到了修复所有病变的目标。

（吕彦泽 郑月宏）

参考文献

1. Weyand CM, Goronzy JJ. Medium-and large-vessel vasculitis. N Engl J Med, 2003,349(2):160–169.
2. Schirmer M, Duftner C, Seiler R, et al. Abdominal aortic aneurysms:an underestimated type of immune-mediated large vessel arteritis? Curr Opin Rheumatol, 2006,18(1):48–53.
3. Johnston SL, Lock RJ, Gompels MM. Takayasu arteritis: a review. J Clin Pathol, 2002,55(7):481–486.
4. Li J, Sun F, Chen Z, et al. The clinical characteristics of Chinese Takayasu's arteritis patients:a retrospective study of 411patients over 24 years. Arthritis Res Ther, 2017,19(1):107–109.

病例 41

体外三开窗腔内修复内脏动脉区腹主动脉假性动脉瘤

导 读

胸腹主动脉内脏区扩张性疾病，如动脉瘤或假性动脉瘤，临床上不少见。其自然病程病死率可达约80%，因其多累及多支内脏动脉，病变多样且复杂，治疗相对困难。传统的治疗方式为开放手术行胸腹联合切口做动脉瘤切除和内脏动脉重建，近年来复合手术的报道越来越多，可大大减少创伤，随着腔内技术和器械的进步，纯腔内治疗也逐渐被实施，中远期疗效确切。本文介绍1例内脏动脉区腹主动脉假性动脉瘤通过体外开窗方式行全腔内治疗。

病例简介

女性患者，61岁。主诉：发现腹主动脉假性动脉瘤1天。

【现病史】 患者于1天前因考虑“腰椎占位”行腰椎、腹部等CT检查，提示“T12~L1左侧椎旁肿块，累及腹主动脉，考虑假性动脉瘤”。遂以“腹主动脉假性动脉瘤”收住入院。

【既往史】 高血压Ⅱ级（极高危），胆囊切除病史，右侧大腿结核切除病史，否认外伤史、输血史。

【查体】 生命体征平稳，未见相关阳性体征。

【辅助检查】

CTA见图41-1。

血常规、尿常规、便常规未见明显异常，肝、肾功能正常，结核试验阴性。

诊断

1.腹主动脉假性动脉瘤。

2.左侧肾动脉狭窄。

3.高血压Ⅱ级（极高危）。

4.胆囊切除术后。

5.右侧大腿骨结核切除术后。

病情分析

患者为老年女性，发现T12~L1左侧椎旁腹主动脉假性动脉瘤，既往有股骨结核切除病史，具体不详，患者自诉无结核病史，无腹部外伤病史。入院后行结核排查，血沉、CRP等检查均未见阳性发现，但仍然不能排除感染及炎症相关。从病变形态上，腹主动脉假性动脉瘤位于腹主动脉左后壁，大小约10mm×20mm，相邻椎体可见侵蚀，推断病史较长，此偏心形不规则假性动脉瘤从形态、大小、病因和共存疾病等方面分析，存在较大破裂风险，其手术指征较为明确。手术治疗目标是彻底修复假性动脉瘤、保留内脏区域分支动脉，为后期脊椎手术创造条件。手术方式上，开放手术、复合手术和腔内治疗都是备选方法，因主要内脏动脉并未受累，患者既往结核病史，存在腰椎侵蚀可能，行开放手术及复合手术创伤大，可能涉及腰

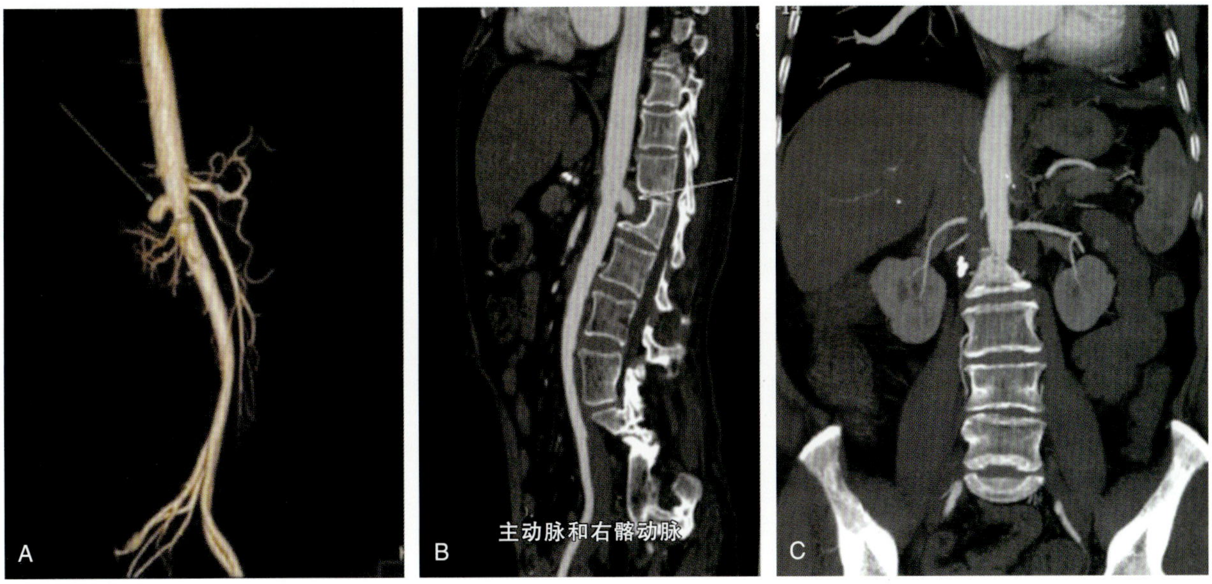

图 41-1　T12~L1 左侧椎旁肿块，累及腹主动脉，考虑假性动脉瘤。左侧肾动脉狭窄。

椎操作且不能排除围术期感染风险。腔内治疗因创伤小、可行性强、未检出感染证据而较为适合该患者。

临床决策分析

采用全腔内方式处理内脏区腹主动脉假性动脉瘤，具体手术方案有如下几种。

1.多层裸支架+弹簧圈

该方法对于无法常规行动脉瘤腔内修复且为局限病变的患者，可尝试使用，有文献报道其具有一定有效性，但中远期效果仍然不明确。该例患者病变区域内脏动脉较多，多层裸支架可能会影响血流动力学，在后期腰椎手术中会再次造成血流动力学变化，并不十分适用。

2.覆膜支架+潜望镜技术

该术式临床较为常用，但操作相对烦琐，对于多分支重建、内漏及分支支架通畅率均难以保障。

3.分支支架技术/八爪鱼技术

如操作成功，影像学重建较为完美，但无专用器械，多为自制和组合使用，该例患者暂无强烈指征。

4.体外开窗+分支支架技术

该方案临床使用较为广泛，材料易获得，但操作相对复杂，影像学测量和术中对位要求高，对于该例局部偏心形假性动脉瘤且内脏分支动脉本身无病变的患者较为适用。开窗成功后，分支支架可根据术中情况来决定使用。

经讨论后决定行腹主动脉假性动脉瘤腔内修复术（体外开窗备分支支架）。

诊疗过程

1.术前多学科会诊

评估患者全身情况，一般情况可，无明显麻醉及手术禁忌。

2.手术方案

腹主动脉假性动脉瘤腔内修复术（体外开窗备分支支架）。

3.手术过程

患者平卧位，全身麻醉，右侧股动脉穿刺预置两把血管缝合器（Abbott，ProGlide），置入 12F 短鞘，左侧股动脉穿刺置入 6F 短鞘，左侧肱动脉穿刺置入 6F 短鞘。左上肢入路导入 5F 标记猪尾巴导管正位、左前斜 45°行内脏动脉腹主动脉造影，如术前 CTA 提示（图 41-2）。决定先行左侧肾动脉支架术，左侧股动脉入路交换 6F×55mm 肾动脉鞘，单弯导管配合泥鳅导丝超选入左侧肾动脉，跟进鞘管至肾动脉起始部，鞘管内造影明确开口重度狭窄，交换 0.014 英寸导丝，植入 5mm×15mm 球囊扩张支架（Boston Scientific，Express SD）一枚（图 41-3），定位后释放，造影提示支架位置良好，狭窄解除，继而导丝退出左侧肾动脉，超选右侧肾动脉跟进鞘管以备定位使用。根据术前 CTA 资料及术中造影测量数据，选 32mm×200mm 覆膜支架

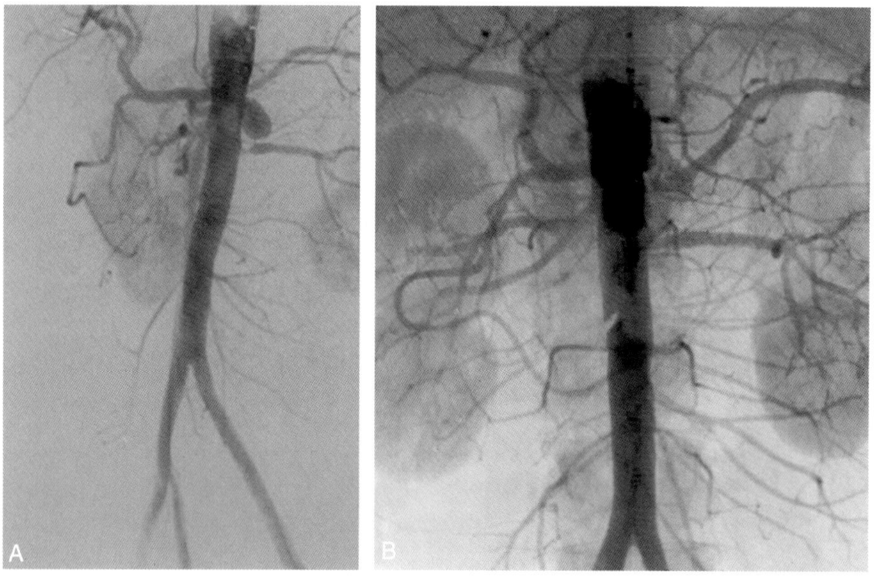

图 41-2 造影提示如术前 CTA。

(Lifetech, Ankura)行台上体外开窗(图 41-4)。于近端覆膜以下 5cm 处,覆膜支架加强径左侧做长 2cm、宽 1cm 长方形槽口,为腹腔干动脉、肠系膜上动脉区域开窗。紧贴槽口下缘于加强径两侧做肾动脉区域 1cm×1cm 开窗。以上窗口边缘均使用 0.014 英寸导丝前段进行边缘可视化缝合处理,体外开窗后重新组装覆膜支架。右侧股动脉入路沿导丝导入 5F 单弯导管至升主动脉,交换 0.035 英寸超硬导丝(Cook, Lunderquist)。退出鞘管沿超硬导丝导入预开窗处理的覆膜支架,以猪尾导管即时造影、左侧肾动脉支架及右侧肾动脉导丝为参考,缓慢释放覆膜支架,轻柔调整支架方向,逐渐将三开窗位置对准目标分支动脉并完成支架植入。退出输送系统,造影提示腹主动脉假性

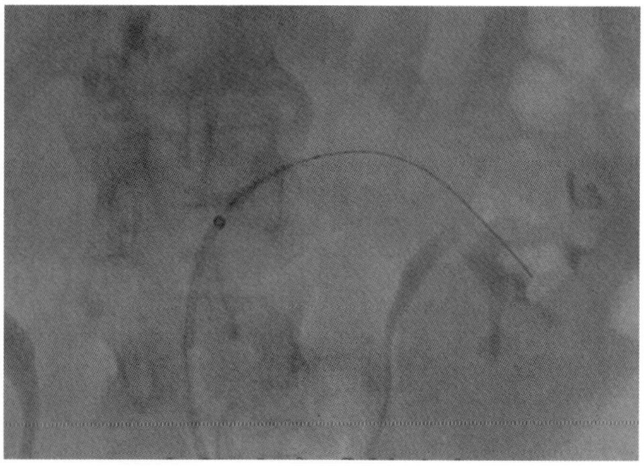

图 41-3 左侧肾动脉开口植入 5mm×15mm 球扩支架(Boston Scientific, Express SD)。

动脉瘤修复良好,无内漏,覆膜支架形态良好,管腔通畅,腹腔干动脉、肠系膜上动脉、双侧肾动脉均显影良好。逐个退出各入路导丝导管鞘管,缝合穿刺点,检查无出血,动脉搏动良好,结束手术。

术后处理及随访

术后即刻苏醒拔管,苏醒室监护观察 30 分钟,一般情况平稳后返回病房。监测生命体征,控制血压、心率,予以抗血小板、他汀、神经营养的药物,适当进行抗应激、水化和碱化等处理。

术后第 1 天:解除监护,下地活动。

术后第 4 天:出院。出院后口服阿司匹林肠溶片 100mg,每日 1 次;贝前列腺素钠片 20μg,每日 3 次;阿托伐他汀钙片 20mg,每日 1 次。

复查 CTA 见图 41-7。

经验与体会

累及内脏区主动脉扩张性疾病多为胸腹主动脉瘤,病因多以动脉硬化为主,其他少见原因如马方综合征、感染免疫性动脉瘤、外伤后假性动脉瘤等,文献报道检出率约为 10/10 万,自然病程 80%多死于动脉瘤破裂。此类疾病因病变累及一支或多支内脏动脉,因此处理困难。传统的治疗方式是开放手术,胸腹联合切口做动脉瘤切除或血管置换, 内脏动脉重建,该手术方式创伤大,围术期并发症发生率高,文献报道

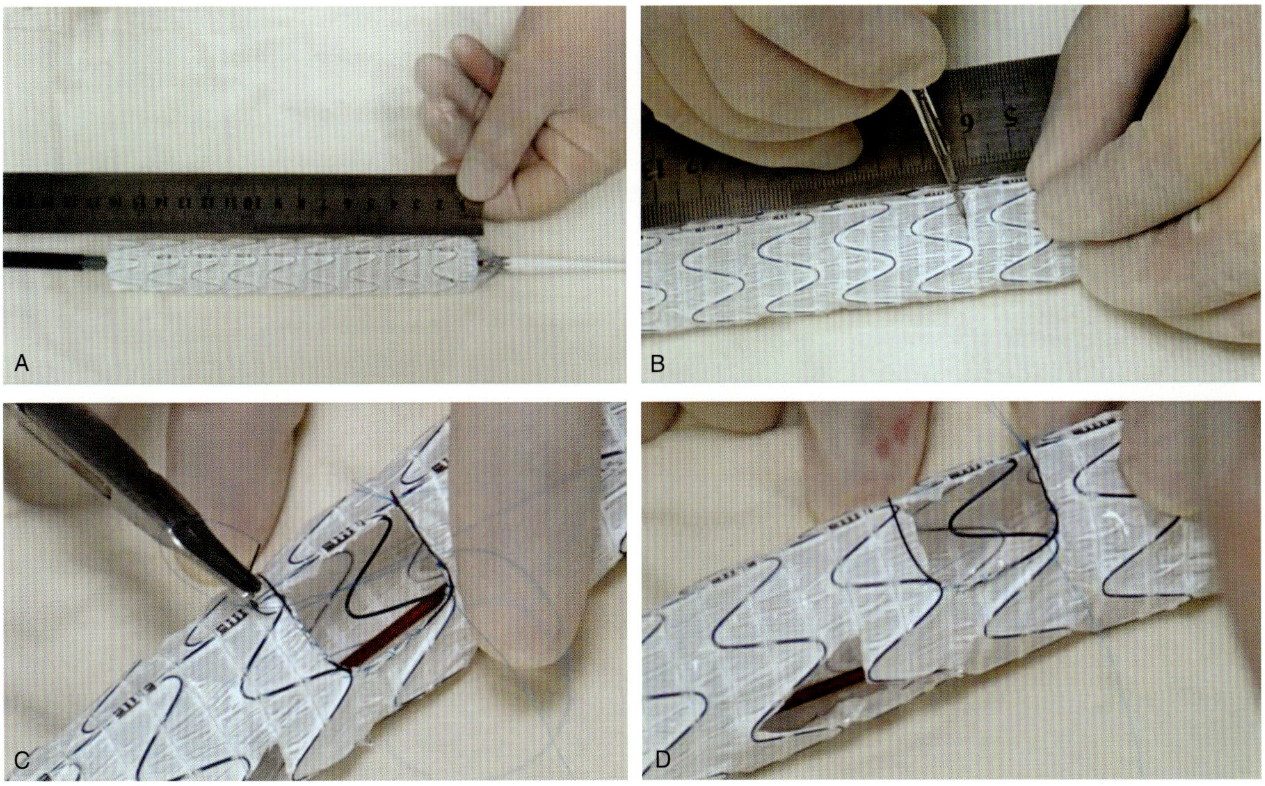

图 41-4　32mm×200mm 覆膜支架(Lifetech，Ankura)行台上体外开窗。

术后 30 天病死率约为 10%，手术相关并发症发生率约为 20%。随着外科技术及腔内血管外科技术的发展，复合手术、全腔内手术逐渐应用于此类疾病，且多取得了较为满意的疗效。复合手术虽然大大减少了创伤和手术难度，但多需要开腹重建内脏动脉，相关并发症发生率及死亡率仍然不理想，尤其是高龄、高危患者耐受性差。因腔内技术的微创、恢复快、并发症发生率低等优势，国内外专家学者对微创的全腔内治疗开展了越来越多的尝试和研究。目前主要的腔内治疗

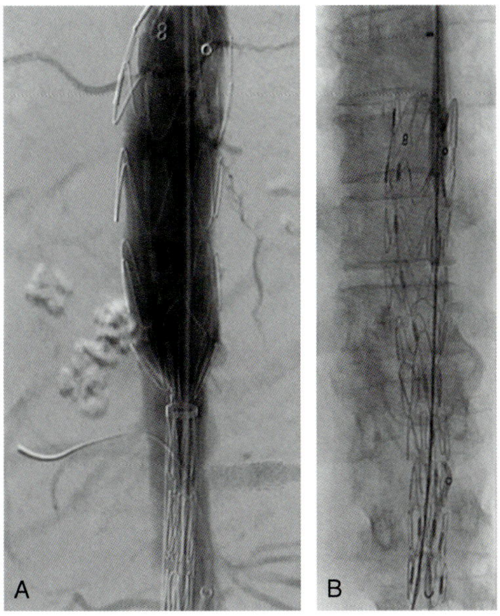

图 41-5　根据术前 CTA、术中造影、双侧肾动脉标记缓慢释放覆膜支架，对位窗口。

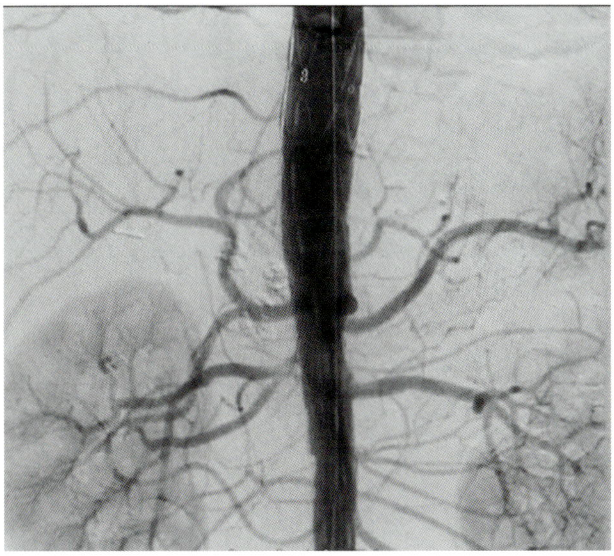

图 41-6　术毕造影提示动脉瘤修复完全，内脏分支动脉显影良好。

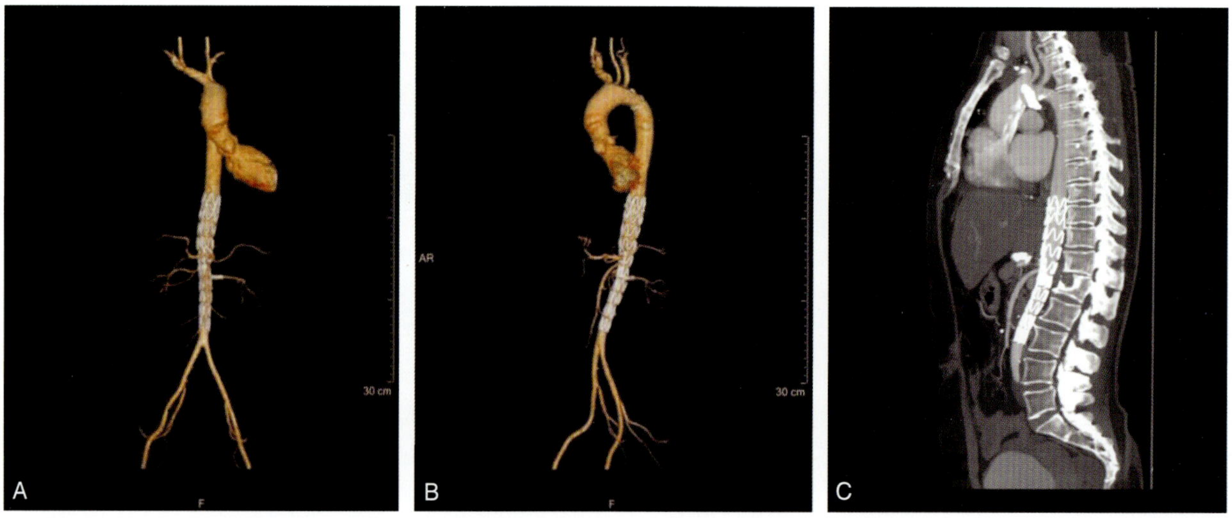

图 41-7 复查 CTA 提示腹主动脉假性动脉瘤修复良好,内脏动脉通畅。

方式包括体外开窗/开槽技术、分支支架技术、平行支架技术、“八爪鱼”技术等,各有优缺点。开窗技术是目前治疗胸腹主动脉瘤较为常用的方法,具有可操作性高、器具易获得等优点,难点是术中对位要求较高,需依赖精准的术前影像学评估,随着 3D 打印技术的应用,大大提高了精准率。胸腹主区域主要采用体外开窗技术,即通过体外释放覆膜支架人工修剪存留与需要被覆盖区域的分支动脉相对应的窗眼,术中通过在释放覆膜支架过程中逐个与内脏分支动脉对合,从而使分支动脉血运得以重建,根据需求植入分支动脉支架。本例腹主动脉假性动脉瘤采用该方法,与常规方式有区别的是我们先行左肾动脉支架植入,主要原因在于该患者病变局限于腹主动脉左后方,内脏动脉未累及,左侧肾动脉存在,在开窗对位时相对操作性较强,肾动脉支架同时可作为对位标记,辅助对位成功率,实际操作中也验证了可行性。值得探讨的是本例患者的病因,内脏动脉区假性动脉瘤临床不多见,常伴有外伤史,该患者予以否认。其次,感染免疫相关的血管内中膜病变也是可能原因,该患者既往骨结核病史,病变瘤体后方存在腰椎侵蚀表现,应高度考虑结核感染侵蚀,而结核感染相关检查呈阴性,起码表示处于稳定期。

小结

对于考虑感染相关血管疾病治疗方式存在较大争议,开放手术和腔内手术均存在移植物感染风险,通过对病情的全面评估和骨科、感染科会诊,认为不能排除结核,但病情稳定,必要时抗结核治疗多可予以控制,全腔内手段可行,微创对于减少创伤、促进恢复、降低感染发生率有显著优势。临床操作和疗效也验证了该类患者使用全腔内修复腹主动脉假性动脉瘤是安全、有效的,中远期疗效有待进一步随访,对于该类患者的治疗方式及技术选择也需要更大样本病例的研究。

(柏骏 曲乐丰)

参考文献

1. Clouse WD, Hallett JW, Schaff HV, et al. Improved prognosis of thoracic aortic aneurysms: a population-based study. JAMA, 1998,280(22):1926-1929.
2. Crawford ES, DeNatale RW. Thoracoabdominal aortic aneurysm: observations regarding the natural course of the disease. J Vasc Surg, 1986,3(4):578-582.
3. Etheredge SN, Yee J, Smith JV et al. Successful resection of a large aneurysm of the upper abdominal aorta and replacement with homograft. Surgery, 1955,38(6):1071-1081.
4. Dayama A, Sugano D, Reeves JG, et al. Early outcomes and perioperative risk assessment in elective open thoracoabdominal aortic aneurysm repair: An analysis of national data over a five-year period. Vascular, 2016,24(1):3-8.

病例 42

复合手术治疗腹主动脉夹层动脉瘤

导 读

主动脉夹层原发破口若位于主动脉弓后方的降主动脉,治疗采用覆膜支架覆盖破口能达到较好的近期疗效。然而,如果夹层向下继续撕裂到腹主动脉段并且在内脏血管分支段有破口不能及时闭合,就可能造成远期腹主动脉夹层呈瘤样扩张并形成夹层动脉瘤,甚至最终破裂。这种腹主动脉夹层动脉瘤由于肾下腹主动脉没有正常的锚定区,无法用常规的分体式腹主动脉覆膜支架行腔内修复,手术也涉及内脏分支血管的重建,处理相当棘手。本文介绍 1 例 Stanford B 型夹层术后 14 年腹主动脉夹层动脉瘤患者,最终应用复合手术进行治疗。

病例简介

男性患者,65 岁。主诉:腹部搏动性肿块 1 年。

【现病史】 患者近 1 年来自觉脐周搏动性肿块,无腹痛、腹胀,1 个月前来本院检查,以"腹主动脉夹层动脉瘤"收住入院。发病以来精神、食欲、大小便正常。

【既往史】 患者有高血压史 20 年,2003 年 7 月因"胸主动脉夹层(Stanford B 型)",于本院行胸主动脉腔内修复术,术中置入 36mm×100mm 胸主动脉覆膜支架(Medtronic, Talent)。术后 1 年复查胸主动脉夹层消失,腹主动脉有继发破口未做处理(图 42-1 和图 42-2),此后患者无特殊不适,未再来医院复查。

【查体】 体温 36.5℃,脉搏 70 次/分,呼吸 20 次/分,血压 136/82mmHg。神志清楚,自动体位,心肺未见异常。腹部检查:脐部偏左侧,可见搏动性肿块,范围约 6cm×10cm,无压痛,右侧腹股沟区可见 6cm 纵行手术瘢痕,双侧股动脉搏动正常,四肢末端动脉搏动正常。

【辅助检查】

血常规、尿常规、大便常规、肝功能、肾功能、凝血功能正常。

心电图、胸片、心脏彩超正常。

全主动脉 CTA 检查:示胸主动脉降段呈支架植入术后改变。腹主动脉自肠系膜上动脉下缘开始到左侧髂总动脉,右侧髂外动脉呈双腔夹层改变,真假腔之间在腹主动脉段有两处相连通,在右侧髂总动脉有一处相通, 腹主动脉夹层动脉瘤最大直径 65mm,有大量附壁血栓形成(图 42-3)。

诊断

1.腹主动脉夹层动脉瘤。

2.胸主动脉夹层支架植入术后。

3.高血压。

病情分析

1.该患者在 14 年前因患有主动脉夹层而进行了覆膜支架腔内修复术, 复查当时即有腹主动脉夹层,因为破口位于肠系膜上动脉下缘,未做处理。目前腹

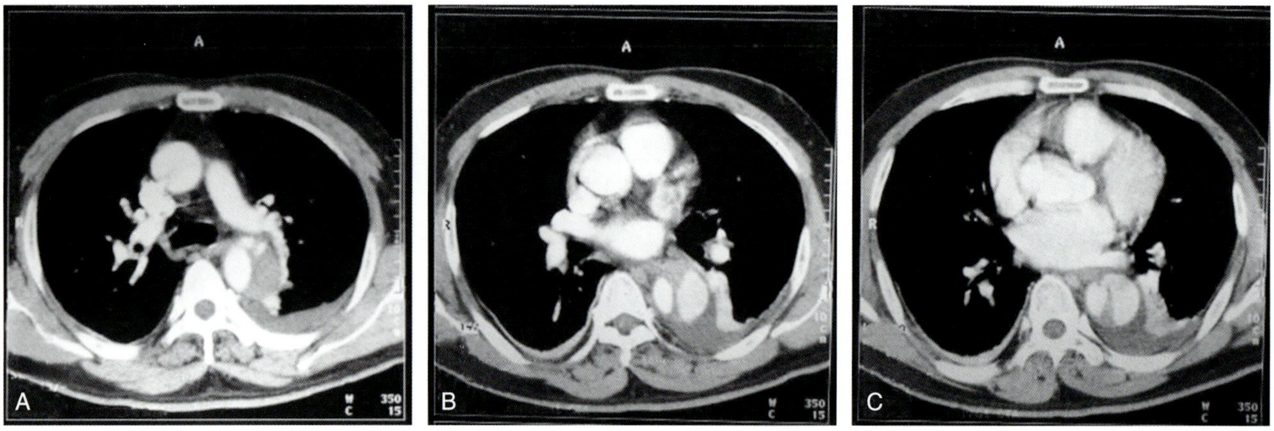

图 42-1 主动脉夹层术前 CTA(2003 年)。

主动脉夹层动脉瘤是十多年前的破口，长期不愈，持续冲击腹主动脉假腔而形成。

2.该夹层动脉瘤范围上到肠系膜上动脉，下达双侧髂动脉，瘤体最大直径 65mm，有手术处理指征。

3.该夹层动脉瘤治疗难点在于腹主动脉肾下段无正常血管壁作锚定区，而且破口就在肠系膜上动脉下方，必须用覆膜支架覆盖到肠系膜上动脉上方、腹腔动脉干的下缘，那么就必须先重建内脏血管(双肾动脉、肠系膜上动脉)，因此设计为复合手术(开放手术重建内脏血管，再做腔内腹主动脉支架)。

临床决策分析

因没有复合手术室，我们先一期开腹手术行左髂总动脉到双肾动脉、肠系膜上动脉人工血管搭桥，1 周后再行双侧股动脉穿刺、腹主动脉造影、腹主动脉分叉型覆膜支架植入术(图 42-4)。

诊疗过程

1.术前多学科会诊

虽然患者术前各项生命体征、辅助检查尚平稳，但考虑到患者高龄、手术时间长、涉及人工血管转流的内脏动脉多，若出现血管并发症则后果严重，故提前请 ICU 做好抢救及监护治疗准备，输血科也为手术预留了充足的血液储备，心血管内科也对患者心功能做了详细评估，认为其可以耐受手术。

2.手术方案

左髂总动脉–双肾动脉、肠系膜上动脉人工血管转流术+腹主动脉覆膜支架植入术。

3.手术过程

2017 年 8 月 31 日，患者于全身麻醉下行开腹手

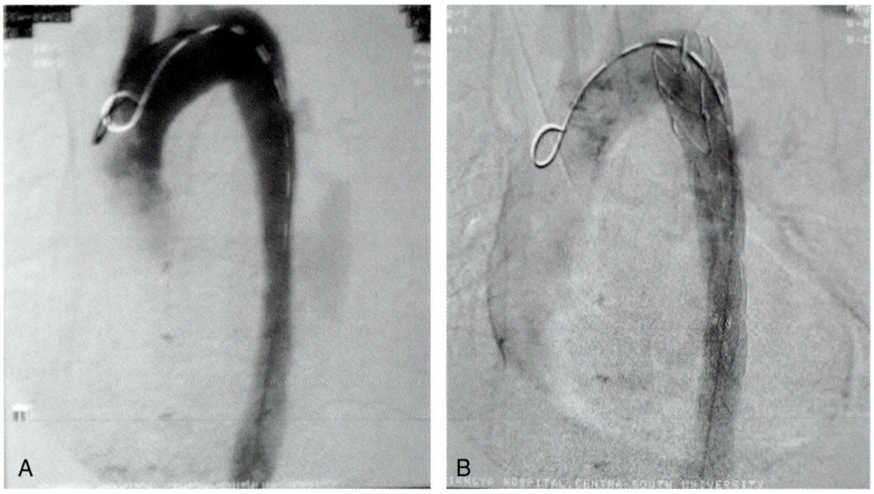

图 42-2 主动脉支架腔内修复术前后(2003 年)。

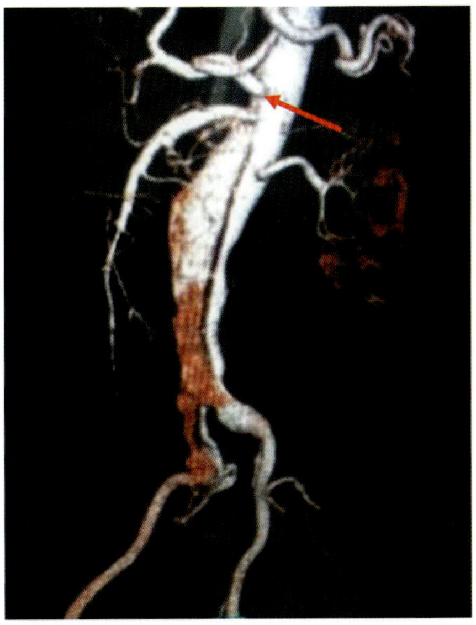

图 42-3　发现腹主动脉夹层动脉瘤，箭示近端破口位于肠系膜上动脉根部(2017 年)。

术,用 16mm/8mm×450mm(Gore，TEX)分叉型人工血管,剪除两根长分支的一条约 20cm,缝合到分叉血管的侧壁制成三分支人工血管,然后将人工血管的主支吻合到左侧髂总动脉末端,另外三分支分别与左肾动脉、右肾动脉、肠系膜上动脉行端–侧吻合。在吻合时,右肾动脉的显露是最困难的,因为左肾静脉骑跨在腹主动脉前面,将右肾动脉掩盖,因此我们采取结扎切断左肾静脉使得右肾动脉得到充分显露(图 42-5)。

术后 1 周行腹主动脉覆膜支架植入术。选用 Gore C3 型覆膜支架,主体 32mm/14mm×150mm,对侧髂支 16mm/13mm×100mm。在行覆膜支架植入前,我们常规行腹主动脉造影了解重建搭桥的内脏血管分支的通畅情况。结果发现双侧肾动脉吻合通畅,而肠系膜上动脉与人工血管吻合口出现狭窄而未显影。此时如何疏通狭窄的吻合口是手术成败的关键。有主张暂不放腹主动脉支架，再次开腹重建肠系膜上动脉吻合口；另外一种处理意见为采用介入方法解除吻合口狭窄。因为毕竟已做过一次开腹手术，再次开腹手术可能患者难以承受。另外,因患者当时正好位于介入手术室,当然首选介入下开通吻合口狭窄。我们将导管导丝导入左髂总动脉,通过吻合口进入肠系膜上动脉人工血管分支内,再进入肠系膜上动脉与人工血管吻合口,发现为人工血管扭曲折叠所致狭窄,于是在人工血管与肠系膜上动脉吻合口处放置一枚 8mm×40mm 金属裸支架(ev3，Protégé),主体人工血管与分支血管扭曲处也放置一枚 8mm×40mm 金属裸支架(ev3，Protégé),再次造影肠系膜上动脉分支通畅(图 42-6)。

然后选择 Gore C3 型覆膜支架从腹腔动脉的下缘释放，左侧髂支位于左侧髂总动脉吻合口近端,一定要保证吻合口不被支架覆盖。手术历时 195 分钟，手术后造影显示夹层动脉瘤被完全隔绝。重建的内腔血管分支(左、右肾动脉肠系膜上动脉)均通畅。

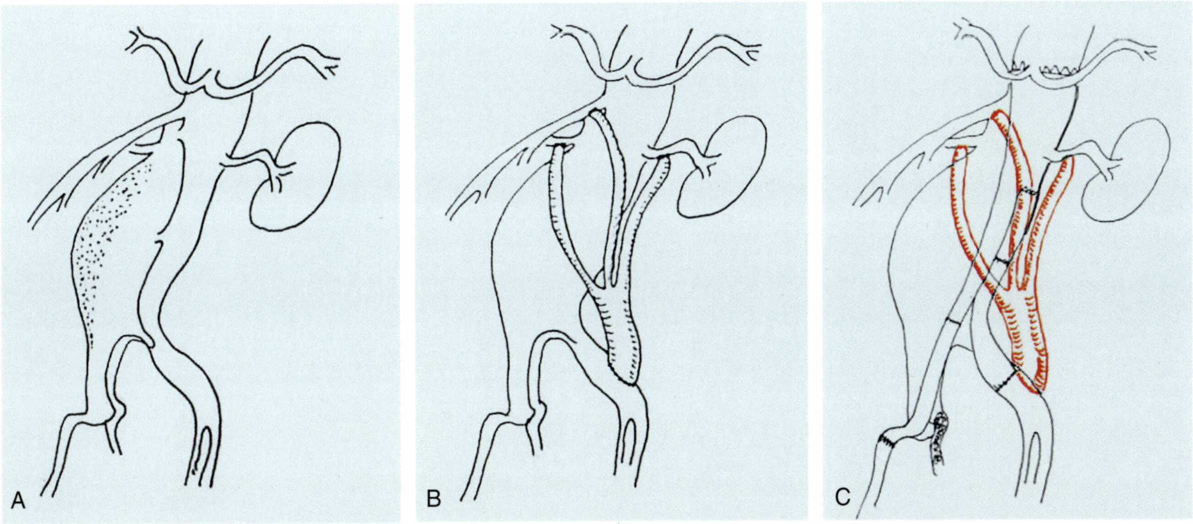

图 42-4　(A)腹主动脉破口位置；(B)复合手术搭桥示意图；(C)腹主动脉支架示意图。

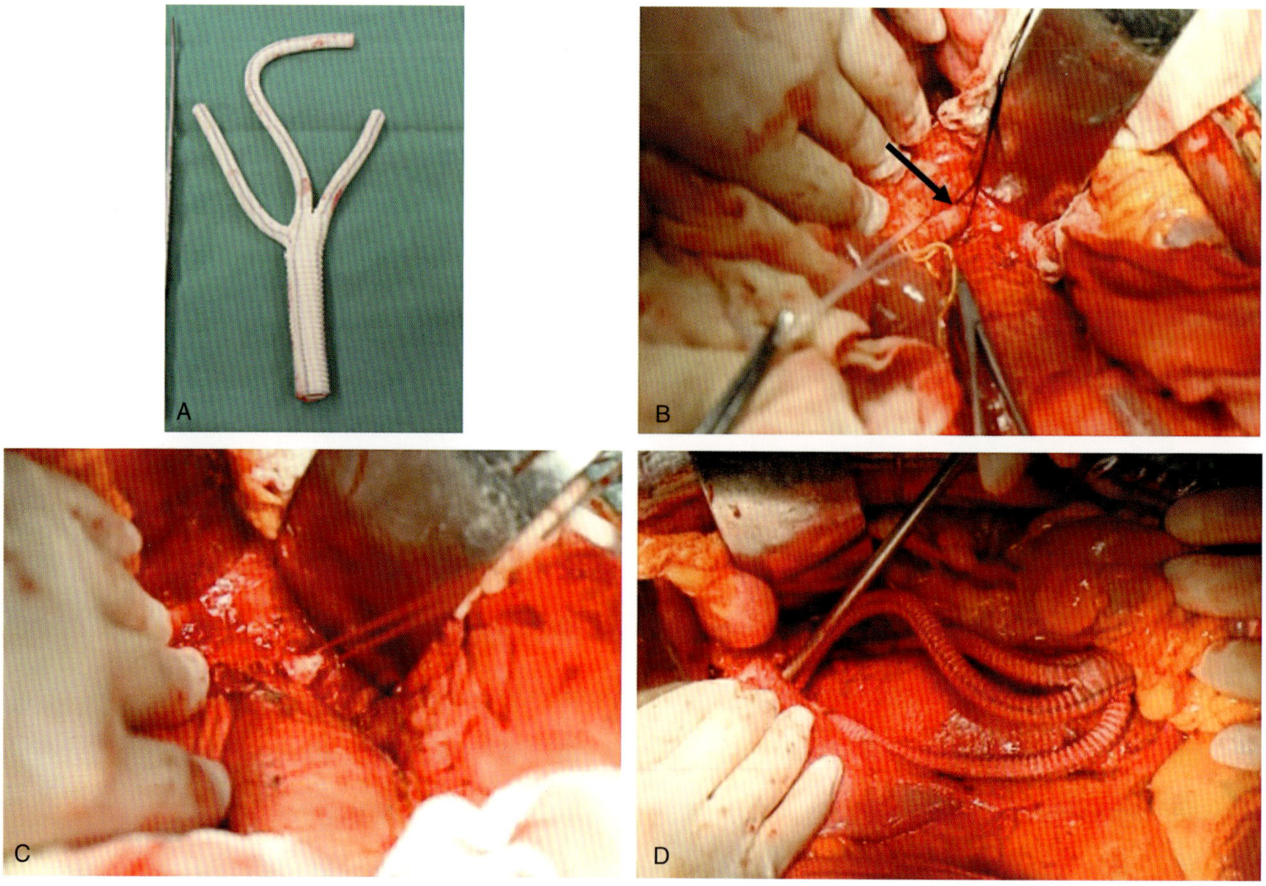

图 42-5 开腹手术三分叉血管与左、右侧肾动脉、肠系膜上动脉吻合。箭头示左肾静脉。

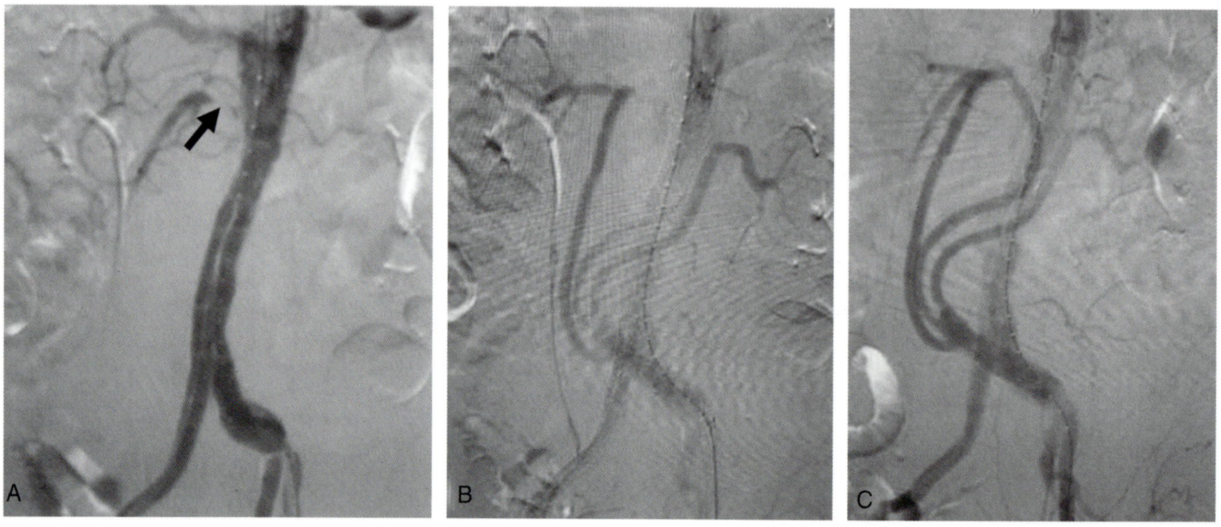

图 42-6 介入术中。(A)箭示肠系膜上动脉狭窄；(B)肠系膜上动脉分支开口狭窄；(C)肠系膜上动脉分支内支架扩展通畅。

术后处理及随访

患者术后在重症监护室治疗 2 天后返回普通病房，术后恢复顺利，无并发症发生。

术后用药：氯吡格雷 75mg 口服，每日 1 次；阿司匹林 100mg 口服，每日 1 次；双抗血小板，预防血栓形成。

腹主动脉覆膜支架植入术后 1 周复查腹主动脉 CTA，显示夹层动脉瘤消失，人工血管通畅，吻合口无狭窄(图 42-7)。患者术后 10 天出院。随访 3 个月无任何不适。

经验与体会

1.本例为主动脉夹层术后 14 年发现腹主动脉夹层动脉瘤，其发生是由于首次胸主动脉夹层为多发破口，当时手术只处理了上端第一破口，而对腹主动脉段继发破口未做处理，因其长期存在导致动脉瘤形成，称之为夹层动脉瘤。由于目前处理胸主动脉夹层大多数在急性期只处理封堵了上端原发破口，远端较远的破口，特别是腹内脏器血管分支段的破口在现有技术条件下大多数未做处理。在主动脉夹层腔内技术开展的若干年后，这种病例会越来越多见。该患者仅在术后 1 年复查过一次，以后一直未再复查，如果瘤体继续增大，破裂是难以避免的。

2.腹主动脉夹层动脉瘤与通常所见的真性腹主动脉瘤不同，真性动脉瘤 95%发生在肾动脉以下，大多数存在 1~2cm 以上的瘤颈，无论是开放腹主动脉瘤切除人工血管吻合手术，还是腹主动脉瘤腔内修复术(EVAR)，都需要有一个可以切除吻合相对正常的近端腹主动脉壁，也可以用于 EVAR 手术固定支架上端的瘤壁。而腹主动脉夹层动脉瘤就没有正常的瘤颈，开放手术不利于血管与人工血管吻合，EVAR 手术也没有支架近端的固定锚定区。目前处理这种疾病关键是夹层是否累及内脏血管分支，如果夹层累及内脏血管分支必须重建分支血管，再放支架，称之为复合手术，又叫杂交手术。本例破口位于肠系膜上动脉下缘，夹层累及双肾动脉及肠系膜上动脉，因此选择复合手术是必须的。

如果夹层位于肾动脉下方，肾下又有 1~2cm 的锚定区，则选择经典的 EVAR 分支支架手术。如果破口位于腹主动脉下端而肾下腹主动脉又是夹层，则 EVAR 手术的支架不能依靠肾动脉下腹主动脉壁而锚定，必须采用一体式支架，以髂动脉分叉处固定支架，而近心端套入腹主动脉真腔。有时需要双覆膜支架对吻植入修复(图 42-8)。

3.在复合手术过程中，内脏血管分支的重建是一个关键，本例采用逆向血流供应，人工血管主干与左髂总动脉末端吻合，吻合口必须避开夹层血管壁，而且还要有一定的口径保证能与三个血管吻合的血管流量。

本例手术中，左肾动脉及右肾动脉的显露是术中的难点，因为左肾静脉覆盖在左肾动脉和右肾动脉的前方，影响显露。我们采取左肾静脉切断的技术，将肾动脉血管的显露及吻合变得更容易了。因为左肾静脉切断术后，左肾静脉与肾上腺静脉、胰静脉、脾静脉、膈静脉有许多交通支，一般不必重建。

4.在介入手术过程中，肠系膜上动脉与人工血管吻合处通畅不好将可能导致手术的失败，必须想方设

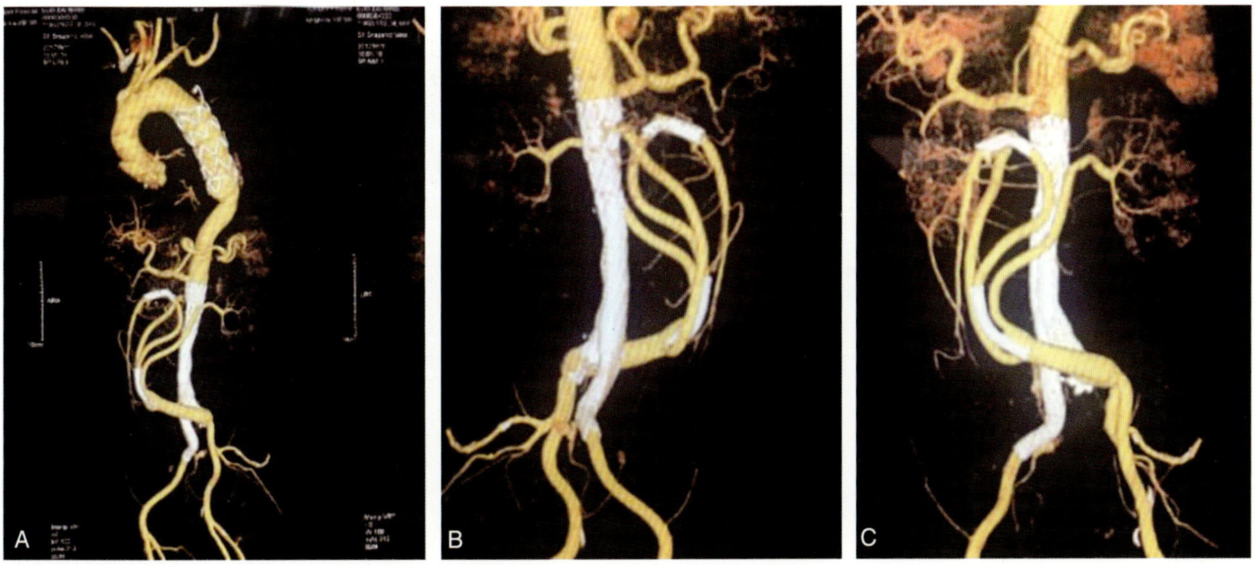

图 42-7　复合手术后 1 周复查，各分支通畅，无内漏。

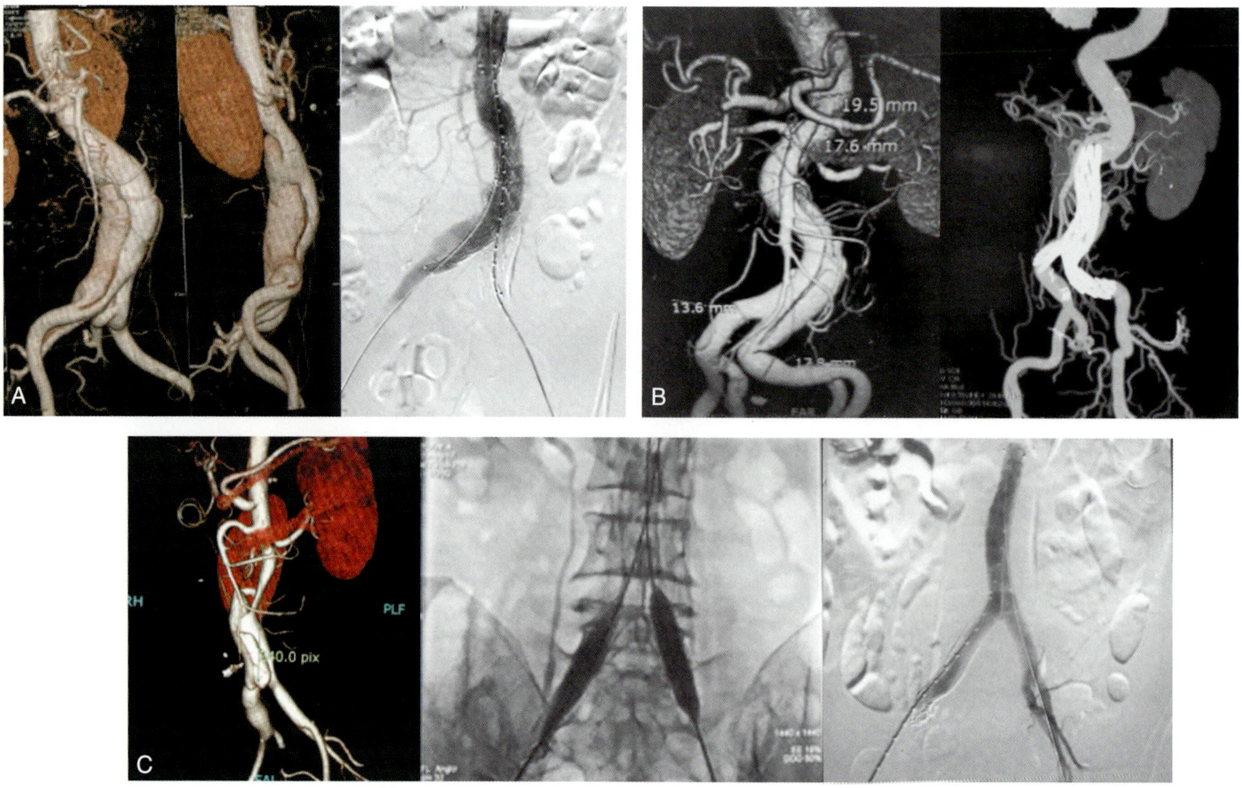

图 42-8 腹主动脉夹层动脉瘤的手术修复方式。(A)腹主动脉分叉型覆膜支架修复术;(B)腹主动脉一体式支架腔内修复术;(C)腹主动脉双覆膜支架对吻植入修复术。

法开通。我们在肠系膜上动脉吻合的人工血管内造影证实为扭曲所致,用金属裸支架支撑后成功地保证了肠系膜上动脉的血运。接下来的介入手术腔内隔绝术就按常规实施。

5.复合手术后有三个血管分支的重建,并在肠系膜上动脉有裸支架植入,术后抗凝治疗是必不可少的。我们采用氯吡格雷和阿司匹林双抗血小板,预防血栓形成,术后4个月保持通畅,值得注意的是术后定期复查也是必不可少的。

小结

目前,急诊处理大多数胸主动脉夹层时,对远端破口,特别是腹内脏器血管分支段的破口未做处理。因此,胸主动脉瘤腔内修复术后的复查是必不可少的。

(黄建华 李刚 王伟)

参考文献

1. Andersen N, Keenan J, Ganapathi A, et al. Current management and outcome of chronic type B aortic dissection: results with open and endovascular repair since the advent of thoracic endografting. Ann Cardiothorac Surg, 2014,3(3): 264.
2. Jonker F, Patel H, Upchurch G, et al. Acute type B aortic dissection complicated by visceral ischemia. J Thorac Cardiovasc Surg, 2015,149(4):1081-1086.
3. Wang N, Wong D, Rivera J, et al. Repair of acute descending aortic dissection complicated by visceral ischemia - The Annals of Thoracic Surgery. Ann Thorac Surg, 1999,68(3): 1068-1069.
4. 王雷,辛世杰,李禄增,等.腹主动脉瘤开放手术中左肾静脉切断对患者术后肾功能的影响. 中华医学杂志, 2013,93(39):3116-3118.
5. Fox N, Taylor R. Left renal vein ligation in surgery for abdominal aortic aneurysm. Br J Surg, 2010,66(6):432-432.

病例 43

运用 3D 打印技术引导覆膜支架开窗治疗近肾型腹主动脉瘤

导　读

腹主动脉瘤腔内修复术(endovascular aneurysm repair, EVAR)作为一种微创治疗腹主动脉瘤(abdominal aortic aneurysm, AAA)的手术方式,是众多腹主动脉瘤患者首选的治疗方式。然而,对于近肾腹主动脉瘤,由于瘤颈过短,缺乏足够的锚定区,单纯的腔内治疗无法开展。目前常见手术方式主要有三种:①复合手术;②烟囱支架;③开窗手术。开窗手术具有更高的远期疗效而受到越来越多血管外科医生的欢迎,然而,有许多因素制约手术者对覆膜支架进行准确开窗,比如动脉瘤的位置,瘤颈的长度、大小、角度,瘤腔的大小,有无狭窄等。如何准确地开窗内脏分支动脉,是开窗的关键点。3D 打印技术可以术前等比例地再现腹主动脉的形态和内脏分支位置,为开窗提供引导。本文分享 1 例预开窗方式结合 3D 打印技术应用于近肾腹主动脉瘤的腔内治疗经验。

病例简介

男性患者,69 岁。主诉:体检发现腹主动脉瘤 1 个月余。

【现病史】 患者自诉 1 个月前体检发现腹主动脉瘤伴附壁血栓形成,患者无腹痛、腹胀、发热、胸痛、呕吐、便血等症状,大便无异常;就诊于外院,行主动脉 CTA 检查,提示“腹主动脉瘤,胸主动脉透壁溃疡”。患者为求进一步治疗转诊至本院。

【既往史】 自诉有高血压、高血脂病史,自服药,具体治疗不详。否认糖尿病等病史,否认肝炎、结核等传染病史,否认重大外伤、手术及输血史,否认药物过敏史。预防接种史不详。

【查体】 体温 36.8℃,脉搏 58 次/分,呼吸 20 次/分,血压 112/71mmHg;心律齐,心率较慢,未闻及杂音;肺部听诊无明显异常;腹平,未见胃肠型及蠕动波,无腹壁静脉曲张。腹肌软,脐周可触及一 5cm×6cm 大小搏动性包块,质韧,位置固定,触之胀痛,其余全腹无压痛及反跳痛,肝脾肋下未扪及,Murphy 征(-),肝区无叩痛,双肾区无叩痛,移动性浊音阴性,肠鸣音正常(5 次/分)。肛门、外生殖器未见异常;双侧股动脉搏动可扪及,双侧足背动脉搏动微弱。

【辅助检查】

CTA:腹主动脉动脉瘤,主动脉弓粥样硬化合并溃疡形成,右肾囊肿。

诊断

1.腹主动脉瘤。
2.胸主动脉透壁溃疡。
3.双下肢动脉硬化闭塞症。
4.高血压。
5.右肾囊肿。
6.肺气肿。

病情分析

患者为老年男性,主诉无明显不适;既往高血压史,合并肺气肿及双下肢动脉硬化闭塞症;有高龄、长期高血压等高危因素;体格检查:脐周可触及一 5cm×6cm 大小搏动性包块,质韧,位置固定,触摸有胀痛感,其余全腹无压痛及反跳痛;影像学资料提示腹主动脉瘤瘤体大(d1=62mm),且瘤颈短(d2=4mm)(图 43–1)。本病例患者高龄、瘤体大,有破裂大出血而导致患者死亡的危险,患者强烈要求腔内治疗,但是考虑到腹主动脉瘤瘤颈过短,可以考虑采用覆膜支架预开窗的方式来治疗,为了使开窗技术更为准确,拟在 3D 打印技术帮助下进行预开窗手术。

临床决策分析

本病例有三类手术方式供选择:烟囱支架、复合手术和腔内开窗手术。

1.烟囱支架

首先,由于主动脉覆膜支架与肾动脉支架间有沟,增加了内漏风险。其次,由于各个支架径向支撑力不同,肾动脉支架术后可能被压迫导致狭窄堵塞,远期通畅率无法保证。故不作为首选。

2.复合手术

髂总动脉–双侧肾动脉搭桥术+腹主动脉瘤腔内修复术,虽临床可行,但操作复杂、出血较多、创伤相对较大、并发症发生风险较高,也不作为首选。

3.腔内一期开窗手术

腹主动脉瘤腔内修复术+双侧肾动脉重建术,该方案优点是简捷微创、可一期腔内修复所有病变、并发症相对少,但客观上操作难度较大。

最终手术方案确定为腔内一期开窗手术。

诊疗过程

1.术前多学科会诊

组织影像科、信息科对腹主动脉瘤影像学信息进行解读,预先 3D 打印腹主动脉模型(图 43–2)。

(1)收集高分辨率腹主动脉瘤 CTA 数据。

(2)采用 Mimics 软件对计算机上的动脉瘤和内脏血管进行重建,创建了一个虚拟腹主动脉瘤的模型,并以立体成像(STL)文件格式保存。

(3)使用 3D 打印机 Makerbot 打印所创建的模型:该模型与实际动脉瘤相似,但内脏血管的位置被掏空,这样有利于覆膜支架对内脏血管的位置进行准确定位。同时,我们将重建的模型分为两个部分,并分别打印出来。

2.手术方案

腹主动脉瘤腔内修复术+双侧肾动脉重建术。

3.手术过程

患者仰卧位,做双侧腹股沟直切口,显露双侧股动脉,分别过带备用。穿刺左侧肱动脉,置入造影导管至腹腔干动脉平面。台上开窗:取 23mm/14mm×14mm 腹主动脉覆膜支架主体(Gore, C3),释放出头端,将支架放入 3D 打印的腹主动脉瘤模型,标记双侧肾动

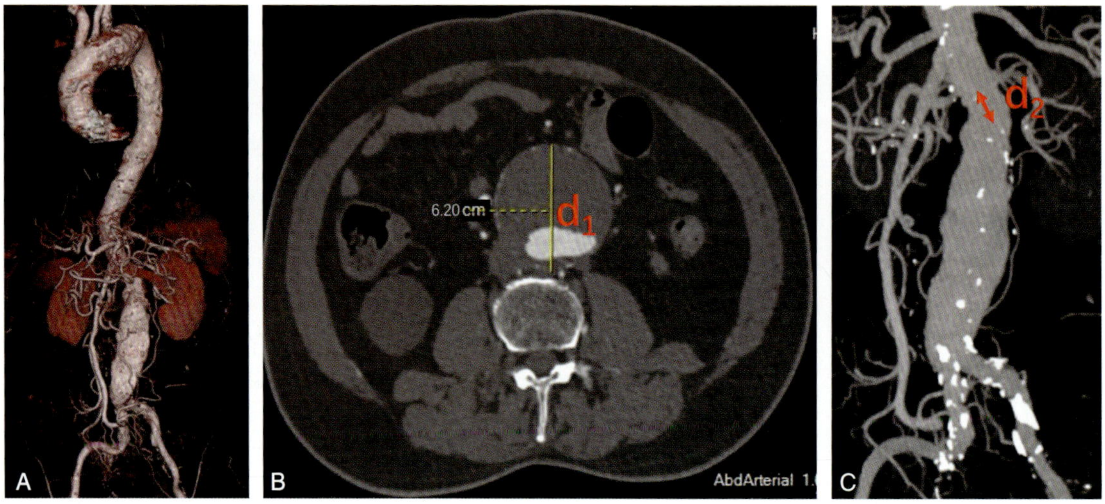

图 43–1 (A)腹主动脉瘤形态;(B)腹主动脉瘤瘤体直径 62mm;(C)腹主动脉瘤颈长度 4mm。

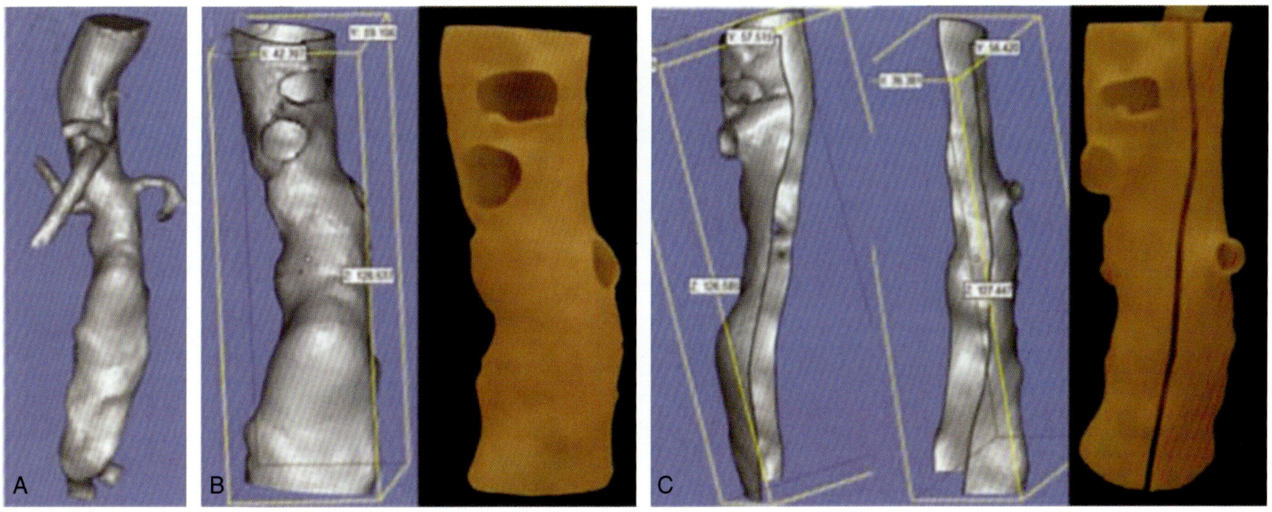

图 43-2 （A,B）三维重建腹主动脉瘤；（C）将重建的模型分成两个部分打印。

脉的开口对应的部位，剪出 4mm 大小的开窗孔，取 0.014 英寸导丝头端，CV-6 线缝合导丝一圈于开窗孔。将支架重新收入输送鞘（图 43-3）。双侧股动脉置入 22F 的鞘管，从右侧股动脉送入腹主动脉支架主体，定位于肠系膜上动脉平面，打开一半主体。从左侧股动脉选腿，分别置入 7F 的肾动脉鞘 2 个，导丝分别选择进入右侧肾动脉和左侧肾动脉，球囊扩张后，右侧肾动脉置入 6mm×20mm 球扩支架（Invatec，Maris），左侧置入 6mm×40mm 裸支架（Invatec，Maris），造影显示双侧肾动脉通畅。释放整个支架主体，右侧髂动脉接入髂腿（14mm/12mm×140mm），左侧髂动脉接入髂支（14mm/12mm×120mm+14mm/12mm×100mm）。保留双侧髂内动脉。拔除导管鞘，缝合血管，最后造影显示瘤体隔绝良好，无任何内漏，肠系膜上动脉、双侧肾动脉通畅（图 43-4）。术毕，术中出血 300mL。

术后处理及随访

术后带气管插管，ICU 监护。密切监测患者血氧饱和度、呼吸频率等各项呼吸参数，根据病情调节呼吸机，每日评估患者脱机指征，适时脱机拔管，治疗上予抗感染、控制血压、预防血栓形成及维持水电解质平衡等对症支持治疗。

术后第 1 天：脱机拔管，生命体征平稳，无须高级器官功能支持，转普通病房继续治疗。患者肾功能提示肌酐偏高，需动态监测患者肾功能及尿量变化。同时凝血功能异常，考虑患者术中使用肝素抗凝所致，暂无特殊处理，动态监测患者凝血功能变化。

术后第 5 天：复查肾功能恢复正常，同时查全主动脉 CTA 提示支架位置可，未发现支架内漏（图 43-5）。

术后第 6 天：出院。出院后口服阿司匹林肠溶片 100mg，每日 1 次；氯吡格雷 75mg，每日 1 次。

术后 3 个月：门诊复查，生命体征平稳，呼吸、心率正常，神志清楚，对答自如，复查全主动脉 CTA 提示情况基本如前，未发现支架内漏（图 43-6）。

经验与体会

近肾腹主动脉瘤是指瘤颈长度<1.5cm 的肾下腹主动脉瘤，由于瘤颈长度过小导致覆膜支架锚定长度不够，从而导致近期、远期内漏及远期支架移位的风险大大提高。

据报道，有高达 40%的腹主动脉瘤患者无法行腔内修复术，其原因大多是腹主动脉瘤瘤颈长度过短、成角、严重钙化或累及内脏动脉。而通过对覆膜支架的预开窗技术，延长了近端锚定区，这样就解决了近肾腹主动脉瘤患者锚定区不足的问题。但是，这并不是那么容易掌握的，尤其是在手术台上对覆膜支架进行开窗，同时还取决于瘤颈长度、轴向位置、弧长和角度，很难保证开窗位置的准确性。

本例病例，我们在 3D 打印技术的帮助下，将虚拟数字模型转化为不同材料的三维实体模型，这样就大大提高了预开窗技术的准确性。通过 3D 打印的模型与实际动脉瘤几乎一模一样，但内脏血管所处的位

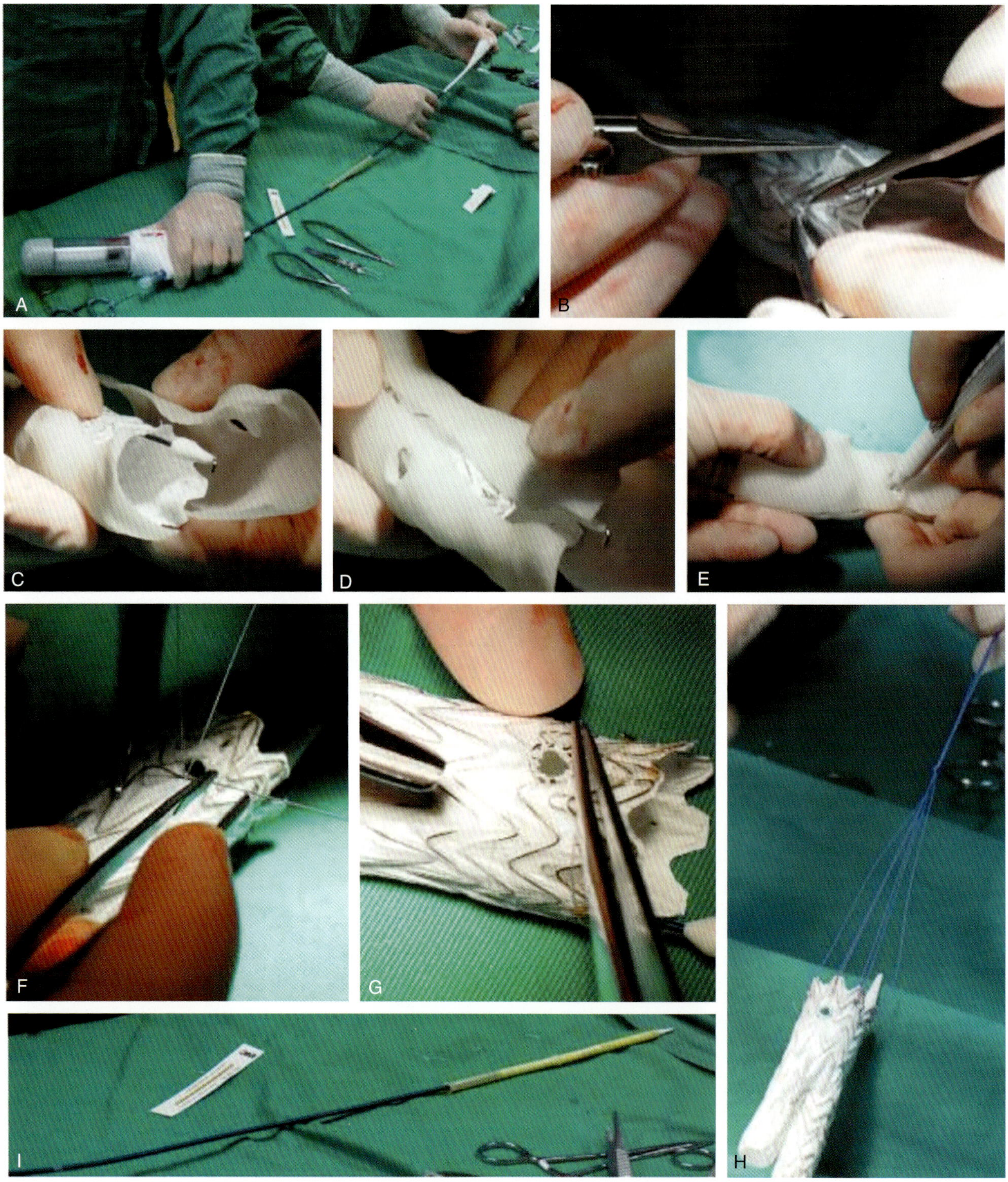

图 43–3 (A,B)台上开窗:预先释放覆膜支架并修剪;(C)支架被放入 3D 打印模型里;(D)调整支架的位置;(E)在支架上标记开窗位置;(F)对标记的位置进行开窗;(G)缝合开窗孔;(H,I)支架被重新放入输送鞘。

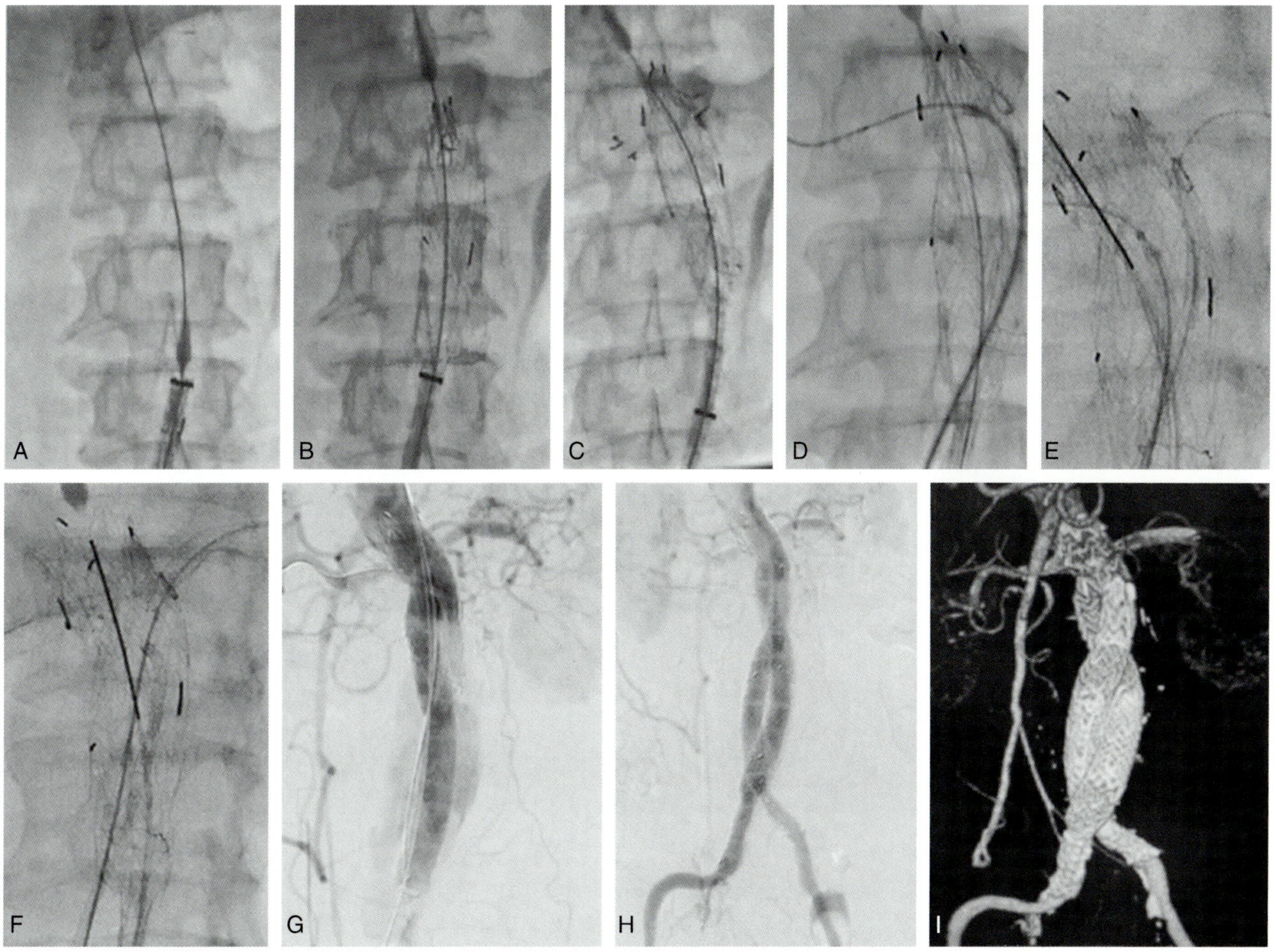

图 43-4　(A)将覆膜支架放入腹主动脉中；(B)释放一半主体；(C)调整覆膜支架的位置；(D,E)在预先标记开窗位置和血管造影的帮助下，导线和导管准确进入到肾动脉中；(F)释放肾动脉支架；(G)释放两侧的髂腿；(H)术后血管造影；(I)术后 CTA 图像。

置被掏空。这样，当我们将支架放到这个模型上进行预开窗时，我们就可以准确定位覆膜支架上内脏动脉所处的位置。当然，这里还有一个关键步骤，我们将 3D 打印的腹主动脉瘤模型分为两部分，便于在模型中更好调整支架的角度以及准确定位内脏血管的位置。此外，为了术前打印 3D 腹主动脉瘤模型，我们对患者腹主动脉瘤进行了术前测量，并进行充分的沟通，告知手术的风险性，建立良好的医患关系。

小结

随着 3D 打印技术的成熟，将会有更多的 3D 打印成果应用到血管外科手术中。通过 3D 打印，等比例复制腹主动脉瘤模型、实体测量瘤体直径和大小、试用不同规格的实验用覆膜支架，可以真实模拟 EVAR 术过程，为临床更加精确地选择覆膜支架提供指导，从而提高腹主动脉瘤腔内修复的远期疗效，减少二次手术干预的概率，具有较为重要的经济社会效益，将会受到越来越多血管外科医生的欢迎。

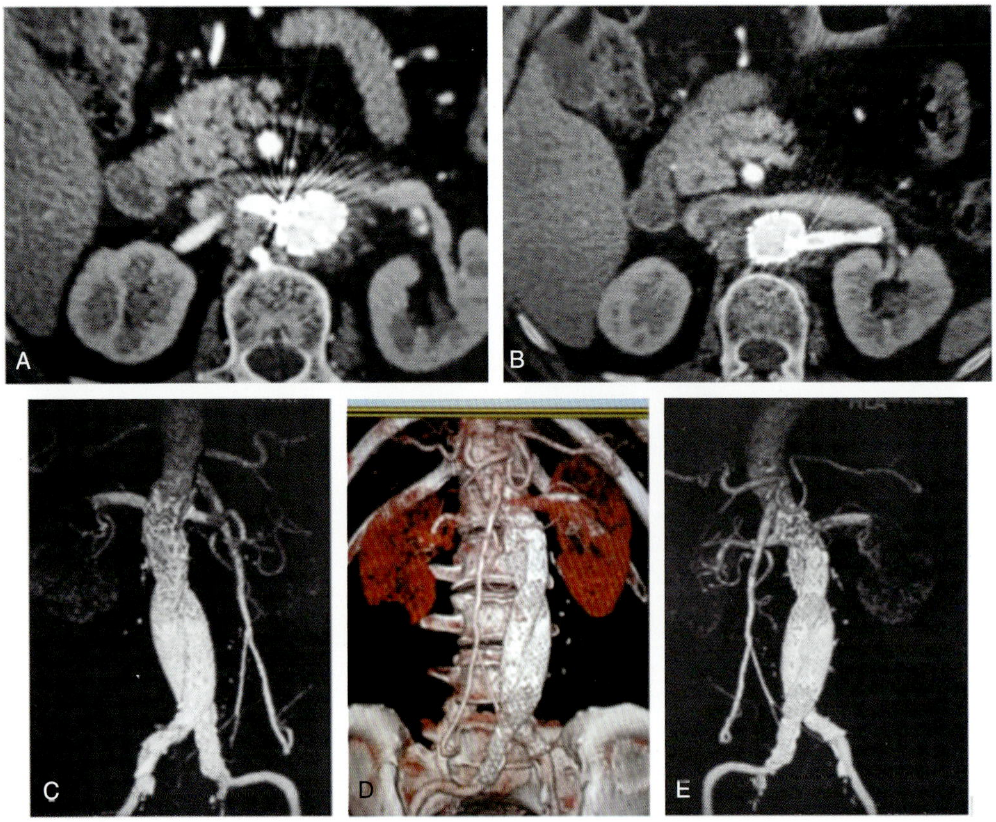

图 43-5 术后第 5 天复查 CTA。双肾动脉支架通畅，支架位置可，未发现支架内漏。

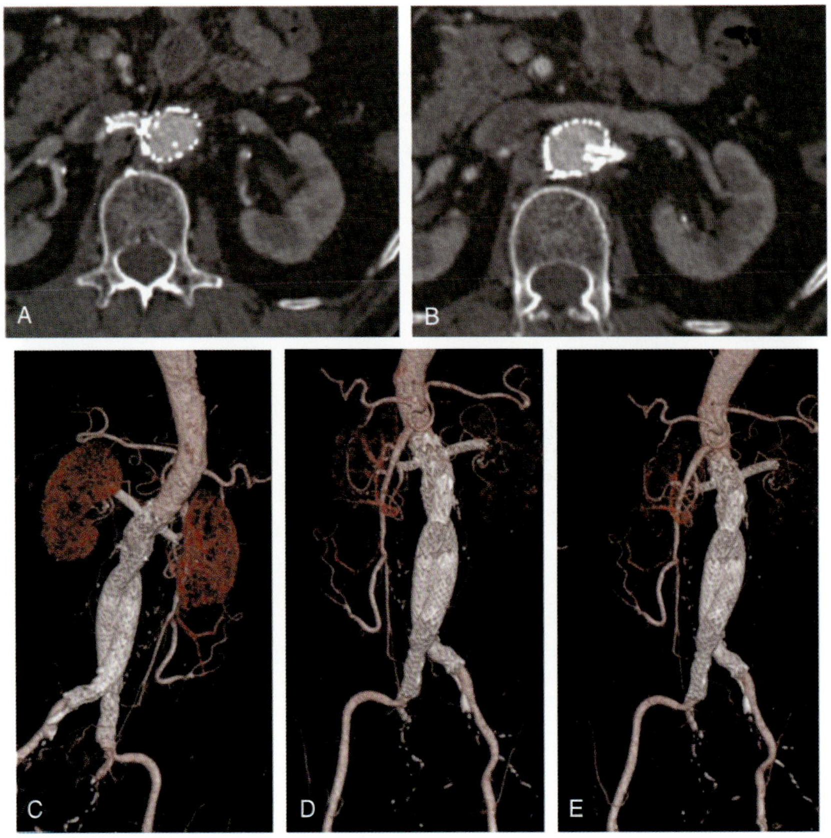

图 43-6 术后 3 个月复查 CTA。双肾动脉支架通畅，支架位置可，未发现支架内漏。

（蔡火营 王伟 黄建华）

参考文献

1. 张征，陈忠，吴章敏，等.腹主动脉瘤开放手术和腔内修复术的短期随访研究.心肺血管病杂志，2012，31(6)：658-662.
2. 左尚维，贾鑫，郭伟.开窗支架型血管治疗近肾腹主动脉瘤的初步临床结果.中华老年多器官疾病杂志，2012，11(2)：118-121.
3. Leotta D, Starnes B. Custom fenestration templates for endovascular repair of juxtarenal aortic aneurysms. J Vasc Surg, 2015, 61(6): 1637-1639

病例 44

术中开窗成功治疗肾动脉重度狭窄合并独肾的近肾腹主动脉瘤

导 读

腹主动脉瘤(abdominal aortic aneurysm, AAA)是一种严重威胁人类健康的疾病,腹主动脉瘤腔内修复术(endovascular aneurysm repair, EVAR)已经成为 AAA 的主要治疗手段。但是近肾 AAA 是目前 EVAR 治疗的难点。近些年来,新的器材和技术发展,如开窗支架、分支支架、烟囱技术、潜望镜技术等,近肾 AAA 可以通过全腔内解决,但每种技术和器材都有其优缺点。自 Coulter 等报道应用戈尔 C3 支架自制开窗技术后,国内专家也开始尝试术中开窗 EVAR 治疗近肾 AAA,取得满意效果。但是,每例近肾 AAA 都有其自身特点,技术要点和难度有所不同,本文介绍青岛大学附属医院血管外科成功治疗 1 例合并肾动脉重度狭窄且独肾的近肾 AAA。

病例简介

男性患者,83 岁。主诉:查体发现腹主动脉瘤 8 年,腹痛 1 个月。

【现病史】 8 年前行腹部超声提示腹主动脉瘤,最大直径 5cm,未治疗。1 个月前出现腹部疼痛,呈间歇性,无腰背部疼痛。行 CTA 检查,诊断近肾 AAA,自右肾动脉水平至双侧髂总动脉, 最大直径 7.5cm,管壁增厚、广泛钙化,腔内见弧形充盈缺损影;右肾动脉管壁多发钙化斑块,管腔重度狭窄;左肾动脉迂曲、纤细,管壁增厚,管腔变窄,左肾萎缩。

【既往史】 高血压病史 10 年,未规律服药,血压控制欠佳。否认心脏病、糖尿病、脑血管疾病史,无吸烟史。

【查体】 血压 170/95mmHg,腹平坦,无胃肠型及蠕动波,腹壁无浅静脉显露,腹式呼吸存在。腹软,脐上可触及搏动性肿物,与心跳一致,压痛,大小 10cm×7cm,移动度差,未触及震颤,可闻及血管杂音。双侧桡动脉、股动脉、腘动脉可触及搏动,右侧足背动脉、胫后动脉可触及搏动,左侧足背动脉、胫后动脉未触及搏动,左下肢踝肱指数 0.7。

【辅助检查】

CTA: 近肾 AAA,自右肾动脉水平至双侧髂总动脉,管壁增厚、广泛钙化,腔内见弧形充盈缺损影;右肾动脉管壁多发钙化斑块,管腔重度狭窄;左肾动脉迂曲、纤细,管壁增厚,管腔变窄,左肾萎缩(图 44-1)。

主要脏器功能检查和评估结果如下所示。

心脏:肌酸激酶同工酶(CKMB)5.37μg/L,肌红蛋白(MYO)96.92μg/L,高敏肌钙蛋白(HsTnT)0.019μg/L,N 末端 B 型尿钠肽前体(BNP)768.7pg/mL。心电图提示心率 68 次/分,窦性心律,Ⅱ、Ⅲ、aVF 导联可见 Q 波,Ⅰ、Ⅱ导联 ST-T 压低。心脏超声提示退行性心瓣膜病(主动脉瓣轻度狭窄、主动脉瓣轻度反流、二尖瓣轻度反流),左心室心肌肥厚,舒张功能减低,升主动脉轻度扩张,左心室射血分数 60%。心功能分级(NY)2 级。

肾脏:血肌酐 128μmol/L,尿素氮 6.32mmol/L,肌酐清除率 34mL/min(中度损害),右侧肾小球滤过率

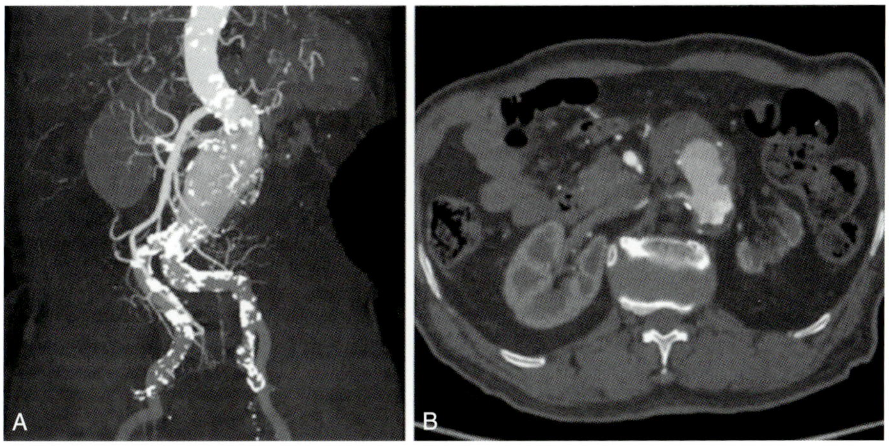

图 44-1　CTA 显示近肾 AAA，管壁增厚、广泛钙化，腔内见弧形充盈缺损影；右肾动脉管腔重度狭窄；左肾动脉迂曲、纤细，左肾萎缩。

(eGFR)38.64mL/min，左侧 eGFR 5.43mL/min，右肾功能基本正常，左肾萎缩，近无功能。

肺脏：动脉血气分析 $PaCO_2$ 40mmHg，PaO_2 80mmHg；吸氧 3L/min 状态下，$PaCO_2$ 41mmHg，PaO_2 99mmHg；胸片肺纹理增多，CT 无明显异常。

肝脏功能 Child-Pugh 分级 A 级。

脑血管：双侧颈动脉内-中膜增厚并有斑块形成。左颈内动脉内径 0.53cm，血流最高速度（Vmax）51.5cm/s；右颈内动脉内径 0.52cm，Vmax 51.8cm/s；右椎动脉内径 0.30cm，Vmax 51.5cm/s；左椎动脉闭塞。经颅多普勒超声提示左椎动脉无血流。

代谢状态：总胆固醇 6.44mmol/L，低密度脂蛋白 4.11mmol/L，高密度脂蛋白 1.13mmol/L，血糖 4.75mmol/L，尿酸 479μmol/L。

诊断

1.近肾 AAA。
2.下肢动脉硬化性闭塞症。
3.肾动脉重度狭窄（右）。
4.肾萎缩（左）。
5.椎动脉闭塞（左）。
6.高血压Ⅲ级（极高危）。
7.高脂血症。
8.高尿酸血症。

病情分析

该患者高龄，瘤体解剖复杂（瘤体大、扭曲、钙化，瘤体近端贴近右肾动脉开口，右肾动脉起始向上走行，右肾动脉严重狭窄），合并主要脏器病变。左肾萎缩，尽管右肾功能基本正常，通过肌酐清除率得出肾功能中度损害；心功能 NY 2 级，但继往存在心肌梗死可能；血压难控制；高脂血症、高尿酸血症；一侧椎动脉闭塞。目前患者有动脉瘤引起的腹痛症状，瘤体最大直径 7.5cm，随时会发生破裂，需要积极手术干预。

临床决策分析

对于该病变的治疗方案包括：保守治疗、开放手术、复合手术和全腔内治疗。目前患者有动脉瘤引起的腹痛症状，随时会发生破裂，保守治疗无效；该高龄、高危患者只能选择全腔内治疗。

对于近肾 AAA，全腔内治疗主要包括开窗/分支型 EVAR 和并行支架 EVAR，前者的特点是肾动脉支架短、直接，更符合解剖，是近肾 AAA 的首选，但定制支架需要时间，费用高，目前国内仅少数几家中心开展；后者包括烟囱支架、潜望镜技术，其特点是肾动脉支架长、扭曲、打折、受挤压，支架之间存在缝隙，易引起Ⅰ型内漏，适用于解剖复杂和紧急情况。因此，决定行术中开窗 EVAR。

由于瘤体及肾动脉解剖的复杂性，手术分为两步进行。第一步，右肾动脉球囊扩张，改善肾脏灌注，同时评估开窗 EVAR 时肾动脉入路的选择（肱动脉入路或股动脉入路）。再择期行开窗 EVAR。

诊疗过程

1.术前多学科会诊

为了患者能平稳度过围术期，请肾病内科、心血管内科、麻醉科、手术室、重症监护室进行多学科会诊，详细讲解手术方案，进行术前评估及干预，术中配合，术后促进患者恢复。①患者独肾，尽管术前血肌酐正常，但通过计算血肌酐清除率，肾功能中度损害，目前 eGFR 正常的右肾动脉重度狭窄，代偿功能有限，手术应激和造影剂会造成肾功能损害，导致肾功能失代偿，发生急性肾衰竭。因此，术前水化，术中尽量减少造影剂用量，右肾动脉球囊扩张、支架植入，解除动脉狭窄，利于右肾灌注、功能恢复，术后避免应用肾脏毒性药物。密切监测肾功能和尿量，若发生肾衰竭，及时透析；②患者高血压病史 10 年，血压控制欠佳，原因可能是肾动脉在长期高血压和高血脂状态下，动脉壁增厚、钙化，且动脉瘤累及左肾动脉引起左肾萎缩，右肾动脉重度狭窄，导致肾脏缺血，为了维持肾脏有效灌注，刺激肾素分泌，肾素-血管紧张素-醛固酮系统活化，外周血管收缩，水钠潴留，因此肾缺血性高血压常难以控制。该患者独肾，右肾动脉重度狭窄，不适合选择 ACE-I 或 ARB 药物，因为血压下降后，机体肾素-血管紧张素-醛固酮系统不能激活，导致肾脏低灌注、缺血，肾脏损害加重。选择钙拮抗剂或 β 受体阻滞剂，若钙拮抗剂控制血压不佳，加用 β 受体阻滞剂，但该患者心率 70 次/分左右，先用倍他乐克 12.5mg 每日 1 次，注意心率要在 55 次/分以上。此外，尽管动脉瘤需要血压控制得低些较好，但患者长期耐受高血压，肾脏和脑灌注需要较高的血压，注意血压不能降得过快和过低，收缩压为 150mmHg 较好。患者存在陈旧性心肌梗死可能，确诊需要冠状动脉造影，但造影剂会增加肾脏损害，目前患者心功能 2 级，暂时选择药物治疗，予以抗血小板、降脂、扩张冠状动脉的药物；③患者高龄，ASA 3 级，手术复杂，时间长，需要全身麻醉，中心静脉置管、桡动脉测压，术中保持患者血流动力学稳定，避免较大的血压波动，除了常规的监测指标外，还要注意动脉血气和尿量；④本例患者手术复杂，需要充足的材料准备、流畅的台上配合，以及手术室护士术前明确手术流程，避免遗漏；⑤患者高龄、高危，心、脑、肾存在不同程度的病变，还要承受复杂手术的打击，术后要在重症监护室维护各脏器的功能，需要密切监测和及时处理。维持生命体征的稳定，不要过度输液，加重心脏负担，同时抗凝、抗血小板和监测心肌酶谱、BNP；监测尿量和肾功能、电解质，准备随时透析治疗；尽可能早拔除气管插管，减少肺损伤；预防感染也至关重要。

2.手术方案

先行右肾动脉球囊扩张，评估开窗 EVAR 的可行性；二期行肾动脉开窗 EVAR。

3.手术过程(分两期)

(1)右肾动脉球囊扩张，改善肾脏灌注，同时评估开窗 EVAR 可行性，以及肾动脉入路的选择。

手术在局部麻醉下进行，首选左侧肱动脉入路，导管无法进入右肾动脉。再经右侧股动脉入路，交换 7F 肾动脉鞘，造影见右肾动脉起始段重度狭窄，4mm×40mm 球囊扩张支架(Cordis，PowerFlex Pro)扩张狭窄段，再次造影，狭窄较前改善(图 44-2)。

(2)1 周后行开窗 EVAR。

手术在全身麻醉下进行。左侧肱动脉入路，置入猪尾导管，造影，备穿腿困难时导丝抓捕，建立通路。双侧股动脉穿刺，预置缝合器，右侧置入 20F 长鞘，左侧置入 18F 长鞘。经左股动脉预置导丝、导管、肾动脉

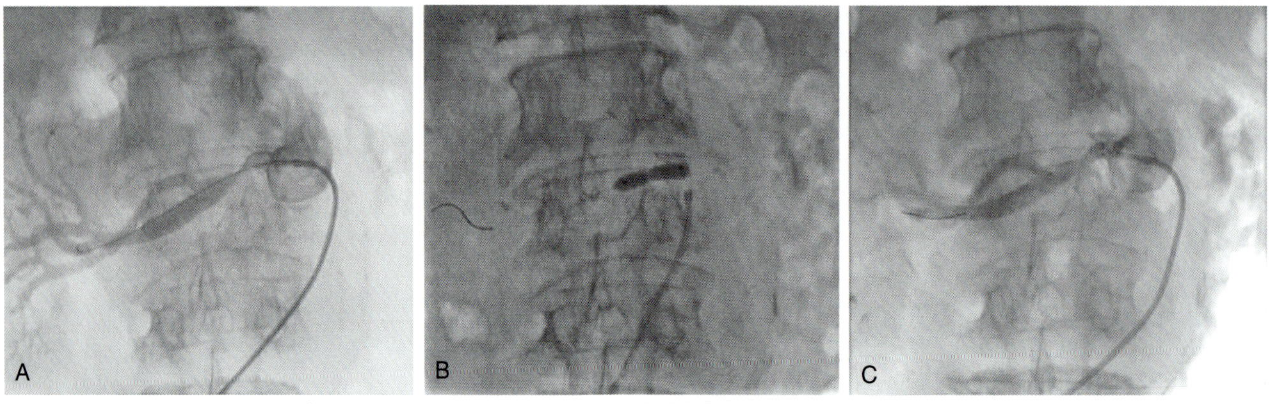

图 44-2　右肾动脉 4mm×40mm 球囊扩张。(A)肾动脉造影显示右肾动脉起始重度狭窄；(B)球囊扩张见压迹；(C)球囊扩张后，肾动脉狭窄改善。

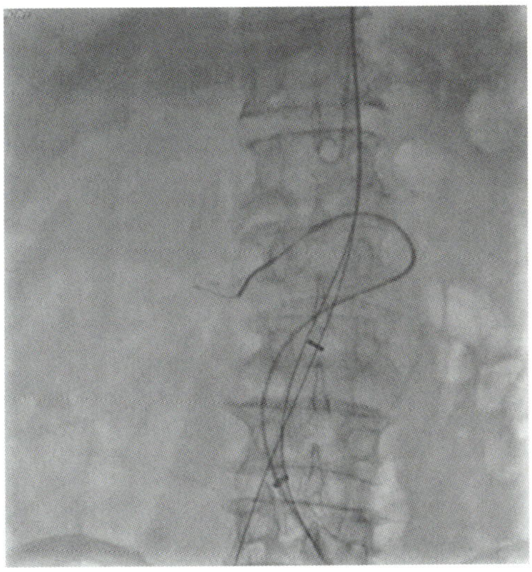

图 44-3　预置导丝、导管、肾动脉鞘于右肾动脉。

鞘于右肾动脉(图 44-3),造影测量近段瘤颈长度和直径(图 44-4),确定开窗位置。Gore C3 型覆膜支架(RMT261416)体外释放,距主体上缘约 2cm 近短腿处开窗，直径约 6mm,CV-6 缝线沿开窗边缘缝入圈套器金属丝做标记,支架回装(图 44-5)。主体经右侧股动脉入路,根据预置导管,定位右肾动脉开口,部分释放主体近端,调整肾动脉窗位置(图 44-6)。经左股动脉长鞘置入 C2 导管和可调弯鞘,进入主体短腿,经肾动脉窗进入右肾动脉(图 44-7)。撤出右肾动脉预置导管,完全释放主体近端(图 44-8)。但长鞘、球囊、支架无法进入右肾动脉,遂对接对侧髂肢(PXC201400),完全释放主体髂肢,对接右侧髂肢(PXC181400)。经

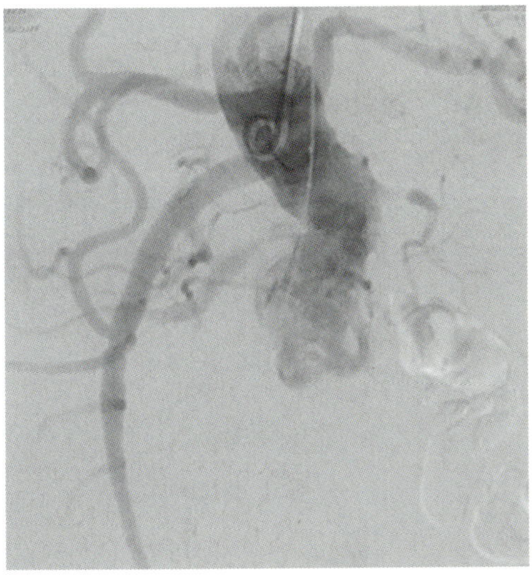

图 44-4　腹主动脉造影,测量瘤颈长度及直径。

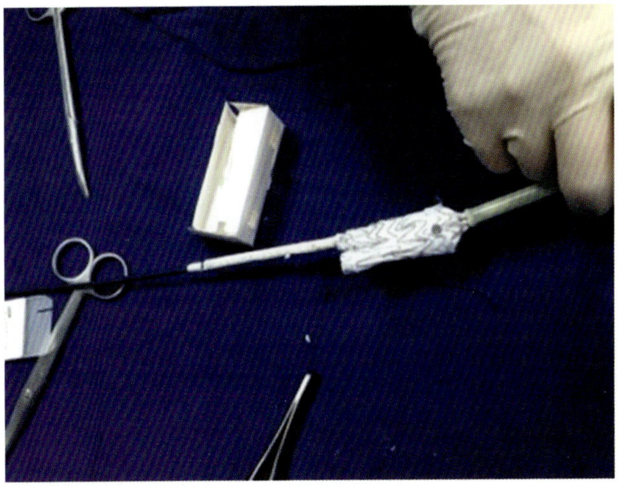

图 44-5　覆膜支架开窗、回收。

右侧股动脉进入右肾动脉,长鞘、支架仍无法进入右肾动脉。因此,双 V18 导丝进入肾动脉作为支撑,将 6mm×20mm 球囊扩张支架(Invatec, Maris)送入肾动脉,球囊扩张,释放支架(图 44-9)。最终造影,支架位置好,无内漏,右肾动脉显影好,分支内可见血栓(图 44-10)。手术时间 6 小时,造影剂用量约 200mL,出血 300mL,尿量 450mL。

术后处理及随访

根据多学科讨论意见,术后要维护各脏器功能,密切监测。肾脏功能的恢复至关重要，采取补液、利尿、监测肾功能和尿量等措施;术后第 3 天血肌酐最高 264μmol/L，血肌酐清除率 18mL/min（重度损害)；术后第 8 天血肌酐 163.4μmol/L，尿量 1210~5100mL/d(图 44-11)。抗血小板、抗凝方案是拜阿司匹林 100mg,每日 1 次;低分子肝素 4000IU 皮下注射,每日 1 次。

患者术后第 1 天拔除气管插管；第 2 天转回普通病房;术后第 9 天出院,口服拜阿司匹林 100mg,每日 1 次。出院后 2 周复查血肌酐 208μmol/L,尿量约 2000mL/d。目前术后 13 个月,患者生活自理,无不适症状,尿量 1500~2000mL/d,无须透析治疗。

经验与体会

近肾 AAA 是临床治疗的难点，新器材和技术已应用于近肾 AAA 的治疗，应尽量选择符合血流动力

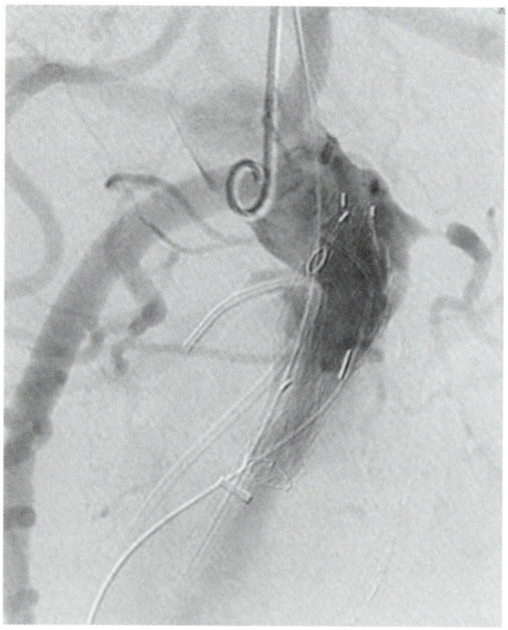

图 44-6 定位右肾动脉开口，部分释放主体近端。

学解剖的手术方式，由于条件受限，目前开窗支架和分支支架只在国内少数中心开展。随着 C3 支架进入国内，多个中心开展术中开窗 EVAR 治疗近肾 AAA，均取得了不错效果。应用 C3 支架开窗的技术要点是确定开窗位置和如何将肾动脉窗准确对准肾动脉开口。C3 支架主体部分不同型号的长度为 4cm、5cm 和 6cm，有相对充足的开窗空间；主体头端部分释放后，可以适当旋转和移动，利于肾动脉窗对准肾动脉开口。因此，C3 支架开窗 EVAR 适用于近肾 AAA。

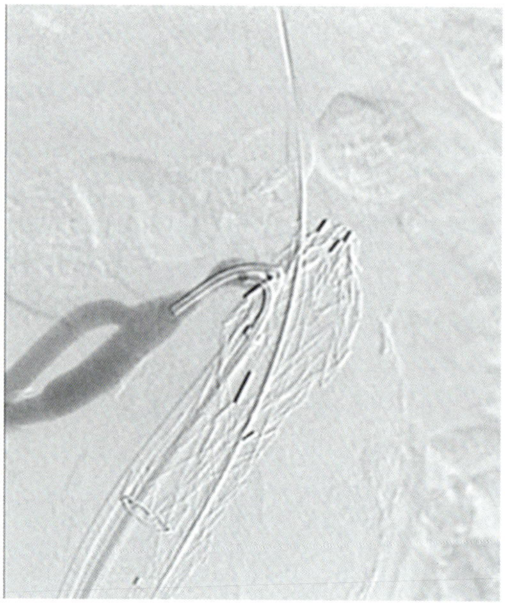

图 44-7 导管经肾动脉窗进入右肾动脉。

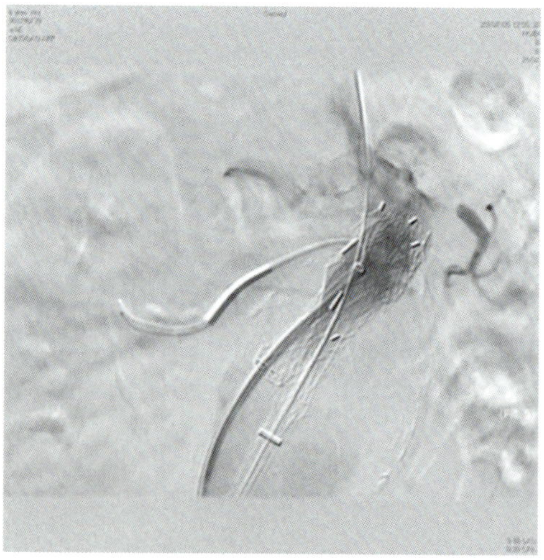

图 44-8 撤出预置导管，完全释放主体近端。

本例患者的特点是高龄、高危、瘤体解剖复杂，瘤体大、扭曲、钙化，瘤体近端贴近右肾动脉开口，无瘤颈，左肾萎缩，右肾动脉重度狭窄且右肾动脉起始向上走行，通过肱动脉入路无法进入右肾动脉，只能选择股动脉入路。主要有两个技术要点、难点：①支架开窗位置选择。为了便于定位肾动脉窗和进入肾动脉，支架主体呈正位，开窗位置在主体短腿侧的侧面可能合适，但是瘤体近端扭曲，右肾动脉开口在扭曲的小弯侧，会导致髂肢打折、闭塞，反而不适合进入肾动脉。因此，选择主体正面近短腿侧，主体接近前后位，不会导致髂肢打折；②由于右肾动脉狭窄，导管鞘、支架无法跟入。术中先通过左股动脉入路，用 0.035 英寸硬导丝做内支撑，可调弯鞘做外支撑，导管鞘、球囊、支架无法进入右肾动脉；换用 0.014 英寸导丝，球囊扩张支架的外径小，但导丝支撑力不够，支架无法进入右肾动脉；后选择右侧股动脉入路，导管鞘、球囊、支架仍不能进入右肾动脉。因此，我们用双 V18 导丝作为支撑，这种方法会导致肾动脉剪切力增大，损伤肾动脉，一般不建议采用。本例患者最终造影发现肾动脉分支内有血栓存在，术后行抗凝治疗。

本例患者另外一个关注的重点是肾脏功能。肾功能不全是导致死亡的重要因素，肾功能能否恢复是这例患者能否存活的关键。文献报道，30%的肾动脉开窗 EVAR 会发生肾缺血损伤，主要原因包括覆盖副肾动脉或肾动脉分支、导管鞘阻断肾脏血流、肾动脉狭窄或钙化。此外，造影剂用量会比标准 AAA 的 EVAR 多，导致造影剂相关肾病。而患者本身独肾，尽管术前

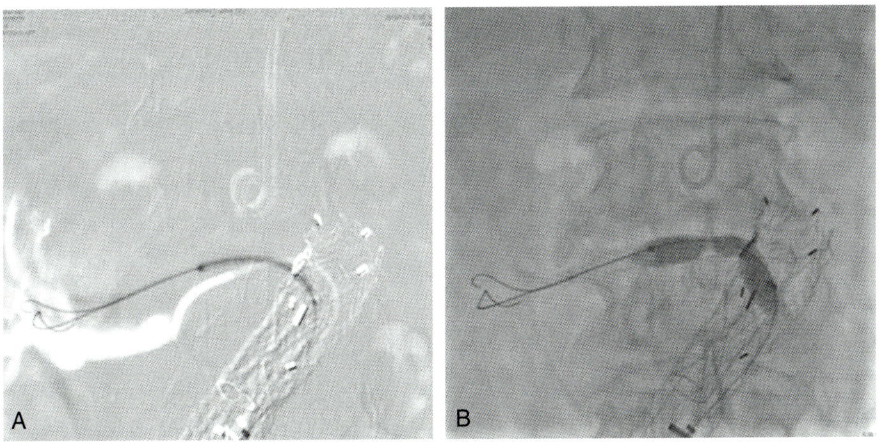

图 44-9　肾动脉支架植入，6mm×20mm 球囊扩张支架。(A)双 V18 导丝支撑，支架送入右肾动脉；(B)扩张球囊，释放支架。

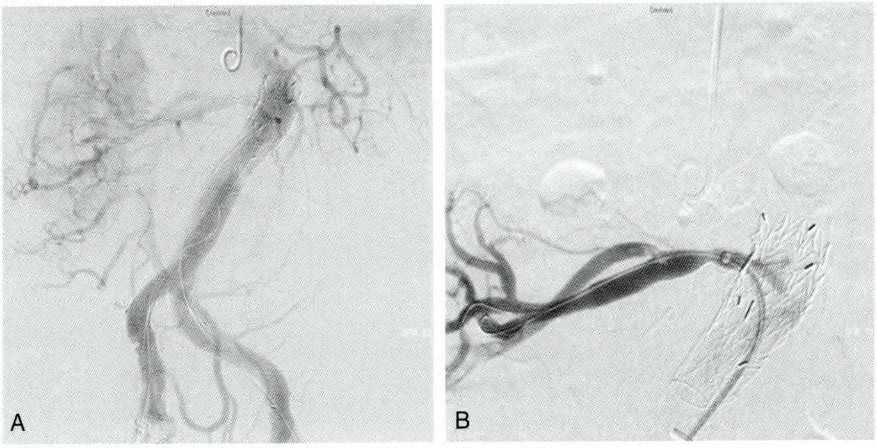

图 44-10　术毕造影。(A)腹主动脉、肾动脉支架位置好，无内漏；(B)肾动脉分支内见血栓。

血肌酐正常，但通过计算血肌酐清除率，肾功能中度损害，右肾动脉重度狭窄，代偿功能有限，手术应激和造影剂会加重肾脏损害，引起急性肾衰竭。因此，术前水化，术中右肾动脉球囊扩张，解除动脉狭窄，恢复右肾灌注，术后补液、利尿，密切监测肾功和尿量。患者最终血肌酐没有降至正常水平，但尿量维持在约 2000mL/d。

小结

对于近肾 AAA，肾动脉开窗 EVAR 有效，C3 支架可行，但是技术要求高，需要注意的细节多，术前、术中精确测量，尽可能考虑到所有意外因素，需要经验丰富的血管外科医生配合完成手术。患者围术期的

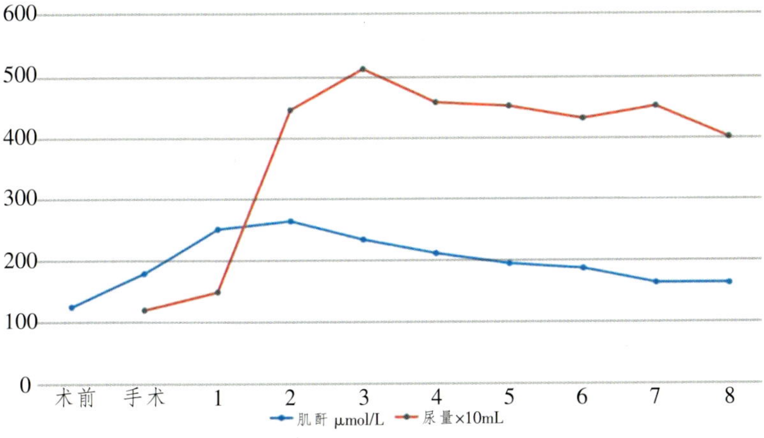

图 44-11　术后血肌酐和尿量变化。

身体状况评估、及时处理和多学科协作至关重要，可为患者恢复保驾护航。

（王日伟　王豪夫　郑月宏）

参考文献

1. Rao R, Lane T, Franklin I, et al. Open repair versus fenestrated endovascular aneurysm repair of juxtarenal aneurysms. J Vasc Surg, 2015,61(1):242-255.
2. Hertault A, Haulon S, Lee J. Debate: Whether branched/fenestrated endovascular aneurysm repair procedures are better than snorkels, chimneys, or periscopes in the treatment of most thoracoabdominal and juxtarenal aneurysms. J Vasc Surg, 2015,62(5):1357-1365.
3. Ou J, Chan Y, Chen S. A Systematic Review of fenestrated endovascular repair for juxtarenal and short-neck aortic aneurysm: evidence so far. Ann Vasc Surg, 2015,29(8):1680-1688.
4. Pini R, Faggioli G, Freyrie A, et al. Impact of kidney ischemic lesions on renal function after fenestrated endovascular repair. J Vasc Surg, 2016,63(2):305-313.
5. Coulter A, Tan T, Zhang W. Physician modification of Gore C3 excluder endograft for treatment of abdominal aortic aneurysms anatomically unsuitable for conventional endovascular repair, J Vasc Surg, 2014,59(6):1739-1743.
6. 闫盛，陈跃鑫，陈作观，等. Gore C3 覆膜支架自制开窗治疗近肾动脉腹主动脉瘤 2 例. 中国血管外科杂志，2015,7(4):294-297.

病例 45

全腔内技术治疗累及腹主动脉分支的腹主动脉夹层——“真真假假真真”技术的应用

导　读

累及腹腔分支的主动脉夹层的全腔内治疗，主要采用“烟囱”技术或体外开窗，而体外开窗较“烟囱”技术有更好的远期通畅率、更低的支架内漏发生率。但夹层患者真腔受压往往导致操作空间狭窄，不利于腹主动脉支架分腿的释放，更增加了支架多窗口精确对位的难度。

病例简介

男性患者，53 岁。主诉：胸背部不适 2 年余。

【现病史】 入院前 2 年余突发胸背部疼痛，诊断为主动脉夹层（Stanford B 型），行胸主动脉夹层腔内修复术，主动脉覆膜支架近端封闭左锁骨下动脉。术后 2 年余来，患者时常感胸背部不适，术后复查大血管 CTA 显示降主动脉、腹主动脉至左髂动脉假腔仍然存在，肠系膜上动脉、左肾动脉均起自假腔。现为求进一步治疗入住本院。

【既往史】 有高血压史 6 年余，2014 年 11 月 13 日行胸主动脉夹层腔内修复术。

【查体】 神志清楚，双瞳等大等圆，两肺呼吸音清，心律齐，无心脏杂音，腹平软，肠鸣音正常，左侧桡动脉搏动未扪及，双侧股动脉、右侧桡动脉搏动有力，四肢感觉、活动正常。

【辅助检查】

CTA：胸主动脉覆膜支架植入术后，左侧锁骨下动脉覆盖，支架以远胸腹主动脉夹层（图 45-1）。

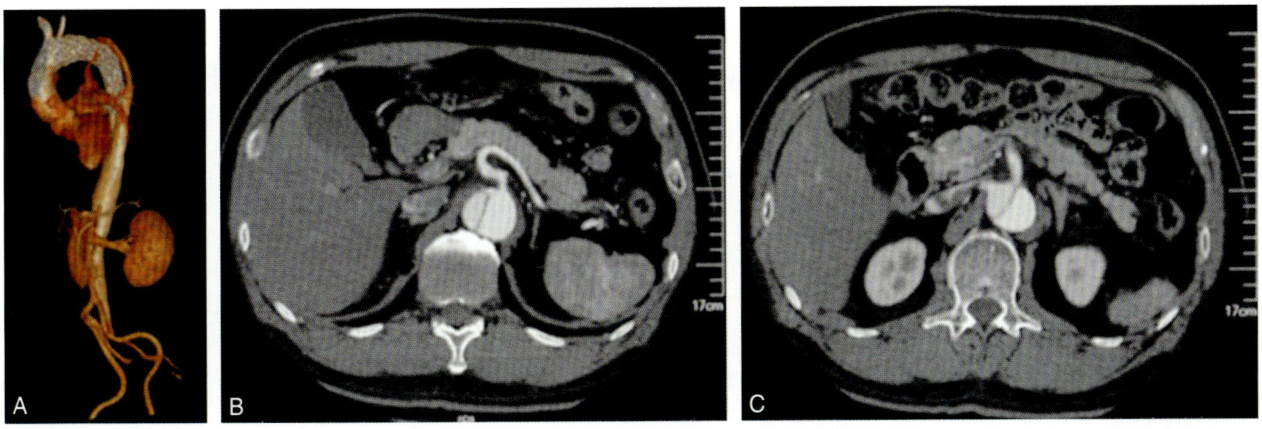

图 45-1　主动脉 CTA 显示患者原胸主动脉支架植入，但支架外假腔仍存在，腹腔干假腔供血，肠系膜上动脉、双肾动脉真腔供血。

诊断

1.胸腹主动脉夹层。

2.胸主动脉夹层腔内修复术后。

3.高血压。

病情分析

患者胸主动脉支架植入术后，支架覆盖段假腔仍有血流，假腔连续直至左侧髂动脉，真腔较小，肠系膜上动脉、双侧肾动脉均为真腔供血，腹腔干为假腔供血，腹腔干开口水平及左侧髂动脉均有明显内膜破口。

临床决策分析

对于本患者，手术方式选择主要包括开放手术、腔内手术。

1.开放手术

腹主动脉人工血管置换术，操作可行，但需开腹，且切口长、创伤大、恢复慢、风险高，患者无法接受。

2.腔内手术

腹主动脉覆膜支架植入术+腹腔干、肠系膜上动脉、双侧肾动脉原位开窗及支架植入术，但腹部只能行原位开窗，同时对四个窗口精确开窗及精确定位，技术难度极高。

最终考虑患者微创治疗的强烈意愿，结合我们科的腔内治疗经验及患者主动脉解剖情况，拟行全腔内技术处理腹主动脉夹层。

诊疗过程

1.术前多学科会诊

请影像科、普外科、麻醉科等多学科会诊，对围术期管理和手术方案进行进一步优化：①进一步精确三维重建 CTA，精确测量腹主动脉真腔、假腔直径，标出破口位置，测量腹腔干、肠系膜上动脉、双侧肾动脉的开口位置和方向，并向 3D 打印公司定制 1:1 的 3D 打印模型；②普外科备术中中转开腹手术；③积极做好围术期的准备及术后观察。

2.手术方案

拟行手术方案：腹主动脉覆膜支架植入术+腹腔干、肠系膜上动脉、双侧肾动脉原位开窗及支架植入术。

实际手术情况：腹主动脉夹层腔内修复术+肠系膜上动脉、双侧肾动脉开窗支架植入术+腹腔干经假腔“潜望镜”支架植入+左锁骨下动脉及胸腹主动脉夹层假腔内弹簧圈栓塞术。

3.手术过程

(1)取一枚 28mm×82mm 腹主动脉覆膜支架(COOK，Zenith)体外释放，对比 3D 打印模型，在覆膜支架上行腹腔干、肠系膜上动脉、双侧肾动脉分别定位开窗，各窗口缝合标记，在支架第二节及第四节用 5-0 Proline 缝线捆扎，使支架收缩至正常直径的约 50%。开窗完成后将支架收回输送系统内(图 45-2)。

(2)患者全身麻醉成功后，解剖双侧股动脉，穿刺左股动脉作为入路，经右侧股动脉置入 0.014 英寸导丝，至肾动脉开口远端破口进入假腔；经左侧股动脉入路，进入导丝，并从左髂动脉破口进入腹主动脉假腔，交换抓捕器，在腹主动脉假腔内抓捕自右侧股动脉经真腔进入的 0.014 英寸导丝，并从左侧股动脉引出导丝，同时牵拉导丝两端，将主动脉内膜向远端切割，跟进一枚球囊在内膜片处行球囊扩张，再次造影提示肾下腹主动脉内膜形成一大破口(图 45-3)。

(3)经左侧股动脉入路，进入导丝，由左髂动脉破口进入假腔，再经刚开窗的内膜破口回入真腔，交换超硬导丝，沿导丝进入预处理的腹主动脉覆膜支架，至腹主动脉，多角度透视定位并反复调整支架，使支架窗口与相应分支动脉对齐，逐渐释放支架。

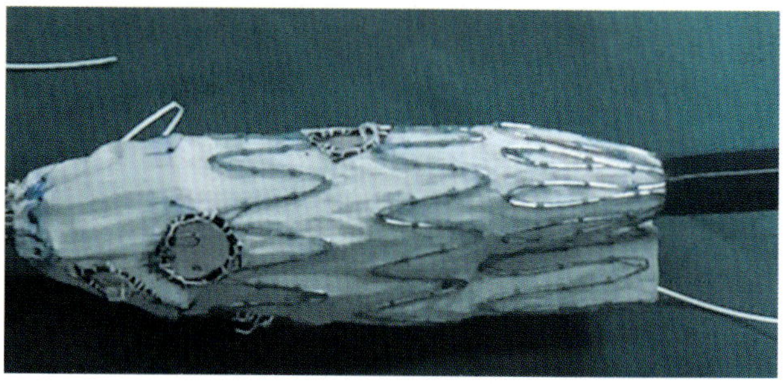

图 45-2 术中对腹腔干、肠系膜上动脉、双侧肾动脉行体外开窗。

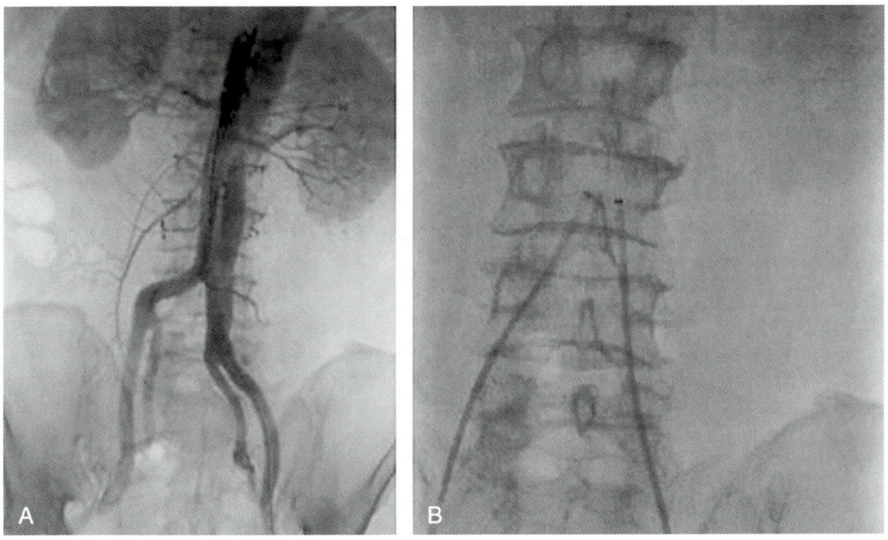

图 45-3　(A)术前腹主动脉造影；(B)腹主动脉内膜片的切割。

(4)经右侧股动脉入路，C2 导管配合泥鳅导丝，成功超选进入肠系膜上动脉、双侧肾动脉的窗口内，于肠系膜上动脉、左肾动脉、右肾动脉分别植入 9mm×19mm、6mm×19mm、6mm×19mm 的球囊扩张支架(Abbott，Omnilink Elite) 各一枚。腹腔干未能进入导丝，考虑采用“潜望镜”技术由左髂动脉破口经假腔重建腹腔干(图 45-4)。

(5) 经左股动脉进入导丝，自左髂动脉破口进入假腔，成功超选入腹腔干，倒“三明治”技术在左侧髂外动脉远端植入一枚 12mm×120mm 的覆膜支架(Gore，PXC)，在左侧髂外动脉近端植入一枚 14mm×80mm 覆膜支架，以及在腹主动脉假腔内植入一枚 6mm×100mm 覆膜支架(BARD，Fluency Plus)，后两支架远端同时位于第一个支架内。假腔内支架远端至腹腔干近端植入一枚 8mm×100mm 覆膜支架(BARD，Fluency Plus)，远端位于上一支架内。

(6) 沿右股动脉导丝跟进 14mm×100mm 覆膜支架(BARD，Fluency Plus)，与主体支架重叠 3cm，定位后释放，造影显示腹主动脉仍可见真假腔，支架位置良好，支架内通畅，示双侧肾动脉、肠系膜上动脉、腹腔干动脉的血流通畅，撤除导管导丝，缝合双侧股动脉切口。

(7)左肱动脉穿刺，导丝至左锁骨下动脉，沿左锁骨下动脉进入假腔，进而进入腹主动脉假腔，以弹簧圈分段栓塞腹主动脉、胸主动脉假腔及左锁骨下动脉近端，共栓塞 20 枚，经左锁骨下动脉造影显示，左锁骨下动脉无血流漏入假腔。退出导管导丝，拔除鞘管，绷带压迫止血。手术顺利(图 45-5)。

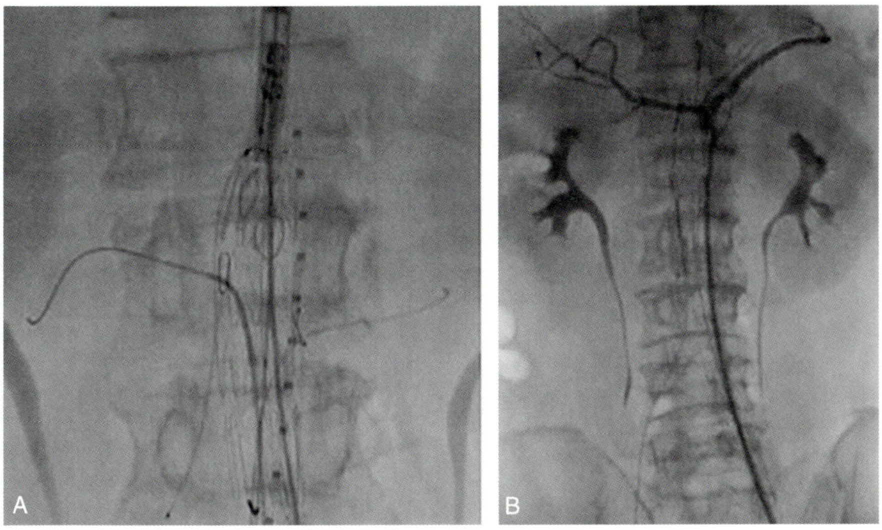

图 45-4　腹主动脉支架的对位，肠系膜上动脉、双肾动脉经腹主动脉支架内的选择，腹腔干经腹主动脉假腔内的选择。

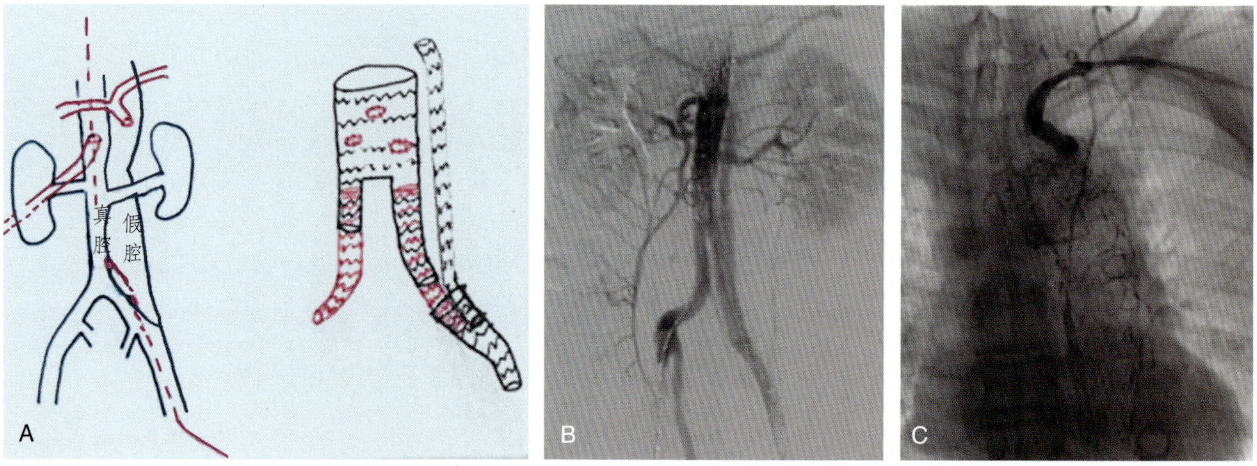

图 45-5 (A)手术方案的示意图；(B)支架植入术后腹主动脉的造影；(C)主动脉假腔及左锁骨下近端弹簧圈栓塞后的造影。

术后处理及随访

术后1年主动脉 CTA 提示胸主动脉、腹主动脉、腹腔干、肠系膜上动脉、双侧肾动脉、双侧髂动脉内支架均通畅，降主动脉至腹主动脉假腔内有血流存在，较术后1周的主动脉 CTA 无明显增大。患者无胸痛、背痛，无腹胀、腹痛(图 45-6)。

经验与体会

主动脉夹层累及腹腔分支区域的情况很多，保留

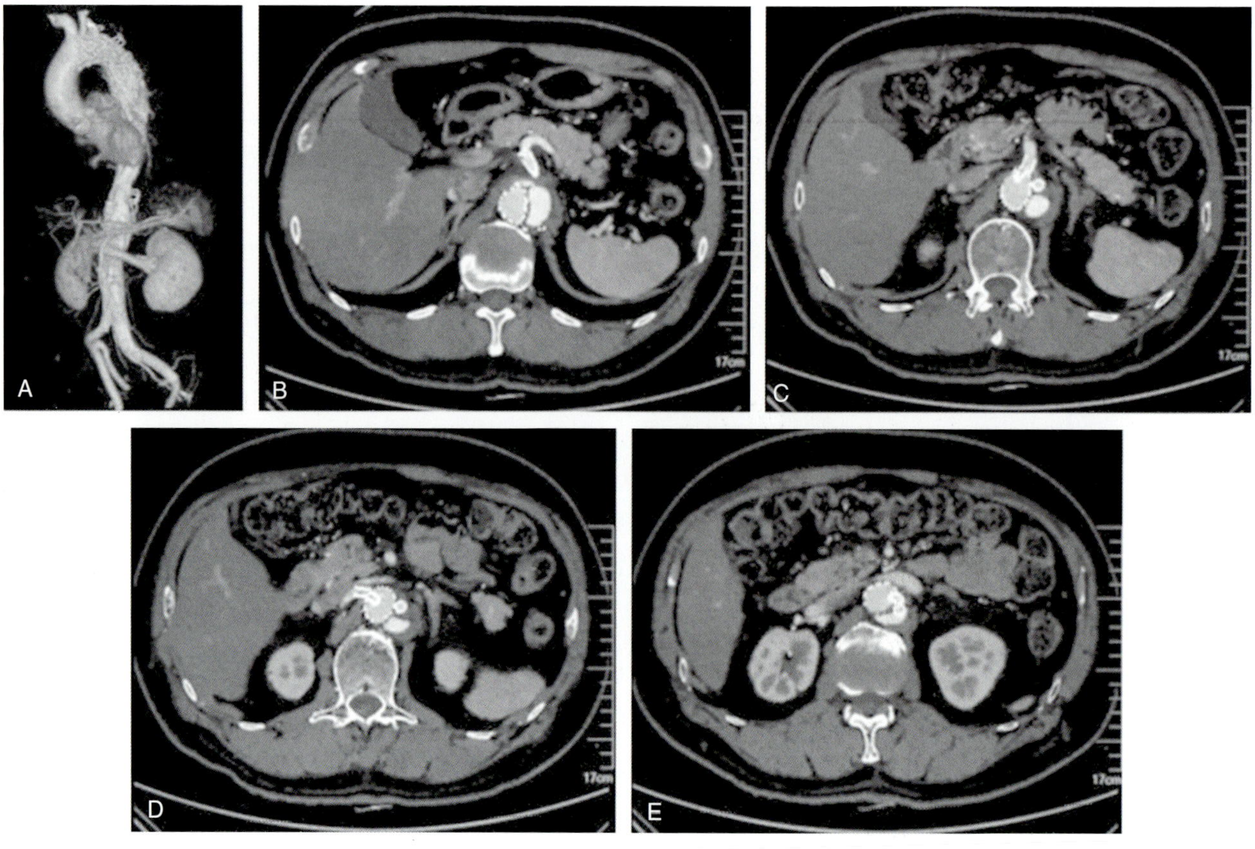

图 45-6 术后1年主动脉 CTA 提示胸主动脉、腹主动脉、腹腔干、肠系膜上动脉、双肾动脉、双侧髂动脉内支架均通畅，降主动脉至腹主动脉假腔内有血流存在，较术后1周的主动脉 CTA 无明显增大。

腹腔重要分支血管是腔内治疗技术的难点，多开窗的精确对位、真腔受压操作空间小更是极大地增加了手术难度。腹主动脉夹层分支累及情况、真假腔分布情况在不同患者间差别很大，应对患者制订个体化的治疗方案，以及开窗对位失败后的后备方案。

本例患者腹腔干为假腔供血，腹腔干平面有破口沟通真腔与假腔，但破口较小且有一定距离，最终无法直接开窗重建，根据解剖情况，最终经左髂动脉假腔内重建。另外，患者真腔较小，我们采用了腹主动脉内膜开窗技术以加大破口，以此突破狭小的真腔空间限制，借用假腔大量的空间，从而利于术中的操作。

“真真假假真真(TFT)”技术，指覆膜支架两端位于动脉真腔内，而使支架主体部分位于动脉假腔内。该技术的应用在本例腹主动脉夹层腔内修复中有以下优点：

(1)内膜片开窗术可扩大真假腔之间的通道，借用假腔空间，利于腹主动脉支架分腿的释放，并增加手术的操作空间，提高手术成功率。

(2)患者存在需重建分支完全开口于假腔的情况，利于开口于假腔内分支动脉的重建。

小结

主动脉夹层累及腹腔分支区域保留腹腔重要分支血管是腔内治疗技术的难点，开窗是目前最理想的方式，借用假腔的空间是主动脉夹层真腔受压或者行假腔内途径操作的一个小技巧，为复杂主动脉疾病的全腔内治疗的整体方案制订提供了一个新的思路和方法。

(苏成锴 孟庆友)

参考文献

1. 孟庆友.开窗支架治疗慢性主动脉夹层远端破口的现状.中国普通外科杂志，2018,27(6):684-690.
2. 朱杰昌，戴向晨，罗宇东，等.体外开窗腔内主动脉修复术治疗胸腹主动脉病变的早期结果分析.中华医学杂志，2018,98(12):921-925.
3. Singh A, Mafeld S, Williams R, et al. Physician-modified fenestrated endografts for managing the ruptured or symptomatic aortic aneurysm: technique overview and clinical outcomes. Vasc Endovascular Surg, 2018,52(8):607-612.

病例 46

肾下型巨大、双 90°扭曲瘤颈腹主动脉瘤腔内治疗

导　读

自 90 年代腹主动脉瘤(abdominal aortic aneurysm, AAA)腔内修复术(endovascular aneurysm repair, EVAR)术面世以来,EVAR 术因其创伤小、恢复快、围术期并发症发生率低等优点逐步成为肾下型腹主动脉瘤的首选治疗方式。但是,对于复杂瘤颈 AAA 一直是 EVAR 的难点,既往研究表明复杂 AAA 腔内修复的中远期效果较传统开发手术更不确切。因此,传统观念认为复杂 AAA 更推荐行开放手术。然而,临床上很多患者难以耐受开放手术,同时得益于器具与腔内技术的发展,近年来复杂 AAA 的腔内修复率越来越高。而复杂 AAA 腔内修复的关键点之一在于如何避免 I 型内漏的发生,因此,保证近端支架的固定、密闭将可大大提高复杂 AAA 的修复效果。本文分享 1 例双 90°严重扭曲瘤颈巨大 AAA 病例,为此类复杂病例的治疗提供思路及经验。

病例简介

女性患者,65 岁。主诉:间歇性腹痛 2 周,发现腹主动脉瘤 2 天。

【现病史】 患者于 2 周前出现左侧下腹部钝痛,间歇性发作,无明显诱因,每次疼痛 3~4 小时,休息后逐渐缓解,无腹胀、恶心、呕吐、腹泻,无呕血、便血,无停止排便、排气等。2 天前至外院就诊,行腹部彩超检查提示:腹主动脉瘤。为进一步诊治,门诊拟"腹主动脉瘤"收住入院。

【既往史】 高血压Ⅲ级(极高危)、克罗恩病手术史、结核病史(已治愈)、右下肢浅静脉曲张。

【查体】 腹平坦,腹壁未见浅静脉充盈,全腹软,无压痛、反跳痛,肝脾肋下未触及,脐周左下腹部可触及一搏动性包块,质软,轻压痛,腹部未闻及血管杂音,无移动性浊音,肠鸣音无异常。双股动脉及足背动脉搏动未见异常。

【辅助检查】

腹部超声:腹主动脉"瘤样"扩张。

全主动脉 CTA:腹主动脉扭曲,于 L2 椎体下缘至 L4 椎体下部水平呈瘤样膨出, 外径约 9.3cm×6.1cm 大小,近端管径约 17.6mm,远端累及分叉,瘤腔内见不规则附壁血栓,未累及双髂动脉。腹腔干、肠系膜上动脉未受累(图 46–1)。

诊断

1. 肾下型腹主动脉瘤。
2. 高血压Ⅲ级(极高危)。
3. 克罗恩病(肠切除术后)。
4. 右下肢浅静脉曲张。

病情分析

患者为老年女性,以间歇性腹痛 2 周起病,查体

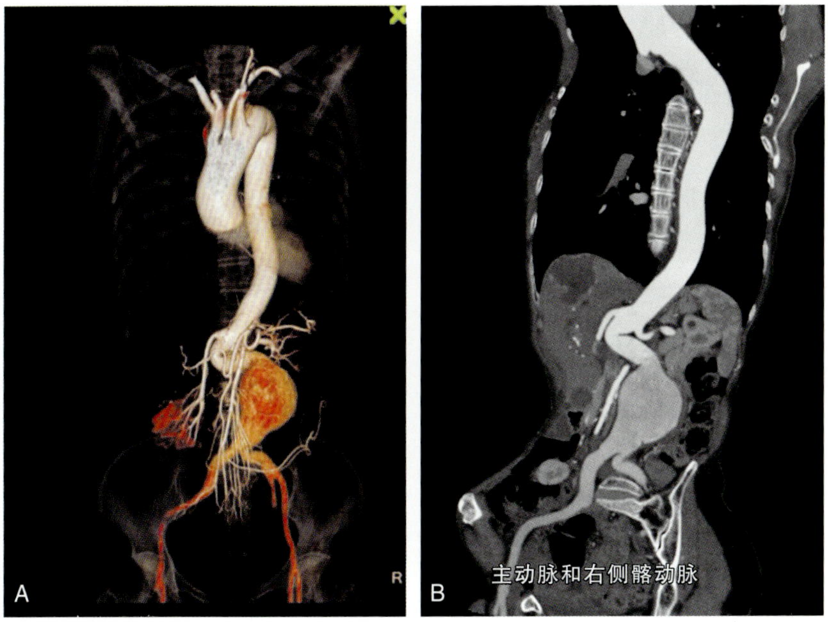

图 46-1　全主动脉 CTA 提示：巨大肾下型腹主动脉瘤，瘤颈双 90°扭曲。

可触及左下腹部明显搏动性肿物，轻度压痛，入院后本院急诊全主动脉 CTA 提示巨大肾下型腹主动脉瘤，最大直径达 9.3cm，瘤颈扭曲严重，结合病史、临床表现及辅助检查，腹主动脉瘤诊断明确，最大直径≥5.5cm，手术指征强烈。本例患者瘤体直径大，且存在腹痛症状，不排除腹主动脉瘤先兆破裂可能，因此，手术时机紧迫，需尽快安排手术，拆除“炸弹”。

临床决策分析

该病例系巨大肾下型腹主动脉瘤伴先兆破裂表现，瘤颈长度充分，但伴有双 90°严重扭曲，属复杂 AAA。手术方案主要讨论两个方面：一是手术方式的选择：开放手术还是腔内修复；二是如何克服扭曲瘤颈，保证手术效果。

1.手术方式的选择

开放手术对于复杂扭曲瘤颈 AAA 的治疗中远期效果较 EVAR 更确切，但手术创伤巨大，术后恢复周期长，围术期并发症发生率较高，且患者既往患有克罗恩病，并行肠切除术，腹腔内术后粘连情况不明，术中情况难以预判，因此首先予以排除。由于患者存在先兆破裂可能，手术时机紧迫，全身麻醉准备时间较长，遂拟局部麻醉下行急诊 EVAR 术。

2.如何克服扭曲瘤颈

EVAR 术中扭曲瘤颈带来的困难包括以下几方面：①移植物的输送到位；②移植物近端的精确锚定；③移植物的严密贴合，防止Ⅰ型内漏；④移植物输送器的顺利回撤。任一方面的缺憾都可能导致最终的修复失败，其中最大失败原因是术后发生近端Ⅰ型内漏。对于移植物的输送及回撤，通过合理选择移植物及主体导入方向基本可以解决。根据本病例解剖特点，选择左侧股动脉为主体导入入路。近端的精确锚定是严密贴合的前提，而严密贴合又是锚定牢固不移位的基础。这两个技术难点需要细致丰富的腔内修复技巧，具体方法及技巧包括：双超硬导丝解剖矫正扭曲瘤颈，放大术野并投射血管垂直横截面，逐步造影，缓慢释放近端，及时微调，以及进行球囊后扩贴合等。同时在移植物的器具选择上，应选择顺应性、贴合性突出的支架，根据我中心既往实践经验及随访结果，该病例腔内修复难度虽大，但修复成功率仍较高。

综合以上考虑，最终确定手术方案为 EVAR 术。

诊疗过程

1.术前多学科会诊

请心内科、普外科、麻醉科、输血科等多学科急会诊，制订围术期保护预案：①患者有高血压病史，目前存在腹主动脉瘤先兆破裂可能，予以严格控制血压、心律；②针对术中腹主动脉瘤破裂致大出血风险，予以大量备血、术中转开放手术准备；③术前注意充分水化、碱化，术中使用等渗造影剂并适当稀释、减少剂量。

2.手术方案

局部麻醉下腹主动脉瘤腔内修复术。

3.手术过程

常规消毒铺单，局部麻醉双侧腹股沟区皮肤，分别穿刺双侧股动脉，置入6F短鞘，分别预置2枚Proglide备用，导入12F短鞘。经右侧鞘管导入0.035英寸泥鳅导丝配合5F猪尾导管至L1水平，造影评估(图46-2)。保留猪尾导管以备术中随时造影评估，经左侧鞘管导入0.035英寸泥鳅导丝配合5F单弯导管超选至降主动脉，交换超硬导丝，同法经右侧鞘管导入超硬导丝，经双导丝支撑后，扭曲瘤颈得到明显解剖矫正(图46-3)。退出左侧鞘管，沿导丝导入分叉型腹主动脉覆膜支架主体28mm/16mm×170mm(Medtronic，Endurant)，猪尾导管即时造影确认精确定位左肾动脉下方(图46-4)。缓慢释放近端，上下微调确保支架不移位，打开右侧分支支架后，保留主体输送系统，经右侧鞘管单弯导管配合泥鳅导丝超选至分支支架内(图46-5)，造影确认在位后，交换超硬导丝并与预置支撑导丝区别。完全打开主体支架并回撤输送系统，右侧退出鞘管，沿导丝引入接腿支架16mm/13mm×120mm(Medtronic，Endurant)一枚(图46-6)，精确定位并释放后，退出双侧支架输送系统及导丝。再次猪尾导管造影显示支架形态良好，腹主动脉瘤隔绝完全，无内漏(图46-7)。退出各导丝、导管，缝合血管穿刺点，检查无出血，搏动良好后，局部加压包扎。

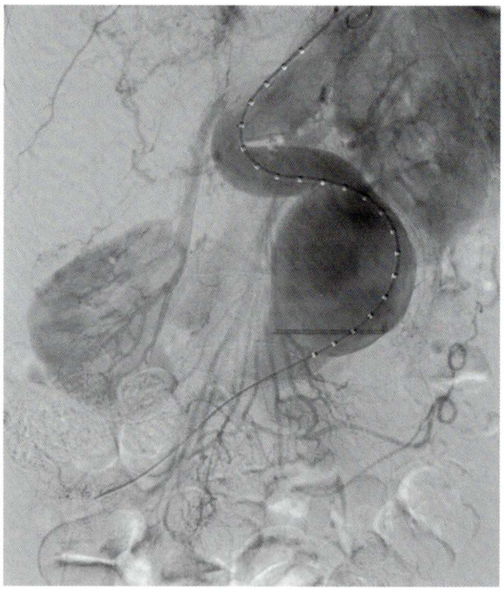

图46-2 腹主动脉造影显示瘤颈严重扭曲。

术后处理及随访

术后注意密切监测生命体征、四肢感觉活动功能，严格控制血压、心率，应用盐酸乌拉地尔注射液150mg，持续微泵，稳定收缩压至120~140mmHg，增加

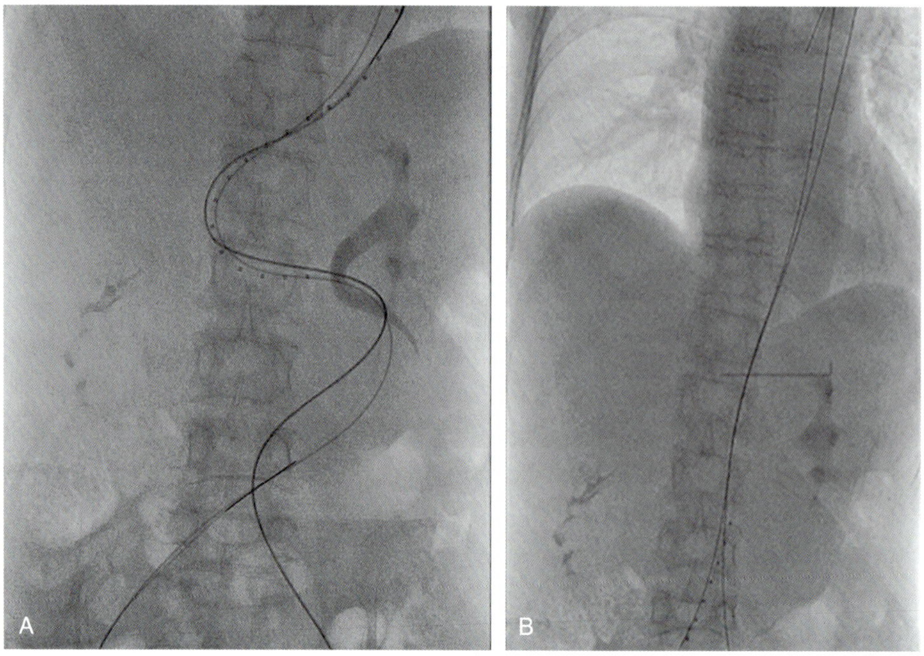

图46-3 (A)双导丝导入支撑前；(B)双导丝导入支撑后扭曲瘤颈得到矫正。

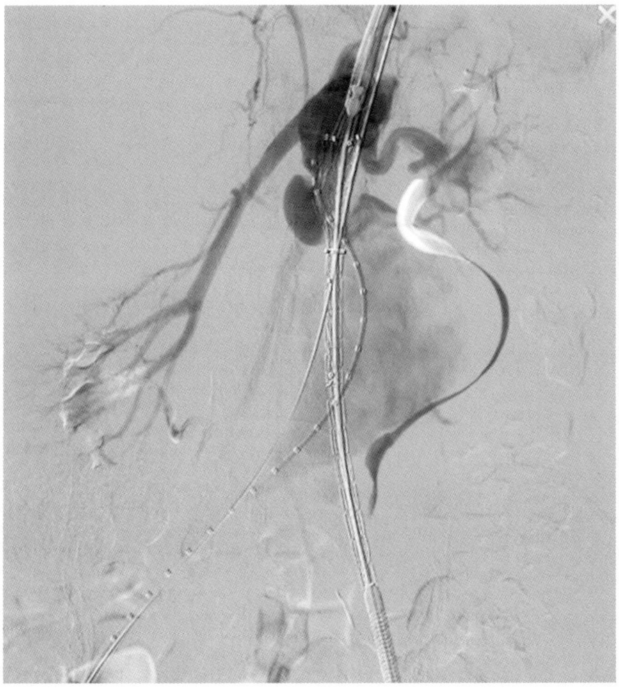

图 46–4　造影确认支架近端精确定位于左肾动脉下方。

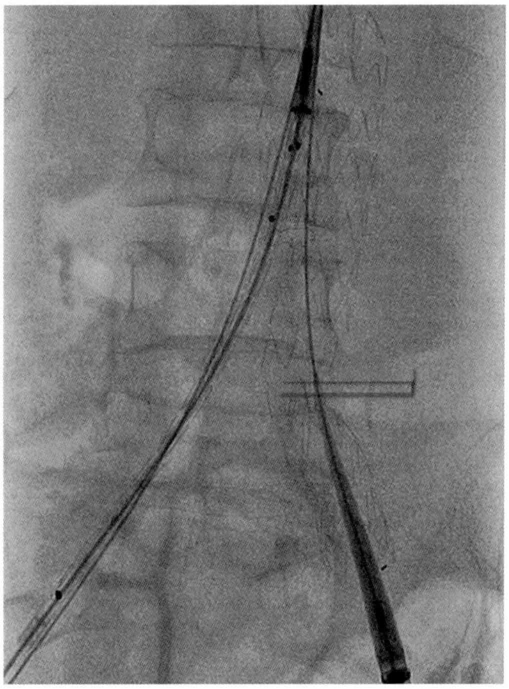

图 46–6　导入右侧接腿支架 16mm/13mm×120mm(Medtronic, Endurant)1 枚。

脊髓灌注。予以抗血小板、稳定斑块、扩张血管的药物,适当进行抗应激、水化和碱化等处理。

术后第 3 天:出院。出院后口服拜阿司匹林肠溶片 100mg,每天 1 次;阿托伐他汀钙片 20mg,每天 1 次。

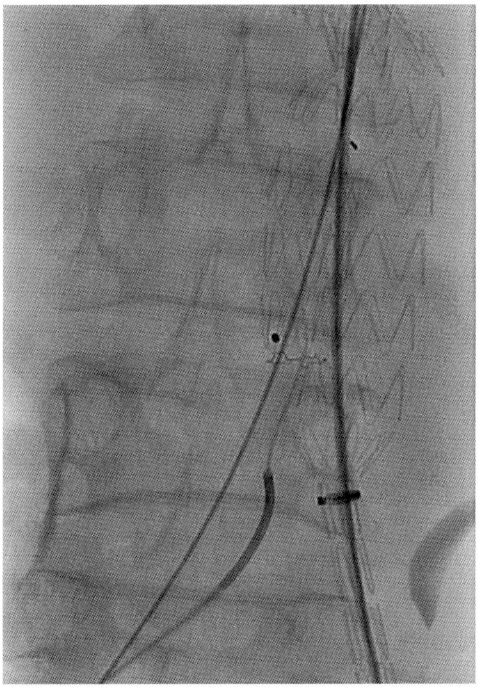

图 46–5　泥鳅导丝配合单弯导管超选支架右侧分支。

术后 1 个月:门诊复查,生命体征平稳,腹部搏动性肿物消失,四肢感觉活动无异常,四肢动脉搏动良好。复查全主动脉 CTA 提示支架形态良好,动脉瘤腔内血栓化,无内漏(图 46–8)。

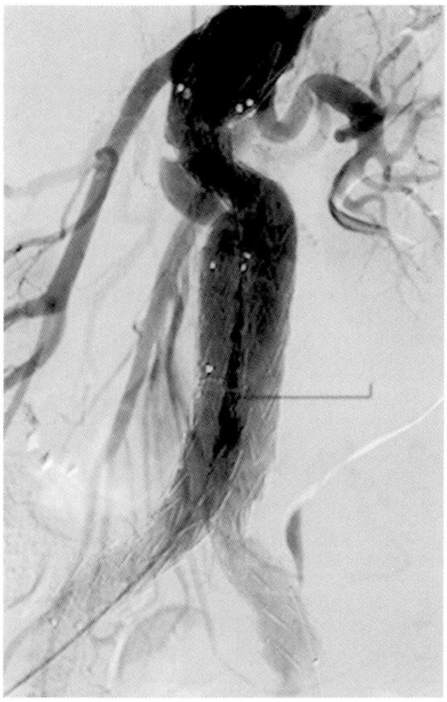

图 46–7　腹主动脉造影显示支架形态良好,主动脉瘤隔绝完全,无内漏。

经验与体会

AAA起病隐匿,破裂后病情变化急骤,死亡风险巨大,手术治疗为唯一有效方法。但传统开放手术创伤大,围术期并发症及风险较高。EVAR术的出现,大大减少了AAA外科治疗的死亡率及并发症发生率。目前,EVAR已成为肾下型AAA的首选治疗方式,同时随着新器材及新技术的更新,不断拓宽了EVAR治疗AAA的适应证。但是合并困难解剖的肾下型AAA始终是EVAR术的难点与挑战。

无论是短瘤颈还是扭曲瘤颈,EVAR治疗成败的关键在于如何避免Ⅰ型内漏的发生。其中短瘤颈EVAR需要依靠精确的定位技术及更牢靠的近端锚定移植物。严重扭曲瘤颈EVAR涉及入路选择、扭曲矫正、近端精确定位、贴合等一系列腔内技术,在技术上要求更高、更复杂。

本例患者系双90°扭曲瘤颈,属于Ⅰ型内漏高风险病例,但由于既往腹腔手术史,存在先兆破裂可能,手术时机紧迫,因此不适宜全面评估后行开放手术治疗。在实施EVAR术中,我们利用双入路双超硬导丝技术从解剖上部分矫正扭曲,为关键的锚定区定位步骤创造了有利条件。定位时,精确测量移植物与肾动脉之间的距离至关重要,这里可以适当放大术野,采用头侧倾斜位,利用移植物近端的定位调整吊臂投射方向,保证投射角度与瘤颈和最低位肾动脉方向垂直。如果术中发现支架释放后内漏,可选用顺应性球囊对近端锚定区、支架连接处进行贴合成形。

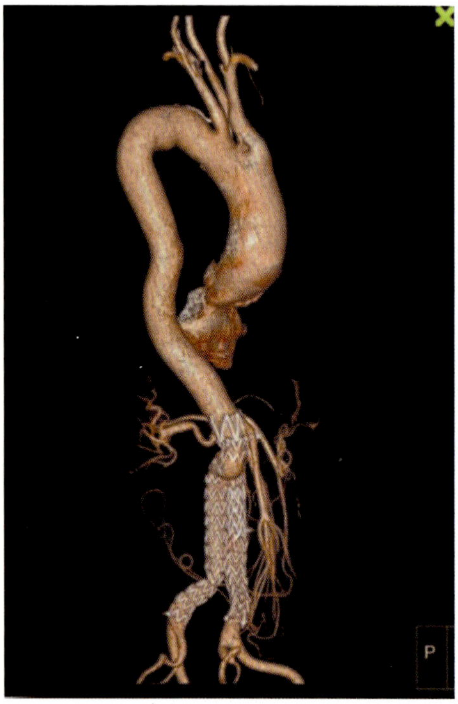

图46-8 全主动脉CTA显示支架形态良好、通畅,瘤腔内无内漏,双肾动脉显影良好。

小结

困难解剖AAA主要包括:入路血管扭曲、狭窄闭塞,短瘤颈,扭曲瘤颈三方面。随着更小、更亲水、更柔顺的输送系统的不断改进,目前入路困难基本不再成为EVAR治疗的困难。针对复杂、疑难病例,通过术前充分全身及局部精确评估,合理分析,术中利用双导丝技术矫正不利解剖,综合利用现有腔内治疗技术,发挥现有器材优势,有效修复复杂肾下型AAA。

(温兴铸 曲乐丰)

参考文献

1. 温兴铸,柏骏,曲乐丰.腹主动脉瘤腔内修复术中输送器回撤困难的处理对策. 中国普通外科杂志,2016,25(6):802-808.
2. 柏骏,曲乐丰,职康康,等.分叉型一体式覆膜支架在腹主动脉瘤腔内修复术中的应用. 中华医学杂志, 2014,94(19):1462-1465.
3. Antoniou GA, Georgiadis GS, Antoniou SA, et al. A meta-analysis of outcomes of endovascular abdominal aortic aneurysm repair in patients with hostile and friendly neck anatomy. J Vasc Surg, 2013,2(2):527-538.
4. Qu L, Raithel D. From clinical trials to clinical practice: 612 cases treated with the Power link stent-graft for endovascular repairof AAA. J Cardiovasc Surg (Torino), 2009,2(2):131-137.
5. Oikonomou K, Botos B, Bracale UM, et al. Proximal type I endoleak after previous EVAR with palmaz stents crossing the renal arteries: Treatment using a fenestrated cuff. J Endovasc Ther, 2012,5(5):672-676.
6. Byrne J, Mehta M, Dominguez I, et al. Does Palmaz XL stent deployment for type 1 endoleak during elective or emergency endovascular aneurysm repair predict poor outcome? A multivariate analysis of 1470 patients. Ann Vasc Surg, 2013,4(4):401-411.

病例 47

结核性腹主动脉假性动脉瘤腹主动脉腔内修复术后支架内闭塞

导 读

感染性腹主动脉瘤(infectious abdominal aortic aneurysm, IAAA)是一种罕见而且病情凶险的外科疾病,死亡率高,预后较差。一期手术治疗方式包括腔内治疗、原位血管重建术、解剖外途径血管重建术,近年来随着EVAR术式的快速发展,腔内治疗病例逐渐增多,但IAAA腔内治疗术后远期并发症的处理,目前鲜有报道。本文分享1例结核性腹主动脉假性动脉瘤EVAR术后支架内闭塞处理的经验。

病例简介

男性患者,66岁。主诉:腹主动脉腔内隔绝术后1年余,双下肢疼痛4个月。

【现病史】 患者于2016年12月因“腹痛,剑突下搏动性包块”就诊于外院,入院完善相关检查,结合患者既往结核病史,考虑为结核性腹主动脉假性动脉瘤。行“腹主动脉腔内隔绝修复术”,术后患者一般情况可。继续抗结核治疗半年后遵医嘱停药。患者于4月前出现双下肢行走后疼痛、皮温降低,无明显诱因,呈进行性加重,为持续性胀痛,屈曲抱膝疼痛可缓解,其中以右下肢症状更为严重。无胸闷、气促,无呼吸困难。后于本院就诊,诊断考虑为“腹主动脉支架内血栓形成,右侧髂外动脉闭塞”。自发病以来,无畏寒发热、恶心呕吐,精神欠佳,食欲差,睡眠正常,大便正常,小便量、色正常。体重无明显变化。

【既往史】 有“胃溃疡”病史,于1981年行“开放胃大部分切除术”,期间有输血史。3年前发现肺结核,规律抗结核治疗,现已停药。高血压病史10余年,不规律服用尼群地平片,患者未监测血压,控制效果不详。

【查体】 体温36.5℃,心率77次/分,呼吸18次/分,血压163/81mmHg。神志合作,心肺听诊(-)。腹平软,无压痛,肠鸣音正常。双下肢膝关节以下皮温偏凉,脚踝以上皮色正常,脚踝以下皮色偏白,双侧足背动脉及胫后动脉搏动未扪及,双侧腘动脉搏动微弱,双下肢肌力5级。

【辅助检查】

腹主动脉CTA:腹主动脉假性动脉瘤形成,结合病史,考虑结核性可能性大。

诊断

1.腹主动脉支架内血栓形成。

2.下肢动脉硬化闭塞症(双下肢)。

3.高血压Ⅲ级(极高危)。

4.手术后状态(腹主动脉假性动脉瘤支架置入术后,开放胃大部分切除术)。

病情分析

患者为老年男性,高血压病史10余年,降压药物

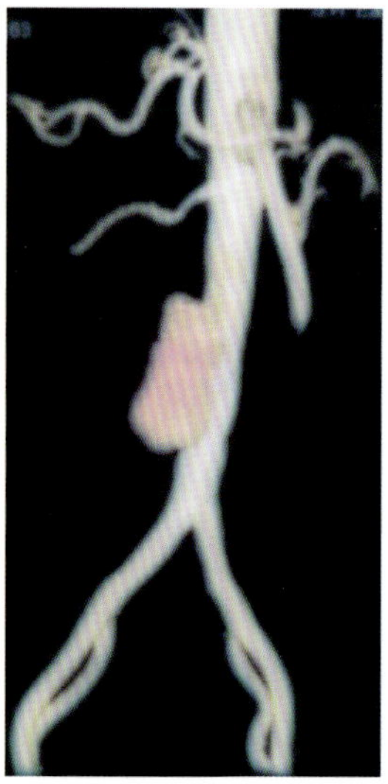

图 47-1 当地医院腹主动脉 CTA。腹主动脉假性动脉瘤形成，结合病史，考虑结核性可能性大。

服药不规律，肺结核病史 3 年，规律抗结核治疗，现已停药。2016 年因“腹主动脉假性动脉瘤”于当地医院行“腹主动脉直筒型支架置入术”，术后 8 个月开始出现双下肢间歇性跛行，伴下肢皮温皮色改变，症状逐渐加重，以右下肢为甚。入本院后复查 CT 示腹主动脉支架内闭塞、支架内血栓形成、右侧髂外动脉闭塞。患者腹主动脉支架内闭塞原因可能为：①支架短缩，支架远端上移并塌陷入瘤腔内，致支架远端闭塞，支架内形成血栓；②腹主动脉假性动脉瘤进展，瘤腔继续增大，支架将原假性动脉瘤下方撑破，远端塌陷入瘤腔，致支架闭塞。患者于外院行 EVAR 术前 CTA 可见双侧髂动脉通畅，现右侧髂外动脉至股浅动脉闭塞，原因可能为：①腹主动脉支架闭塞，血流量减少，血流缓慢；②置入支架及患者结核病导致患者为血液高凝状态；③EVAR 术式股动脉穿刺损伤血管内膜；④中老年男性，长期抽烟，合并下肢动脉硬化闭塞症。患者存在下肢缺血症状及体征，手术意愿强烈，手术指针明确。

临床决策分析

本病例诊断腹主动脉支架内血栓形成并右侧髂

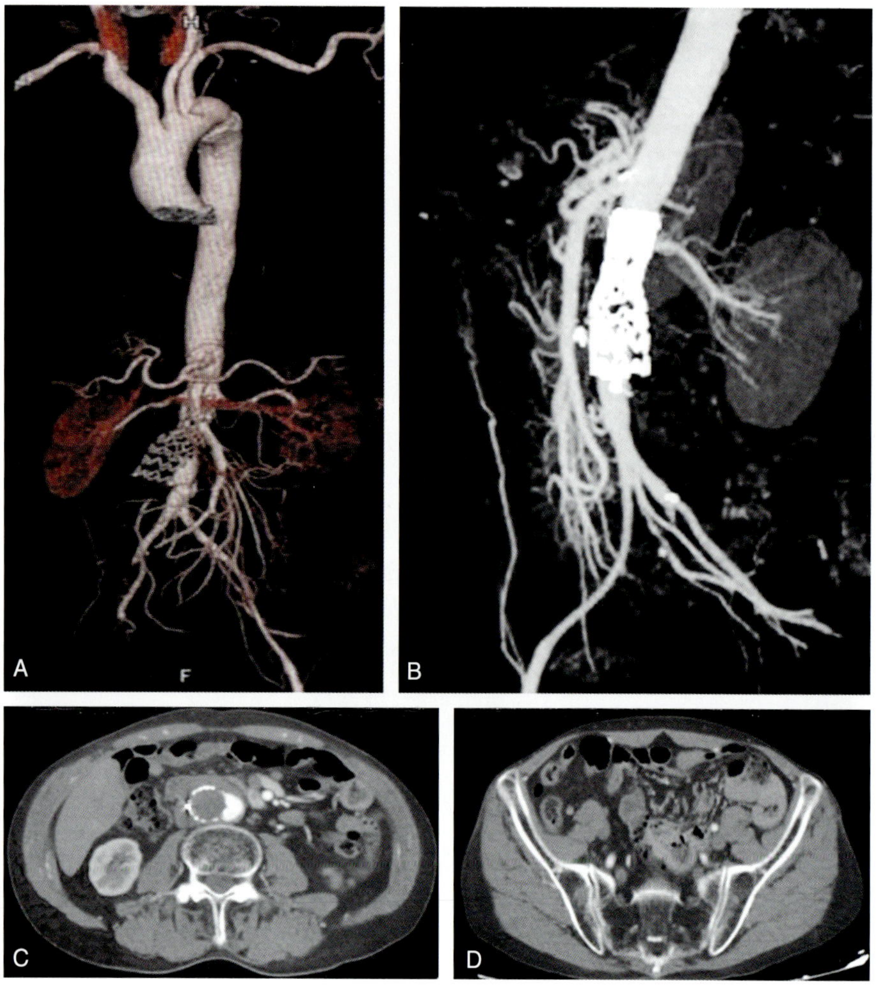

图 47-2 本院主动脉全长 CTA 图像。“腹主动脉支架植入术后”改变，腹主动脉支架内充盈缺损影，考虑为支架闭塞，右侧髂外动脉闭塞。

动脉闭塞明确，下肢缺血表现逐渐加重，需限期手术，改善下肢缺血。外科处理需要重点从以下两个方面进行讨论。

1.处理的时机

患者肺结核病史 3 年，经规律抗结核治疗后已停药，原腹主动脉假性动脉瘤也考虑为结核性可能性大，处理患者下肢缺血需行全身麻醉手术，存在结核复发及结核全身播散风险，术前需判断患者是否为活动期结核，并详细评估患者手术耐受情况，完善术前准备。

2.具体术式选择

(1) 腹主动脉腔内修复术，首先左侧股动脉穿刺，导丝上行通过腹主动脉支架闭塞段，在原支架内使用支架(Viabahn)通过闭塞段，同期右侧髂动脉行支架置入。该术式支架(Viabahn)置入血栓之中，稳定性差，远期易发生支架成角或者移位，且支架近端锚定区域短，手术操作复杂，暂不考虑该术式。

(2)腹主动脉人工血管置换合并支架取出术，原发疾病考虑为结核性腹主动脉假性动脉瘤，该术式直接接触病变区域，存在结核全身播散风险，感染区域血管吻合口围术期及远期易破裂，且该术式创伤大，患者耐受性较差，暂不考虑该术式。

(3)锁骨下动脉双侧股动脉人工血管转流术，该术式创伤小，操作相对简单，且手术区域避开了感染部位，能有效避免远期血管吻合口破裂的风险。而且该术式花费相对较少，对于经济状况不太好的患者来说是最佳选择。

因此，最后选择行锁骨下动脉双侧股动脉人工血管转流术。

诊疗过程

1.术前多学科会诊

请放射科、呼吸内科、麻醉科一同讨论手术方案及围术期的处理方案：①放射科做术前精准测量，评估如果采用介入手术所需血管数据；②麻醉科评估手术麻醉风险及制订术中预防结核播散的麻醉方案；③请呼吸科协助制订围术期结核管理方案。在完善结核活动性检验、检查后，呼吸科评估患者为结核非活动期，可耐受全身麻醉手术。

2.手术方案

右锁骨下动脉-股动脉人工血管搭桥术+股动脉-股动脉搭桥术。

3.手术过程

仰卧位，常规消毒铺单，取右锁骨上窝纵行切口，分离肌肉，显露右锁骨下动脉(图 47-3)，双侧过带备用。解剖右侧股动脉、股浅动脉、股深动脉(图 47-4)，过带阻断备用，解剖左侧股动脉、股浅动脉、股深动脉，皮下打隧道，6mm×40cm 人工血管(Gore, Tex)通过隧道铺设于皮下，阻断右锁骨下动脉，行右锁骨下动脉人工血管端-侧吻合术，吻合满意。下方行人工血管股动脉端-侧吻合术，吻合满意，血管通畅，可扪及搏动。耻骨上打皮下隧道，铺设 6mm×40cm 人工血管，右侧行人工血管和人工血管端-侧吻合术(图 47-5)，人工血管另一端与股动脉行端-侧吻合，血流通畅。伤口逐层缝合，伤口加压包扎，术程顺利，出血约 100mL，

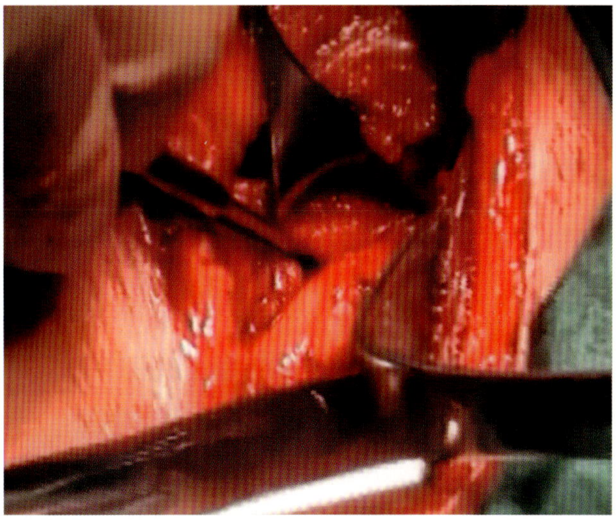

图 47-3　显露右锁骨上动脉。

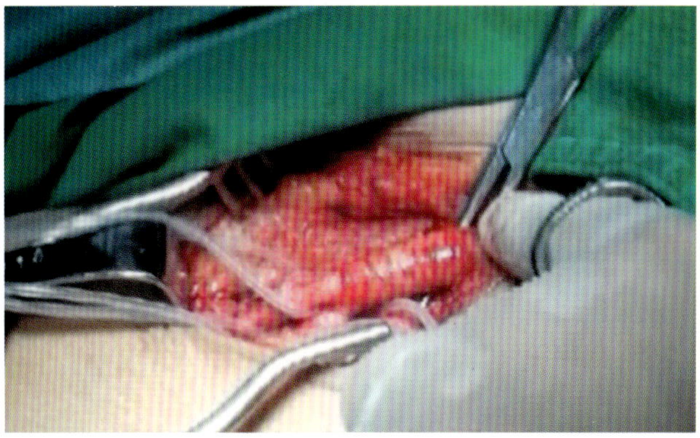

图 47-4　显露右侧股动脉、股浅动脉、股深动脉。

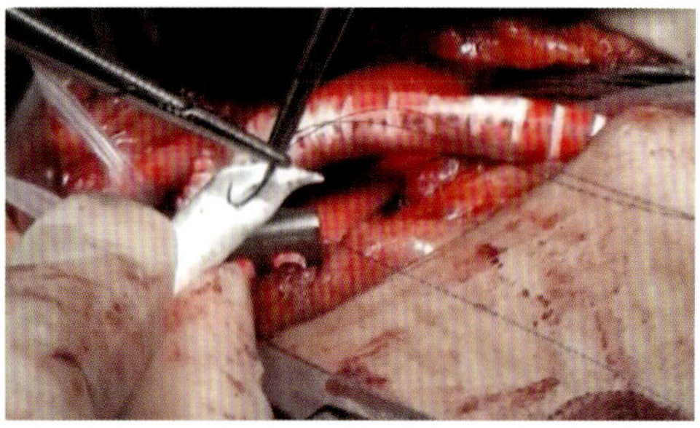

图 47-5 右侧人工血管与人工血管端-侧吻合。

术后送入 ICU。

术后处理及随访

术后当天：安返病房，神志清楚，精神良好，可自主呼吸，无胸背部痛，四肢感觉、活动正常。予以密切监测生命体征、意识变化，严格控制血压、心率，予以抗凝、扩张血管等对症处理。

术后 1 周：精神好，自由活动，切口恢复良好，双下肢皮温、皮色正常，双侧股动脉及腘动脉搏动良好，四肢肌力正常，予以办理出院。

出院后 3 个月：双下肢感觉、活动正常，无间歇性跛行，无下肢疼痛，复查 CT 显示人工血管内通畅、形态良好(图 47-6)。

经验与体会

IAAA 是腹主动脉瘤的一种特殊的类型，发病率低，占全部腹主动脉瘤的 0.7%~3%，在感染性动脉瘤中可占 1%~3%，但其病情凶险，死亡率居高不下。极少数 IAAA 患者表现为典型的“三联征”(即腹痛、腹部搏动性肿块和发热)，往往需要与炎性腹主动脉瘤及腰大肌脓肿等多种疾病相鉴别，临床误诊率和漏诊率高。

锁骨下动脉-双侧股动脉人工血管转流术避开了感染区域，近期和远期通畅率均较好，可作为腔内治疗失败后的安全有效的补救措施。而患者腹主动脉病变段我们予以了旷置，是考虑到目前患者的假性动脉瘤进一步扩大后，支架已经完全塌陷入瘤体里，从而形成了盲段，瘤体已经完全血栓化了。所以我们认为目前患者的假性动脉瘤暂时没有破裂的风险，但仍需定期随访，如果有进一步的变化，再考虑手术干预。

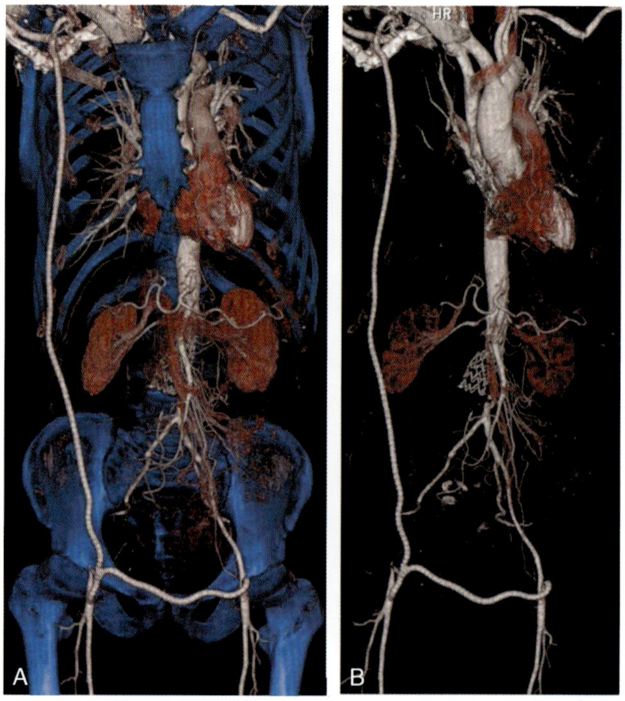

图 47-6 术后 3 个月主动脉全长成像 CTA。右锁骨下动脉-双侧股动脉人工血管转流术后，人工血管形态良好，管腔内血流通畅，双下肢股浅动脉、股深动脉显影良好。

小结

抗感染治疗是成功进行 IAAA 手术的基本要素，手术方式包括腔内治疗、原位血管重建术、解剖外途径血管重建术。腔内治疗因其操作简单、创伤小和术后恢复快等特点，应用逐渐增多。IAAA 于 EVAR 术后出现支架内血栓形成为腔内治疗的远期并发症，选择合适长度型号的支架、术后规律有效的抗感染治疗、定期的随访，能够有效避免和及时发现此类并发症的出现。

(赵磊 黄建华)

参考文献

1. Lai CH, Luo CY, Lin PY, et al. Surgical consideration of in situ prosthetic replacement for primary infected abdominal aortic aneurysms. Eur J Vasc Endovasc Surg, 2011,42(5):617-624.
2. Kan CD, Lee HL, Yang YJ. Outcome after endovascular stent graft treatment for mycotic aortic aneurysm: a systematic review. J Vasc Surg, 2007,46(5):906-912.

病例 48

液体栓塞剂处理腹主动脉腔内修复术后 Ⅰa 型内漏致瘤腔破裂

导　读

腹主动脉瘤(abdominal aortic aneurysm, AAA)是老年患者少见但凶险的大动脉疾病,未予治疗者死亡率高。近 20 年来,由于 EVAR 术式的迅速发展,腹主动脉瘤覆膜支架腔内修复术(endovascular aneurysm repair,EVAR)获得了良好的腔内治疗效果,已成为 AAA 的主要治疗方式之一。但是随着治疗病例数的增加以及随访时间延长,EVAR 术式的主要并发症如内漏也逐渐增多;对于内漏处理方式的理解各有不同,已成为血管外科医生的临床重点和难点。本文分享 1 例液体栓塞剂处理 EVAR 术后复杂 Ⅰa 型内漏致瘤腔破裂的经验。

病例简介

男性患者,74 岁。主诉:腹主动脉瘤 EVAR 术后 1 年,发现腰部肿块 3 个月。

【现病史】 患者 1 年前因"腹主动脉瘤"于外院行"腹主动脉瘤覆膜支架腔内隔绝术",术后恢复良好出院,一直未正常随访。3 个月前发现左侧腰部肿块,自觉轻微胀痛,无明显诱因,大小约 8mm×8cm,质软,活动性差,轻微压痛。门诊检查后以"EVAR 术后 Ⅰ 型内漏" 收住入院。

【既往史】 有高血压病史 20 年,最高血压 170/110mmHg,规律服用硝苯地平缓释片,血压控制良好。冠心病史 5 年,剧烈活动后诉胸闷、气促,无胸痛等不适,未规律服药。30 年前因结石性胆囊切除胆囊,具体不详。否认糖尿病史,无乙型肝炎病史、无艾滋病病史及其密切接触史,无结核病史及其密切接触史,无外伤史,无血制品输注史,无过敏史,预防接种史不详。

【查体】 体温 36.5℃,心率 75 次/分,呼吸 18 次/分,血压 150/81mmHg,神志清楚,查体合作,全身皮肤、巩膜无黄染,全身浅表淋巴结未扪及肿大,颈软,气管居中,双下肺呼吸音粗,未闻及明显干湿性啰音,心脏体查无异常,腹平软,无压痛,肠鸣音正常,双下肢感觉活动正常。左侧腰部可扪及一大小约 8mm×8cm 肿块,下方有一大小约 2mm×2cm 肿块,质软,活动性差,轻微压痛。

【辅助检查】

患者 EVAR 术后复查主动脉 CTA(2018 年 4 月 26 日,湘雅医院):① "腹主动脉瘤术后"改变,腹主动脉下段支架周围造影剂泄露;②腹主动脉周围-左侧腰大肌-左侧腰部皮下-左侧臀部低密度灶,考虑内漏并机化可能性;③主动脉粥样硬化,冠状动脉钙化。详见图 48-1。

诊断

1. 腹主动脉瘤 EVAR 术后破裂。
2. 腹主动脉瘤 EVAR 术后 Ⅰa 型内漏。
3. 高血压Ⅲ级(极高危)。

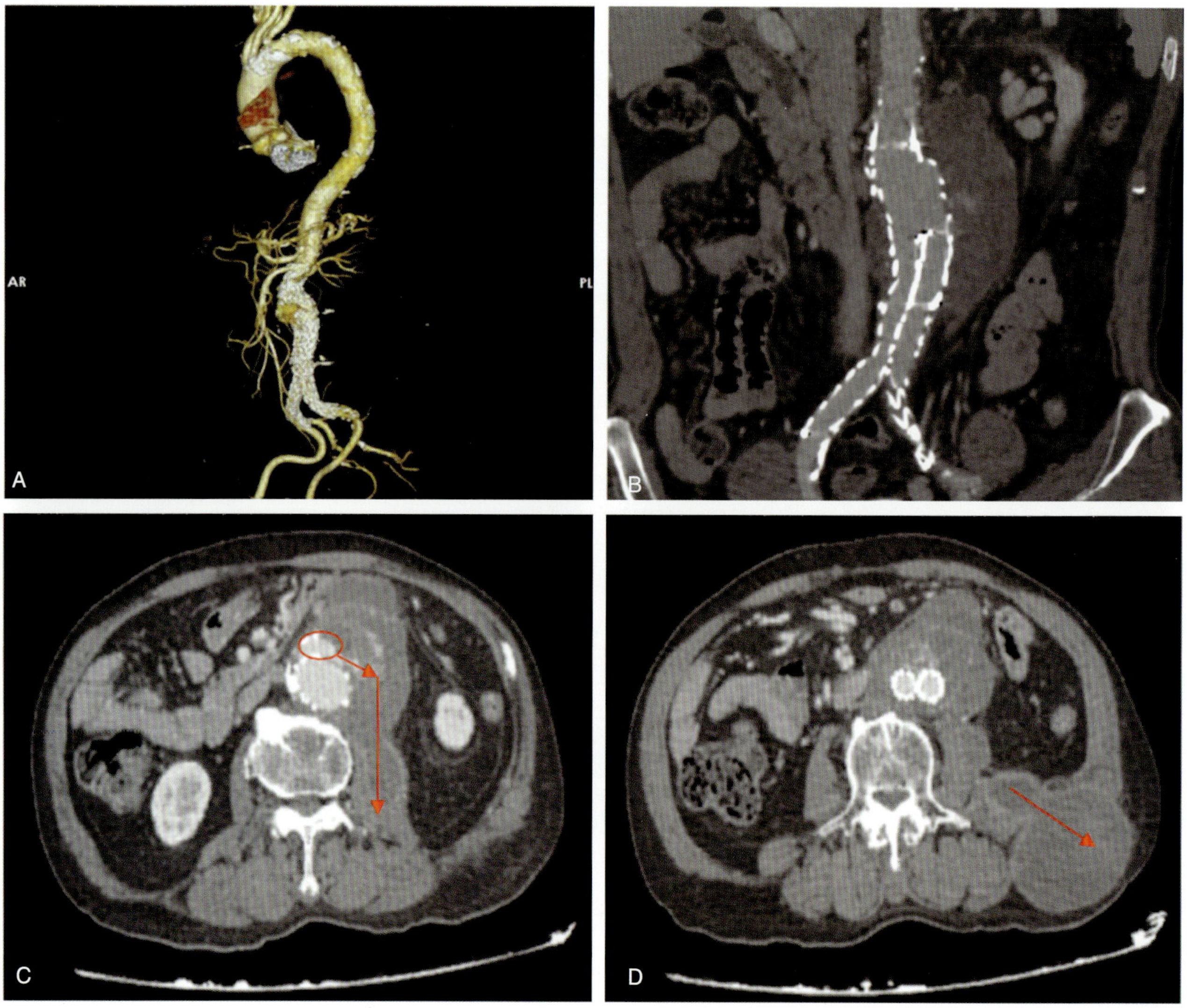

图 48–1 患者 EVAR 术后复查主动脉 CTA。(A)腹主动脉支架形态可；(B)冠状位可见腹主动脉旁血肿形成；(C,D)腹主动脉前壁与原支架之间形成腔隙，血肿蔓延至左侧腰部皮下。

4. 冠心病。
5. 手术后状态(胆囊切除)。

病情分析

患者为老年男性，“高血压”病史 20 年，1 年前因“腹主动脉瘤”行“腹主动脉瘤覆膜支架腔内修复术”，近 3 个月发现左侧腰部肿块，伴轻压痛及胀痛。CTA 证实患者出现术后严重Ⅰ型内漏，瘤腔破裂出血，后腹膜形成血肿并蔓延至皮下。考虑内漏原因可能有：该患者瘤颈条件差，瘤颈短、扭曲、成角大，且支架前端腹主动脉壁可见明显钙化斑块，导致支架贴壁性差。血流从支架与血管壁间缝隙漏出，瘤腔破裂形成巨大血肿，一直延伸至左侧腰部。

临床决策分析

本病例为 EVAR 术后Ⅰa 型内漏诊断明确，患者腹膜后巨大血肿形成明显，随时有破裂风险，需限期手术。而术式的选择，在我们术前的讨论中有以下几种方案。

1.腹主动脉人工血管置换

在开腹手术中，切除腹主动脉覆膜支架段，利用分叉型人工血管置换，彻底封闭内漏处，同期清理腹膜后血肿。但这种术式创伤大，手术时间长，术中、术后并发症多，患者耐受度差，因此首先予以排除。

2.直筒型支架延伸+双肾动脉重建

利用直筒型支架向近心端延伸,隔绝内漏缝隙,同时利用烟囱技术或原位开窗保留双肾动脉血供。患者Ⅰ型内漏本质为动脉壁斑块导致支架贴合性差,再次置入覆膜支架很难保证100%贴合,同时采用烟囱技术或开窗技术很难避免新的内漏发生,不能做到完全隔绝。

3.腔内技术联合液体栓塞剂隔绝内漏

因为患者Ⅰ型内漏源于动脉壁斑块,导致支架与动脉壁形成腔隙。采用血管腔内技术将微导管送入腔隙,利用液体栓塞剂填塞内漏腔隙,从而实现对于Ⅰ型内漏的完全隔绝。而且该术式花费相对最少,对于经济状况不太好的患者来说是最佳选择。

因此,最后我们选择采用腔内技术联合生物液体栓塞剂隔绝内漏。

诊疗过程

1.术前多学科会诊

患者腹主动脉瘤 EVAR 术后出现严重Ⅰa 型内漏,形成后腹膜巨大血肿,并蔓延至皮下;原支架紧靠双肾动脉,无足够锚定区,如重建双肾动脉则增加术后新发内漏的风险;利用腔内技术联合生物液体栓塞剂直接封堵内漏腔隙,手术时间较长,对术者技术要求高,但费用低,效果直接。

请影像科、麻醉科、普外科等多学科会诊,对围术期管理及手术方案进行进一步优化:①仔细阅读患者影像学资料,明确“责任”内漏缝隙以及可能的液体栓塞剂体积,确保完全封堵内漏腔隙,同时避免栓塞剂外溢造成动脉远端栓塞;②选择局部麻醉联合静脉麻醉,既可有效降低全身麻醉所致风险,又可达到镇静、镇痛等效果,满足手术所需要求;③考虑后腹膜血肿清除术创伤较大,如完全隔绝内漏腔隙,血肿的存在对患者生理功能及生存质量无明显影响,故此次手术不予以清除后腹膜及皮下血肿。

2.手术方案

腔内技术联合生物液体栓塞剂隔绝内漏。

3.手术过程

(1)股动脉穿刺,预置穿刺鞘。

(2)置入 SIM-1 导管于腹主动脉原支架上方造影,显示原支架与动脉壁间形成缝隙。通过导丝与导管交换,将 SIM-1 导管开口置于缝隙内(图 48-2)。

(3)取 EVAL 非黏附性液体栓塞剂,将两种原液 1:1 混合后注入内漏腔隙中。需要特别注意的是,要缓慢注射栓塞剂,一是给予栓塞剂凝固时间,可牢固封闭缝隙;二是防止栓塞剂溢出,造成肢体远端动脉栓塞。为保证内漏腔隙完全填满,可于生物液体栓塞剂注射完成后辅助以弹簧圈栓塞(图 48-3)。

(4)拔除穿刺鞘,使用血管缝合器关闭动脉穿刺点,手术顺利,手术时间约 120 分钟。

术后处理及随访

术后当天:安返病房,神志清楚,精神良好,可自主呼吸,四肢感觉、活动正常。予以密切监测生命体征、意识变化,严格控制血压、心率。自诉腰部胀痛较前明显缓解。

术后第 3 天:神志清楚,生命体征平稳,神情、精神好,自由活动,四肢肌力正常。患者术后复查全主动脉 CTA 示内漏封堵良好,未见明显造影剂外泄(图 48-4)。故予以办理出院。

术后 4 个月:患者诉腰部胀痛感消失,皮下血肿包块表面张力较前明显降低。主动脉 CTA 显示内漏腔隙消失,后腹膜血肿较前无增大。

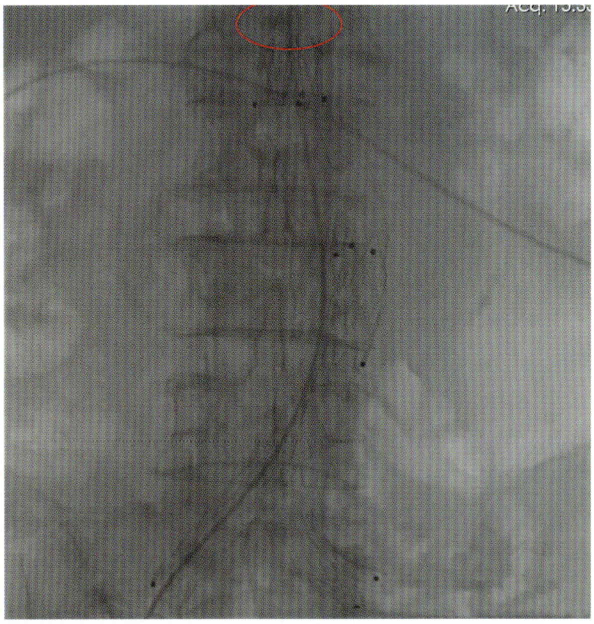

图 48-2　股动脉穿刺后将 SIM-1 导管送至原支架上方,开口固定于腔隙内。血肿蔓延至左侧腰部皮下。

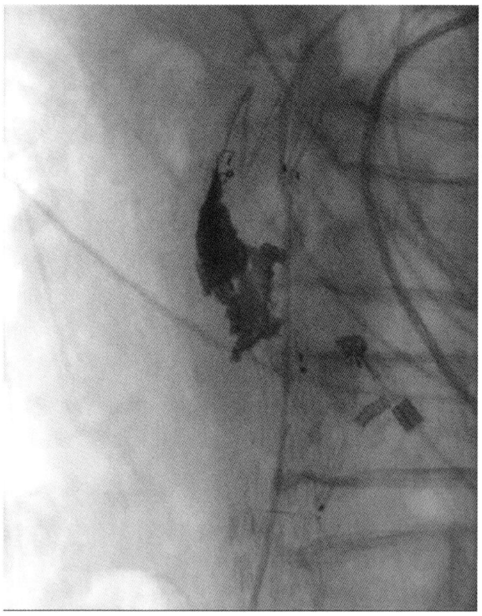

图 48-3 液体栓塞剂封堵内漏腔隙。

经验与体会

近年来,随着 EVAR 手术的普及以及随访时间的延长,EVAR 术后相关并发症发生的病例明显增加。其中，支架内漏是 EVAR 术后最为常见的远期并发症,而Ⅰ型内漏更是成为大多数患者二次手术的直接原因。因此,二次手术干预治疗 EVAR 术后内漏逐渐受到临床医生的重视。术前仔细阅读影像学资料、合理的手术方案设计,以及术中高超的手术技巧,是有效处理 EVAR 术后内漏的关键，为延长患者的生存期、改善生存治疗提供有力保障。

本病例中的患者术后发生明显Ⅰa 型内漏,我们既要完整封堵内漏，又要考虑手术创伤和患者耐受性,同时还要顾及患者经济承受能力。采用血管腔内治疗的方法,利用生物液体栓塞剂封堵内漏,既可以保证对于Ⅰ型内漏的有效隔绝,又避免了开放手术过大的创伤;但此举对术者手术技巧要求较高,精准定位内漏腔隙并完整填塞是此手术的要点和难点。

小结

针对复杂疑难的病例,更应当进行详细的术前评估,根据自身的条件制订合理、安全的手术方案。同时,需要加强对患者的随访,可提高患者术后并发症的发现率,这是提高生存率及降低术后并发症发生率的重要保障。

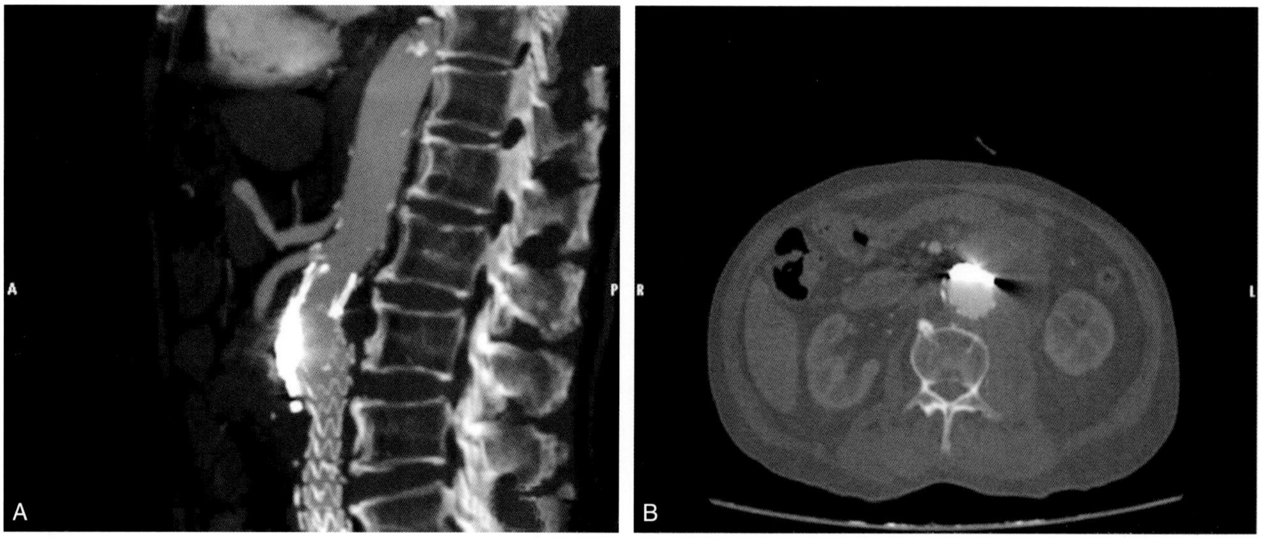

图 48-4 原支架Ⅰ型内漏已完全封堵,无造影剂外泄。

(潘柏宏 王伟 李刚 黄建华)

参考文献

1. Lederle FA, Freischlag JA, Kyriakides TC, et al. Long-term comparison of endovascular and open repair of abdominal aortic aneurysm. N Engl J Med, 2012, 367(21): 1988–1997.

2. Adkar SS, Turner MC, Leraas HJ, et al. Low mortality rates after endovascular aortic repair expand use to high-risk patients. J Vasc Surg, 2018, 67(2): 424–432.

3. Becquemin JP, Kelley L, Zubilewicz T, et al. Outcomes of secondary interventions after abdominal aortic aneurysm endovascular repair. J Vasc Surg, 2004, 39(2): 298–305.

第 9 篇

主-髂动脉疾病

病例 49

主髂动脉闭塞介入治疗发生肝素诱导性血小板减少症

导 读

肝素诱导性血小板减少症(heparin induced thrombocytopenia,HIT)是肝素治疗患者的严重并发症,指应用普通肝素(unfractionated heparin,UFH)或低分子肝素(low molecular weight heparin,LMWH)后,出现血小板减少的情况。其主要分为Ⅰ型和Ⅱ型。Ⅰ型较常见,为非免疫反应,可能与肝素直接激活血小板相关,是一种良性反应,血小板数下降程度较轻且可自行恢复。Ⅱ型是由免疫介导所致的血小板大量丢失,通常在肝素治疗后5~14天内发生,临床特点为血小板减少>50%,且发生动(静)脉血栓的风险增加。本文主要介绍1例主髂动脉闭塞患者介入术后发生Ⅱ型HIT。

病例简介

男性患者,66岁。主诉:间歇性跛行2年,加重1个月余。

【现病史】 患者于2年前出现间歇性跛行伴右下肢肿痛,行走距离不足50m。后就诊于外院,考虑腰椎狭窄症,MRI提示腰椎间盘突出,后予以相关治疗(具体不详),无明显改善。1个月余前患者间歇性跛行加重,就诊于外院,予以低分子肝素及扩血管药物治疗2周余,未见明显好转,进一步就诊于本院。

【既往史】 患者2年前眼睑及双下肢浮肿,被诊断为心包积液。高血压病史30年,最高160/80mmHg,不规律口服降压药,血压控制欠平稳。有非抗生素类药物过敏史。

【查体】 患者生命体征平稳,右下肢小腿内侧皮肤颜色淡红,右侧小腿触痛,右足背及膝下1/3感觉减弱,双下肢皮温发凉,双下肢股动脉、腘动脉、足背胫后动脉未及搏动。行CTA检查提示,腹主动脉于双肾开口分叉以远至双髂总动脉闭塞;肠系膜下动脉起始部部分节段管腔狭窄,右肾动脉开口中度狭窄,双侧髂内、髂外大部分闭塞(图49-1)。患者自发病以来,精神、食欲可,睡眠差,大小便正常。

【辅助检查】

血液检查结果:血小板计数(PLT),125×10^9/L;凝血酶原时间(PT),10.6秒;活化部分凝血活酶时间(APTT),35.8秒;国际标准化比值(INR),0.92;D-二聚体同,158ng/mL。遂应用低分子肝素(达肝素钠5000IU,每12小时1次,皮下注射)行抗凝治疗。经积极术前完善准备后,并于入院后第7天,行腹主动脉-髂动脉置管溶栓术,泵入尿激酶,同时应用普通肝素。

插管溶栓术后血小板持续下降。4T评分,为7分;颗粒免疫过滤法(particle immunofiltration assay,PIFA)检测显示为阳性(图49-2)。考虑HIT,随即停用普通肝素,改为利伐沙班(10mg/d)持续抗凝(考虑到血小板低,仅给予半量抗凝)。同时停用尿激酶。

诊断

1.动脉硬化闭塞症——主髂动脉闭塞。

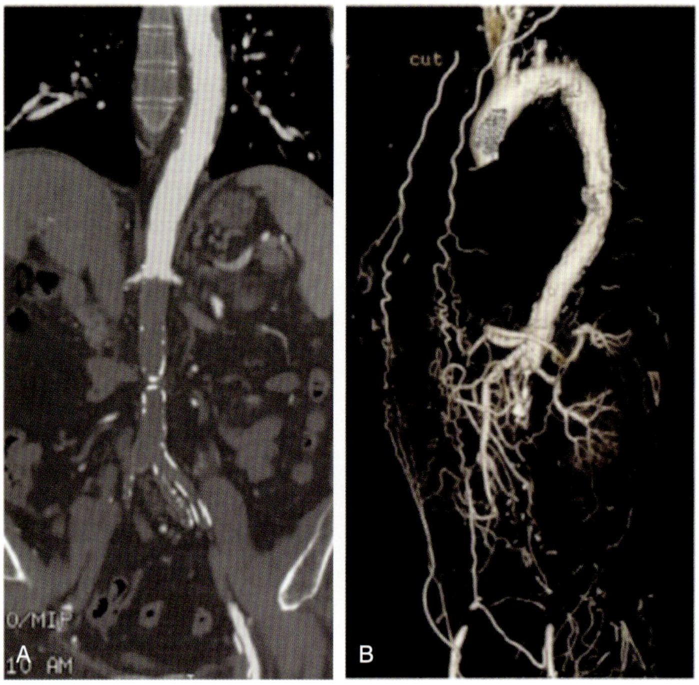

图 49-1 (A)CTA 检查提示腹主动脉于双肾开口分叉以远至双髂总动脉闭塞；(B)肠系膜下动脉起始部部分节段管腔狭窄，右肾动脉开口中度狭窄，双侧髂内、髂外动脉大部分闭塞。

2.肝素诱导性血小板减少症（Ⅱ型）。

3.高血压（Ⅱ级）。

病情分析

患者为老年男性，主因“间歇性跛行 2 年，加重 1 个月余”入院。临床表现主要为间歇性跛行，予以抗凝、扩血管等对症治疗后未见明显好转，予以溶栓并抗凝后出现血小板减少，尤其是应用普通肝素后。关于血小板减少方面，需要从以下几方面进行鉴别：①弥散性血管内凝血，该病症也可伴有血栓形成，血小板减少主要为血小板消耗所致，但弥散性血管内凝血在凝血检查时常异常，如 PT 和 APTT 延长、纤维蛋白原较低、D-二聚体升高，本例患者在溶栓及抗凝进程中，故此表现为 APTT 延长、D-二聚体升高及血小板下降，虽考虑为消耗，但一定警惕其他问题存在的可能；②免疫性血小板减少症，免疫性血小板减少症主要与血小板成熟障碍有关，和 HIT 类似，二者均由抗体引起，HIT 与接触肝素有明显的时间关系，HIT 在停用肝素后缓解，而后者持续数月或无期限；③其他如药物诱导的血小板减少症、输血后紫癜、狼疮和抗磷脂抗体综合征等。

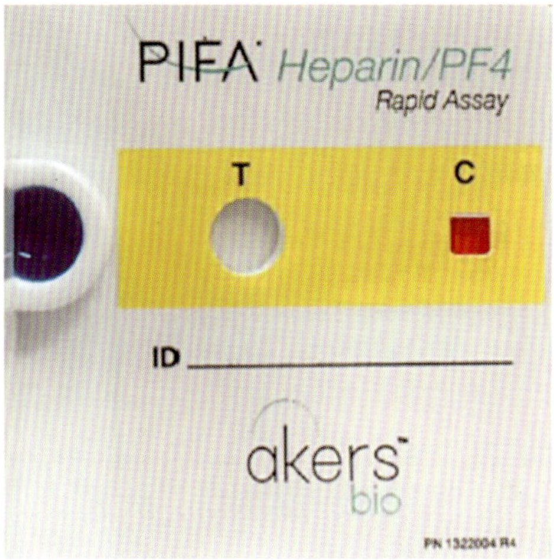

图 49-2 肝素/血小板因子 4(PF4)抗体检测试剂盒检测结果显示阳性。

该患者接触肝素后血小板计数下降明显（由 125×10^9/L 降至 82×10^9/L），D-二聚体升高（40 731ng/mL）。4T 评分为 7 分，同时 PIFA 检测为阳性，因此可诊断为 HIT。需紧急进一步处理。

临床决策分析

该例患者目前存在主髂动脉闭塞，在治疗好转的情况下同时出现了 HIT。因此，在处理 HIT 时，也就是在停止应用所有肝素类药物接触的同时，继续治疗主髂动脉闭塞。

肝素类药物来源主要有普通肝素、低分子肝素、肝素冲管、肝素涂层导管以及其他肝素类药物等。除本身疾病需要抗凝外，HIT 患者还有发生血栓的风险，故也需要持续抗凝。可选择替代抗凝的药物有比伐卢定、阿加曲班、磺达肝癸钠、达那肝素、来匹卢定等(表 49-1)。替代抗凝药的选择需要进行个体化评估，尤其是肝、肾功能方面。

诊疗过程

1.术前多学科会诊

请血液内科、肾内科、麻醉科、重症医学科等多学科会诊，制订详细的用药方案及二期手术达到围术期用药管理：①多学科讨论意见考虑 HIT 的可能极大；②停用普通肝素及尿激酶，改为利伐沙班 10mg/d 持续抗凝(考虑到血小板低，仅给予半量抗凝)；③采用比伐卢定抗凝方案。

2.手术方案

一期：左肱动脉入路腹主动脉-髂动脉置管溶栓术。

二期：主髂动脉闭塞腔内对吻球囊扩张+对吻支架植入术。

3.手术过程

仰卧位，取左侧肱动脉为穿刺点，常规消毒铺巾。采用 Seldinger 技术穿刺左侧肱动脉成功，置入 6F 鞘管，经鞘管置入猪尾导管及 Terumo 软导丝，在导丝配合下，将猪尾导管置于第 11 胸椎水平，经猪尾导管造影显示：腹主动脉肾动脉下缘以下未见腹主动脉显影(图 49-3A)。撤出 Terumo 软导丝，换用 Terumo 硬导丝，经导丝置入 4F MPA 导管，在导丝配合下，将 MPA 导管推进至左侧股总动脉，造影证实导管导丝位于血管真腔内。撤出导管，将溶栓导管沿导丝置入主动脉及髂动脉管腔内，造影准确定位导管位置，撤出导丝，置入溶栓导管内芯(图 49-3B)。经溶栓导管推注 50 万 U 尿激酶。患者安返病房后，继续给予尿激酶 50 万 U/d，微量泵入，普通肝素 1.25 万 IU/d，微量泵入，并持续监测 APTT、D-二聚体及 PLT 水平变化。

4.术后发生 HIT

插管溶栓术后，第 1 天血小板计数为 94×10^9/L，D-二聚体为 15 842ng/mL，较入院时下降。当天再次复查血小板计数进一步下降(82×10^9/L)，D-二聚体进一步升高(40 731ng/mL)。这说明溶栓治疗有效，血栓溶解；血小板降低可能为临床消耗，也可能存在肝素诱导性血小板减少症；随即进行 4T 评分，为 7 分；再行 PIFA 检测，显示阳性结果。

5.二期手术

手术方案：局部麻醉+监测下行主髂动脉闭塞腔内对吻球囊扩张+对吻支架植入术[术中采用比伐卢定抗凝：0.75mg/kg 起始剂量推注，随后以 1.75mg/(kg·h)的速度持续泵入至手术结束]。

手术过程：首先采用猪尾导管于肾动脉水平以上造影，显示双肾动脉血流通畅，腹主动脉至左髂动脉

表 49-1　HIT 非肝素类药物的特点

药物	利伐沙班	阿加曲班	达那肝素	比伐卢定	磺达肝癸钠
作用靶点	Xa 因子	凝血酶	Xa 因子	凝血酶	Xa 因子
半衰期	5~13h	40~50min	24h	25min	17~20h
代谢途径	肾脏 33% 肝脏 67%	肝脏	肾脏	肝脏 80% 肾脏 20%	肾脏
用法	SC	IV	IV，SC	IV	SC
监测指标	抗 Xa 水平	aPTT ACT	抗 Xa 水平	aPTT，ACT 或 ECT(高剂量)	抗 Xa 水平
对 INR 的影响	0	+++	0	++	0
免疫特点	–	无	5%与 HIT 抗体存在交叉反应	与来匹卢定抗体存在潜在交叉反应	可能引起 HIT
拮抗剂	无	无	无	无	无
是否穿透胎盘	不清楚	不清楚	否	不清楚	是

改编自《ACCP 临床实践指南》第 9 版。IV：静脉注射；SC：皮下注射。

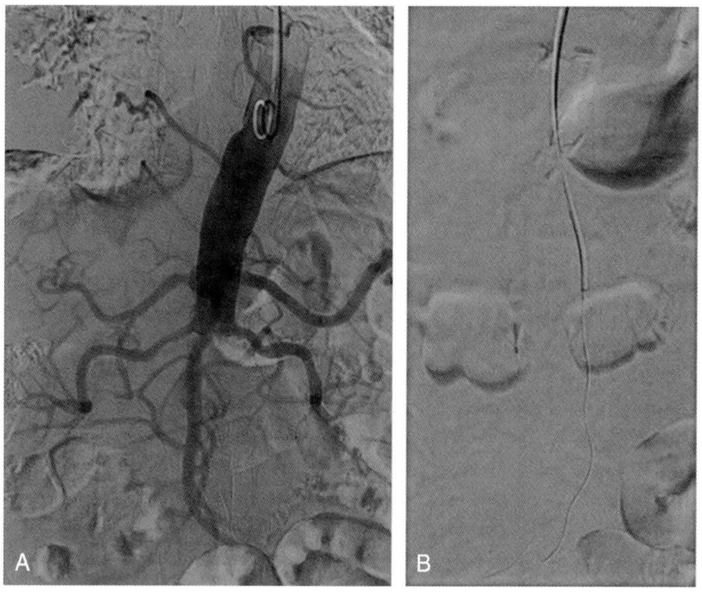

图 49-3 主髂动脉导管溶栓过程。(A)T11 胸椎水平造影显示肾动脉下缘以下腹主动脉未显影；(B)溶栓导管沿导丝置入主动脉及髂动脉管腔内并准确定位。

部分通畅，右髂动脉未显影(图 49-4A)。穿刺右股动脉并置入 8F 血管鞘，左肱动脉交换 6F 长鞘，鞘头置于肾动脉水平以上，0.035 英寸 Terumo 软导丝配合 MPA 导管通过右髂动脉闭塞段达到右股总动脉，并经血管鞘引出，形成牵张并完成工作导丝的布设(见图 49-4B)。穿刺左股动脉并置入 8F 血管鞘，0.035 英寸 Terumo 软导丝配合 MPA 导管通过左髂动脉已溶栓段达到腹主动脉，交换 Supera Core 工作导丝。选用 7mm×120mm 球囊(Medtronic，Ever Cross)行主动脉、髂动脉预扩张(图 49-4C)，选用植入 8mm×150mm 支架 (Medtronic，Ever Flex)4 枚并进行球囊后扩张(图 49-4D)。

术后处理及随访

1.术后予以利伐沙班 10mg，每天 1 次，进行抗凝治疗。

2.术后监测血小板及凝血情况。如图 49-5 所示，在停用普通肝素后血小板逐步回升，并最终升至正常。

3.二期术后第 4 天，患者痊愈出院。

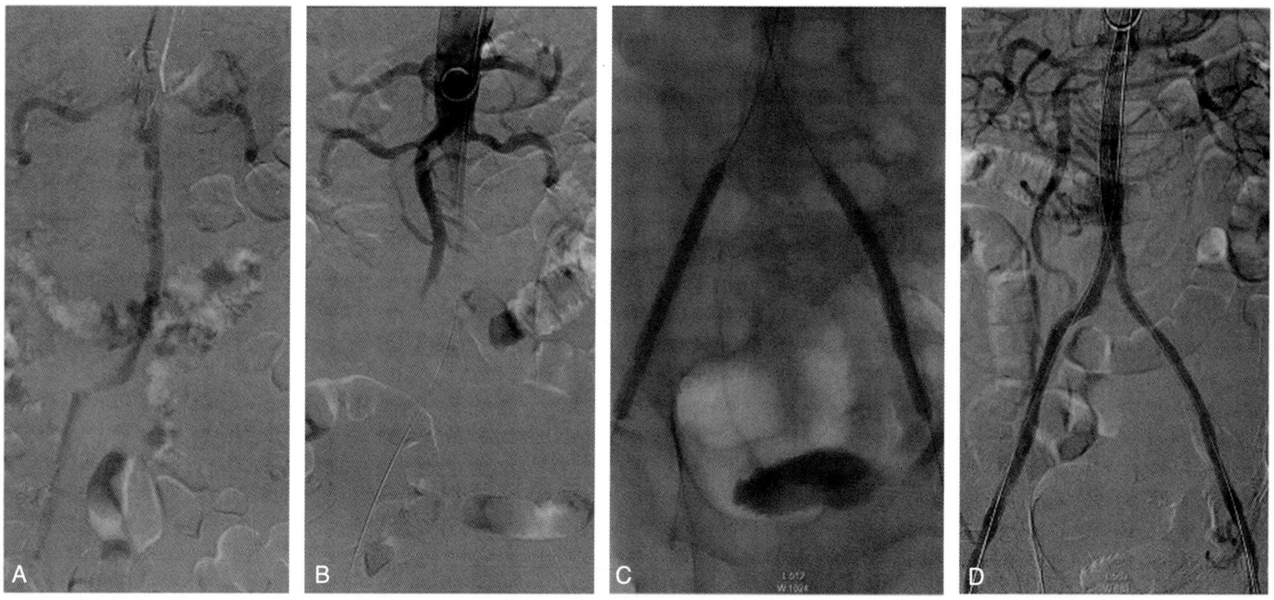

图 49-4 (A)造影显示左髂动脉未显影；(B)双股动脉工作导丝的建立；(C)主动脉、髂动脉球囊扩张；(D)主动脉、髂动脉支架植入。

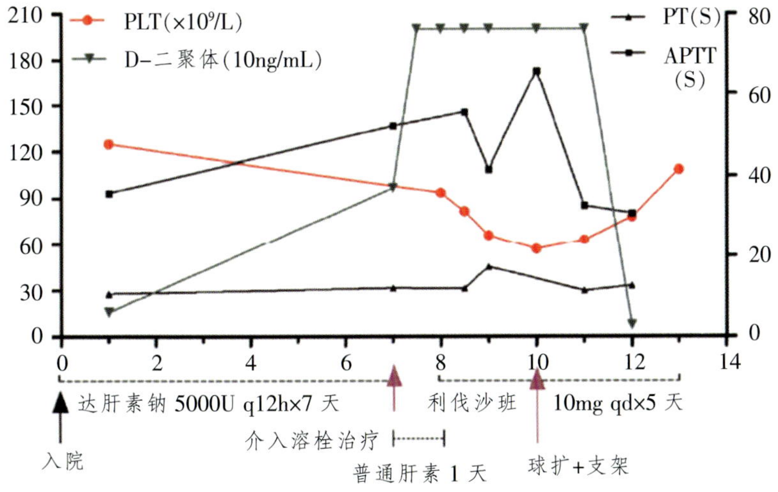

图 49-5 该患者住院期间血小板及凝血情况以及主要治疗方式。

经验与体会

HIT 发病的主要机制为接触肝素类药物后血小板被激活，释放血小板因子 4(PF4)，形成肝素/PF4 复合物，该免疫物促进免疫系统产生 HIT 抗体，进一步激活血小板，引起血小板聚集，导致血小板减少和继发血栓形成。与肝素剂量、给药方案或给药途径无关。

根据 2012 年发布的 ACCP 指南，HIT 的诊断包括临床表现和血小板活化抗 PF4 抗体的存在。4T 得分有助于医师评估发生 HIT 的可能性，其中低预测临床评分可以排除大多数临床情况下的 HIT。该患者 4T 得分为 7，高度怀疑 HIT。因此，HIT 抗体的实验室证据是必需的。

目前，鉴定 HIT 抗体的方法主要分为血小板活化测定和免疫测定两种。血小板分析或功能性 HIT 分析用于检测致病性血小板活化抗 PF4 肝素抗体。可应用血清素释放试验(SRA)、肝素诱导性血小板活化(HIPA)和光透射凝集测定法、全血凝集测定法，以及流式细胞仪等技术进行检测。在这些技术中，SRA 和 HIPA 都被认为是高特异性的金标准。然而，所有这些分析都耗时长，且需要专用设备，不适合紧急测试。而免疫分析也可用于检测肝素-PF4 抗体，其优点在于操作简单且灵敏度高。在中国，HIT 抗体主要通过 HIPA 和 ELISA 检测。

PIFA 是免疫分析的方法之一。David M Andrews 等对所有住院患者进行了前瞻性观察研究。在他们的研究中，PIFA、ELISA 和 SRA 都被用于测试。最后，在与 SRA 的比较中，PIFA 的敏感性为 1.0，特异性为 0.704。与功能测定相比，PIFA 的特点是快速。除试剂盒恢复室温耗时外，测试总时间不超过 15 分钟。在本案例中，我们用 PIFA/PF4 来测试该患者的 HIT 抗体，结果阳性。因此，该患者被确诊为 HIT。

由于 HIT 可能导致血小板减少伴血栓形成，因此建议终止任何种类的肝素使用，换用其他抗凝药物。但指南中没有对需要血管介入治疗的急性 HIT 或亚急性 HIT 患者提出具体的建议。Bain J 等对 48 例接受来匹卢定、阿加曲班或比伐卢定治疗的患者进行回顾性队列研究。他们最后得出结论认为，比伐卢定与来匹卢定和阿加曲班相比，患者的治疗期间 APTT 较短($P<0.001$)，出血发生率较低($P=0.02$)。对于这例患者来说，我们采用比伐卢定替代普通肝素进行围术期抗凝。比伐卢定以 0.75mg/kg 为起始量推注，并以 1.75mg/(kg·h) 的速度持续泵入直到手术结束。术后予以利伐沙班对症处理。出院时患者血小板水平恢复。

综上，在临床工作中，我们需要警惕血小板减少的发生，采用 4T 评分及 PIFA 试剂盒检测 HIT 抗体有助于及时发现 HIT 并予以处理。

小结

在临床工作中需要警惕血小板减少的发生，采用 4T 评分及 PIFA 试剂盒检测 HIT 抗体有助于及时发现 HIT 并予以处理。

(陈作观 苗雨晴 李拥军)

参考文献

1. Prandoni P, Siragusa S, Girolami B, et al. The incidence of heparin-induced thrombocytopenia in medical patients treated with low-molecular-weight heparin: a prospective cohort study. Blood, 2005, 106(9):3049–3054.
2. Warkentin TE. Heparin-induced thrombocytopenia. Current opinion in critical care, 2015, 21(6):576–585.
3. Greinacher A, Kohlmann T, Strobel U, et al. The temporal profile of the anti-PF4/heparin immune response. Blood, 2009, 113(20):4970–4976.
4. Padmanabhan A, Jones CG, Curtis BR, et al. A Novel PF4-Dependent Platelet Activation Assay Identifies Patients Likely to Have Heparin-Induced Thrombocytopenia/Thrombosis. Chest, 2016, 150(3):506–515.
5. Kearon C, Akl EA, Ornelas J, et al. Antithrombotic Therapy for VTE Disease: CHEST Guideline and Expert Panel Report. Chest, 2016, 149(2):315–352.

病例 50

一体式腹主动脉覆膜支架治疗髂总动脉破裂

导　读

髂动脉破裂是外科急诊，往往需要紧急手术。采用简单、迅速、有效的方法进行处理是挽救患者生命的关键。本文分享 1 例采用一体式腹主动脉覆膜支架治疗髂总动脉破裂的临床病例。

病例简介

男性患者，41 岁。主诉：左下腹疼痛并搏动性包块 6 天，加重 4 小时。

【现病史】 患者 6 天前左下腹疼痛并出现搏动性包块，未予重视。4 小时前疼痛加剧难忍，搏动性包块明显增大，由外院急诊转入本院。

【既往史】 患者半年前行乙状结肠癌根治术，20 天前由于外伤行左肾切除术。

【查体】 心率 119 次/分，呼吸 26 次/分，血压 98/63mmHg，急性病面容，左下腹隆起，可及搏动性包块，大小约 10cm×12cm，边界不清。

【辅助检查】

急诊 CTA 检查，提示左侧髂总动脉假性动脉瘤，破口位于左髂总动脉起始部（图 50–1）。

诊断

1.左侧髂动脉破裂。

2.结肠癌根治术后。

3.左侧肾脏切除术后。

病情分析

本例病例诊断明确，处理棘手，难点在于：①病情紧急，必须急诊处理，术前准备时间有限；②患者既往行乙状结肠癌根治术，左下腹粘连紧密，解剖层次不清；③破口位置非常靠近腹主动脉分叉；④假腔巨大，压迫左侧髂总动脉，造成髂动脉狭窄。

临床决策分析

患者病情紧急，必须急诊处理。在手术方式的选择上，考虑到患者既往的左下腹手术病史，左下腹粘连紧密，层次不清，开放手术需解剖出腹主动脉下段、右侧髂总动脉和左侧髂外动脉进行阻断，显露困难，耗时较多，故决定选择腔内修复。在腔内修复术式的选择上，破口位置靠近腹主动脉分叉，采用髂动脉覆膜支架可能无法堵住破口，故决定采用腹主动脉覆膜支架系统。而腹主动脉覆膜支架系统有一体式和分体式，分体式覆膜支架需显露双侧股动脉，接髂腿；一体式腹主动脉瘤覆膜支架系统只需显露一侧股动脉，一侧穿刺，操作简单，速度快。因此，本例患者我们决定选择上

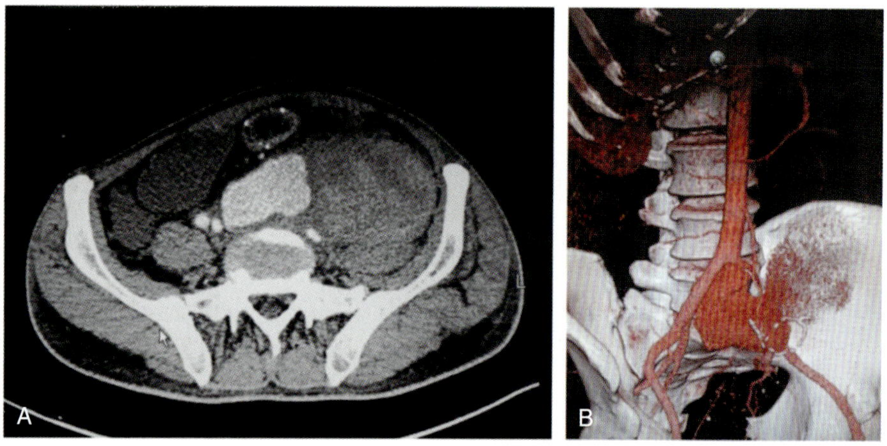

图 50-1 CTA 提示左侧髂总动脉假性动脉瘤。

海微创公司的一体式腹主动脉瘤覆膜支架系统。

选择何侧股动脉为主体入路我们经过了一番考虑。左侧髂动脉受瘤体挤压狭窄，通过主体可能存在困难。但如果选择右侧为主体入路的话，一旦主体的髂腿不能完全覆盖破口，则无法接延长腿。综合考虑，最终选择左侧股动脉为主体入路。

诊疗过程

1.术前多学科会诊

请急救科、麻醉科、影像科制订详细的心、肺、肾、脑功能围术期保护预案。

2.手术方案

一体式腹主动脉覆膜支架植入术。

3.手术过程

全身麻醉成功后，显露左侧股动脉切开，右侧股动脉穿刺。我们选择了 23mm×80mm 一体式覆膜支架系统（Microport，Aegis）。左侧股动脉入主体，右侧股动脉出髂腿牵引导丝，按步骤释放支架系统，再次造影，破口完全封堵，无任何内漏（图 50-2），整个手术时间仅 40 分钟。

经验与体会

髂总动脉起始部的扩张性或破裂性病变由于靠近腹主动脉下段，往往需连同腹主动脉下段一并处理。此例患者从原因上分析可能存在左肾切除引起的医源性损失，由于破口位置靠近腹主动脉分叉部，单纯采用髂

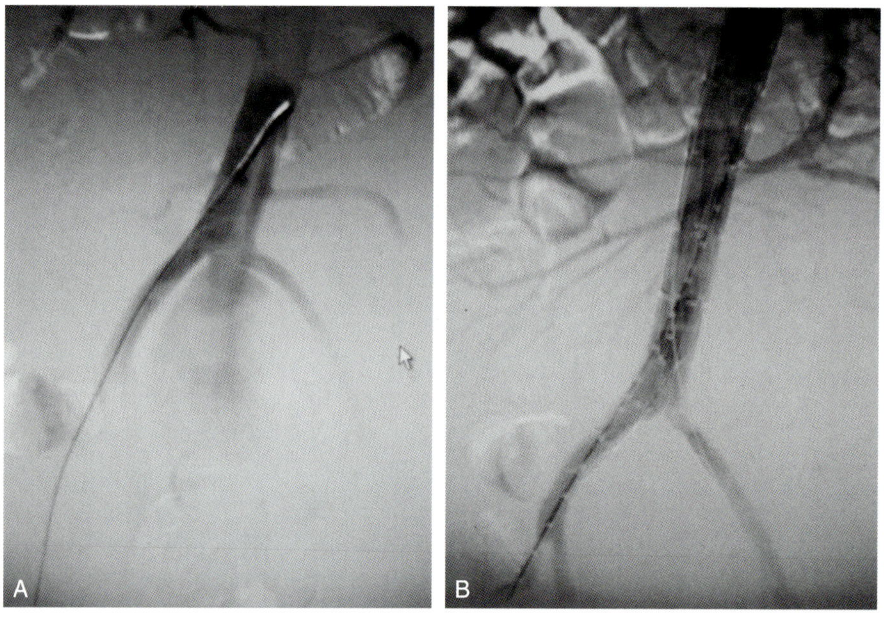

图 50-2 一体式覆膜支架腔内隔绝前后的造影。

动脉覆膜支架封堵髂总动脉破口可能达不到封堵的目的，采用了腹主动脉覆膜支架系统进行处理。

一体式腹主动脉覆膜支架系统对于处理腹主动脉下段及髂总动脉起始部的病变具有如下优势：①由于无须接腿，省时且无须担心支架间的内漏问题；②支架系统骑跨在主动脉分叉上，解剖固定，不易发生移位；③仅需显露一侧股动脉，手术时间短。一体式覆膜支架系统由于腹主动脉段的长度相对固定，不适合瘤颈较短的腹主动脉瘤的腔内隔绝。

小结

对于腹主动脉下段及髂总动脉起始部的病变，一体式覆膜支架系统因其独特的结构设计而具有一定优势。

（王伟 黄建华）

参考文献

1. 黄建华，王伟，欧阳洋，等.一体式覆膜支架在腹主动脉腔内修复中的应用.中国普通外科杂志，2016，25（6）：809-813.
2. 柏骏，曲乐丰，职康康，等.分叉型一体式覆膜支架在腹主动脉瘤腔内修复术中的应用. 中华医学杂志，2014，94（19）：1462-1465.
3. Raithel D, Qu L, Hetzel G. A new concept in EVAR. Anatomical fixation with the Powerlink stent-graft. Endovasc Today, 2006, 5: 61-62.
4. Avgerinos ED, Dalainas I, Kakisis J, et al. Endograft accommodation on the aortic bifurcation: an overview of anatomical fixation and implications for long-term stent-graft stability. J Endovasc Ther, 2011, 18(4): 462-470.

病例 51

罕见Ⅳ型 EDS 并发髂动脉夹层合并严重肺气肿的诊治

导 读

Ehlers-Danlos 综合征(Ehlers-Danlos syndrome,EDS)是由胶原蛋白异常合成引起的一组遗传性结缔组织病。根据其临床特征、遗传及生化特征又可以分为 6 种亚型,其中Ⅳ型 EDS(EDS Ⅳ)又叫血管型 EDS,是最严重、死亡率最高的一种类型。EDS Ⅳ临床罕见,发病率仅为 1/100 000~1/250 000。其发病机制是 COL3A1 基因突变导致Ⅲ型胶原蛋白合成障碍,从而引起结缔组织结构破坏,导致全身血管及其他器官的损害。典型临床表现包括皮肤变薄和透明、皮肤等表浅组织易受损形成瘢痕、血管及内脏器官撕裂破损及典型面部特征(眼裂眼距宽、鼻梁窄和嘴唇薄等)。血管病变是该病致死率高的主要原因,包括动脉夹层(48%)和多发动脉瘤(38%)。治疗方面,由于该病患者皮肤组织及血管壁较为薄弱,手术难以缝合或缝合后伤口难以愈合,手术风险高,常规不推荐手术,推荐通过保守治疗预防其严重致死性并发症的发生。肺部病变在 EDS Ⅳ中鲜有报道,个别病例报道描述了肺部可能的并发症,包括肺气肿、血气胸和肺出血等。但目前肺气肿合并严重大动脉夹层的病例还未见报道。本文分享 1 例 EDS Ⅳ合并右髂动脉夹层和严重肺气肿的诊治经验和体会,以期为临床医师在这种罕见严重疾病的诊治方面提供参考。

病例简介

男性患者,27 岁,急性起病。主诉:右侧腹股沟疼痛伴右下肢麻木、发凉 1 个月。

【现病史】 患者 1 个月前无明显诱因,于站立时突发右侧腹股沟疼痛,继而出现右下肢麻木、发凉。遂就诊于当地医院,行 MRI 提示右侧髂腰肌及大腿内收肌群软组织水肿,给予消肿等对症处理后未见明显好转。患者于 20 天前就诊于外院,行下肢血管超声提示右侧髂动脉夹层,遂行下肢血管 CTA,提示右侧髂总动脉及髂外动脉夹层,破口位于髂总动脉起始处,其余大动脉未见异常。为行进一步诊治,门诊以“右髂动脉夹层”收入院。

【既往史】 患者平素皮肤易挫伤形成瘢痕;2000 年行右侧腹股沟疝修补术,2005 年因肺气肿于外院行右肺切除术。

【查体】 生命体征平稳。血压:右上肢 110/65mmHg,左上肢 113/68mmHg,左下肢 115/70mmHg,右下肢 80/50mmHg。胸腹壁皮肤菲薄,可见多条皮下静脉。胸廓不对称,右胸部可见一 10cm 手术瘢痕,胸腹壁可见多发扩张静脉,左肺呼吸音清,未闻及干湿啰音及胸膜摩擦音,右肺未及呼吸音。右侧踝关节及以下皮肤皮温低,右侧腹股沟可见瘀斑,有压痛,右侧股动脉可触及震颤,可闻及血管杂音,右侧未触及胫后动脉及足背动脉搏动,颈动脉、胸主动脉、肾动脉听诊区未及血管杂音,双侧双桡动脉搏动对称。

【辅助检查】

血、尿、便常规正常。肝肾脂全套检查：大致正常。输血 8 项、凝血正常。血沉：24mm/h。抗核抗体谱筛查（18 项）、抗中性粒细胞胞浆抗体谱（ANCA）（3 项）：阴性。

下肢血管 CTA 提示右侧髂总动脉及髂外动脉夹层，破口位于髂总动脉起始处（图 51-1）。

胸部 CT：左肺上叶胸膜下多发薄壁透亮影，左肺散在磨玻璃淡片影及小结节影，左肺下叶少许索条影。左侧少量胸腔积液（图 51-2）。

诊断

1.右侧髂动脉夹层。

2.右肺切除术后。

3.右侧腹股沟疝修补术后。

病情分析

患者为青年男性，以突发右髂动脉夹层破裂起病，同时合并肺气肿、肺部磨玻璃影以及胸腔积液。既往方面，患者 2000 年曾行右侧腹股沟疝修补术，2005 年因肺气肿行右肺切除术，患者平素有皮肤易损形成瘢痕组织倾向。查体可见皮肤菲薄，上肢血压及左下肢血压正常，右下肢血压减低，右踝及以下皮肤皮温低，右侧股动脉可触及震颤，可闻及血管杂音，右侧未触及胫后动脉及足背动脉搏动。辅助检查示感染指标、免疫指标均正常，肝肾脂全套检查大致正常。CTA

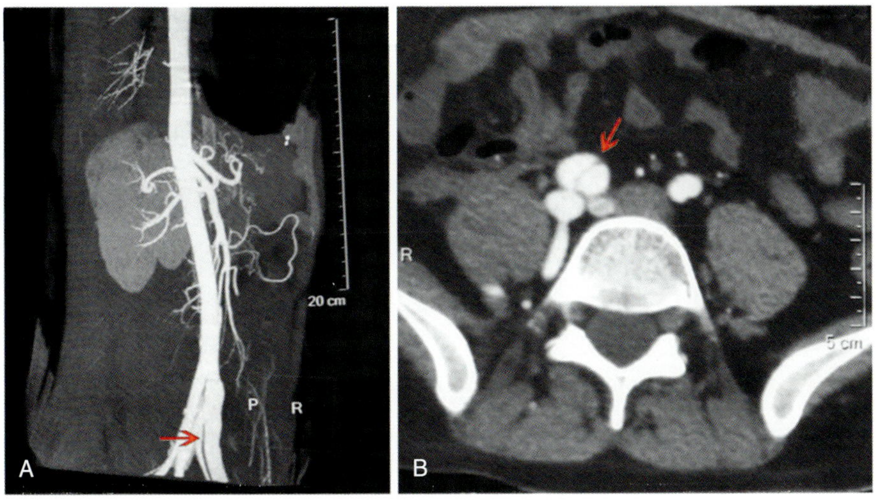

图 51-1　右髂动脉夹层，破口位于右侧髂总动脉。

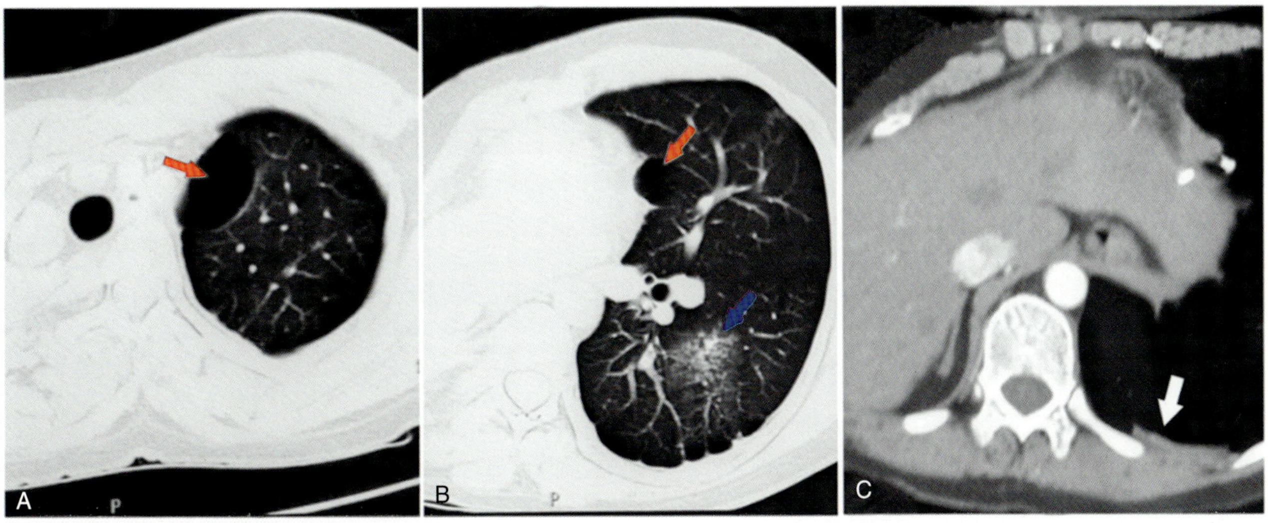

图 51-2　(A)左肺肺大泡（红色箭头所示）；(B)左肺磨玻璃影（蓝色箭头所示）；(C)左侧胸腔积液（白色箭头所示）。

提示右髂动脉夹层，胸部CT平扫示肺气肿和胸腔积液。目前考虑右髂动脉夹层和肺气肿诊断明确，患者生命体征平稳，在采取下一步治疗之前，需进一步明确以下两个问题：①动脉夹层以及肺气肿的原因是什么；②患者动脉夹层和肺气肿发病是否相互独立？还是同一种疾病的多器官表现？

动脉瘤夹层破裂的病因主要包括以下几个方面：①动脉粥样硬化，患者青年，无高血压、高血脂或冠心病等危险因素，考虑该病可能小；②外伤，患者无明显外伤史，故不支持；③感染性动脉炎症，结核、梅毒和细菌性心内膜炎等可能形成动脉瘤，进而形成夹层破裂，但患者输血8项正常，体温及血象均正常，患者目前肺部可能有急性感染存在，但考虑与其髂动脉夹层无因果关系，考虑感染性动脉炎症可能性小；④非感染性动脉炎症、大动脉炎和白塞病等自身免疫病，但患者无主动脉一级分支狭窄证据，自身免疫抗体及ANCA相关血管炎抗体筛查均阴性，考虑该病可能性小，但仍不能除外，需进一步排除；⑤先天性结缔组织病，马方综合征、EDS综合征等会引起胶原蛋白合成缺陷，进而引起动脉壁中层结构薄弱，容易在年轻时出现动脉夹层和动脉瘤等病变，结合患者发病年龄轻，皮肤菲薄等特点，考虑该病可能性大，需进一步完善基因和生化检测确诊。

肺气肿方面，结合患者2005年曾因肺气肿行右肺切除术的病史，考虑其肺气肿发病有反复多发倾向，应考虑到可能与先天性结缔组织发育异常有关，可进一步寻求相关证据。

查阅文献，可以发现Ⅳ型EDS可有肺气肿和肺出血等表现，最常见的表现为动脉夹层或动脉瘤，同时还会出现皮肤菲薄、手指关节活动度大和皮肤易挫伤形成瘢痕等特征。其临床诊断标准如表51-1，但确诊该病需进行基因检测或检测Ⅲ型胶原蛋白的表达异常，

表51-1 Ⅳ型EDS临床诊断标准

主要标准
皮肤菲薄、透明
动脉/肠道/子宫脆弱、破裂
皮肤易挫伤、瘢痕形成史
典型面部特征
次要标准
早老症
小关节活动过度
肌腱和肌肉破裂
马蹄内翻足
早年出现静脉曲张
动静脉、颈内动脉海绵窦瘘
气胸/血气胸
牙龈萎缩
阳性家族史，近亲亲属突然死亡史

注：当有2个或以上主要标准时，高度提示Ⅳ型EDS可能，需要进行进一步验证性实验室检查。

不同类型EDS的致病基因及缺陷蛋白如表51-2所示。根据该患者表现，考虑该病可能性不除外，需进一步确诊。

临床决策分析

患者目前生命体征平稳，髂动脉夹层破裂，具有手术指征，但原因不明。目前胸部影像提示肺部感染可能性大，给予雾化、沐舒坦化痰、云南白药止血及复达新抗感染治疗。动脉夹层方面，应注意控制血压等，维持生命体征平稳。病因方面，目前已经完善影像学检查、感染和免疫指标筛查，可请免疫内科、呼吸科及胸外科多科会诊，讨论患者的病因诊断和下一步治疗，探讨进一步基因检测的必要性。

表51-2 不同种类EDS致病基因及蛋白缺陷

EDS综合征种类	致病基因	蛋白缺陷	遗传方式
轻微型	COL5A1，COL5A2	Ⅰ型、Ⅴ型胶原蛋白缺陷	常染色体显性遗传(AD)
活动异常增高型	TNXBa	Tenascin-X缺陷	常染色体显性遗传(AD)
脊柱侧后凸型	PLOD1	胶原蛋白赖氨酰羟化酶缺陷	常染色体隐性遗传(AR)
关节松弛型	COL1A1，COL1A2	Ⅰ型前胶原肽酶抑制剂缺陷	常染色体显性遗传(AD)
皮肤脆弱型	ADAMTS2	Ⅰ型前胶原肽酶缺陷	常染色体隐性遗传(AR)
血管型(Ⅳ型)	COL3A1	Ⅲ型胶原蛋白缺陷	常染色体显性遗传(AD)

诊疗过程

1.术前多学科会诊

请免疫内科、呼吸科及胸外科等多学科会诊，讨论制订下一步诊断和治疗计划。①血管外科意见：患者右髂动脉夹层原因不明，怀疑病因可能为遗传免疫方面疾病，若行手术支架植入治疗，可能在支架植入后有夹层逆行扩大的可能，考虑患者既往行腹股沟疝修补术和右肺切除术，两次术中均出现大量出血，目前有咯血及左肺肺大疱表现，患者病情复杂，手术风险高；②结合患者目前皮肤有瘀斑，两次手术术中出血，有出血倾向，追问病史有口腔溃疡 1~2 次/年，颜面有毛囊炎皮疹，考虑白塞病不除外，建议行针刺试验，复查 ESR 和 CRP，完善超声心动图、眼科眼底检查，若可获取肺切除手术病理，建议病理会诊；③胸外科：患者 2005 年因肺气肿行右肺全切术，建议病历复印查看肺 CT 记录和手术记录，了解既往肺切除手术情况，患者近期出现咳痰，痰中带血，结合患者既往行腹股沟疝修复手术出现术中止血困难，肺 CT 提示左肺上叶肺大泡，左肺散在磨玻璃淡片影及小结节，左侧少量胸腔积液，考虑胸腔积液可能由出血所致，术后给予抗凝治疗，可能导致患者肺部出血，建议复查血液相关疾病，如血友病和凝血因子异常，考虑患者目前病情复杂，术前应充分向患者家属交代手术风险及并发症；④呼吸内科：考虑患者目前左肺有渗出可能，结合患者近期有咯血情况，不能排除出血可能，术后抗凝，继发肺部出血可能行大，介入栓塞可能失败的风险大。

2.手术方案

遵循多科会诊意见，查询患者右肺切除术相关情况发现：患者 2005 年由于右肺上叶和中叶两个肺气肿进行手术，原定手术计划为切除肺大疱，但术中发现右肺肺组织极其脆弱，难以缝合，最后改行右肺全切术，术中见肺毛细血管及肺泡组织脆弱。术后病理显示肺部囊性病变，内见粒细胞和凝血块。术中大量出血。同时完善患者凝血功能筛查无异常。

综合患者肺部组织脆弱、肺部血管脆弱易出血及术中大出血等，结合患者本次髂动脉夹层破裂及肺气肿复发等，提示患者存在结缔组织缺陷导致血管壁以及肺泡壁组织薄弱，从而导致动脉夹层和肺气肿可能性较大。因此一方面按照多科会诊意见，完善眼科、针刺试验等白塞病相关检查；另一方面，抽取血液标本，送基因检测，查找病因。经过基因检测发现，患者 COL3A1 基因上存在一个新的未被报道的点突变。根据该基因检测结果，患者被确诊为Ⅳ型 EDS。

3.保守治疗

患者Ⅳ型 EDS 诊断明确，综合多科会诊、患者评估及文献报道，考虑患者目前生命体征平稳，手术风险极高，出血风险大，伤口愈合不佳可能性大，建议保守治疗。患者表示理解，接受保守治疗并出院。本院将继续对该患者进行随访。

术后处理及随访

考虑患者手术风险高，遂建议患者转外院行保守治疗，本院将对该患者进行长期随访。

经验与体会

Ⅳ型 EDS 是一种罕见的疑难杂症，临床主要表现包括皮肤菲薄、透明，典型面部特征，皮肤易挫伤和瘢痕倾向以及动脉和内脏器官破裂。动脉破裂是最严重的并发症，也是造成该病高死亡率的重要原因之一。该病是所有类型 EDS 中预后最差的一种。据报道，采取不同方式治疗后该病死亡率仍高达 40%。该病患者中位死亡年龄为 40~50 岁，超过 70%的患者一生中会发生血管破裂、胃肠道器官及其他器官破裂。血管和器官破裂事件在大部分患者 20 岁以前就会发生，且毫无预兆，不可预测，多数表现为急性腹痛、腹膜后出血、分娩时子宫破裂和(或)休克甚至猝死。故而该病的早期识别和诊断十分重要。一般患者如果具有相应的临床表现，可以做出Ⅳ型 EDS 的临床诊断，但最终确诊需要检测出 COL3A1 基因突变或通过生化手段检测Ⅲ型胶原合成异常。

肺部并发症在Ⅳ型 EDS 中鲜有报道，仅有个别病例报道描述了该病患者肺部可能受累，表现为肺气肿、血气胸和肺出血等。但至今没有大动脉夹层破裂和肺气肿合并发生在同一患者的报道。我们这例患者在 2005 年时出现了严重的肺气肿，且由于肺部组织脆弱、难以缝合导致最终不得不将整个右肺切除。2016 年患者出现右髂动脉夹层，并且再次出现了左侧肺大疱和血胸。基因检测结果确诊患者为Ⅳ型 EDS。该例患者的诊治过程给临床医师以下启示：①肺部并发症在Ⅳ型 EDS 中罕见，但仍然可以出现，临床医师在遇到青少年患者出现严重肺气肿，且手术过程中发现肺部血管和肺组织极其薄弱，且术中出血难以止住等情况时，应提高警觉，考虑该病的可能性，如果同时发现患者具有Ⅳ型 EDS 的其他临床特征，如皮肤菲薄、小关节活动度过大和典型面部特征等，应尽快行基因检测或蛋白生化检测确诊；②临床上Ⅳ型 EDS 治疗困难，一般不推荐手术，由于该病患者皮肤、血管和内脏器官都比较薄弱，手术可能造成大出血，伤口难以愈合等。据报道，该病开放手术后死亡率高达 30%，腔内介入手术后死亡率也高达 24%。因此该病除非并发症危及生命，需要急诊手术抢救，否则一般推荐保守治疗。研究显示通过 β-受体阻滞剂或 ACEI 类药物控制血压可能会降低动脉夹层的发生率，另外则推荐对其并发症进行对症保守治疗。

小结

Ⅳ型 EDS 是一种罕见的疑难杂症，动脉破裂是其最严重的并发症，也是造成该病高死亡率的重要原因之一，临床患者的治疗应全面考虑多重因素。

（顾光超 李方达 邵江 刘暴 刘昌伟 郑月宏）

参考文献

1. Abrahamsen BJ, Kulseth MA, Paus B. A 19-Year-Old man with relapsing bilateral pneumothorax, hemoptysis, and intrapulmonary cavitary lesions diagnosed with vascular Ehlers-Danlos syndrome and a novel missense mutation in COL3A1. Chest, 2015,147(5):e166-e170.
2. Bergqvist D, Björck M, Wanhainen A. Treatment of vascular Ehlers-Danlos syndrome: a systematic review. Annals of Surgery, 2013,258(2):257-261.
3. Beridze N, Frishman W. Vascular Ehlers-Danlos syndrome: pathophysiology, diagnosis, and prevention and treatment of its complications. Cardiology in Review, 2012,20(1):4-10.
4. Gui X, Li F, Wu L, et al. Systemic multiple aneurysms caused by vascular Ehlers-Danlos syndrome. Vasc Endovascular Surg, 2016,50(5):354-358.
5. Oderich GS, Panneton JM, Bower TC, et al. The spectrum, management and clinical outcome of Ehlers-Danlos syndrome type Ⅳ: a 30-year experience. J Vasc Surg, 2005,42(1):98-106.

病例 52

巨大髂动脉瘤合并同侧髂动静脉瘘的一期腔内治疗

导　读

髂动脉和髂静脉是人体内的重要血管，管径粗，流量大，如果两者之间形成内瘘，往往会因回心血量大，短期内出现肺动脉高压和心力衰竭等严重并发症。当患者合并有高龄及巨大髂动脉瘤时，治疗将面临更大困难。如何在患者一般情况很差的情况下，同时解决髂动脉瘤和动静脉内瘘问题？本文就此分享1例巨大髂动脉瘤合并髂动静脉瘘的治疗经验。

病例简介

男性患者，77岁。主诉：反复咳嗽、咳痰、气促3年，加重1个月。

【现病史】 患者于3年前出现反复咳嗽、咳痰、气促症状，被外院诊断为"慢性肺部阻塞性疾病、肺栓塞、下肢静脉曲张"，予以下腔静脉滤网放置和对症治疗，症状好转出院，出院后病情平稳。1个月前，患者无明显诱因再次出现气促，尤以活动后加重，合并咳嗽、咳痰，痰为少量白色泡沫样。无胸闷、胸痛、咯血、头晕等不适。患者伴有双下肢水肿，腹胀，尿量逐渐减少，入院前两天无尿。在本院内科治疗，因发现"双侧髂总动脉及双侧髂内动脉近段动脉瘤，左侧髂总动静脉瘘可能"，转入血管外科。

【既往史】 患者既往否认"冠心病""高血压""糖尿病"病史，否认"肝炎""结核""伤寒"等传染病史及其密切接触史，否认药物及食物过敏史，无重大外伤史。

【查体】 体温36.6℃，脉搏48次/分，呼吸28次/分，血压116/64mmHg。

患者神志清楚，端坐位。皮肤黏膜无黄染，浅表淋巴结未触及肿大。结膜无充血，巩膜无黄染，口唇发绀。桶状胸，触觉语颤减弱，叩诊过清音，双肺呼吸音稍低，双下肺可闻及少许湿性啰音。心前区无隆起，无抬举性搏动，叩诊心界不大，心率48次/分，律齐，心音可，未闻及明显杂音。腹部膨隆，肝脾肋下未触及，移动性浊音(+)，肠鸣音正常。双下肢中度凹陷性水肿。肌力肌张力可。病理征(-)。

【辅助检查】

血气分析全套：pH值7.1，pCO_2 20.0mmHg，pCO_2 130.0mmHg，K^+ 7.8mmol/L。尿素30.92mmol/L，尿酸610.3μmol/L，肌酐640.8μmol/L，胱抑素C 6.41mg/L，乳酸脱氢酶2161.5U/L，肌酸激酶584.7U/L，肌酸激酶同工酶72.5U/L，肌红蛋白1860.0μg/L，超敏肌钙蛋白T 0.129ng/mL，脑利钠肽前体9082.0pg/mL。电解质：血钾7.82mmol/L。

心电图：①窦性心律；②偶发室上性期前收缩，另外呈连发1次，室上性非阵速1次；③偶发个别室性期前收缩；④平均心率偏快；⑤心率变异分析标差偏低。

心脏彩色多普勒超声：右心及左心房增大、右心功能减退；主动脉瓣退行性病变；三尖瓣反流(轻-中度)；肺动脉高压(中度)；二尖瓣反流(轻度)；左心室收缩功能测值正常范围。

下肢血管彩色多普勒超声：双下肢动脉硬化并多发斑块；双下肢深静脉所示节段血流通畅；双下肢深静脉血流缓慢、波动性频谱，考虑右心功能减退所致；双下肢股静脉瓣声像，考虑深静脉功能不全；左侧浅静脉曲张。

胸片：心影增大，肺水肿，双侧少量胸腔积液。

腹主动脉全长 CTA（图 52-1）：①双侧髂总动脉及双侧髂内动脉近段动脉瘤，右侧髂总动脉附壁血栓形成，左侧髂外动脉夹层，左侧髂总动、静脉瘘可能；②主动脉粥样硬化并局部溃疡形成；③"下腔静脉滤网置入术"后；④双肺感染性病变，双侧胸腔积液；⑤肝肾内多发囊肿；⑥胆总管结石；⑦副脾；⑧腹盆腔积液。

诊断

1.慢性阻塞性肺疾病（急性加重期）

（1）慢性肺源性心脏病。

（2）心脏扩大（右心房、右心室、左心房大）。

（3）心功能Ⅲ级。

（4）肺动脉高压中度。

2.支气管肺炎。

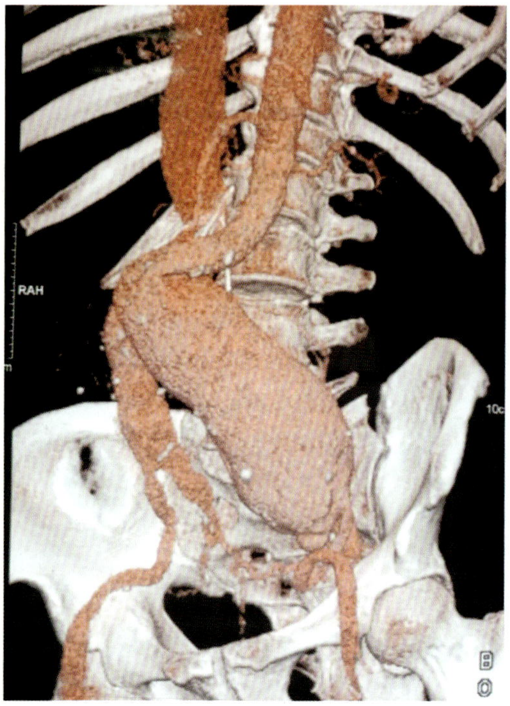

图 52-1 CTA 提示左侧髂总动脉及双侧髂内动脉近段动脉瘤并左侧髂总动静脉瘘。

3.肺栓塞（血栓抽吸及下肢深静脉滤网植入术后）。

4.主动脉瓣疾患（主动脉瓣退行性变）。

5.髂总动脉瘤，动静脉瘘。

6.下肢静脉曲张。

7.慢性肾功能不全（CKD4 期）。

8.酸中毒、高钾血症。

9.亚临床甲状腺功能减退症。

10.前列腺增生。

病情分析

患者为老年男性，以反复咳嗽、咳痰、气促等为主要表现，表现为严重的右心衰竭，入院后进行两次抢救。而右心衰竭引起的下腔静脉高压已经严重影响到了肾脏灌注，入院时患者尿量逐渐减少直至无尿。这些症状的根本病因是髂总动、静脉之间形成的动静脉瘘。髂血管管径粗、流量大，巨大的回心血量导致患者出现以上严重病情，巨大的髂动脉瘤也随时有破裂风险。因此患者一般条件极差，但一味等待只会使患者情况更加恶化，只有尽快关闭动静脉瘘，才是今后治疗的根本保证。此患者诊断明确，手术指征强烈，需尽快手术。

临床决策分析

对于本病例全身情况差，同时存在动静脉瘘和巨大动脉瘤两种危险病变，外科处理方案主要在以下方面进行讨论：外科介入时机和具体术式选择。

1.外科介入时机

严重的心力衰竭和肾衰竭使得手术危险性增加，而一味地保守治疗不解决根本性的动、静脉瘘，只能使患者病情进一步恶化，从而导致手术时机丧失。因此在短期 1 周左右强心利尿等内科治疗后，在患者心力衰竭情况缓解的窗口期抓紧时间手术才能解决根本问题。而术中、术后心功能和肾功能的保护又是患者顺利恢复的保证。

2.具体术式选择

本病例有两类手术方式供选择：开放手术和腔内手术。

（1）开放手术：腹主动脉瘤切除术、人工血管置换术加静脉修复术。手术效果可靠，但由于创伤巨大、时间久、并发症风险高、术后恢复慢、患者一般情况极差难以耐受且不可行,首先排除。

(2)腔内一期手术:腹主动脉腔内隔绝术。该方案的优点是简洁微创、可一期腔内修复所有病变、并发症相对少。该术式适合此患者病情特点，故决定采用。

最终手术方案确定为腔内一期手术。

诊疗过程

1.术前多学科会诊

请心内科、呼吸科、麻醉科、ICU 等多学科会诊,制订详细的心、肺、肾功能围术期保护预案:①术前强心利尿、肾脏透析,减轻心脏负荷,透析改善内环境;②术后气管插管转入 ICU 监护；③术后注意心功能、肾功能和中心静脉压力检测,根据情况调整液体补充量,注意水电解质平衡。

2.手术方案

左髂内动脉栓塞+腹主动脉腔内隔绝术。

3.手术过程

术前造影提示与术前评估相同,巨大髂动脉瘤合并髂动静脉瘘,下腔静脉即时显影。可见前次放置的下腔静脉滤器(图 52-2):首先栓塞左侧髂内动脉(图 52-3),行腹主动脉腔内隔绝术(图 52-4),术中左侧支架覆盖到髂外动脉,右侧覆盖髂总动脉,最后造影

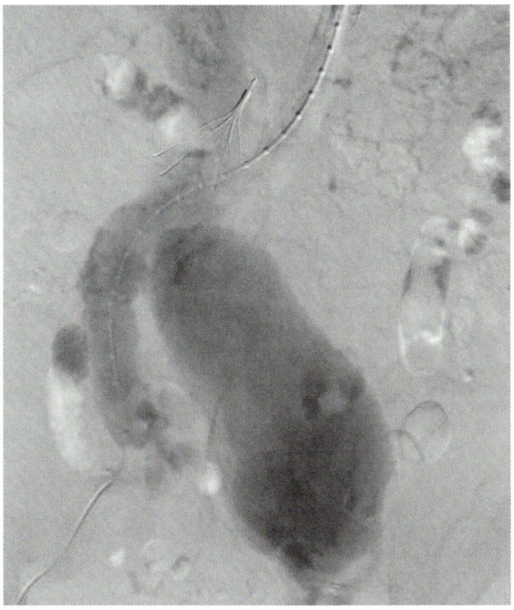

图 52-2　造影显示巨大髂动脉瘤合并髂动静脉瘘。

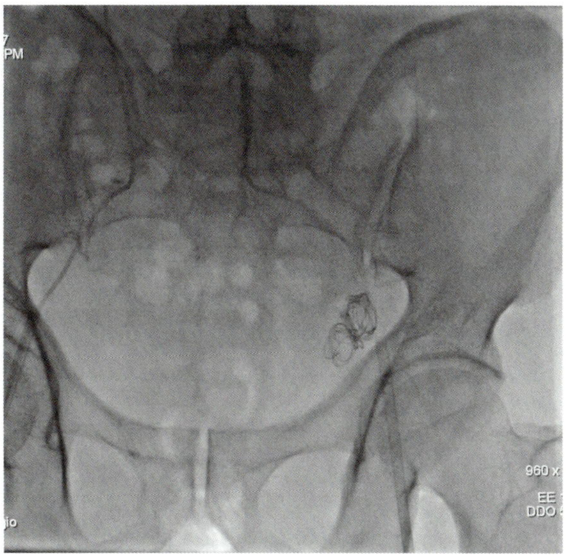

图 52-3　左髂内动脉栓塞。

显示髂动脉瘤隔绝良好,腔静脉未再显影。

术后处理及随访

术后带气管插管,ICU 监护。①积极完善三大常规,肝、肾功能及各项感染指标等相关检查;②予重症监护,予中心静脉置管监测 CVP、动脉测压、PICCO 监测循环参数、记每小时尿量、动态监测血乳酸,动态评估患者病情变化;③予前列地尔改善循环,异丙肾上

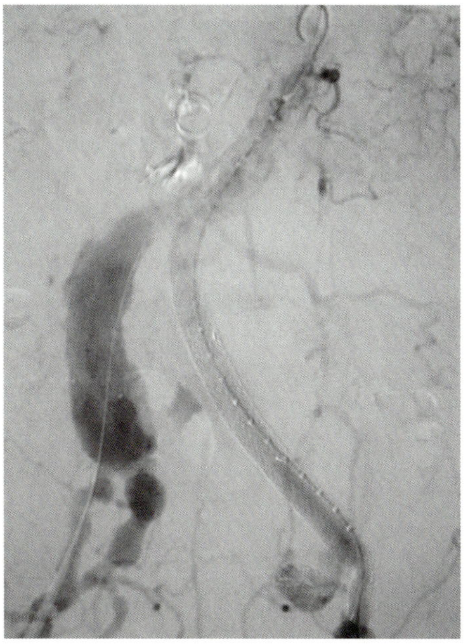

图52-4　腹主动脉腔内隔绝术后,动静脉瘘隔绝,腔静脉未显影。

腺素维持血压，稳定调节心率，保护器官，化痰，护胃及对症支持治疗。

患者恢复良好，顺利脱机。患者术后第 1 天尿量为 1530mL，并逐渐进入多尿期。后患者腹胀明显减轻，双下肢水肿消退，皮肤有皱褶（图 52-5），1 周后顺利出院。

经验与体会

术前心、肺、肾等功能良好是外科手术成功的重要保证，我们应尽量争取在术前使患者保持良好状态。但在某些情况下，病情的根本原因在于外科疾病，外科介入是今后治疗的基础，没有外科治疗，其他一切保守治疗的效果就没有保证，且会随时间推移而进一步恶化。如外科出血性疾病如果没有外科手术及时止血，补液输血等治疗只能是暂时的、不能持久的。这就要求外科医师准确判断，果断行介入治疗，抓住手术时机的窗口期才能取得良好的效果。一味等待只能失去手术机会。

本例患者的心力衰竭经过多次抢救，并继续出现肾衰竭情况，其核心问题就在于巨大的动静脉瘘导致回心血量增加，静脉压力增高，只有及时解决动静脉瘘问题才能解决一系列脏器功能失常问题。因此不能期望心、肾功能完全正常再行手术，及时的手术介入是成功治疗的关键。

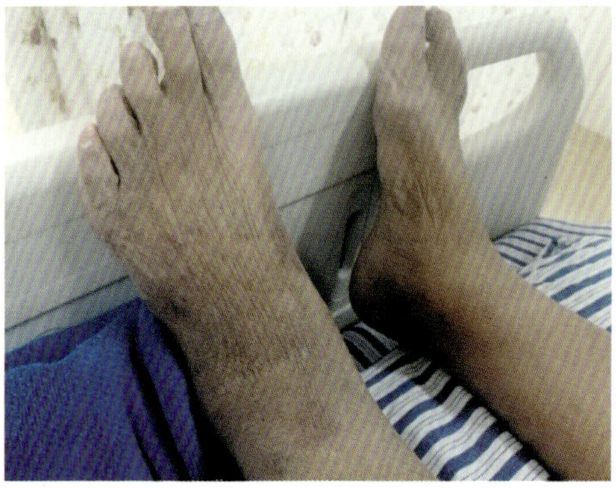

图 52-5 术后第 1 天下肢水肿消退。

但紧急手术并不是不要围术期处理。相反，围术期治疗更加重要，术前强心、血液透析为手术提供一个短暂的窗口，心内科、肾内科、麻醉科、ICU 多学科合作为外科手术保驾护航，微创手术选择更安全、更有效、更便捷，术后密切监测护理使恢复更顺利。多方面、细致的方案和果断处理才能取得最佳的治疗效果，这也是此病例的一点儿反思吧。

小结

手术应综合考虑患者的基础状态和外科疾病情况等，制订相应的治疗策略，并注意围术期维护。多方面的、细致的方案和果断处理才能取得最佳的治疗效果。

（王宪伟 黄建华）

参考文献

1. Littlejohn MG, Allaf N, Butterfield S. Two Stage Complex embolization of an arteriovenous fistula between the right common iliac artery and the inferior vena cava. J Radiol Case Rep, 2009, 3(1): 3-6.
2. Rennert J, Seiz M, Nimsky C, et al. Endovascular treatment of traumatic high flow dural arterio-venous fistula involving the middle meningeal artery and facial veins. Rontgenpraxis, 2008, 56(5): 164-168.

病例 53

改良“三明治”技术处理髂动脉瘤

导　读

腔内治疗技术已被广泛用于腹主动脉瘤患者，而腹主动脉瘤合并髂动脉瘤，覆盖髂内动脉可以简化手术方式，但髂内动脉覆盖可产生臀部跛行和勃起功能障碍等情况，而双侧髂内动脉同时封闭可能导致臀部坏死、结肠缺血甚至截瘫等严重并发症。因此，对于高风险患者，我们尽量保留髂内动脉。而目前国内尚无可用的分支支架，而“三明治”技术(sandwich technique)是一种保留髂内动脉的可行方法，本文分享1例这样的病例。

病例简介

男性患者，75岁。主诉：复查CTA发现髂动脉瘤1天。

【现病史】 1年余前因腹主动脉瘤行腹主动脉瘤腔内修复术+左肾动脉烟囱支架植入术+右肾动脉开窗支架植入术+右侧髂内动脉弹簧圈栓塞术，术后定期随访。复查当日主动脉CTA显示左髂动脉瘤，无腹痛、腹胀，以“左髂动脉瘤”入院进一步治疗。

【既往史】 1年余前腹主动脉瘤病史。

【查体】 腹部平软，未触及包块，无压痛、反跳痛，双侧股动脉、足背动脉搏动有力，双下肢皮温暖，皮色正常，双下肢感觉、活动正常。

【辅助检查】

主动脉CTA：患者术前CTA显示既往植入的左侧髂总动脉支架远端的髂动脉呈瘤样扩张，并累及左侧髂内动脉开口(图53-1)。

诊断

1.左髂动脉瘤。

2.腹主动脉瘤腔内修复术后。

病情分析

患者为老年男性，既往因腹主动脉瘤在腹主动脉及双侧髂总动脉有支架植入，术后1年在左侧髂动脉支架远端形成髂动脉瘤，手术指征明确。根据患者目前情况，腔内治疗是最佳治疗方案。

临床决策分析

患者左侧髂动脉瘤累及左侧髂内动脉，而患者的右侧髂内动脉上次手术已行弹簧圈栓塞，故此次手术若封闭左侧髂内动脉，则盆腔及臀部缺血可能性大，为避免产生严重并发症，故左侧髂内动脉应予以保留。

最终手术方案为左髂动脉瘤腔内修复术，并采用改良“三明治”技术保留左侧髂内动脉。

诊疗过程

1.术前多学科会诊

请影像科、麻醉科等多学科会诊，对围术期管理和手术方案进行进一步优化：①进一步精确三维重建CTA，精确测量瘤体直径，近端、远端锚定区动脉口

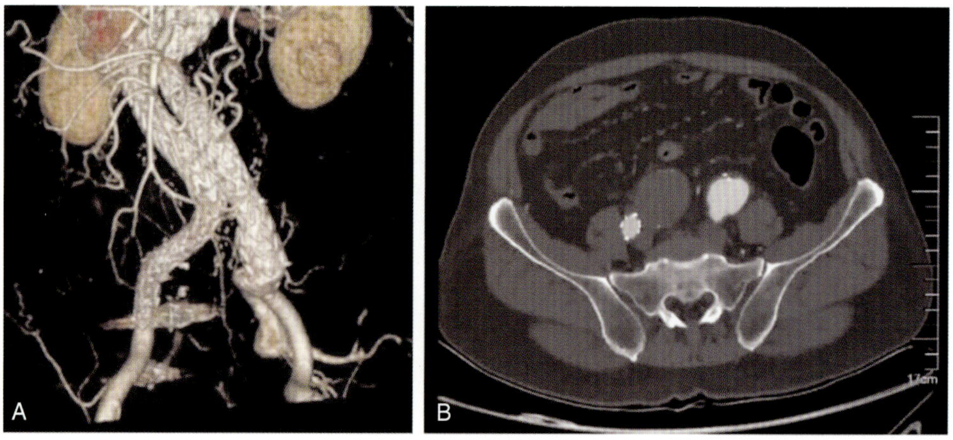

图 53-1 主动脉 CTA 图像。

径，动脉扭曲角度；②考虑全麻达到术中造影及对位的稳定和精确。

2.手术过程

(1)取 1 枚 Lifetech Ankura 24mm×80mm 覆膜支架体外释放开，在支架远端用 5-0 prolene 以及 Goretex CV-5 缝线纵行对支架前后覆膜缝合 5 针，使支架尾端分成大小相等的两个管腔，支架远端由“0”形变成“8”字形，并在支架上缝制标记帮助定位，然后将支架回收入原输送系统。

(2)经左侧股动脉途径送入改良过的髂总动脉支架并释放，经左侧肱动脉途径导丝超选进入左侧髂内动脉内，经左侧股动脉途径导丝进入左侧髂外动脉，分别跟进 14mm×80mm 和 14mm×100mm 支架(Bard, Fluency)各 1 枚，两枚支架近端均位于原髂总动脉支架内，远端分别位于髂内动脉和髂外动脉内。最终造影显示左侧髂总动脉、髂内动脉、髂外动脉血流通畅，无内漏、狭窄，支架形态良好(图 53-2)。

术后处理及随访

目前随访 2 个月，患者双侧足背动脉搏动良好，会阴部皮肤感觉无障碍。

术后 1 个月复查 CTA：左髂动脉动脉瘤无内漏，左侧髂总动脉、髂内动脉、髂外动脉支架通畅(图 53-3)。

经验与体会

“三明治”技术常被用于髂动脉的保留，但其主要问题为内漏时常发生，内层支架的尺寸选择较难把握，且内部支架若近端不对齐，可出现一侧支架狭窄的情况，增加了手术难度和时间。我们采用改良的“三明治”技术，可有效降低上述情况的发生。其具体优势体现在以下几个方面。

(1)外层支架塑形后可有效避免“三明治”技术中平行支架间的沟槽缝隙的产生，有效降低了支架内漏

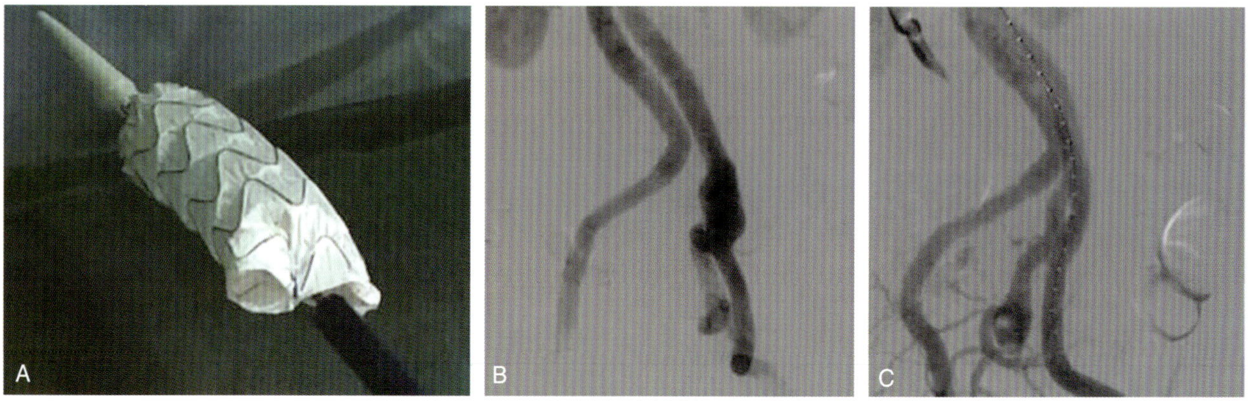

图 53-2 术中左髂动脉支架释放前后造影结果。

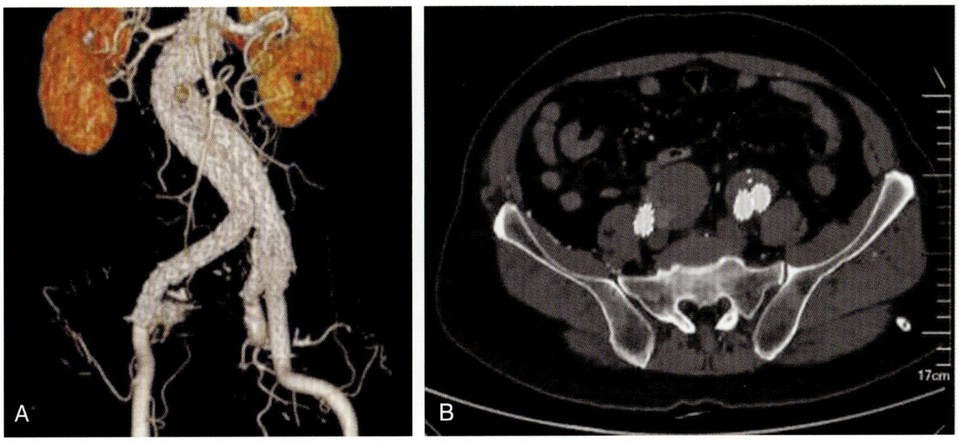

图 53-3 术后 1 个月的腹主动脉 CTA。

的发生率。

(2)外层支架塑形后形成两个近乎圆形的管腔，方便内层支架尺寸的选择。

(3)外层支架塑形后形成一段管状锚定区，降低了因支架头端不对齐而导致一侧支架狭窄的情况出现，降低了对于平行支架近端对齐的要求，简化了手术。

小结

改良的“三明治”技术可有效减少相关并发症的发生，其优势也比较明显。

(苏成锴 孟庆友)

参考文献

1. Lobato AC1, Camacho-Lobato L. The sandwich technique to treat complex aortoiliac or isolated iliac aneurysms：results of midterm follow-up. J Vasc Surg, 2013,57(2 Suppl):26S-34S.
2. Bannazadeh M, Jenkins C, Forsyth A, et al. Outcomes for concomitant common iliac artery aneurysms after endovascular abdominal aortic aneurysm repair. J Vasc Surg, 2017,66(5):1390-1397.
3. Robalo C, Sousa J, Mansilha A. Internal iliac artery preservation strategies in the endovascular treatment of aortoiliac aneurysms. Int Angiol, 2018,37(5):346-355.

病例 54

胸腹主动脉夹层动脉瘤伴双侧髂动脉瘤合并慢性弥散性血管内凝血的全腔内修复

导 读

主动脉夹层(aortic dissection,AD)是一种死亡率高的血管外科疾患,而 AD 合并慢性弥散性血管内凝血(disseminated intravascular coagulation,DIC)在临床上较为少见,且增加了 AD 治疗的危险性和复杂性。本文主要分享处理此种临床情况的经验。

病例简介

男性患者,76 岁。主诉:胸背部疼痛 7 个月余。

【现病史】 患者 7 个月余前无明显诱因突发胸背部疼痛,无发热、腹痛、腹胀或晕厥等不适,遂于外院就诊。行胸腹部 CTA 示主动脉夹层,腹主动脉末端夹层动脉瘤,右侧髂内动脉及左侧髂动脉动脉瘤,主动脉粥样硬化,给予控制血压等对症治疗后疼痛好转,未予手术治疗。今为求进一步治疗于本院就诊,门诊以“主动脉夹层动脉瘤”收入院。自发病以来,患者精神、饮食尚可,睡眠差,大小便正常,近期体重未有明显变化。

【既往史】 患者有高血压病史 17 年,血压最高 180/90mmHg,冠心病病史 3 年。30 年前行阑尾炎切除术,1993 年行前列腺手术。余无殊。

【查体】 患者生命体征平稳,腹部偏左可触及直径约 7cm 的搏动性包块,无压痛,左侧腹股沟区可见一大小为 4cm×5cm 的肿块,全腹部无反跳痛或肌紧张。余无特殊。

【辅助检查】

实验室检查:血小板计数为 89×10^9/L,APTT 43.2 秒,INR 值为 1.25,纤维蛋白原(Fbg)0.72g/L,纤维蛋白原降解产物(FDP)154.7mg/L,D-二聚体 51.37mg/L。

CTA:胸腹主动脉夹层动脉瘤伴双侧髂动脉瘤,腹主动脉最大直径为 65mm,左侧髂总最大直径为 32mm,右侧髂内最大直径为 23mm,肠系膜上动脉、腹腔干动脉和左肾动脉发自真腔,右侧肾动脉发自假腔。右肾萎缩(图 54-1)。

肾图:左侧 eGFR 为 24.5mL/min,右侧为 4.2mL/min。

诊断

1.主动脉夹层动脉瘤。
2.右侧髂内动脉瘤。
3.左侧髂总动脉瘤。
4.慢性消耗性弥散性血管内凝血。
5.高血压Ⅲ级(极高危)。
6.冠状动脉粥样硬化性心脏病。
7.肾功能不全。
8.前列腺切除术后。
9.阑尾切除术后。

病情分析

患者为老年男性,临床主要表现为无明显诱因突

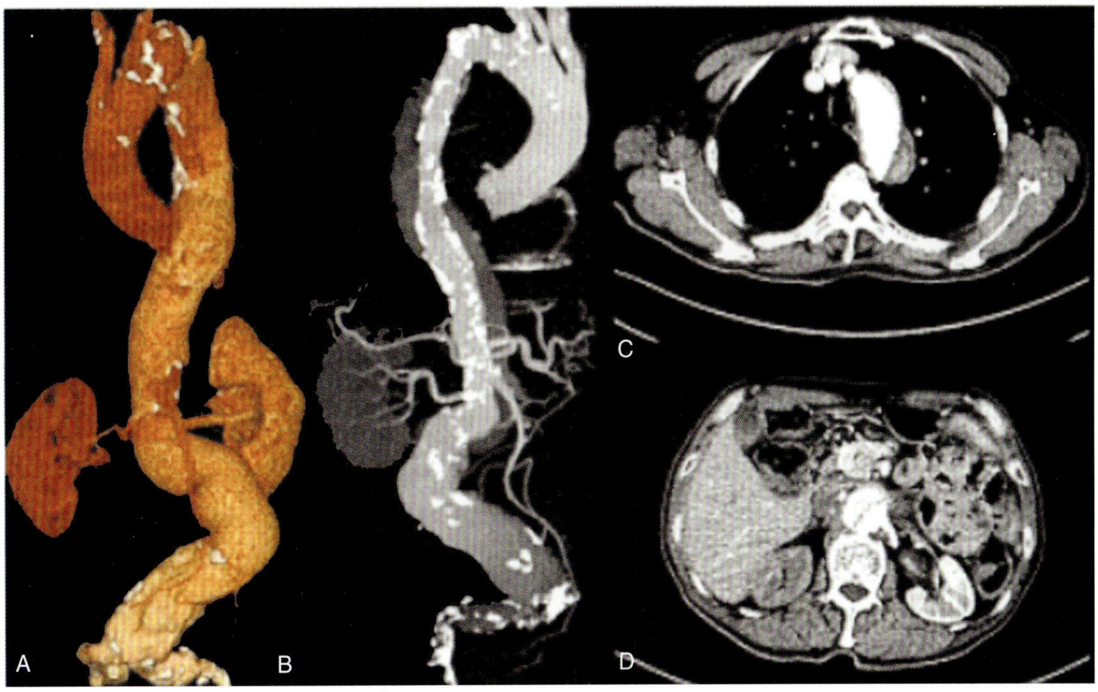

图 54-1　CTA 提示胸腹主动脉夹层动脉瘤，右肾萎缩，肠系膜上动脉、腹腔干动脉和左肾动脉发自真腔。

发胸背部疼痛。既往有高血压、冠心病和肾功能不全等病史。查体提示腹部偏左可触及搏动性包块，左侧腹股沟区可触及肿块。影像学检查提示胸腹夹层动脉瘤，伴双侧髂动脉瘤。实验室检查提示 DIC 改变。本例患者胸腹主动脉夹层合并术前慢性 DIC，临床上较少见。夹层诊断明确，手术指征明确。考虑伴有术前慢性 DIC，需先及时处理 DIC。

临床决策分析

对于本病例如此复杂、危险的情况，我们的处理方案主要从以下两方面进行讨论：DIC 的处理和具体手术方式的选择。

1.慢性 DIC 的处理

慢性 DIC 继发于主动脉夹层是极危险的并发症，且相应报道极少，首次由 Fine NL 等于 1967 年报道。与夹层相关的 DIC 的具体发病机制尚不清楚。关于夹层所致慢性 DIC 的治疗主要为去除病变，同时术中予以凝血因子的输注，以尽量减少失血量。肝素、低分子肝素、口服 X 因子抑制剂和重组人可溶性血栓调节蛋白等可用于 DIC 的控制。

2.具体术式的选择

本例患者高龄，同时伴有高血压、冠心病和肾功能不全等危险因素，故不考虑行开放手术，转而考虑行腔内手术。该患者的病变累及主动脉近端及内脏动脉等，给腔内手术增加较大的复杂程度。腔内手术的方式有分支支架技术、“开窗”/“开槽” 技术和平行支架技术（“烟囱”/“潜望镜”技术、“三明治”技术）。分支支架技术以及“开窗”技术目前的中期随访结果较好，可为开放手术高危的患者提供一种良好的替代方案。但需要注意的是，这两种技术需要个体化定制，比较耗费时间。此外，20%~30%患者的解剖结构（如扭曲、成角、钙化等）并不适宜采用以上两种技术处理。与之相比，平行支架技术则更为便宜，操作更为简单，同时更适用于急性病变。“三明治”技术能够进行四分支的重建。因此，基于该患者主动脉迂曲、钙化以及多处病变，我们采用“三明治”技术进行处理（本病例的治疗时间是 2014 年 5 月，我们采取了相对简单、有效的平行移植物技术，但在当时仍具有很高的挑战性和不确定性）。

诊疗过程

1.术前多学科会诊

请血液内科、肾内科、麻醉科、重症医学科和神经外科等多学科会诊，制订详细的围术期方案。

(1)DIC 方面：患者慢性 DIC，术前予以监测 DIC 相关指标，同时予以低分子肝素 4000U 皮下注射(QD)。手术前一日补充血浆 400mL，纤维蛋白 2U。术前 3 小时补充纤维蛋白 2U，手术当天急查凝血功能，术中备血及血浆(图 54-2)。

(2)主动脉病变方面：主动脉病变部位较长，行胸主至腹主连续腹膜支架植入，腰动脉覆盖较多，建议术前行脑脊液引流。

(3)肾功能方面：患者肾功能异常考虑动脉夹层影响动脉血供所致，术中应限量应用造影剂。

(4)麻醉方面：术中监测有创桡动脉压，控制血压，监测生命体征。

(5)患者高龄，手术复杂，患者一般状态较差，术前即有多种疾病，术后并发症较多，建议予患者术后转重症监护病房。

2.手术方案

麻醉科协助术前行脑脊液引流。

大动脉造影，主动脉夹层腔内隔绝术，大动脉造影，腹主动脉腔内隔绝术，肠系膜上动脉、腹腔干动脉、左肾动脉腔内重建术(“三明治”技术)，双髂内动脉栓塞术。

3.手术过程

(1)患者取仰卧位，麻醉成功后，常规消毒铺巾。双腹股沟斜行切口，解剖双侧股总动脉，套阻断带备用。左锁骨下窝斜行切口，逐层切开，解剖锁骨下动脉，套阻断带备用。

(2)再次造影确认病变：全身肝素化。穿刺双侧股总动脉和左锁骨下动脉，植入导丝导管鞘。经左锁骨下动脉入路置入金标猪尾导管至主动脉弓，造影明确夹层破口位于左锁骨下动脉开口以远，夹层延续到肾动脉下方，肾动脉以下腹主动脉瘤形成，右髂内动脉瘤、左髂总动脉瘤形成，左肾动脉、腹腔干、肠系膜上动脉真腔供血，右肾动脉假腔供血(图 54-3)。

(3)双侧髂内动脉栓塞+腹主动脉瘤及双侧髂动脉瘤腔内隔绝：从右股动脉入路，以弹簧栓栓塞双侧髂内动脉，从右侧置入 Linderquist 超硬导丝，沿导丝置入 22F 长鞘，通过导丝牵引技术将长鞘引入腹主动脉，植入主体，以其远端末段定位于左肾动脉下方释放。沿导丝植入腹主动脉主体，定位于左肾动脉下方释放。导管从左侧进入，与导丝配合进入左侧髂腿和主体，并加以确认。置换 Linderquist 超硬导丝。沿双侧导丝分别释放双侧髂腿支共 3 个部件，远端均定位于髂外动脉。

(4)胸主动脉夹层动脉瘤及内脏分支处理：沿导丝置入胸主动脉主体，其末端定位于腹腔干动脉开口上方，向近心端依次释放两枚主体，隔绝降主动脉夹层。

再次穿刺左锁骨下动脉，分别植入两根 8F 长鞘，原有另一根导管鞘亦置换为长鞘(左侧锁骨下动脉依次植入 3 根 8F 长鞘，每根鞘管相隔 8~10mm；患者为 3 型弓，故此采用全部左侧上肢入路)。导丝导管配合，分别将 3 根长鞘放置到腹腔干动脉、肠系膜动脉和左肾动脉。沿超硬导丝最后植入胸主动脉主体，分别连接降主动脉主体以及腹主动脉主体。

沿左锁骨下动脉植入的 3 根长鞘分别预置覆膜支架至腹腔干动脉、肠系膜上动脉和左肾动脉。分支覆膜支架的近心端均超过胸主动脉主体上方约 1cm。首先释放胸主动脉主体。再分别释放 3 枚分支动脉的覆膜支架。

(5) 三叶球囊扩张腹主动脉下方各支架连接部位；扩张胸主动脉支架连接部位，以及内脏动脉和主动脉支架重叠部位，内脏分支动脉取相应球囊进行同

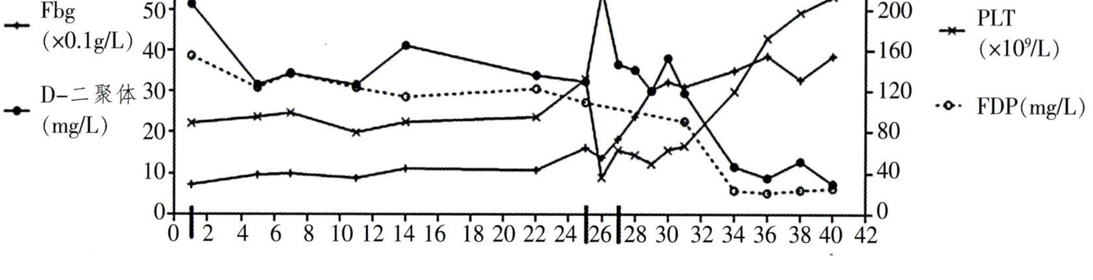

图 54-2 术前监测 DIC 相关指标。予以低分子肝素 4000U 皮下注射(QD)。手术前一日补充血浆 400mL，纤维蛋白 2U。术前 3 小时补充纤维蛋白 2U。

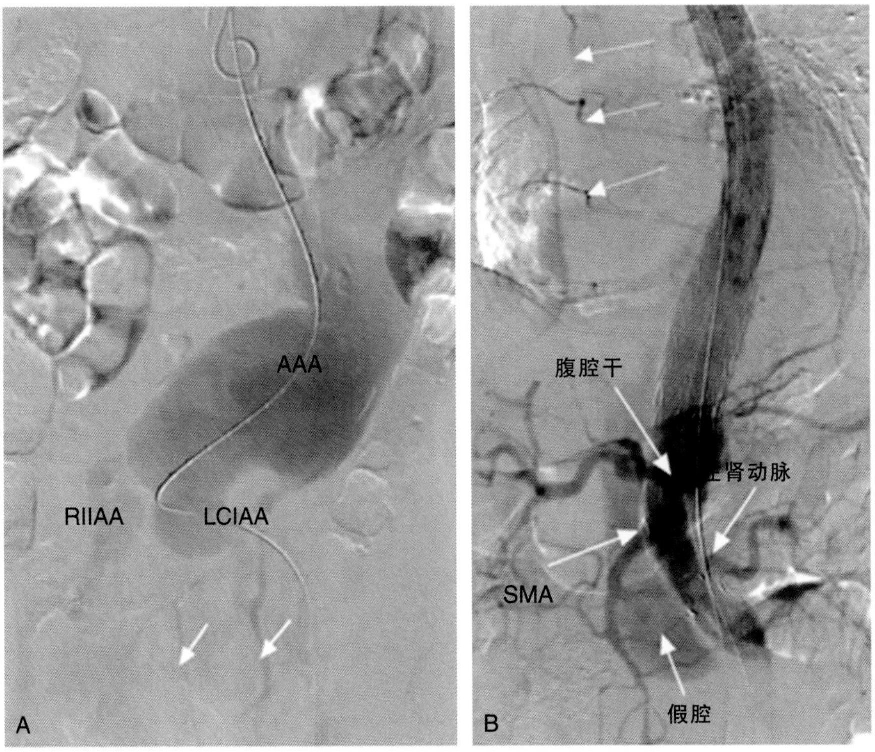

图 54-3　(A)术中造影再次确认病变；(B)胸主动脉发出的分支通畅，腹腔干动脉、肠系膜上动脉以及左肾动脉通畅，Ⅱ型内漏。

期扩张。

再次造影，支架形态良好，分支血管通畅，存在少量Ⅱ型内漏。遂缝合双股动脉和腋动脉，并关闭切口。手术经过顺利，术中输自体血 700mL、新鲜冰冻血浆 800mL 以及红细胞 4U，造影剂用量 300mL，术后安返 ICU 病室。

术后处理及随访

1.患者术后带气管插管返回 ICU 病房，予以弹力袜预防血栓。术后监测患者凝血、心功能、肾功能、腹部体征和臀部供血情况。监测引流量及血色素变化，防止术后出血。注意术后水电解质及酸碱平衡。

2.术后第 1 天：拔出气管插管。

3.术后第 2 天：拔出脑脊液引流管。

4.术后第 4 天：由 ICU 转回血管外科病房。

5.术后第 7 天：复查 CTA 提示支架内通畅，存在Ⅱ型内漏(图 54-4A)。

6.术后第 16 天：出院。出院前复查结果：PLT 213×10^9/L；PT 13.4 秒；APTT 38.0 秒；INR 1.17；Fbg 3.86g/L；FDP 14.8mg/L；D-二聚体 7.34mg/L。

7.术后第 10 个月：复查 CTA 提示腹腔干、肠系膜上动脉和左肾动脉支架通畅，原Ⅱ型内漏较之前明显减小(图 54-4B)。

8.术后第 2 年：电话随访，患者生活质量良好，无截瘫或行动迟缓等症状。

9.术后第 3 年：电话、短信联系，患者动脉瘤修复良好，查出食管癌(距门齿 26cm)，保守治疗中。

经验与体会

自 1991 年 Parodi 等首次报道腔内修复(endovascular aneurysm repair，EVAR)治疗腹主动脉瘤以来，随着介入器材的发展及手术技巧的提高，腔内治疗已经成为 Standford B 型夹层和肾下腹主动脉瘤的主要治疗方式。但对于升主动脉区、主动脉弓区及肾上腹主动脉区仍然是腔内治疗的难点，手术风险较大。本例中成功采用“三明治”技术处理 1 例复杂的胸腹主动脉夹层动脉瘤合并双侧髂动脉瘤，随访多年，动脉瘤治疗满意。

本例患者除了主动脉夹层累及范围广泛外，主要伴有慢性 DIC。而主动脉夹层或主动脉瘤继发的 DIC 是一类严重且少见的并发症。主动脉夹层所致 DIC 病例的生理机制尚不明确，可能与血流动力学异常和血管完整性破坏有关。在治疗方面，主要为术中去除病变区并输注凝血因子。本病例中，术前请血液科、肾内

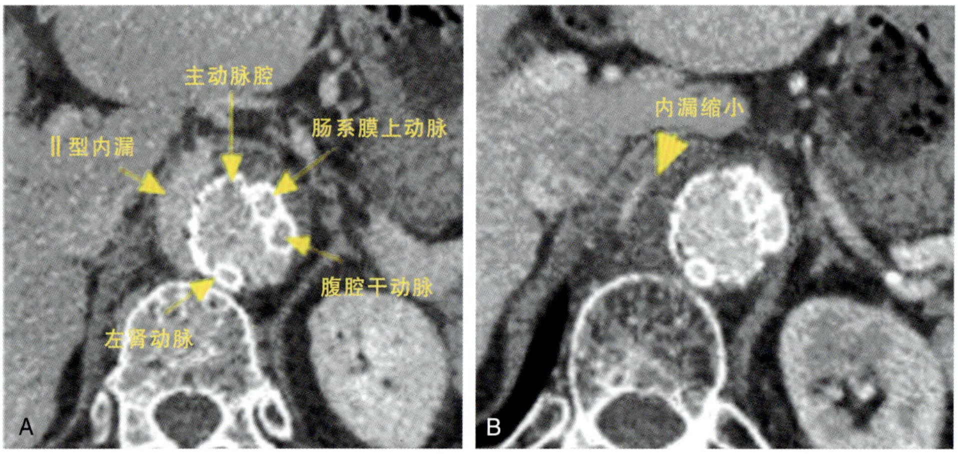

图 54-4 (A)术后 1 周复查 CTA 结果显示支架内通畅,存在Ⅱ型内漏;(B)术后 10 个月复查显示Ⅱ型内漏面积明显减小。

科、麻醉科、重症医学科和神经外科共同探讨病情,术前积极予低分子肝素术抗凝治疗。同时,在术前 1 天予以血浆 400mL,纤维蛋白 2U。术前 3 小时补充纤维蛋白 2U,充分改善凝血功能。术后患者凝血功能障碍逐渐好转,出院时 DIC 消失且无须药物干预。

在文献中提到,双侧髂内动脉闭塞相可引起缺血性并发症,并导致患者术后生活质量下降,如 35%的患者一侧臀部萎缩致跛行,24%出现阳痿症状,还可出现结肠和脊髓缺血,因此通常建议保留至少一侧髂内动脉。但在本病例中,术前 CTA 及术中造影提示盆腔广泛侧支血管存在,有效的侧支循环能降低臀肌缺血的概率,因此该患者直接行双侧髂内动脉栓塞术,术后患者没有明显臀肌缺血表现。

同时也有文献报道,随着胸腹主动脉覆膜支架覆盖血管范围的增加,侧支血管受阻断,脊髓缺血与截瘫的风险也随之增加。尤其在本例患者中,双侧髂内动脉均已在术中被栓塞。锁骨下动脉以及肋间动脉显得更为重要。通常认为在 T8~L2 水平会发出根最大动脉保障脊髓血供。而本例中,这一区域的分支动脉均被隔绝。因此,预防截瘫至关重要。为了保证良好的脊髓灌注压力,在手术中进行了脑脊液外引流。一方面维持系统血压,一方面降低脑脊液压力,对预防脊髓缺血起到了很好的预防作用。术后患者未出现脊髓缺血的相关症状。

小结

“三明治”技术处理复杂的胸腹主动脉夹层动脉瘤合并双侧髂动脉瘤,可取得满意的治疗效果。

(吴志远 李拥军)

参考文献

1. Haulon S, Amiot S, Magnan PE, et al. An analysis of the French multicentre experience of fenestrated aortic endografts: medium-term outcomes. Ann Surg, 2010,251(2):357-362.
2. De Bruin JL, Baas AF, Buth J, et al. Long-term outcome of open or endovascular repair of abdominal aortic aneurysm. N Engl J Med, 2010,362(20):1881-1889.
3. Aboulafia DM, Aboulafia ED. Aortic aneurysm-induced disseminated intravascular coagulation. Ann Vasc Surg, 1996,10(4):396-405.
4. Fisher DF Jr, Yawn DH, Crawford ES. Preoperative disseminated intravascular coagulation associated with aortic aneurysms. A prospective study of 76 cases. Arch Surg, 1983,118(11):1252-1255.
5. Rayt HS, Bown MJ, Lambert KV, et al. Buttock claudication and erectile dysfunction after internal iliac artery embolization in patients prior to endovascular aortic aneurysm repair. Cardiovasc Intervent Radiol, 2008,31(4):728-734.

第 10 篇

内脏动脉疾病

病例 55

腹腔干动脉狭窄伴胰十二指肠动脉弓动脉瘤破裂出血

导 读

内脏动脉瘤(visceral artery aneurysm,VAA)是指腹腔内脏器所属动脉及其分支发生瘤样病变的总称,发病率为 2%。肠系膜上动脉是 VAA 的一个罕见发病部位,约占 6%,而来源于肠系膜上动脉分支的胰十二指肠动脉瘤则更为少见。文献统计胰十二指肠动脉瘤破裂的发生率为 30%~69%,发病凶险。该病多以消化道出血为首发症状,偶以腹腔内或腹膜后出血表现急诊入院。本文将探讨此类病变的急诊诊断思维、手术方式选择与处理策略,现分享 1 例腹腔干动脉狭窄伴胰十二指肠动脉弓动脉瘤破裂出血的诊治经验。

病例简介

男性患者,50 岁。主诉:腹部疼痛 15 小时。

【现病史】 患者自诉昨日夜 8 时左右突发腹部疼痛不适,以脐周及右上腹部明显,呈持续性疼痛,阵发性加重,抱膝位稍缓解,伴腰部胀痛,无冷汗、恶心不适或呕吐。外院 CT 检查提示腹、盆腔内片状混杂高密度影,考虑积血。急诊送入本院治疗,拟以“腹腔内出血”收住本科。

【既往史】 患者有甲状腺功能亢进病史 5 年,曾口服药物治疗。患者否认有高血压病、糖尿病或冠心病病史,否认有肝炎或结核病病史,否认有重大外伤或手术史,无输血史、食物或药物过敏史。

【查体】 体温 37.2℃,脉搏 110 次/分,血压 100/78mmHg,腹平坦,未见胃、肠型及蠕动波,未见迂曲静脉。腹肌紧张,全腹部有压痛,以右上腹部及剑突下为重,无反跳痛,肝脾肋下未触及,Murphy 征(-),移动性浊音(-),肠鸣音 4 次/分,未闻及血管杂音,双肾区无叩击痛。双下肢等长,表面无色素沉着,未触及皮下硬结,双侧股动脉、腘动脉、胫前、胫后、足背动脉搏动可触及,双下肢感觉及运动功能均正常。

【辅助检查】

腹盆腔 CT 示十二指肠降-水平段交界处梗阻伴胃潴留可能性大,考虑肿瘤性病变可能。肝周低密度影。十二指肠下方至右侧髂窝包裹性积液及盆腔积血(图 55-1)。

CTA 示肠系膜上动脉动脉瘤(图 55-2)。

血常规示红细胞计数 3.42×10^{12}/L,血红蛋白 110g/L。

诊断

1.腹腔内出血(胰十二指肠动脉弓动脉瘤破裂)。

2.肠系膜上动脉动脉瘤(胰十二指肠动脉弓动脉瘤)。

3.腹腔动脉狭窄(腹腔干动脉狭窄)。

4.胃潴留。

5.贫血。

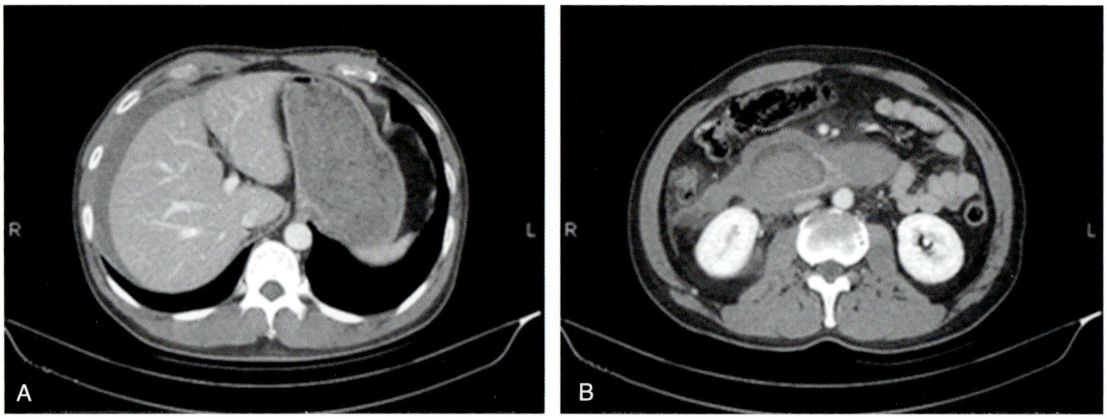

图 55-1 腹盆腔 CT。

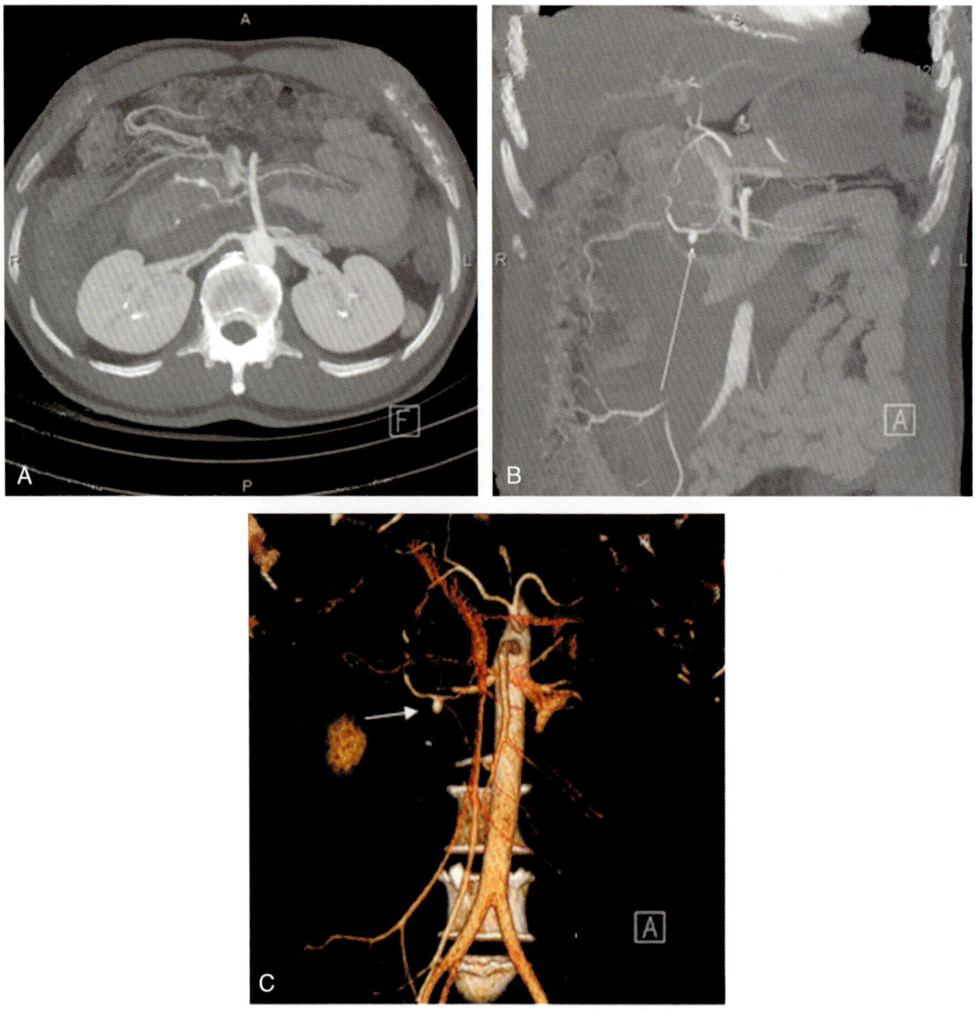

图 55-2 CTA 提示腹腔干动脉狭窄,出血可能来源于胰十二指肠动脉弓动脉瘤破裂。

病情分析

患者为中年男性,以突发腹痛为主要表现。既往无高血压或慢性心脑肾疾病病史,无重大外伤或手术史。体格检查提示腹肌紧张,全腹部有压痛,以右上腹部及剑突下为重,无反跳痛,肝脾肋下未触及,Murphy征(-),移动性浊音(-),肠鸣音 4 次/分。影像学资料提示腹、盆腔内片状混杂高密度影，考虑积血。肠系膜上动脉动脉瘤。本病例危急，根据辅助检查考虑腹腔内出血来源于胰十二指肠动脉弓动脉瘤破裂并包裹可能性大，临床上少见腹腔干动脉狭窄伴胰十二指肠动脉弓动脉瘤破裂出血。患者诊断明确，手术指征强烈，需尽快急诊手术止血，修复破裂动脉。考虑患者腹腔干动脉狭窄程度严重，但未出现远端缺血症状，暂不考虑解除腹腔干动脉狭窄。

临床决策分析

患者腹腔出血极有可能来自破裂的胰十二指肠动脉瘤，为止血并栓塞动脉瘤，需急诊手术。考虑患者腹腔干动脉狭窄程度严重，但未出现远端缺血症状，患者拒绝一期解除腹腔干动脉狭窄，要求预先治疗上消化道疾病后再二期行腹腔干动脉狭窄腔内治疗。

手术方式包括以下几种。①开放手术：剖腹探查+止血+动脉瘤结扎术，由于创伤巨大、承受麻醉风险、并发症风险高、术后恢复慢，患者难以耐受，首先排除；②腹腔镜辅助手术：腹腔镜探查+止血+动脉瘤钳夹结扎术，创伤小于开放手术，但由于操作复杂，手术时间长，麻醉风险高，也予以排除；③腹主动脉造影+内脏动脉动脉瘤弹簧圈栓塞术，该术式可以进一步明确诊断，创伤小，无须全身麻醉，手术时间短，风险较低，首选。

诊疗过程

1.术前多学科会诊

该患者系急诊入院，腹腔内出血诊断基本明确，胰十二指肠动脉瘤破裂出血可能性很大，但仍需要动脉造影以明确诊断，综合考虑首选腹主动脉造影+内脏动脉动脉瘤弹簧圈栓塞术较为妥当。

2.手术方案

局部麻醉下行腹主动脉造影+内脏动脉动脉瘤弹簧圈栓塞术。

3.手术过程

（1）患者取仰卧位，术野常规消毒铺巾后用 1%利多卡因行局部麻醉。

（2）逆行穿刺右股总动脉成功后，置入 6F 导管鞘，置入 5F 猪尾导管至腹主动脉胸 12 椎体水平造影（15mL/s，20mL，900psi）见腹腔干动脉重度狭窄，双肾动脉、肠系膜下动脉通畅，肠系膜下动脉或腹腔干动脉分支动脉可见一 3.0cm×3.0cm 动脉瘤（图 55-3A 和图 55-3B）。置入泥鳅导丝，交换 6F Fustar 角度，微导管、微导丝引导 Combra 导管超选进入腹腔干动脉近端，造影见腹腔干动脉起始段重度狭窄，远端显影良好，未见明显瘤样扩张。调整 Fustar 角度，微导管、微导丝引导 Combra 导管超选进入肠系膜上动脉近端，造影见肠系膜上动脉显影良好，肠系膜上动脉一根分支动脉远端可见一 3.0cm×3.0cm 动脉瘤，见造影

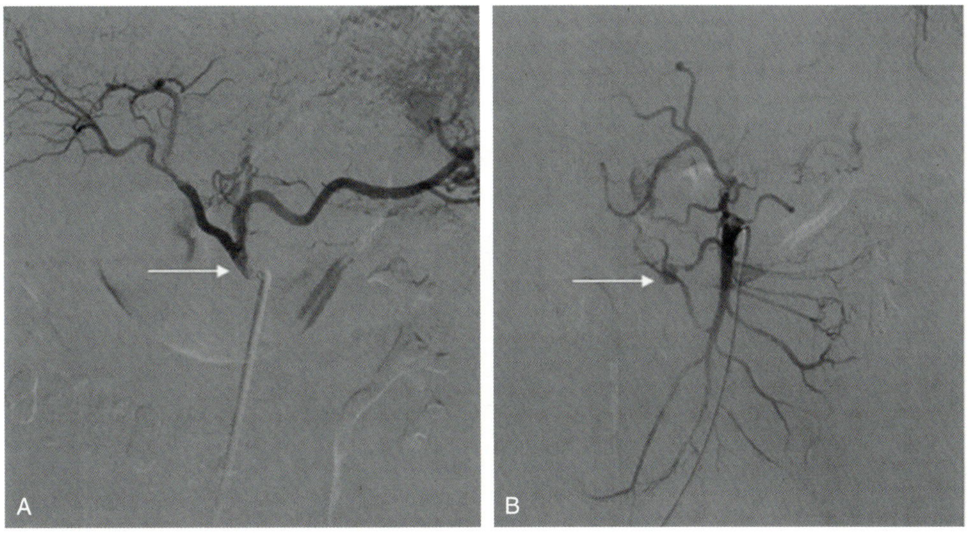

图 55-3 术中血管造影显示：(A)腹腔干动脉重度狭窄（箭头所示）；(B)胰十二指肠动脉弓动脉瘤（箭头所示）。

剂外漏，延时可见腹腔干动脉显影，考虑为肠系膜上动脉分支动脉胰十二指肠动脉弓动脉瘤、腹腔干动脉狭窄。

(3)微导管、微导丝引导Combra导管超选进入肠系膜上动脉分支动脉瘤远端，于动脉瘤远端及近端置入MWCE-18-14-3-NESTER弹簧圈7只，再次造影见腹腔干动脉重度狭窄，双肾动脉和肠系膜下动脉通畅，胰十二指肠动脉弓动脉瘤消失(图55-4)。

(4)拔出导管、导鞘，Proglide缝合血管后，拔出导丝，加压包扎穿刺点。

(5)术中经过顺利，患者生命体征平稳，无不适感，术中出血约20mL，术毕在医师护送下安返病房。

4.二期解除腹腔干动脉狭窄选择腹腔干动脉球囊扩张支架置入术过程

(1)患者取仰卧位，术野常规消毒铺巾后用1%利多卡因行局部麻醉。

(2)逆行穿刺左股总动脉成功后，置入6F导管鞘，置入5F猪尾导管至腹主动脉胸12椎体水平造影(15mL/s，20mL，900psi)见腹腔干动脉重度狭窄，远端通畅，双肾动脉和肠系膜下动脉通畅，未见明显狭窄。

(3)置入泥鳅导丝，交换6F Fustar导管鞘至腹主动脉，调整Fustar角度进入腹腔干动脉近端，手推造影见腹腔干起始段狭窄，远端通畅。泥鳅导丝引导Cobra导管超选进入腹腔干动脉远端，交换滑硬导丝，经导丝置入6.0mm×40mm球囊导管(Cordis)，扩张狭窄段，直至受压切迹消失，退出球囊，导丝置入8.0mm×30mm支架(Invatec，Scuba)并准确释放。再次造影示腹腔干动脉、双肾动脉和肠系膜下动脉通畅，支架位置准确，无造影剂外溢(图55-5)。

(4)拔出导管、导鞘，Proglide缝合血管后，拔出导丝，加压包扎穿刺点。

(5)术中经过顺利，患者生命体征平稳，无不适感，术中出血约20mL，术毕在医师护送下安返病房。

术后处理及随访

术后患者诉反酸和上腹部饱胀不适。查体示一般状况良好，生命体征平稳，无发热，腹部轻压痛，无反跳痛。予以患者常规补液、抗炎等对症支持治疗。患者病情稳定后于术后转入消化内科治疗消化系统疾病。

患者于消化内科行纤维胃镜检查：①浅表性胃炎；②十二指肠球部溃疡(A1期)；③十二指肠充血。予患者以兰索拉唑胶囊30mg，口服，每天2次；铝镁加1包，口服，每天3次；康复新液10mL，口服，每天3次。经消化内科治疗后反酸症状改善，患者要求入院解决

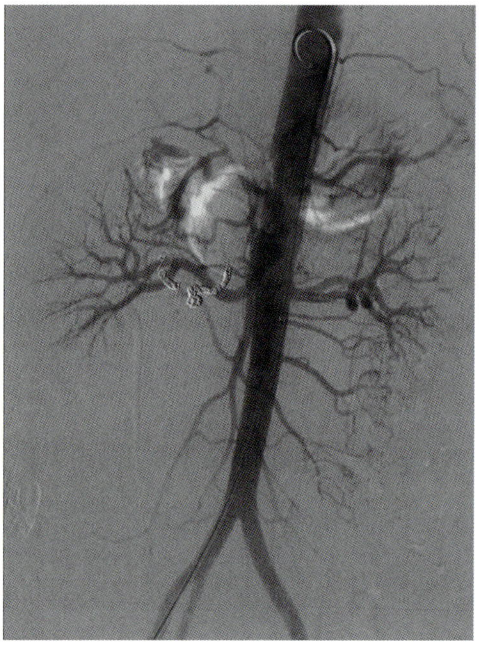

图55-4 栓塞术后造影见双肾动脉和肠系膜下动脉通畅，胰十二指肠动脉弓动脉瘤消失。

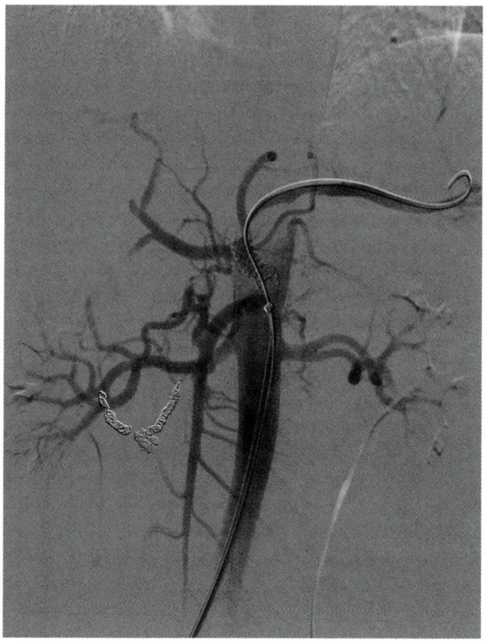

图55-5 支架植入术后造影：腹腔干动脉、双肾动脉和肠系膜下动脉通畅，支架位置准确，无造影剂外溢。

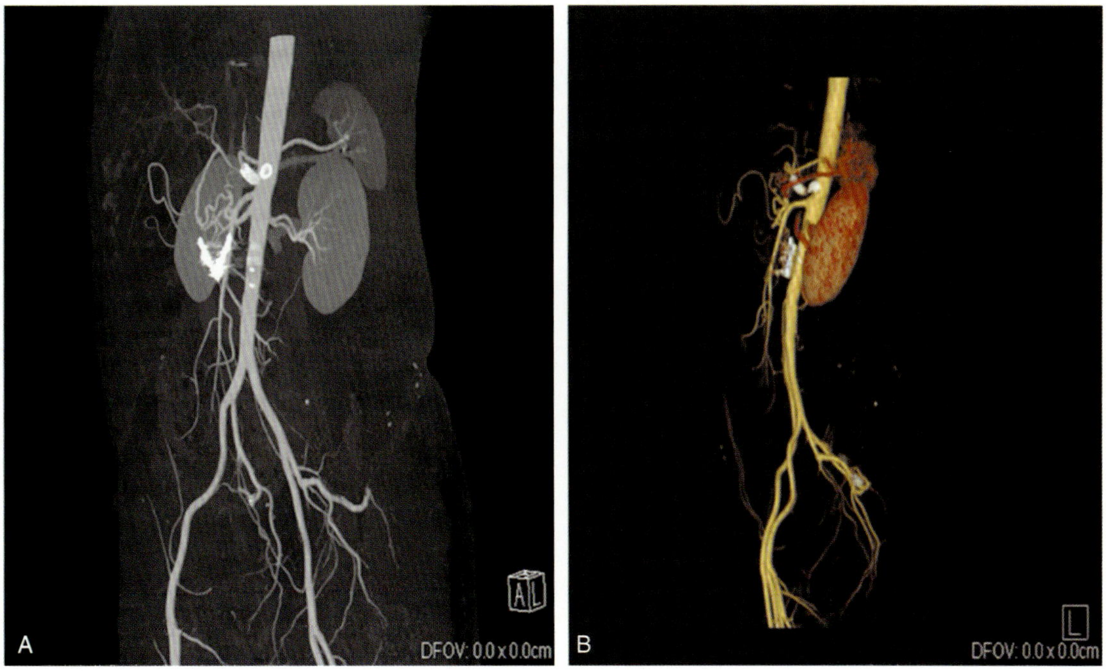

图 55-6 术后 23 个月 CTA 随访：双肾动脉和肠系膜下动脉通畅，胰十二指肠动脉弓动脉瘤消失，支架无移位。

腹腔干动脉狭窄。

二期术后 7 天患者生命体征平稳，出院。

术后 23 个月随访，患者一般状况良好，呼吸、心率正常。CTA 复查示双肾动脉和肠系膜下动脉通畅，胰十二指肠动脉弓动脉瘤消失，支架无移位(图 55-6)。

经验与体会

胰十二指肠动脉瘤较为罕见，早期无明显临床症状。近年报道 50%以破裂为首发表现，死亡率达 26%。胰十二指肠动脉瘤包括真性动脉瘤和假性动脉瘤，假性动脉瘤的病因包括胰腺炎、腹部外伤、手术和感染等。胰十二指肠真性动脉瘤现被普遍接受的病因是 Lawton 在 1973 年首次提出的血流动力学，常见于动脉粥样硬化。本例无动脉粥样硬化，可能由于腹腔干动脉起始段狭窄导致胰十二指肠动脉弓逆向血流增加，因其管径小，压力升高更为明显，最终导致胰十二指肠动脉弓动脉瘤形成。胰十二指肠动脉瘤破裂前，缺乏特有的症状与体征，术前诊断较为困难。治疗分为手术治疗与介入治疗。近年来，随着外科微创时代的来临，介入治疗已逐渐占据主导地位。本例是经微导管超选进入胰十二指肠弓动脉瘤腔内置入弹簧圈进行栓塞，并进行腹腔干球囊扩张支架植入术减小血流压力，从而降低了胰十二指肠动脉瘤的复发概率。术后随访结果也从侧面证实介入放射学超选择动脉造影诊断及栓塞治疗安全可行，疗效确切，可避免外科手术。

小结

介入放射学超选择动脉造影诊断及栓塞治疗安全可行，疗效确切，可避免外科手术。

(周为民 欧阳欢)

参考文献

1. Tessier DJ, Abbas MA, Fowl RJ, et al. Management of rare mesenteric arterial branch aneurysms. Ann Vasc Surg, 2002,16(5):586-590.
2. Leong BDK, Chuah JA, Kumar VM, et a1. Successful endovascular treatment of post-traumatic inferior pancreaticoduodenal artery pseudoaneurysm. Singapore Med J,2008,49 (11):300-302.
3. Alhasan A, Khan PM. An unusual cause of gastric outlet obstruction:a pancreaticoduodenal artery aneurysm. Ann Saudi Med,2009,29(5):393-396.
4. Lawton S. Coeliac stenosis or occlusion with aneurysm of the collateral supply. Clin Radiol, 1973,24(1):49-53.

病例 56

覆膜支架植入联合弹簧圈栓塞治疗迷走脾动脉瘤

导 读

源自肠系膜上动脉(superior mesenteric artery,SMA)的迷走脾动脉瘤(splenic artery aneurysm,SAA)发病率很低,但其破裂后可能会带来灾难性的后果,因此临床工作中我们对该种疾病应引起足够重视。目前针对该病的治疗方法主要是手术切除、微创技术(包括腹腔镜技术)和血管内治疗。本文分享1例成功应用覆膜支架植入联合弹簧圈栓塞治疗迷走 SAA 的经验。

病例简介

女性患者,36 岁。主诉:B 超检查发现胰腺下方肿物 1 周。

【现病史】 患者 1 周前在无明显诱因下出现头晕、乏力伴口干,遂去外院就诊。肝胆胰脾 B 超检查发现胰腺下方异常回声团,胆总管轻度扩张。CT 增强扫描结果:①肝门区团状密度影,考虑肝方叶先天变异;②后腹膜区团块影,考虑系膜上动脉瘤;左肾静脉瘤样扩张,考虑胡桃夹子综合征可能;③肝内外胆管多发性结石;④脾大,门静脉高压,脾门静脉曲张。未做任何治疗后来本院求进一步诊治,门诊拟以“肝胆管结石、肝门区肿瘤?”收住入肝胆胰外科。

【既往史】 患者18 年前曾行“胆囊切除术”。既往行颅内胆脂瘤切除术,现感左侧面部麻木。既往有肝炎病史,否认有高血压、糖尿病、慢性支气管炎或冠心病等病史。否认其他手术或外伤史。无过敏、输血史。

【查体】 患者腹部平坦,未见肠型和胃蠕动波,未见腹壁静脉曲张,中腹部见约 10cm 手术瘢痕。腹软,无压痛、反跳痛,肝脾肋下未及,Murphy 征(-)。叩诊鼓音,肝上界位于右锁骨中线第 5 肋间,肝区有轻叩痛,未及移动性浊音。肠鸣音正常,未闻及血管杂音。双下肢等长,表面无色素沉着,未触及皮下硬结,双侧股动脉、腘动脉、胫前、胫后、足背动脉搏动可触及,双下肢感觉及运动功能均正常。

【辅助检查】

外院上腹部 CT 增强扫描(图 56-1):①肝门区团状密度影,考虑肝方叶先天变异;②后腹膜区团块影,考虑肠系膜上动脉瘤;左肾静脉瘤样扩张,考虑胡桃夹子综合征可能;③肝内外胆管多发性结石;④脾大,门静脉高压,脾门静脉曲张。

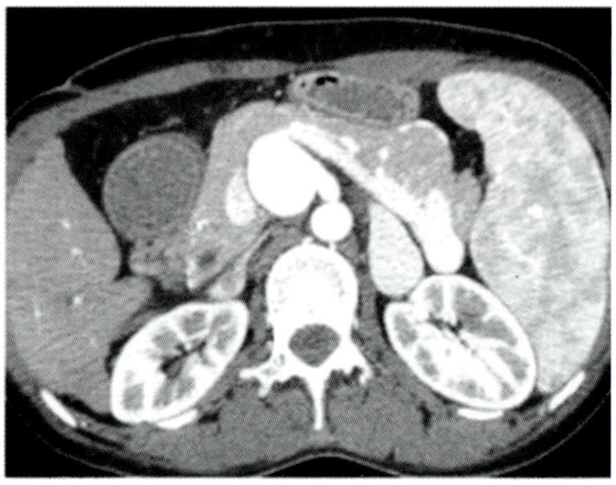

图 56-1 增强 CT 见肠系膜上动脉瘤样扩张。

本院 CTA(图 56-2):①肝左内叶发育异常(分叶状隆起),肝内胆管多发结石伴肝内胆管扩张;②脾大,肠系膜上动脉粗大分支供血脾脏并分支动脉巨大动脉瘤形成,脾脏及子宫周静脉曲张。

诊断

1.迷走脾动脉瘤。
2.肝内外胆管结石。
3.肝门区肿瘤。
4.门静脉高压。

病情分析

患者为青年女性,无明显相关临床症状。既往无高血压、糖尿病、慢性支气管炎或冠心病等病史。有肝炎病史。体格检查无明显阳性体征。影像学资料提示:①肝左内叶发育异常(分叶状隆起),肝内胆管多发结石伴肝内胆管扩张;②脾大,肠系膜上动脉粗大分支供血脾脏并分支动脉巨大动脉瘤形成,脾脏及子宫周静脉曲张。肝胆胰外科考虑肝内胆管结石诊断明确,但患者无黄疸,无畏寒、发热,无明显腹痛、腹胀症状,其科暂无特殊处理。考虑患者存在巨大动脉瘤,需要优先处理,遂转入本科。

临床决策分析

针对本病例的讨论重点在于具体术式的选择。

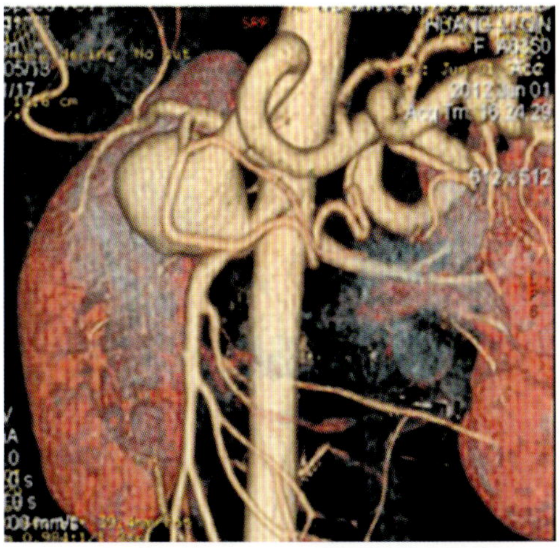

图 56-2　CTA 显示在肠系膜上动脉起点附近有一枚大小约 36mm×32mm 的脾动脉瘤。

本病例有两类主要手术方式供选择:开放手术和腔内手术。①开放手术:单纯瘤体切除术、瘤体切除及血管重建术,此外应用腹腔镜技术辅助手术,但由于创伤巨大、时间久、并发症风险高、术后恢复慢、患者难以耐受且不可行,首先排除;②腔内一期手术,包括动脉瘤栓塞术、支架置入术或两者联合。该病例中动脉瘤起点距离肠系膜动脉主干较近,单纯行栓塞术或支架置入术均无法达到满意效果,遂采取覆膜支架植入联合弹簧圈栓塞方案,优点是简洁微创,可一期腔内修复所有病变,并发症相对少,但客观上操作难度较大。

最终手术方案确定为覆膜支架植入联合弹簧圈栓塞。

诊疗过程

1.术前多学科会诊

肝胆胰外科考虑肝内胆管结石诊断明确,但患者无黄疸,无畏寒、发热,无明显腹痛、腹胀症状,其科暂无特殊处理。考虑患者存在巨大动脉瘤,需要优先处理。

2.手术方案

覆膜支架植入联合弹簧圈栓塞。

3.手术过程

(1)患者取仰卧位,术野常规消毒铺巾后以 1%利多卡因于右腹股沟区及左肘部行局部麻醉。

(2)按 Seldinger 技术穿刺右股动脉,置入 6F 导管鞘,在导丝引导下置入猪尾导管于腹腔干处造影(图 56-3A)。肝总动脉、肠系膜上动脉显影良好,脾动脉起自肠系膜上动脉,且起始部开始有一约 40mm×40mm 的动脉瘤,脾动脉瘤远端脾动脉可见扭曲严重,造影诊断同术前。

(3)在导丝引导下置入 Corba 导管,超选进入肠系膜上动脉及脾动脉远端,并给予造影。于脾动脉远端置入 8mm/5cm 弹簧圈 3 只,8mm/10cm 弹簧圈 1 只后造影仍可见脾动脉瘤显影。超选进入肠系膜上动脉远端,置入 10mm×50mm 覆膜支架(Boston Scientific, Wallgraft),释放后再次造影示(图 56-3B)脾动脉瘤未再见显影,肝总动脉及双侧肾动脉均显影良好,无造影剂外漏。

(4)术中经过顺利,患者生命体征平稳,无不适感,术中出血约 20mL。术毕安返病房。

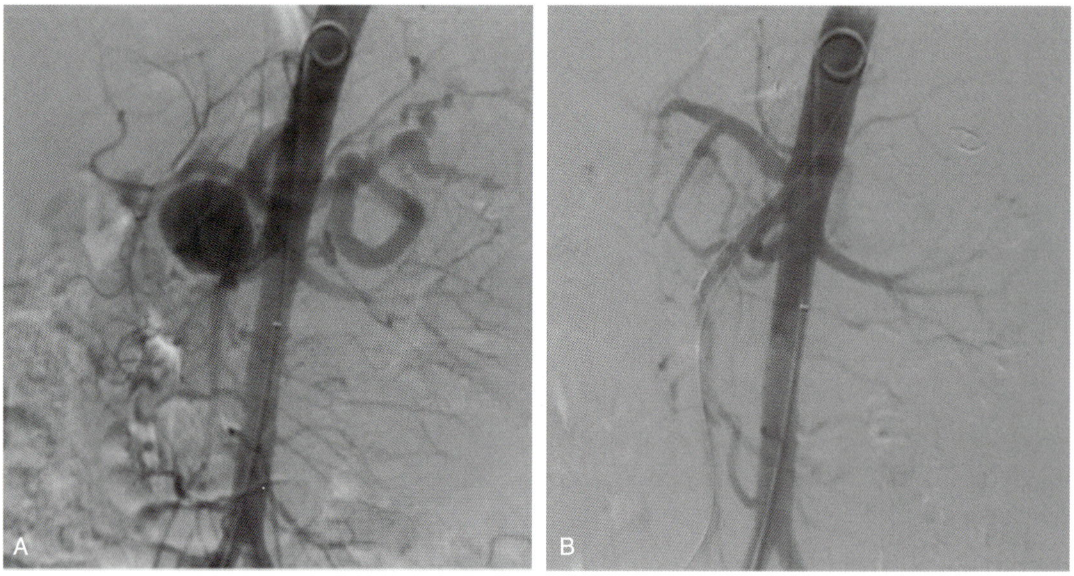

图 56-3 (A)术中造影显示 SMA 起点附近有 SAA；(B)完成主动脉造影显示没有内漏的证据，在支架展开后迷走 SAA 瘤腔消失，SMA 及分支血管通畅。

术后处理及随访

术后予以补液、抗炎等常规支持治疗。

术后 12 个月：腹部 CT 扫描证实栓塞的动脉瘤瘤囊显著收缩，SMA 通畅（图 56-4）。

经验与体会

内脏动脉瘤是罕见但重要的血管疾病，因其破裂可能会致命。一般而言，对于内脏动脉瘤直径>2.0cm、动脉瘤尺寸增长快速、有症状的动脉瘤和（或）育龄期女性患者，可考虑予以治疗。SAA 是最常见的内脏动脉瘤（58%~70%）。起源于 SMA 的迷走脾动脉，也称为脾脏躯干，是由罕见的解剖变异造成的，该类变异在人群中不足 1%。在胚胎发育过程中，错位中断、不完全中断或无腹中纵向吻合中断可能是迷走脾动脉的胚胎发生机制。在靠近其起源的近端位置可见迷走脾动脉引起的动脉瘤。一般而言，该动脉瘤的位置与动脉正常解剖起源患者的动脉瘤所在的脾动脉中远端不同。近端解剖位置使得这些动脉的处理更具挑战性。目前治疗该病的方法包括手术切除、微创技术（包括腹腔镜技术）和血管腔内治疗。与开放手术和腹腔镜技术相比，全血管腔内治疗具备安全、微创、恢复快等优点。在我们的病例中，单独的弹簧圈栓塞术被放弃，因为弹簧圈可能发生向 SMA 的迁移，并且由于动

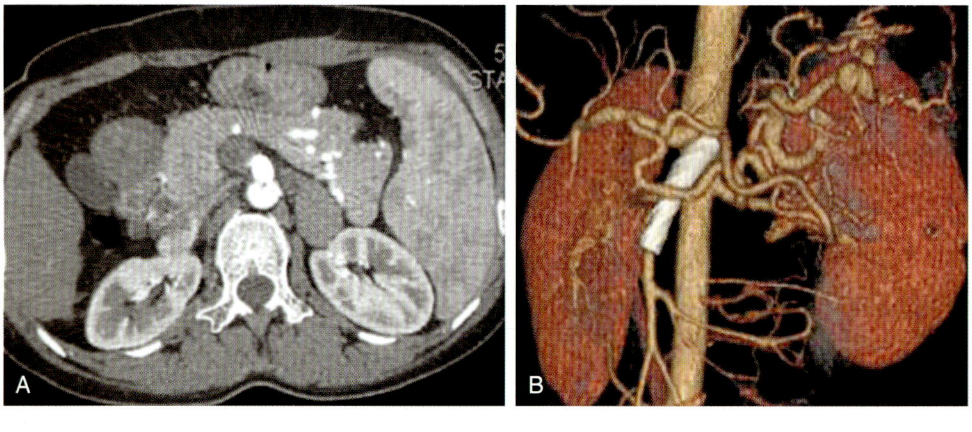

图 56-4 腹部 CTA 复查影像。

脉瘤内的高血流，SAA 的近端口径宽和近端颈短，会导致肠缺血。扭曲的 SAA 与 SMA 呈角度，SAA 的短近端颈部难以将覆膜支架置于 SMA 和 SAA 上。鉴于来自脾的其他供应动脉的血液回流，我们没有单独选择放置 SMA 覆盖支架术。我们认为这种方法可能是这种罕见疾病的最佳治疗选择。经随访 6~12 个月后，脾动脉瘤囊内血栓形成，并明显缩小，SMA 仍然畅通，无内漏、脾脏梗死或脓肿形成的术后并发症，可能是由于 SAA 具有足够的短胃动脉回流。

小结

全血管腔内治疗可能是内脏动脉瘤这种罕见疾病的最佳治疗选择之一。

（周为民　欧阳欢）

参考文献

1. Abbas MA, Stone WM, Fowl RJ, et al. Splenic artery aneurysms: two decades experience at Mayo clinic. Ann Vascular Surg, 2002, 16(4): 442–449.
2. Stanley JC, Fry WJ. Pathogenesis and clinical significance of splenic artery aneurysms. Surgery, 1974, 76(6): 898–909.
3. Michels NA, Siddharth P, Kornblith PL, et al. Routes of collateral circulation of the gastrointestinal tract as ascertained in an idssection of 500 bodies. Int Surg, 1968, 49(1): 8–28.
4. Guillon R, Garcier JM, Abergel A, et al. Management of splenic artery aneurysms and false aneurysms with endovascular treatment in 12 patients. Cardiovascular Interventl Radiol, 2003, 26(3): 256–260.
5. Tulsyan N, Kashyap VS, Greenberg RK, et al. The endovascular management of visceral artery aneurysms and pseudoaneurysms. J Vasc Surg, 2007, 45(2): 276–283.

病例 57

白塞病致腹主动脉假性动脉瘤合并肠系膜上动脉闭塞

导　读

白塞病(Behcet's disease,BD)是一种多系统自身炎症性疾病,可引起口腔或生殖器溃疡,其他特征包括皮肤、眼睛、血管、关节和神经学表现。白塞病相对少见,在普通人群中患病率为 0.01%。白塞病以血管受累为主,称为血管型白塞病。动脉受累占血管型 BD 的 2.5%~7%。血管型 BD 的多支动脉病变是极为罕见的,尤其是假性动脉瘤合并动脉闭塞。单侧假性动脉瘤可采用支架治疗,但血管内治疗难以解决肠系膜上动脉闭塞问题。以往的研究表明,经腹小切口逆行肠系膜支架成形术是治疗肠系膜上动脉闭塞的有效方法。本文分享 1 例血管型白塞病所导致的腹主动脉假性动脉瘤合并肠系膜上动脉闭塞的分期复合手术经验。

病例简介

男性患者,40 岁。主诉:间歇性腹痛 1 年、腰背部疼痛加重 3 个月。

【现病史】 患者于 1 年前因中上腹部绞痛,期间多次行胃镜检查均提示浅表性胃炎或胃溃疡,予以对症治疗腹痛症状均无好转。3 个月前腹痛症状加重,并逐渐出现腰背部疼痛。1 周前患者无意中发现腹部搏动性肿块,遂在外院行腹部超声,提示疑似腹主动脉瘤,遂转至本院。入院后详细询问病史,患者近期出现餐后痛,体重减轻 8kg。

【既往史】 白塞病,接受免疫抑制剂治疗每日口服沙利度胺 25mg。

【查体】 患者血压 120/70mmHg,心率 72 次/分,体温 36.6℃,舟状腹,脐周上可触及大小约 4cm×4cm 的搏动性肿物,边界规则,与周围组织无粘连。

【辅助检查】

实验室检查示红细胞沉降率(ESR)为 34mm/h(参考范围为 0~15mm/h),C 反应蛋白(CRP) 为 13.6mg/L(参考范围为 0mg/L~8mg/L)。

全主动脉 CTA 示呈“囊状”腹主动脉假性动脉瘤 40mm×90mm,肠系膜上动脉闭塞(图 57-1),心肺功能检查无明显异常。

诊断

1.腹主动脉假性动脉瘤。

2.肠系膜上动脉闭塞。

3.血管型白塞病。

病情分析

患者为中年男性,以腰背部疼痛等为主要表现,既往有白塞病病史。体格检查提示舟状腹,脐周上可触及大小约 4cm×4cm 的搏动性肿物,边界规则,与周围组织无粘连。影像学资料提示腹主动脉假性动脉瘤,瘤体大且形态易破裂。由于餐后腹痛和体重减轻,

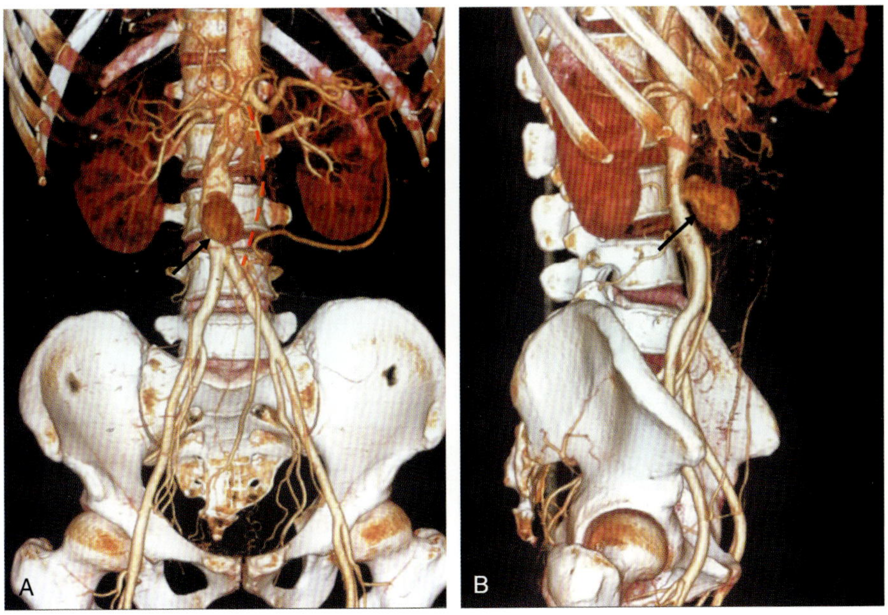

图 57-1 CTA 显示腹主动脉假性动脉瘤呈“囊状”，起始部分肠系膜上动脉闭塞（黑箭示假性动脉瘤，虚线示闭塞的肠系膜上动脉）。

肠系膜上动脉也具有手术指征。本病例患者为白塞病所致的多发血管病变，临床少见。患者诊断明确，症状明显，且动脉瘤体大，手术指征强烈，需尽快手术，修复腹主动脉瘤，解除肠系膜上动脉狭窄，恢复肠道血供。

临床决策分析

对于本病例如此复杂的多处病变，外科处理方案主要在以下三方面进行讨论：处理的先后顺序、一期或分期手术，以及具体术式的选择。

1.处理先后的顺序

（1）优先处理操作较简单的病变：本病例中腹主动脉假性动脉瘤最易解决。

（2）优先处理最重要的病变：腹主动脉假性动脉瘤易破裂，最为危险，应最先处理。

（3）开通肠系膜上动脉。

2.一期或分期手术

计划实施同期手术处理两处病变。避免患者承受多次手术打击，减少相关并发症风险。一期手术可以一次手术治疗所有病变，但客观上也存在手术难度大、操作复杂的缺陷，对围术期管理及手术方案制订提出了更高要求。若一期手术无法解决两处病变，则改行分期手术。

3.具体术式选择

本病例有 3 类手术方式供选择：开放手术、腔内手术和复合手术。①开放手术：腹主动脉人工血管置换术+肠系膜人工血管置换术，由于创伤巨大、时间久、并发症风险高、术后恢复慢，患者难以耐受且不可行，首先排除；②腔内一期手术：腹主动脉支架修复术+肠系膜上动脉支架成形术，该方案的优点是简洁微创、可一期腔内修复所有病变、并发症相对少，但客观上操作难度较大；③复合手术：腹主动脉支架修复术+肠系膜复合手术（逆行支架成形术），临床可行，但操作复杂，作为备选方案。

诊疗过程

1.术前多学科会诊

患者白塞病目前处于进展期，所致血管病变急需处理，否则会危及生命。在手术前应调整免疫治疗方案，沙利度胺和环孢素 75mg 口服，每日 3 次，甲泼尼龙 8mg 口服，每日 2 次。

2.手术方案

术前造影提示腹主动脉假性动脉瘤，大小约 4.2cm×6cm×9cm，合并肠系膜上动脉闭塞。闭塞动脉难以通过腔内技术复通，二期进行肠系膜上动脉复合手术（逆行支架成形术）。

3.手术过程

腹主动脉瘤腔内修复术（EVAR）：主动脉造影显示了与术前 CTA 相同的结果，将 22mm/12mm×170mm 的单体分叉支架移植物（Microport，Aegis-B）通过股动脉引入腹主动脉，并近端定位在右肾动脉下方，以完整地覆盖假性动脉瘤。在修复假性动脉瘤后，我们尝试对肠系膜上动脉进行再通。然而，我们未能通过成功超选肠系膜上动脉，无论是股动脉或经桡动脉途径。再次动脉造影显示假性动脉瘤完全修复，无内漏，肠系膜上动脉完全闭塞，但已有侧支形成(图 57–2)。术后第 3 天，患者下腰痛消失，要求出院，嘱患者每月随访肠系膜上动脉。

在术后 1 个月的随访中，患者主诉餐后腹痛加重且体重减轻明显，这表明肠系膜上动脉应该再通。再次行 CTA 证实假性动脉瘤完全修复但肠系膜上动脉完全闭塞，我们决定通过采用经腹小切口逆行支架成形术复通肠系膜上动脉。患者在全身麻醉下接受了手术。中线剖腹手术后 5cm 的纵切口，解剖显露肠系膜上动脉的主要分支。5000U 肝素静脉给药，使用 6F 鞘逆行穿刺。经鞘管行逆行造影证实肠系膜上动脉远端闭塞。在路图的指导下，1 个 5F 单弯导管配合 V–18 导丝成功通过肠系膜上动脉闭塞病变段。使用 4mm×60mm 和 6mm×60mm 球囊扩张导管(Boston Scientific，Mustang)分别扩张闭塞段(图 57–3)，置入 1 枚 6mm/8mm×40 锥形支架(Abbott，Acculink)。再次血管造影显示肠系膜上动脉再通。

术后处理及随访

患者完全康复，腹痛消失，继续每日口服甲泼尼龙 4mg，沙利度胺 25mg，每周静脉注射环磷酰胺 0.6g。手术 6 个月后随访 CTA 证实得到满意结果(图 57–4)。在 6 个月的随访中，患者的体重增加了 4kg。

经验与体会

白塞病是一种累及多系统的自身炎症性疾病，好发于地中海、中东和亚洲的中年男性，常导致口腔或生殖器溃疡，其他表现包括皮肤、眼睛、血管、关节和神经系统等。该病在土耳其发病率较高，发病率为 0.11%~0.42%，其中血管型白塞病的发病率占总体的 7%~38%。我国发病率目前尚未知。

该病病因尚不清楚，异常中性粒细胞活化导致动脉内膜炎症被认为是其病理基础，因此血管型白塞病可以累及全身多处血管，10%~20%的患者合并大中血管炎，是致死、致残的主要原因。累及静脉系统常表现为下肢静脉血栓，累及动脉系统常导致动脉瘤样扩张或动脉闭塞，其中腹主动脉最易受累，其次是髂动脉、股动脉、腘动脉、颈动脉以及锁骨下动脉。本例患者最为凶险的是腹主动脉假性动脉瘤，且瘤体体积较大。

血管型白塞病的临床表现各异，除生殖器溃疡、口腔溃疡外，还可出现相关血管疾病症状和体征，如深静脉血栓导致的肢体水肿。动脉瘤常为搏动性肿物，可压迫周围器官引起症状，动脉瘤附壁血栓还可引起动脉栓塞。本例患者因长期慢性腹痛就诊，但由于当地诊疗水平有限，未及时发现腹主动脉假性动脉瘤形成。对于血管型白塞病的诊断，血管彩超可作为

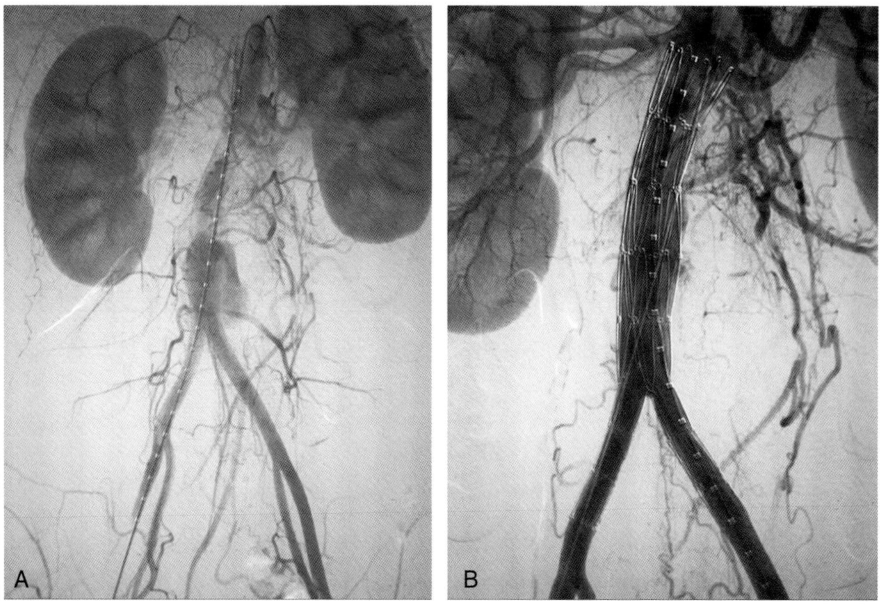

图 57–2 主动脉造影显示腹主动脉假性动脉瘤完全修复，无内漏，肠系膜上动脉完全闭塞，侧支形成。

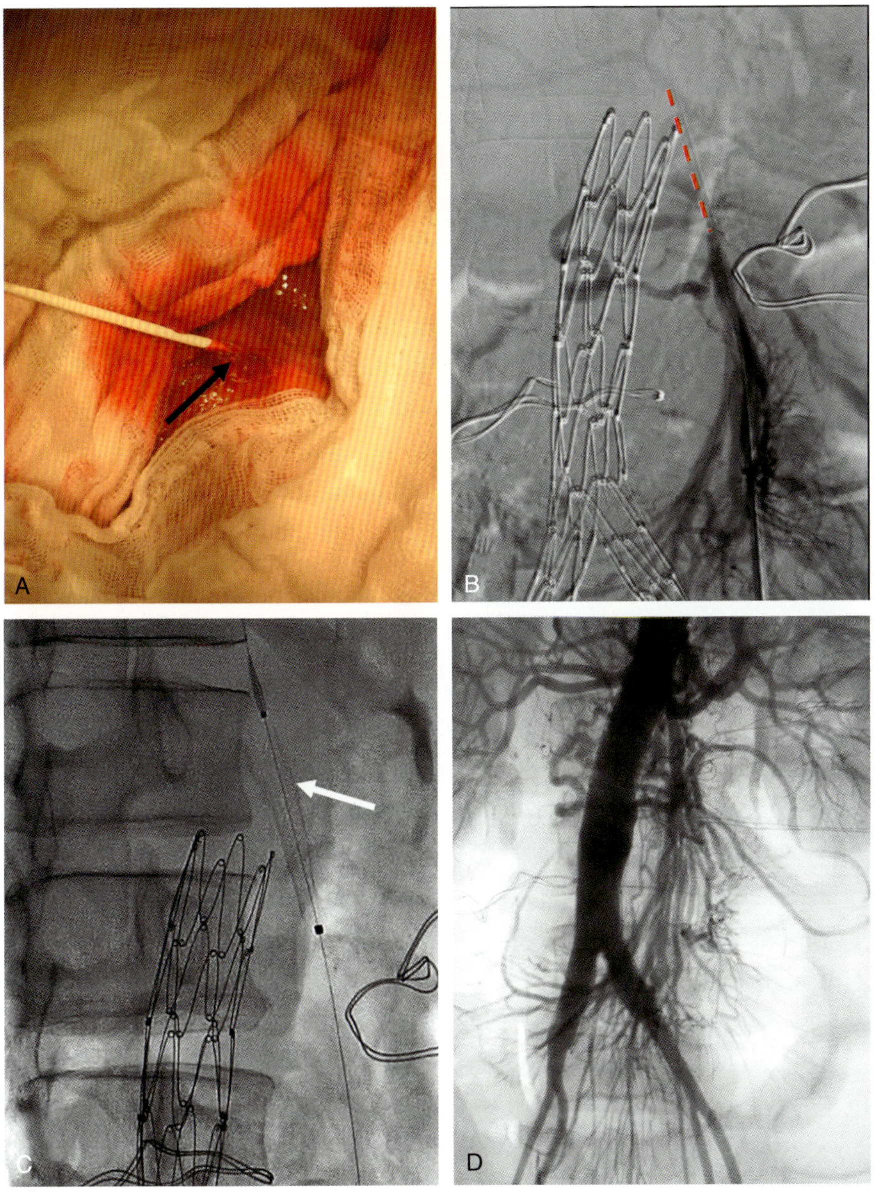

图 57-3 逆行开放肠系膜支架术。(A)回肠动脉以逆行方式进入鞘管；(B)血管造影显示肠系膜上动脉在初始部位闭塞；(C)放置锥形颈动脉支架；(D)肠系膜上动脉的复通(黑箭示 6F 的鞘管，虚线示闭塞肠系膜上动脉，白箭示支架)。

首选方法，CTA 或数字减影血管造影可作为明确诊断的检查方法。

外科治疗是血管型白塞病所致腹主动脉假性动脉瘤的关键。主动脉假性动脉瘤是白塞病中最凶险的一种类型。一旦发现具有破裂风险的假性动脉瘤形成，应立即手术治疗。治疗动脉瘤型白塞病的方法有开放手术和腔内治疗。由于微创、并发症少，带覆膜支架血管内治疗已成为血管型 BD 患者的首选治疗方法。研究发现，血管内动脉壁刺激是血管内治疗后吻合口假性动脉瘤复发和支架移植物远端移行的重要危险因素。为了尽量减少动脉壁的刺激，使用“解剖固定”的覆膜支架修复假性动脉瘤。该款支架的设计有利于避免动脉壁刺激和支架远端迁移：①PTFE 覆盖在裸支架外，不直接接触血管；②“动脉瘤颈固定”被“髂动脉分叉”固定。分叉“无钩”。

然而，对于白塞病所致的肠系膜上动脉闭塞的治疗，鲜有报道。在这个病例中，最理想的手术方案是同期进行 EVAR 和肠系膜上动脉支架成形术。然而，导丝很难穿过闭塞的肠系膜上动脉病变。我们中心前期证实经腹小切口逆行支架成形术可有效复通肠系膜上动脉。这个案例也证明，该术式有 3 大好处：①较传统开放手术，该术式仅需要腹部 4~5cm 切口，恢复快；②肠系膜上动脉微穿刺比切开吻合术更加微创；③腔内支架成形术可以避免血管吻合，减少吻合口假性动脉瘤形成。

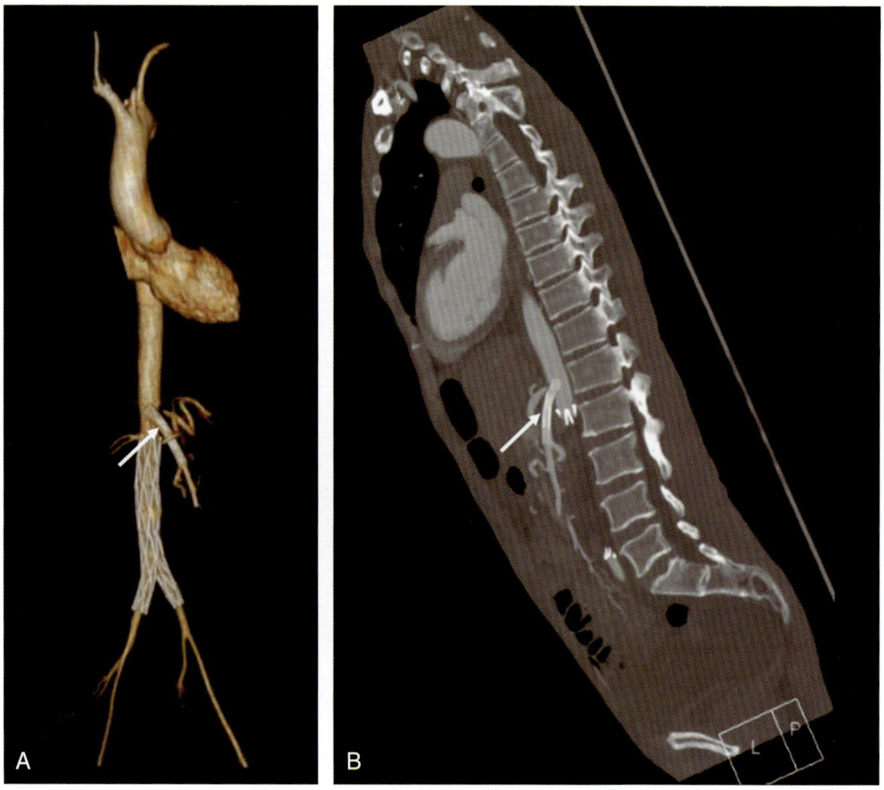

图 57-4 6 个月随访 CTA 显示腹主动脉假性动脉瘤完全修复，肠系膜上动脉通畅（白箭示肠系膜上动脉）。

综上所述，对于血管型白塞病，应做到详细询问病情并做体格检查，避免出现漏诊、误诊情况。动脉瘤型白塞病应及时进行手术治疗，其中腔内治疗为首选。同时术后应继续服用免疫抑制剂类药物控制病情，并长期随访。

小结

对于动脉瘤型白塞病，腔内治疗为首选的手术治疗方式。同时术后应继续服用免疫抑制剂类药物控制病情，并长期随访。

（蒋庆君 曲乐丰）

参考文献

1. Maldini C, Druce K, Basu N, et al. Exploring the variability in Behcet's disease prevalence: A meta-analytical approach. Rheumatology (Oxford), 2018, 57(1): 185-195.
2. Tascilar K, Melikoglu M, Ugurlu S, et al. Vascular involvement in Behcet's syndrome: A retrospective analysis of associations and the time course. Rheumatology (Oxford), 2014, 53(11): 2018-2022.
3. Fei Y, Li X, Lin S, et al. Major vascular involvement in Behcet's disease: A retrospective study of 796 patients. Clin Rheumatol, 2013, 32(6): 845-852.

病例 58

逆向分支技术重建胸主动脉腔内修复术后完全假腔供血的肾动脉

导读

胸主动脉夹层是一类十分凶险的临床疾病。随着技术的发展，胸主动脉腔内修复术(thoracic endovascular aorta repair，TEVAR)逐渐得到业内认可，并取得良好的效果。但限于当前技术及器具的局限性，TEVAR 的治疗主要针对近端夹层破口的修复，远端夹层及内脏动脉区的干预存在显著争议，往往以旷置随访为主。本文分享 1 例胸主动脉夹层腔内修复术后远端夹层处理及内脏动脉重建的经验。

病例简介

男性患者，64 岁。主诉：TEVAR 术后 3 年，腹主动脉夹层动脉瘤进行性增大 3 年。

【现病史】 患者 3 年前因急性胸主动脉夹层行 TEAVR 手术，定期随访复查发现腹主动脉夹层动脉瘤，进行性增大至 4.4cm，近 1 年血压波动明显，三联降压，波动于 150~170mmHg(收缩压)，90~100mmHg(舒张压)。

【既往史】 患者高血压Ⅲ级(极高危)。3 年前因急性胸主动脉夹层于本院行 TEVAR 手术。

【查体】 患者神志清楚，四肢活动良好。腹部脐周左侧可触及搏动性肿块，大小约 4cm×5cm，听诊可闻及吹风样杂音，双侧股动脉搏动良好。

【辅助检查】

全主动脉 CTA(图 58-1)：对比发病时及术后随访资料。胸主动脉夹层近端修复良好，无内漏及瘤样扩张。远端腹主动脉夹层动脉瘤，逐年增大 5mm，左肾动脉完全假腔供血。

诊断

1.腹主动脉夹层动脉瘤。

2.高血压Ⅲ级(极高危)。

3.TEVAR 术后。

病情分析

患者为老年男性，TEVAR 术后 3 年，随访复查发现腹主动脉夹层动脉瘤，目前无明显症状，但对比患者历年复查资料，腹主动脉扩张每年>5mm，既往有高血压病史，近 1 年血压控制不佳，波动频繁。体格检查无特殊。CTA 证实腹主动脉夹层动脉瘤，模式图如图 58-2。该病例系典型 TEVAR 术后远端夹层动脉瘤表现，逐年扩张，每年扩张>5mm，同时患者血压波动明显，可能与肾脏低灌注及真假腔变化有关，综合两方面，手术指征明确。

临床决策分析

对于该病例，手术指征明确，但因涉及内脏动脉重建，目前处理方案争议较大。通过分析患者临床及影像学资料，当前治疗目的主要是修复假腔，扩大真腔，重建内脏动脉。结合目前业界针对此类病变的主流方案及相关文献资料，本病例有 3 种手术方式可供选择：开放手术、复合手术和腔内手术。考虑到开放

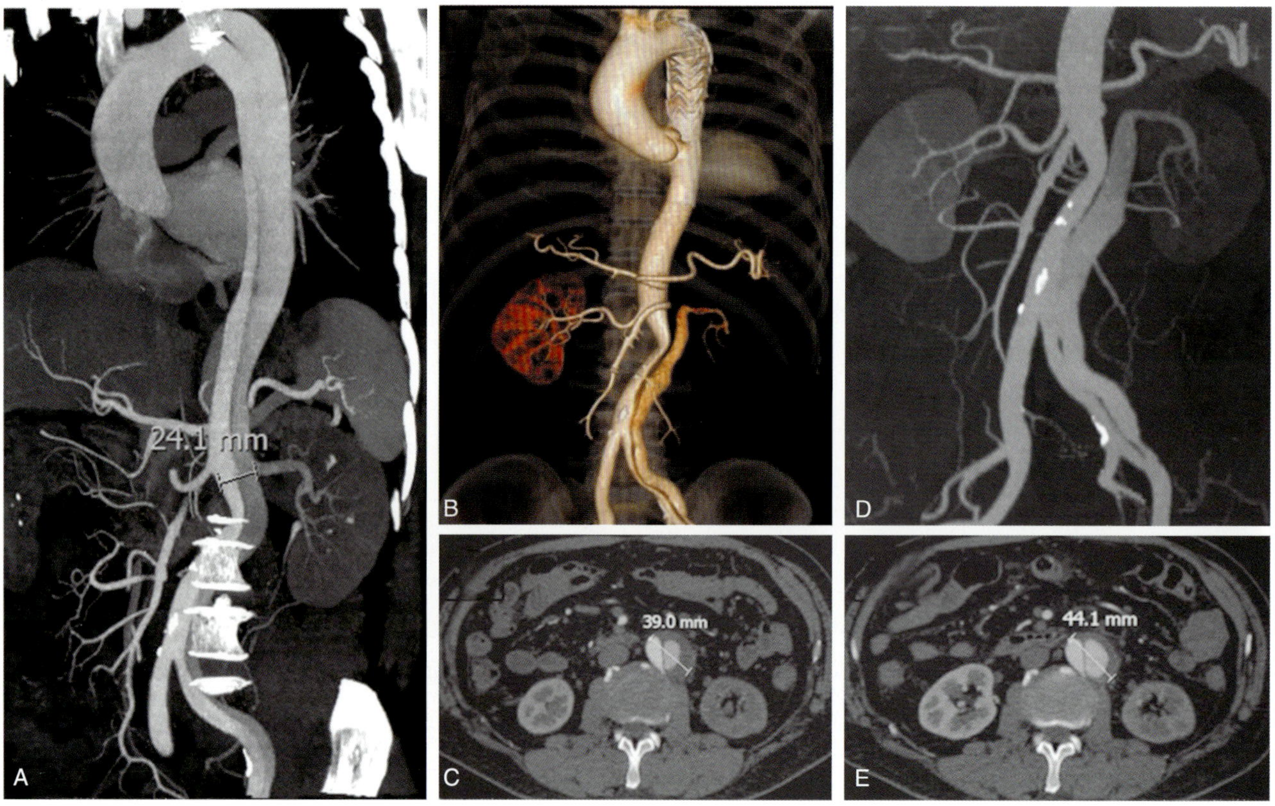

图 58-1 全主动脉 CTA。

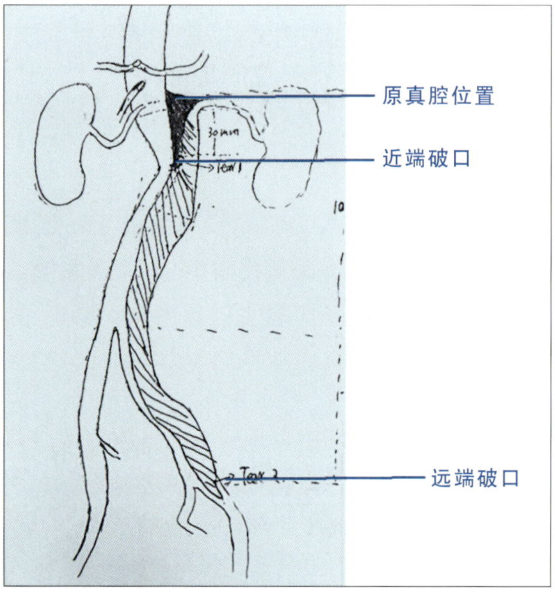

图 58-2 腹主动脉夹层动脉瘤模式图。

手术和复合手术的巨大创伤、复杂性以及患者综合情况,我们最终选择腔内手术方案。

通过详细评估,对比分析患者历年影像学资料,总结出以下特点:①真腔缩小,假腔进行性增大;②左肾动脉由双腔供血进展为完全性假腔供血;③仅剩肾下方及左髂动脉处两个破口;④左肾动脉开口处附壁血栓明显增多。现主要针对腔内手术方式进行进一步分析讨论。我们一共提出5种腔内方案:①牺牲左肾动脉,直接行EVAR,简单快捷,但缺点明显,代价太大;②破膜技术,真假腔贯通,再行EVAR,但此时几乎无锚定区,同时近端血栓及漂浮内膜片存在潜在不确定风险;③尝试原位复通左肾动脉真腔,再行EVAR,但真腔闭塞,血栓机化,难度大;④烟囱技术重建左肾动脉,理论可行,但真腔空间狭小,烟囱闭塞风险高;⑤综合上述方案优缺点,提出疑问——“既然真腔太小,假腔能否利用?”,遂形成EVAR+假腔逆向分支技术的治疗方案,通过假腔重建左肾动脉,但由于没有以往可借鉴经验,我们反复论证,查阅文献,最终确定了该方案的可行性并制订周密的手术步骤。

诊疗过程

1.术前多学科会诊

请影像科、麻醉科和肾内科等多学科会诊，对围术期管理和手术方案进行进一步优化：①进一步精确三维重建 CTA，精确破口对应位置、瘤体口径大小以及真假腔比例；②手术时间不定，术中变化难以确定，全力保障手术过程；③患者双侧肾脏灌注不等，主要考虑与夹层血流动力学变化相关，应注意术中封闭肾动脉造成肾梗死，术中、术后应密切关注肾功能变化。

2.手术方案

全麻下行腹主动脉夹层动脉瘤腔内修复术+经假腔逆向左肾动脉覆膜支架重建术。

3.手术过程

全身麻醉，解剖右侧股动脉后直视下穿刺并植入 6F 短鞘。经皮穿刺左侧股动脉置入 6F 短鞘。造影评估提示腹主动脉夹层动脉瘤，左肾完全性假腔供血，基本同术前 CTA(图 58-3)。经左侧股动脉鞘管经远端破口进入假腔至左肾动脉，并交换 7F 90cm 长鞘于肾动脉开口处固定(图 58-4)。经右侧股动脉引入 22mm ×80mm、24mm ×80mm 覆膜支架(Medtronic，Endurant)于右肾动脉下方定位并释放，经假腔长鞘引入 6mm×150mm 覆膜支架(Gore，Viabahn)至开口处定位释放(图 58-5)。左侧交换 8F 短鞘，并引入 7mm×150mm(Gore，Viabahn)近端续接，远端越过破口约 1cm，右侧股动脉交换翻山鞘，并引入 8mm×100mm 裸支架(Bard，Lifestent)，远端同 Viabahn 对吻释放(图 58-6)。复查造影提示真腔扩大，破口封堵良好，左肾动脉显影良好，假腔封闭良好(图 58-7)。手术过程顺利，出血约 100mL，使用造影剂 150mL。

术后处理及随访

术后患者恢复良好，腹部杂音消失，肾功能良好，血压一过性降低至 85/60mmHg，次日至随访期间，血压

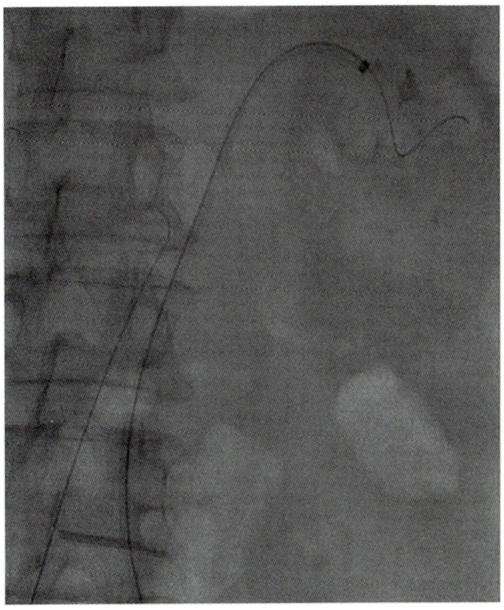

图 58-4　左肾动脉经假腔引入 7F 90cm 长鞘固定。

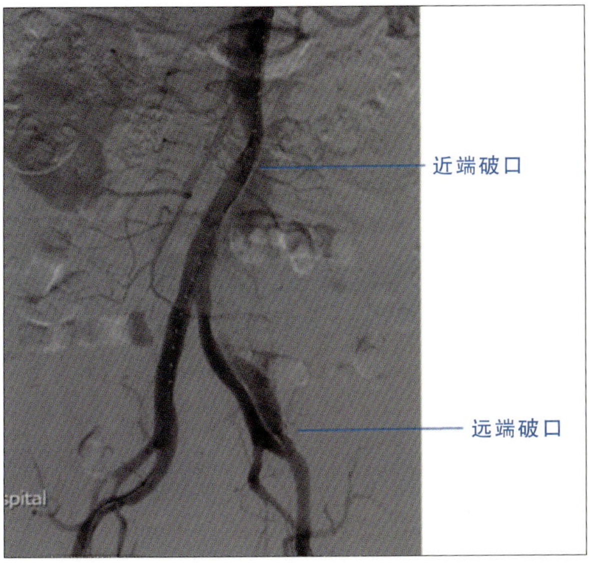

图 58-3　腹主动脉造影。

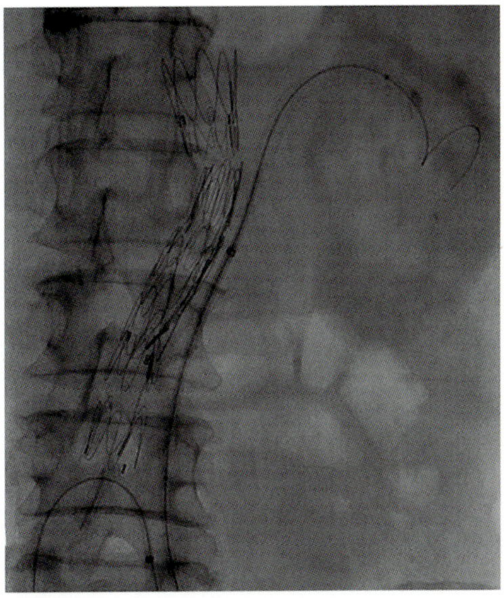

图 58-5　真腔释放主体，假腔释放覆膜支架。

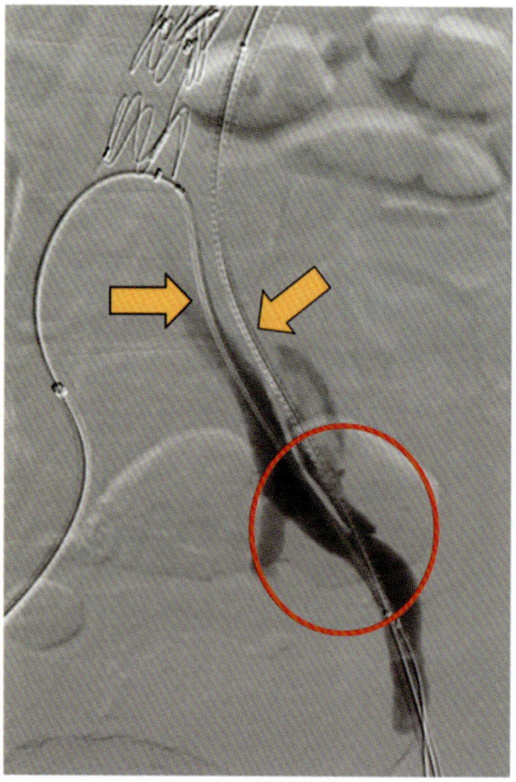

图 58-6 左髂动脉破口处对吻支架定位。

良好，由术前三联降压调整为单联降压(110/70mmHg左右)。术后口服阿司匹林肠溶片 100mg 每天 1 次、阿托伐他汀钙片 20mg 每天 1 次、贝前列素钠片 20μg 每天 3 次，院内及术后定期复查主动脉 CTA 良好(图 58-8)。

经验与体会

TEVAR 已被业界广泛接受并应用。但 TEVAR 术后远端夹层及假腔血栓化不完全发生率超过 70%，其中 25%~40% 进展为动脉瘤，10%~20% 出现远端脏器缺血、真腔塌陷和迟发性破裂等严重后果。而相比于上述不良并发症，针对此类病变的治疗却十分有限，目前主张以开放手术为主，尤其是内脏动脉区修复重建，需极其谨慎。因此，TEVAR 远端夹层的处理仍是当前血管外科应当重视的一个方向。

本患者为典型 TEVAR 术后远端夹层并发动脉瘤的病例，治疗方面通过完全性腔内技术成功修复。回顾诊疗过程及方案设计，总结出以下特点："一"个创新，另辟蹊径，创新性应用假腔重建内脏动脉；"两"条路径，右侧真腔入腹主动脉，左侧建立股动脉假腔通路；"三"项技术，综合利用 EVAR 技术扩大真腔，假腔逆向分支技术重建肾动脉和 Kissing 技术确保远端通畅；"四"大优势，充分利用假腔，不占据真腔空间，真腔完美重塑，无内漏风险，假腔支架类弹簧圈作用，促进血栓化，固化血栓反向固定假腔支架，更加稳定，Kissing 支架确保下肢血流通畅。当然，该患者病变仅累及一支内脏动脉，相对简单，且仅为单个病例，后续经验及效果仍有待于进一步探索。

TEVAR 术后远端夹层动脉瘤的处理仍需要更多的经验和相应器具的研发。然而，我们在修复常规真

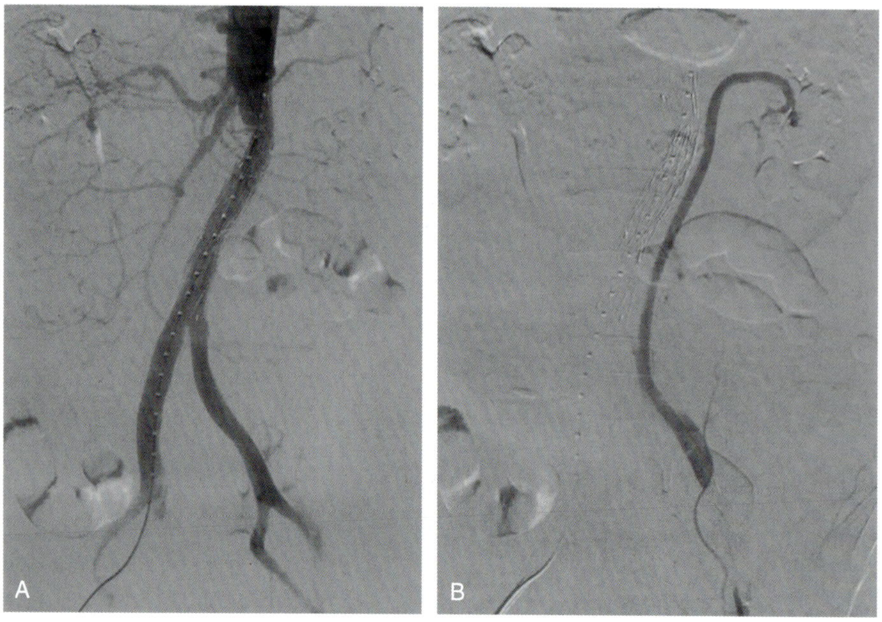

图 58-7 术毕复查造影，真腔扩大，假腔内支架通畅。

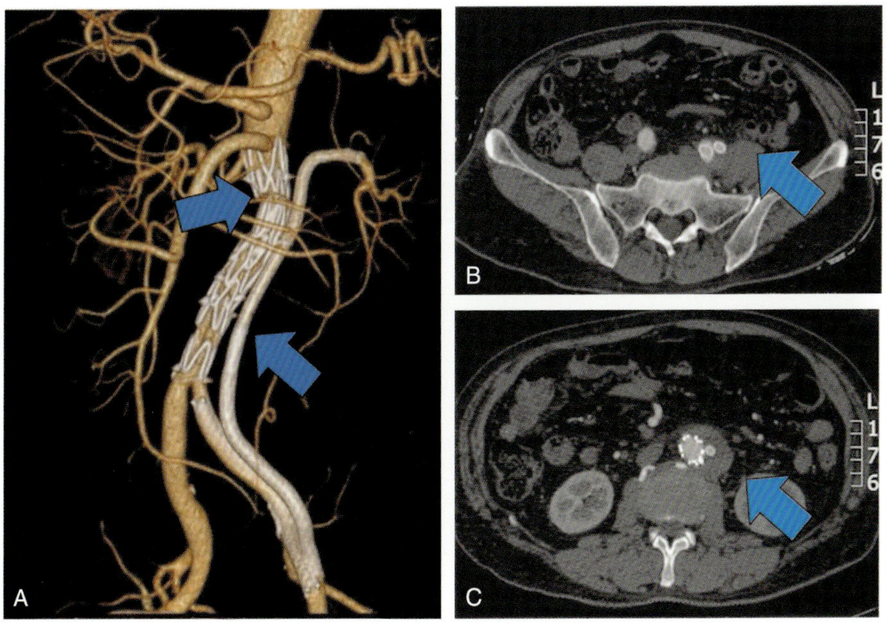

图 58-8 腹主动脉夹层修复良好，假腔内支架通畅，假腔完全血栓化。

腔的同时，应适当采取逆向思维，考虑假腔的价值，这将更有利于临床研究和发展。

小结

本患者为典型 TEVAR 术后远端夹层并发动脉瘤的病例，其诊疗过程及方案设计有以下特点："一"个创新、"两"条路径、"三"项技术、"四"大优势。

（金杰 曲乐丰）

参考文献

1. Bavaria J E, Appoo J J, Makaroun M S, et al. Endovascular stent grafting versus open surgical repair of descending thoracic aortic aneurysms in low-risk patients: a multicenter comparative trial. J Thorac Cardiovasc Surg, 2007, 133 (2): 369-377.
2. Dake MD, Miller DC, Semba CP, et al. Transluminal placement of endovascular stent-grafts for the treatment of descending thoracic aortic aneurysms. N Engl J Med, 1994, 331 (26): 1729-1734.
3. Fattori R, Cao P, De Rango P, et al. Interdisciplinary expert consensus document on management of type B aortic dissection. J Am Coll Cardiol, 2013, 61(16): 1661-1678.
4. Evangelista A, Salas A, Ribera A, et al. Long-term outcome of aortic dissection with patent false lumen: predictive role of entry tear size and location. Circulation, 2012, 125(25): 3133-3141.
5. Tolenaar JL, Kern JA, Jonker FHW, et al. Predictors of false lumen thrombosis in type B aortic dissection treated with TEVAR. Ann Cardiothorac Surg, 2014, 3(3): 255-263.

病例 59

肾移植术后吻合口狭窄支架术后再狭窄的药物涂层球囊治疗

导　读

移植肾动脉狭窄在肾移植患者中并不少见，通常以移植术后继发的难治性高血压为首要表现。本文分享 1 例移植肾动脉狭窄支架术后再狭窄的病例的诊疗经过，同时将介绍针对该患者的相关情况，我们打破常规选用药物涂层球囊扩张治疗病变的诊疗经验。

病例简介

男性患者，42 岁。主诉：肾移植术后继发性高血压 3 年余。

【现病史】 患者于 3 年余前因肾衰竭行异体肾移植术，术后继发高血压，血压最高达 200/140mmHg，同时出现少尿、全身水肿及血肌酐升高等表现，泌尿系检查发现输尿管狭窄，遂行双 J 管植入术。肾脏 CTA 发现移植肾动脉狭窄，即行移植肾动脉支架成形术。术后肾功能情况明显好转，但继发性高血压仍存在，口服缬沙坦、硝苯地平缓释片、倍他乐克联合控制血压。当时控制情况尚可。后定期复查肾功能，监测血压，近期出现血压及血肌酐水平进行性升高表现。现为求进一步治疗来本院就诊，门诊拟以“移植肾术后吻合口狭窄支架术后再狭窄”收住入院。

【既往史】 患者高血压Ⅲ级（极高危），肾衰竭肾移植术后，激素相关性糖尿病，有吸烟史（6000 支/年）。

【查体】 右髂部陈旧性手术瘢痕，长约 10cm，可触及皮下包块，余查体未见明显异常，双上、下肢动脉搏动良好。

【辅助检查】

CTA 示右肾移植术后，吻合动脉支架植入术后，移植肾动脉狭窄（图 59–1）。

诊断

1.肾移植术后吻合口狭窄支架术后再狭窄。
2.异体肾移植术后。
3.继发性高血压。
4. 2 型糖尿病。
5.移植肾输尿管双 J 管置入状态。

病情分析

患者为中年男性，肾移植术后，移植肾动脉狭窄，支架置入术后再狭窄，以难治性高血压为主要表现。除肾功能不全外，无其他特殊病史，查体亦无明显阳性体征。影像学资料提示移植肾动脉狭窄。本病例患者年轻，高危因素仅为吸烟，除移植肾动脉外，其余血管并无明显动脉硬化斑块形成表现，因此考虑移植肾动脉局部解剖结构或支架植入后状态是造成狭窄反复发生的原因。患者诊断明确，有难治性肾性高血压表现，有明确手术干预指征。需尽快行动脉造影明确狭窄处病变性质，找出狭窄原因，解除吻合口狭窄，改善肾性高血压症状。

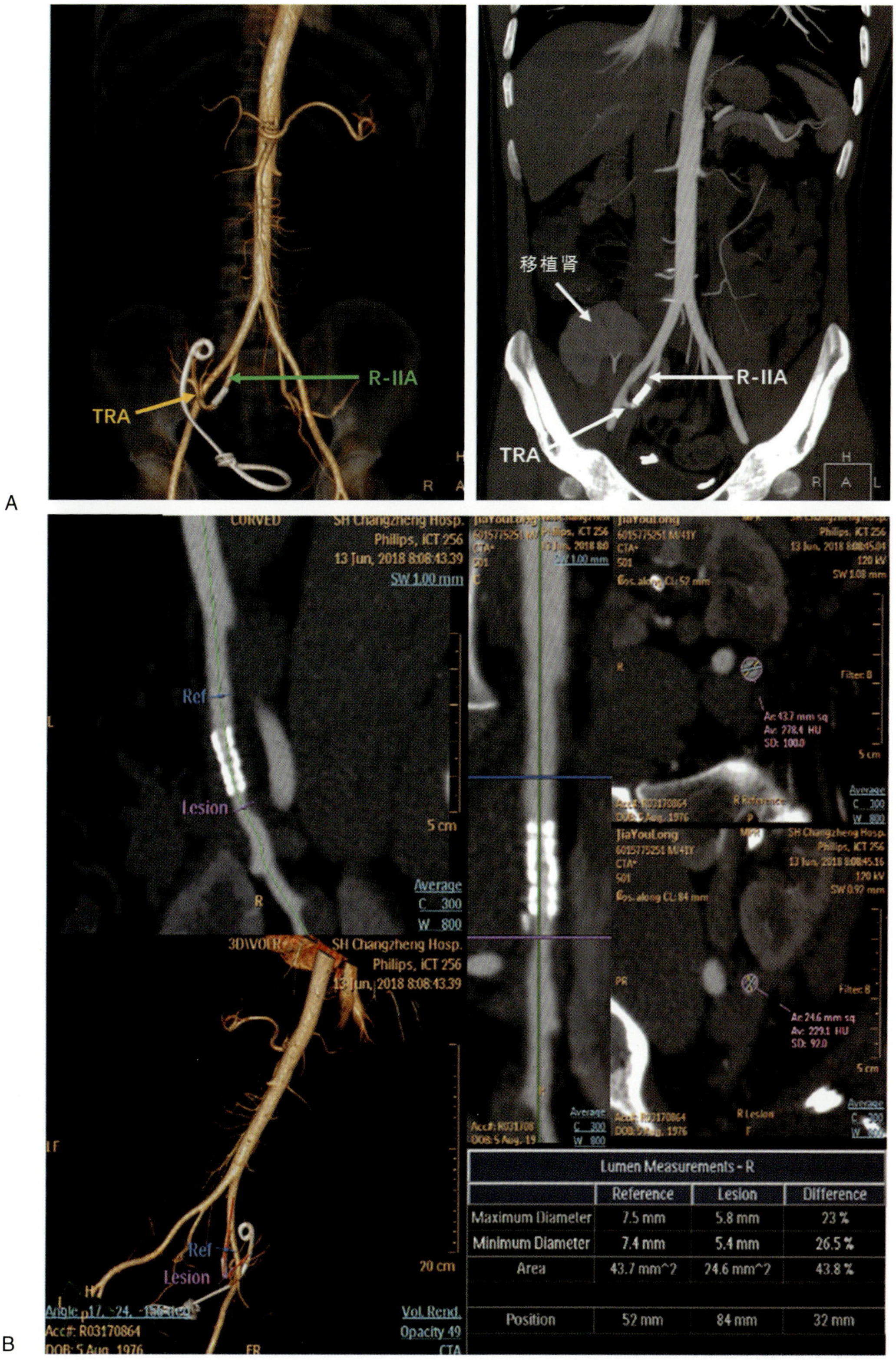

图 59–1 (A)CTA 示右肾移植术后，吻合动脉支架植入术后；(B)移植肾动脉狭窄。

临床决策分析

对于本病例，手术方案主要有开放手术和腔内微创治疗两种选择。

1.开放手术

移植肾动脉支架取出+人工血管间置术。患者为肾移植术后，肾脏及其动脉位置已非正常解剖结构，开放手术创伤较大，并发症风险高，术后恢复慢，一般不作为首选。

2.腔内治疗

针对该病例，腔内治疗的具体方式可有两种选择。

(1)支架植入术：即在原支架内经球囊扩张后，再次置入支架解除狭窄，但该术式受管腔直径影响较大，移植肾动脉原始直径尚可，约为7.5mm，但植入支架后已产生占位效应，且易发生支架术后再狭窄。考虑患者年轻，现有管腔需经过造影评估及球囊扩张后，进一步明确是否适合再次置入支架，故而暂且作为备选。

(2)药物涂层球囊(drug coated balloon，DCB)扩张术：该治疗方式不受管径大小影响，无须再次置入支架增加占位效应，且无置入材料，可进一步降低相关并发症的风险，因此针对本病例可用作首选方案。但DCB扩张可能存在狭窄改善效果不满意的情况，必要时需行补救性支架植入术(rescue stenting)。

最终手术方案确定为腔内治疗：移植肾动脉DCB扩张，备补救性支架成形术。

诊疗过程

1.术前多学科会诊

请影像科、心血管内科和肾移植科等多学科会诊，针对手术方案及围术期处理进行进一步讨论及优化：①CTA横断位、冠状位及三维重建上精确测量移植肾直径、支架位置及尺寸，初步确认手术所需器具，以便充分做好术前准备；②心血管内科术前会诊，该患者难治性肾性高血压明确存在，进一步明确了手术指征，并针对该患者病情进一步制订了围术期血压调控方案；③肾移植科术前会诊，评估患者移植肾及吻合动脉状态，共同讨论，确认最终手术方案。

2.手术方案

左股动脉入路，移植肾动脉造影+球囊扩张+DCB扩张术，备补救性支架成形术。

3.手术过程

(1)改良Seldinger技术逆行穿刺左股动脉，置入5F短鞘，路图引导下，引入0.035英寸软导丝至腹主动脉(图59-2A)。导丝与5F Pigtail导管配合，翻山至右侧髂动脉(图59-2B)，选入右髂外动脉后，更换7F 90cm长鞘，交换5F单弯导管，长鞘头端送至髂动脉分叉处(图59-3)。

(2)导丝导管配合选入右髂内动脉，导管内造影提示右髂内动脉与移植肾动脉吻合，吻合口支架植入状态，支架中段局部狭窄，支架口径相对较小，近端贴壁不佳(图59-4)。

(3)沿导丝置入6mm×40mm球囊(Boston Scientific，Mustang)至原支架内，覆盖病变扩张(图59-5)。撤出球囊后，复查造影示狭窄较前好转，仍残留轻度狭窄

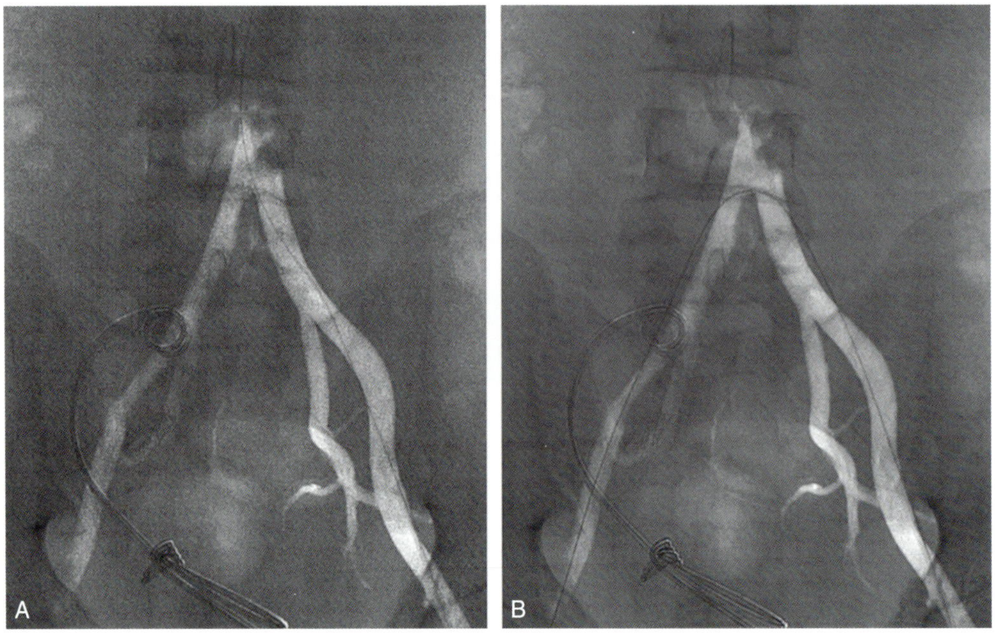

图59-2 左股动脉入路，路图引导下，翻山至右髂动脉。

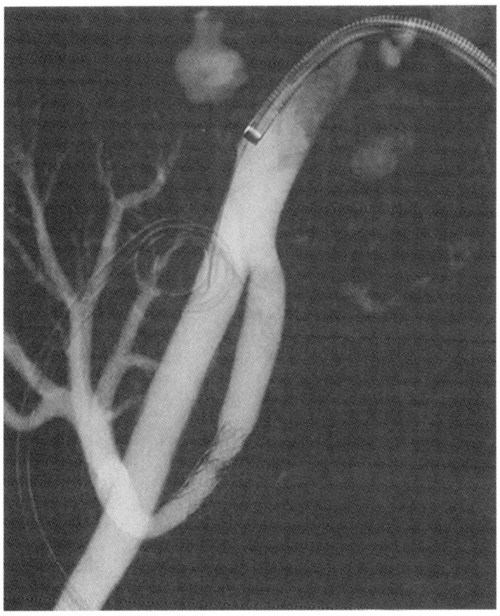

图 59-3　7F 90cm 长鞘，头端送至髂内外动脉分叉处。

(图 59-6)。

(4)患者肾动脉支架术后再狭窄，原支架口径偏小，再次支架植入造成占位效应过大，再狭窄发生风险极高，遂按原计划行 DCB 扩张术。

沿导丝置入 DCB 6mm×40mm(Acotech，Orchid)至原支架内，完整覆盖狭窄病变，球囊一次性扩张到位，保持压力 3 分钟后解除压力，撤出球囊(图 59-7)。复查造影示 DCB 扩张效果良好，狭窄解除，支架内及近远端血流通畅(图 59-8)。

术后处理及随访

术后密切监测血压变化，动态监测肾功能指标。

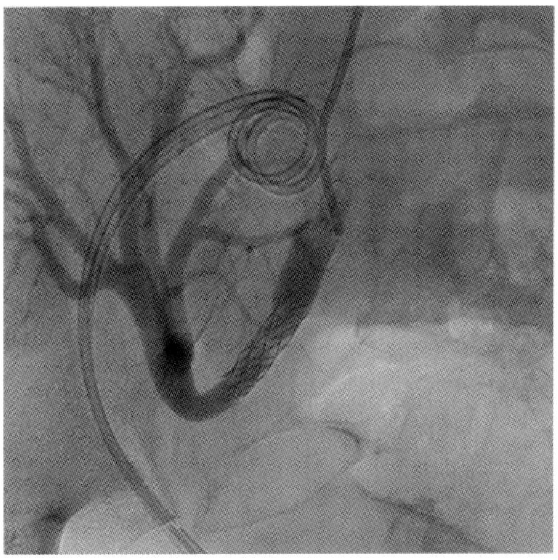

图 59-4　移植肾动脉造影：吻合口支架中段局部狭窄，支架近端贴壁不佳。

药物方案：阿司匹林 100mg 每天 1 次，瑞舒伐他汀 10mg 每天 1 次，硝苯地平缓释片 30mg 每天 1 次。

术后第 30 天：电话随访，患者一般情况良好，无明显不适症状，血压在硝苯地平缓释片单药控制下可保持在正常值范围。

经验与体会

移植肾动脉狭窄(transplant renal artery stenosis，TRAS)是移植肾吻合动脉狭窄，阻碍移植肾供血进而引发一系列临床表现，是肾移植术后的常见并发症，亦是引起肾移植术后难治性高血压的重要原因，占肾移植术后继发性高血压的 1%~5%。严重的肾动脉狭

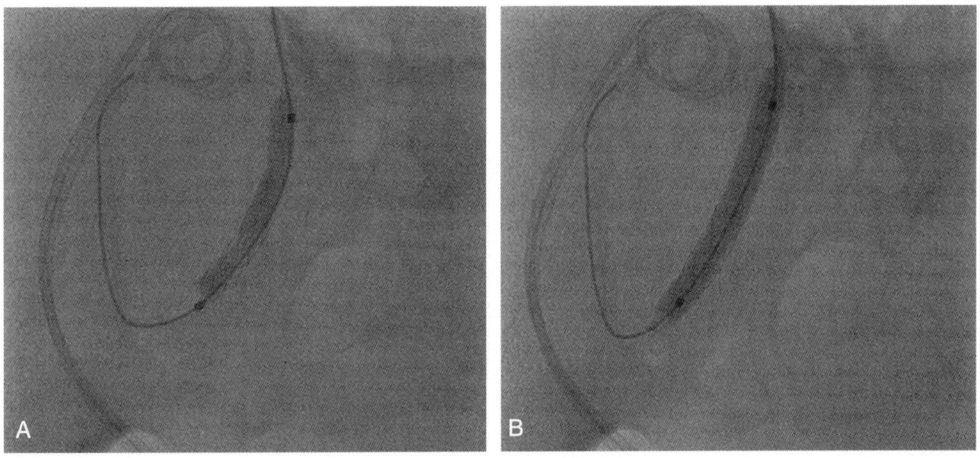

图 59-5　6mm×40mm 球囊(Boston Scientific，Mustang)扩张病变。(A)球囊压力未完全时可见明显切迹；(B)球囊达工作压时切迹消失。

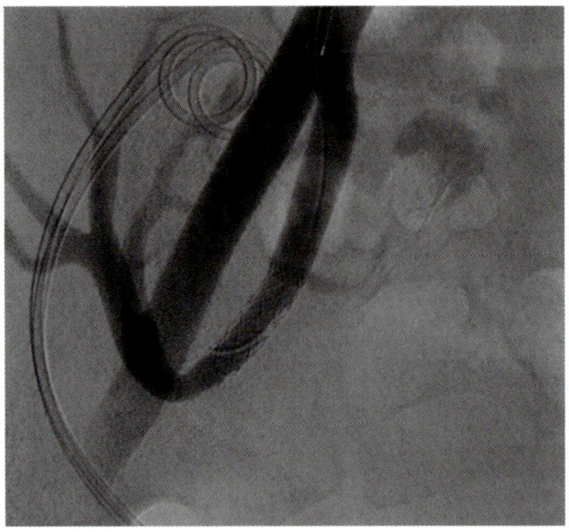

图 59-6 复查造影示狭窄较前好转,残留轻度狭窄。

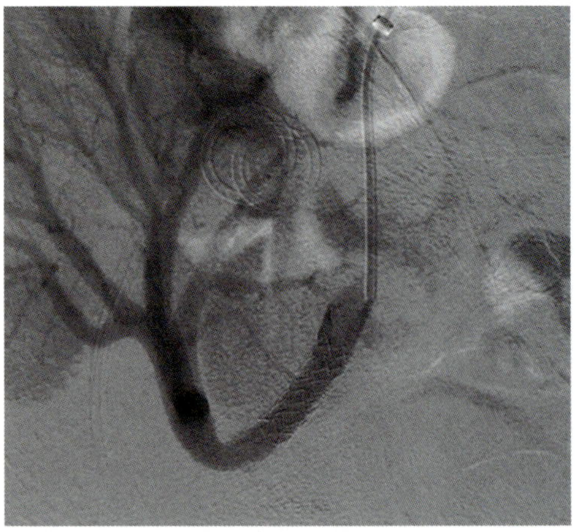

图 59-8 复查造影示狭窄解除,支架内及近远端血流通畅。

窄是导致肾移植失败,甚至是受者早期死亡的重要原因。TRAS 通常发生在肾移植后的 3 个月到 2 年之间,术后 6 个月内发病率最高。

TRAS 通常以移植术后日益加重的难治性高血压为首要表现,但需要注意与供体肾器质病变所引起的肾性高血压相鉴别。同时,供者年龄、供体肾冷缺血时间、排斥反应和免疫抑制剂的使用都会在一定程度导致移植后肾性高血压。所以,TRAS 的诊断需要通过相关临床表现,结合影像学检查结果最终明确。

本例患者有明确的肾移植术后 TRAS 病史,腔内支架治疗术后难治性高血压未见明显好转,结合影像学检查结果,可明确诊断为 TRAS 支架术后再狭窄。术中造影时,发现吻合动脉内植入的支架直径偏小,支架近端明显贴壁不佳。这样一来,原本的管腔狭窄非但没有解除,反而因小口径支架的占位效应增加了狭窄程度,另外贴壁不佳的支架刺激血小板聚集和内膜增生,又可进一步加重管腔狭窄。针对该患者的情况,在原本就偏小的支架内再行支架植入,且不论展开效果不一定满意,更会进一步加重占位效应,使得残存管腔进一步变细小,此法显然不可行。而 DCB 治疗此时突显出其独特的优势,其一,球囊表面药物涂层作用于支架内增生的内膜,可有效改善管腔狭窄;其二,DCB 球囊可扩张原有支架,在一定程度上扩大支架内径,改善支架贴壁效果,降低再狭窄发生率;其三,DCB 治疗无植入性材料,不会增加占位效应。从术后随访结果看,该患者接受 DCB 治疗后显然达到了术前预期的手术效果。

针对该病例,常规球囊扩张+支架植入的手术方式显然不甚理想,DCB 的治疗方式针对该患者的情况显得尤为合理。因病制宜的手术方式选择为该病例最大的特点,根据不同的病变性质和患者情况,选择

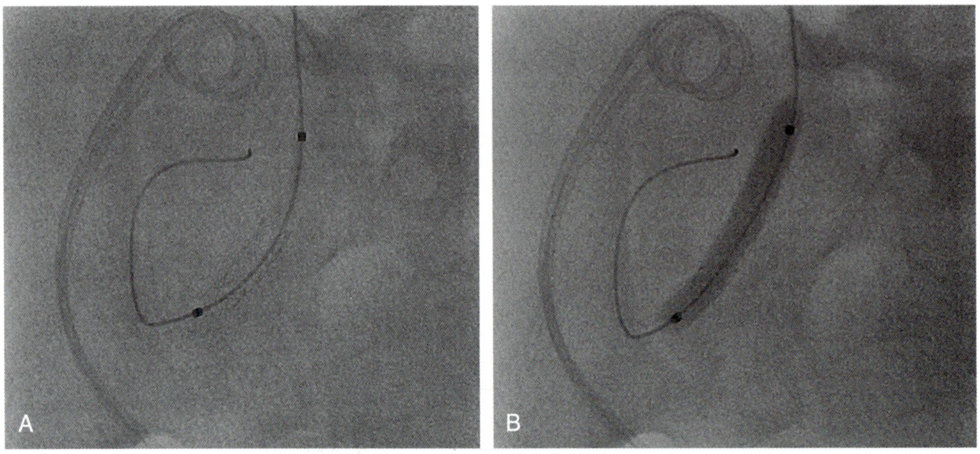

图 59-7 (A)DCB 6mm×40mm(Acotech,Orchid)送至原支架内覆盖狭窄病变;(B)DCB 扩张到位。

最为合理、有效的治疗方式,是我们"个体化精准医疗"的基本原则。

小结

因病制宜的手术方式选择为该病例最大的特点,应根据不同的病变性质和患者情况,选择最为合理、有效的治疗方式。

(官玮 曲乐丰)

参考文献

1. Srivastava A,Kumar J,Sharma S,et al. Vascular complication in live related renal transplant:An experience of 1945 cases. Indian J Urol,2013,29(1):42-47.
2. Chen W,Kayler LK,Zand MS,et al. Transplant renal artery stenosis:clinical manifestations,diagnosis and therapy. Clin Kidney J,2015,8(1):71-78.
3. Grendelmeier I. Renal hypertension—the role of the kidneys in blood pressure regulation and the kidneys as end organ. Ther Umsch,2015,72(6):369-374.

病例 60

自体原位肾移植技术治疗移植肾动脉真性动脉瘤

导　读

肾动脉瘤是一种少见的血管疾病，在人群中的发病率为 0.01%~0.09%，占内脏动脉瘤的 22%。肾移植术后常见的并发症包括出血、排斥反应、肾静脉血栓和肾动脉狭窄等。移植肾动脉动脉瘤较为少见，约占肾动脉病变的不到 1%。由于受肾脏解剖条件的改变、孤立肾功能保护等诸多因素的限制，移植肾动脉动脉瘤的处理面临重大挑战，腔内治疗及开放手术的选择也成为一个难点。本文分享 1 例肾移植术后并发肾动脉真性动脉瘤患者的开放手术处理经验。

病例简介

男性患者，56 岁。主诉：发现移植肾动脉瘤 10 年，动脉瘤栓塞术后 6 年。

【现病史】 患者于 12 年前因“慢性肾衰竭(尿毒症期)”于本院泌尿外科行同种异体肾移植术，术后服用免疫抑制药物预防移植排斥反应。术后第 3 天突发左侧肢体麻木，肌力下降，考虑新发右侧脑梗死可能性大，保守治疗后肌力逐渐恢复正常。患者术后肾功能逐渐恢复，复查 Cr 降至 114μmol/L 后出院，出院后定期随诊，肾功能良好。患者术后 1 年复查 B 超发现移植肾动脉起始段狭窄，暂未处理。患者术后 2 年复查 B 超及 CTA 提示移植肾动脉狭窄，移植肾动脉动脉瘤形成。考虑患者无相关症状，瘤体体积较小，移植肾功能正常，予以保守观察治疗，此后定期规律随访。术后 6 年，患者因移植肾动脉瘤增大，于本院介入科行移植肾动脉球囊扩张+移植肾动脉动脉瘤栓塞术，过程顺利，术后恢复良好。定期门诊随诊，复查 B 超。患者在介入治疗术后 2 年出现每日尿量逐渐减少，后因少尿、Cr 升高达 357μmol/L，至本院门诊复查 B 超及 CTA，提示移植肾动脉瘤体积增大伴附壁血栓，移植肾动脉主干动脉瘤出口重度狭窄。考虑患者瘤体较大，且已导致肾脏血供受阻，遂行移植肾动脉瘤金属弹簧栓栓塞+远端移植肾动脉球囊扩张加支架置入+右髂内动脉球囊扩张。患者术后尿量及 Cr 恢复正常。二次介入治疗出院后定期复查 B 超，发现移植肾动脉动脉瘤逐渐增大，随访 3 年，复查 B 超及 CTA 提示原有移植肾动脉动脉瘤最大横截面积增至约 8.7cm×6.5cm。患者强烈要求外科治疗，为行进一步治疗收入本科。患者自发病以来，精神可，食欲、睡眠正常，二便正常，目前每日尿量约 3000mL，体重无明显变化。入院时免疫抑制药物调整为新山地明 75mg 每天 2 次，吗替麦考酚酯胶囊 0.75g 每天 2 次，泼尼松 5mg 每天 1 次。

【既往史】 患者高血压Ⅲ级(极高危)，目前口服波依定 5mg 每天 1 次，卡维地洛 12.5mg 每天 2 次，缬沙坦(代文)80mg 每天 1 次，氨氯地平 2.5mg 每天 1 次，血压控制正常，肾移植术后 3 年出现左下肢深静脉血栓，行抗凝治疗，入院前已停。患者吸烟 1 包/天×20 余年，已戒 10 年，饮酒 250 克/天×20 余年，已戒 10 年。

【查体】 脉搏 70 次/分，血压 128/71mmHg。神

志清楚,反应灵敏,问答切题。腹膨隆,无胃肠型蠕动波或搏动性包块,全腹部无反跳痛或肌紧张。肝、脾肋下未触及,Murphy 征(-),腹部叩诊鼓音,移动性浊音(-),肠鸣音 4 次/分。右下腹部移植肾区未触及肿块,无压痛,听诊可闻及收缩期血管杂音。四肢动脉搏动对称有力,双侧桡动脉、足背动脉搏动对称有力,双下肢不水肿。左侧上肢肌力 4 级,余肌力,肌张力正常,深浅反射正常存在,病理反射未引出。

【辅助检查】

肾移植术后 6 年及 11 年 CTA 见图 60-1 至图 60-3。

此次入院复查肾血流图示 GFR 为 24.6mL/min。

诊断

1.同种异体肾移植术后

(1)移植肾动脉动脉瘤。

(2)移植肾动脉瘤栓塞术后。

(3)移植肾动脉重度狭窄。

(4)移植肾动脉支架植入术后。

2.高血压Ⅲ级(极高危)。

3.陈旧性脑梗死。

病情分析

患者为中年男性,以同种异体肾移植术后出现移植肾动脉狭窄伴移植肾动脉动脉瘤为主要就诊原因,曾行肾动脉球囊扩张+动脉瘤弹簧圈栓塞术,术后复查瘤体进行性增大,伴吻合口远端出现动脉狭窄。近期随着瘤体增大压迫移植肾动脉导致肾脏血流灌注减少,出现少尿、Cr 升高,再次行动脉瘤弹簧圈栓塞+移植肾动脉支架植入术,术后复查瘤体进行性增大。既往有高血压、陈旧性脑梗死和左下肢深静脉血栓病史,有长期吸烟、饮酒史。肾移植术后长期口服激素+免疫抑制剂。影像学提示移植肾主干可见偏心瘤样扩张,最大截面积为 8.7cm×6.5cm,瘤腔内可见附壁血栓形成。患者目前瘤体直径大,破裂风险高,同时导致孤立肾血供受到影响,需外科干预,达到去除瘤体,恢复移植肾血流的目的。

临床决策分析

对于本复杂、高风险病例,外科干预方案主要需考虑以下几个方面。

1.外科干预方式

综合以往文献报道及本团队手术经验,对于肾动脉瘤的处理主要包括两种,介入治疗及外科手术。前者具有微创的优势,可有效降低开放性手术带来的围术期并发症,但主要适用于解剖形态较简单、瘤体直径较小、肾功能正常的患者。后者近年来主要适用于解剖形态复杂的病变,如邻近或累及肾门的病变。此例病例既往曾反复接受介入治疗,但随访结果显示瘤

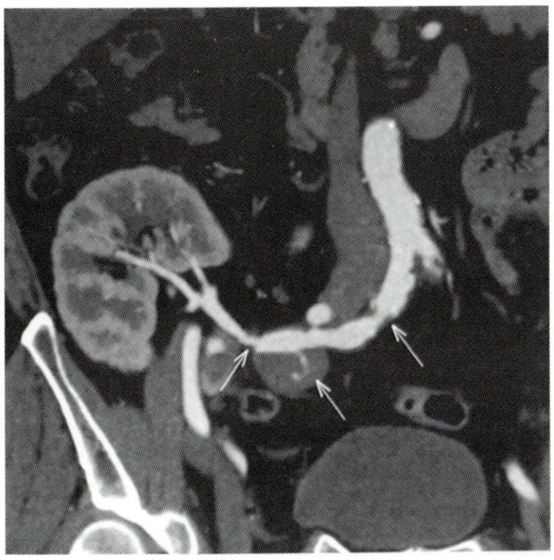

图 60-1 肾移植术后 6 年,右髂内动脉-移植肾动脉远近端吻合口重度狭窄(箭头所示),伴移植肾动脉偏心样瘤样扩张(箭头所示)。主动脉广泛钙化。

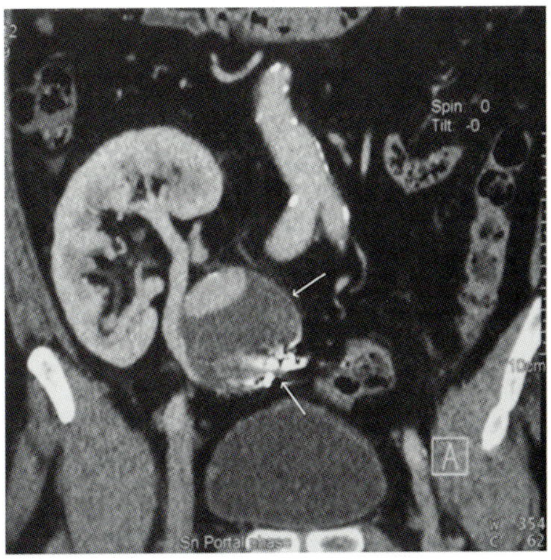

图 60-2 肾移植术后 11 年 CTA 提示移植肾动脉偏心样瘤样扩张(箭头所示),伴瘤腔内弹簧栓影(箭头所示)。

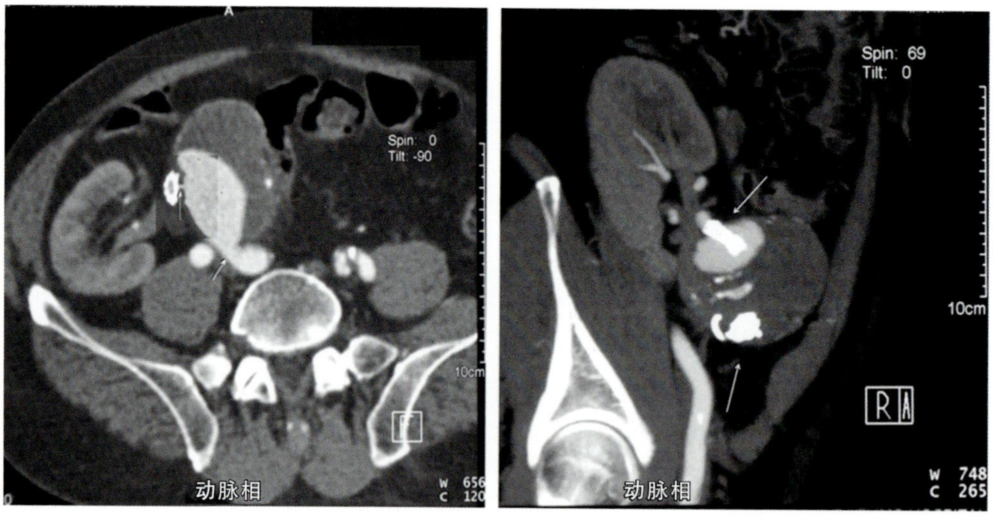

图 60-3 肾移植术后 11 年 CTA 提示移植肾动脉瘤内附壁血栓形成，伴高密度影，为弹簧栓加支架。

体仍进行性增大。并且既往介入治疗增加了再次介入干预的难度及失败的风险，使患者肾脏失功的风险增高。因此，处理方式上更倾向于开放手术治疗。

2.移植肾功能保护

本例巨大肾动脉瘤发生于孤立肾的移植动脉，较为罕见，既往缺乏有效的文献参考。是否能有效地保留移植肾脏，乃至挽救肾脏功能，成为重要的考虑因素之一。开放手术的主要目的为移除动脉瘤的同时能较好地保留移植肾的功能。但由于瘤体巨大、移植肾解剖结构改变、右髂窝空间限制、二次手术及激素使用所致组织炎性粘连等原因，瘤体术中破裂风险极高，可导致术中大出血而使肾脏被迫切除。同时，由于既往介入史，使瘤体周围组织粘连严重伴随血管条件变差，移植肾动脉重建难度极高，预期肾脏缺血时间长，因此如何有效保护肾功能？为此，术前需更严密地评估目前的肾脏功能情况，合理选择手术方式，最大限度地降低手术风险，在确保患者生命安全的前提下，尽量挽救孤立移植肾脏的功能。既往文献报道，采用自体原位肾移植技术重建肾动脉，能在去除肾动脉瘤的同时有效地保护孤立肾脏功能，因此本例患者拟采用自体原位肾移植技术进行肾动脉重建。本例行开放手术治疗术中操作的另一难点在于如何防止术中瘤体破裂或静脉破裂导致术中大出血。本例病例瘤体体积大，血管壁张力高，术中钝性或锐性分离均可能导致瘤体破裂。由于是异位肾移植，相较于原腹膜后解剖结构，本例病例移植肾静脉、输尿管等重要解剖结构改变较大。以上原因均要求术中严密细致操作，在充分辨认解剖结构并予以保护的情况下，进行动脉瘤切除术。

3.降低围术期并发症

考虑到患者孤立肾脏功能对于其长期生存质量的重要性，本例病例术后需更为密切地关注并预防相关并发症的发生，主要包括围术期急性肾功能损伤、急性血栓形成和移植肾动脉再狭窄等。对于预防围术期急性肾功能损伤，关键在于降低术中缺血造成的损害。既往文献报道肾脏对于热缺血的耐受时间一般不超过 30 分钟，对于既往有基础疾病的肾脏，则对热缺血的耐受能力更弱。而采用低温灌注的方式，首先将肾脏温度降低到 0~4℃之间，可降低肾脏代谢水平、降低肾实质细胞的损伤并减少缺血产生的代谢废物。同时，灌注 UW 液可更有效地保护肾脏细胞，从而有效地保护肾脏功能。本例患者长期口服激素及免疫制剂，具有血栓形成的高危因素，包括桥血管内血栓形成和下肢深静脉血栓形成，而前者则对手术成败意义关键。同时由于有长期高血压及既往肾功能不全病史，更加速其动脉硬化的进程，导致移植肾血流灌注减少，更易引起桥血管血栓形成。因此，围术期需在密切监测，评估出血风险的情况下进行更为严格的抗凝和抗血小板治疗。此外，由于瘤体巨大，邻近肾门，如何保证桥血管的远期通畅率则面临更为艰巨的考验。为了解决该问题，我们团队结合既往工作经验及目前文献报道的情况，放弃了原有的髂内动脉作为供血动脉，选择直接从腹主动脉远端搭桥，提高了灌注压。同时为了改善桥血管远端流出道的血流情况，我们首创性地采用肾门动脉内膜剥脱的方式，改善了远端流出道的口径，以期能够提高桥血管的远期通畅率。患者同时合并陈旧性脑梗死和下肢深静脉血栓病史，因此围术期应更好地控制血压，鼓励患者早期下地活动，防止相关并发症的发生。

诊疗过程

1.术前多学科会诊

患者手术方案的设计需要考虑目前的肾移植状态、肾脏功能保护、术后可能的急性肾损伤的防治和围术期心脑血管事件防治等问题，需多学科共同完成。因此，术前应请泌尿外科、放射介入科、肾内科、心内科、神经内科、麻醉科和 ICU 等专科医师与血管外科医师共同商讨围术期治疗方案。

放射介入科：患者于肾移植术后出现移植动脉动脉瘤，根据 CTA 显示考虑真性动脉瘤可能性大。目前对于周围动脉动脉瘤的治疗首选介入方案，但患者既往曾反复行介入治疗，随访结果显示弹簧栓栓塞、支架植入效果均不佳，同时既往介入治疗史增加了再次介入的难度，预期围术期支架内血栓形成、急性肾功能损伤等并发症风险升高。术后支架通畅率预期欠佳，因此本例患者此次不建议采用介入方案进行治疗。如有机会，建议行手术治疗。

泌尿外科：患者为同种异体肾移植术后 12 年，移植肾功能本身佳，目前为移植肾动脉病变，此次考虑开腹手术。考虑为移植肾，瘤体巨大，手术创伤及风险极大。首先，术中瘤体破裂大出血，可能危及患者生命，且因此带来血压剧烈波动，继发脑梗死和心肌梗死等心血管事件。其次，开放手术后发生的炎性反应可导致组织粘连较重，术中预期游离时间长、难度大，动脉、静脉、输尿管等重要解剖结构损伤风险高。再次，患者术前 GFR 显示孤立肾功能尚存，保留肾脏功能对患者意义重大，肾动脉重建十分必要，但重建过程预期时间长，可能导致肾缺血，影响术后肾功能恢复，甚至因急性肾损伤而导致术后肾衰竭，甚至有肾脏丢失可能，因此重建过程建议采用自体肾移植技术保护患者肾脏功能。最后，患者为二次手术，且移植肾粘连较重，游离困难，手术难度较大。以上均需向患者及家属充分交代。术中本科上台协助游离肾脏，可予肾脏冷灌注，建议术后回 ICU。围术期应注意调整相关免疫及激素药物方案。

肾内科：术中大出血可能造成肾缺血损伤，对肾脏打击大，因此术中需积极改善肾脏血供，包括积极纠正贫血、严格控制血压、减少热缺血时间等。围术期需避免肾损伤药物使用，及时调整酸碱失衡。应注意患者电解质水平，及时纠正异常。

心内科：患者目前使用四联降压药物，血压控制尚可，但患者有长期高血压，预期已造成周围血管损伤，且既往有脑梗死病史，围术期血压波动出现脑梗死、脑出血和心肌梗死等并发症发生率高。且患者目前肾功能不全，可能导致围术期血钾水平剧烈波动，诱发相应的心律失常，因此围术期需严格监控血压和电解质。

神经内科：患者既往有陈旧性脑梗死病史，目前恢复良好，神经系统评估暂无手术禁忌，但需充分向患者及家属交代围术期可能的风险。术后抗凝、抗血小板方案暂无相应要求。

麻醉科：术中因出血量多，循环变化会较大，结合其陈旧脑梗死病史，围术期发生急性心脑血管事件风险大，应向患者及家属交代风险。同时手术涉及肾脏，术中血压之控制是难点，注意围术期免疫状态的改变也可能影响手术效果。术前应充分做好备血工作。

重症医学科：患者病情复杂，拟全麻开腹手术，预期手术时间长，术前建议积极诊治原发病，监测并控制血压，进一步完善心肺功能评估，完善术前准备。患者术后心、脑、肺、肾等重要脏器并发症发生率高，各脏器功能均需密切监测，建议术后回本科过渡。术后需重点关注以下几项：①术后血压调控，防治脏器缺血损伤和吻合口破裂等并发症；②肾动脉再次重建后可能出现术后急性肾衰竭，本科会密切监测尿量和肾功能变化，积极予以相关支持治疗，必要时需使用血滤，减轻肾脏功能，挽救孤立肾功能；③开腹手术，同意目前禁用抗血小板药物方案，术后无禁忌应尽早服用抗血小板药物治疗，应充分交代心脑血管事件风险；④围术期应预防肺部感染，以及急性血栓形成所致的脑梗死、肾脏缺血、下肢深静脉血栓和肺栓塞等并发症。

2.手术方案

移植肾动脉瘤切除，自体大隐静脉取材，移植肾动脉重建术。

3.手术过程

麻醉成功后，患者仰卧位，腰背部垫高，术野常规消毒、铺巾。取右腹经腹直肌切口长约20cm,逐层切开进入腹腔,将肠道推向右侧并以湿纱垫保护。可见右髂窝搏动性肿物,大小约10cm×8cm,扪及移植肾位于动脉瘤后外侧腹膜后,右髂内、髂外动脉位于动脉瘤后方(图60-4)。自正中打开后腹膜,显露腹主动脉并套带备控。沿腹主动脉向下游离,显露游离右髂内、髂外动脉并套带备用。沿动脉瘤边缘打开后腹膜,游离瘤体直至肾门,并显露肾动脉主干予套带(图60-5)。

于右大腿内侧沿大隐静脉主干走向切开,游离大隐静脉主干,分别结扎其属支,取出长约10cm的大隐静脉,置于肝素盐水中保护。

静脉输入5000U肝素,阻断右髂内动脉,瘤体搏动消失。切开瘤体并扩大切口,掏出动脉瘤内机化陈旧血栓、内膜及弹簧圈,自瘤体内缝扎髂内动脉开口,并取出近肾门处肾动脉支架(图60-6)。经正常肾动脉端注入肾脏灌注液约100mL。

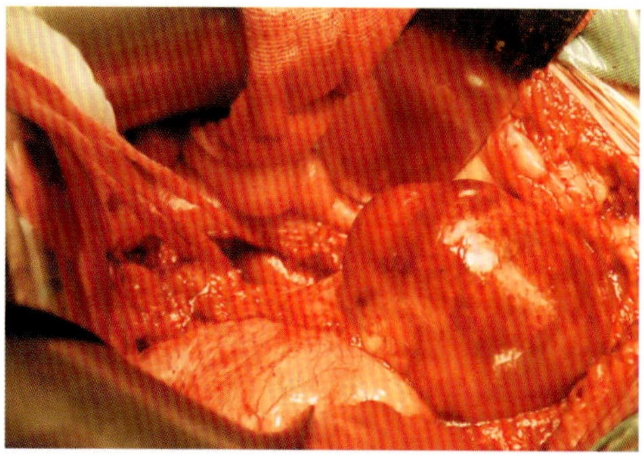

图60-4 术中见右髂窝内动脉瘤,大小约10cm×8cm,右髂内、髂外动脉位于动脉瘤后方。

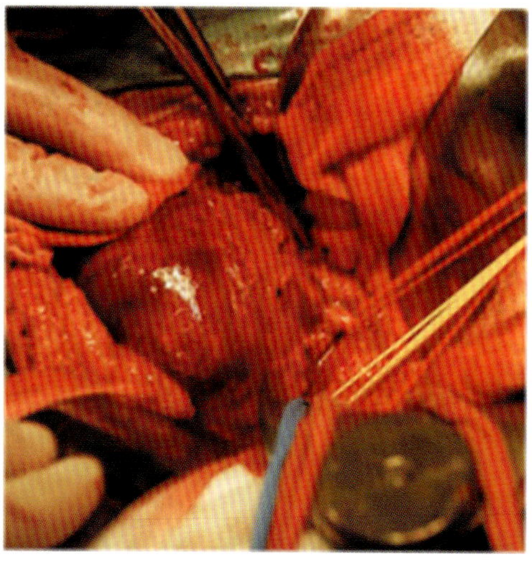

图60-5 显露移植肾动脉主干与髂内动脉吻合口。

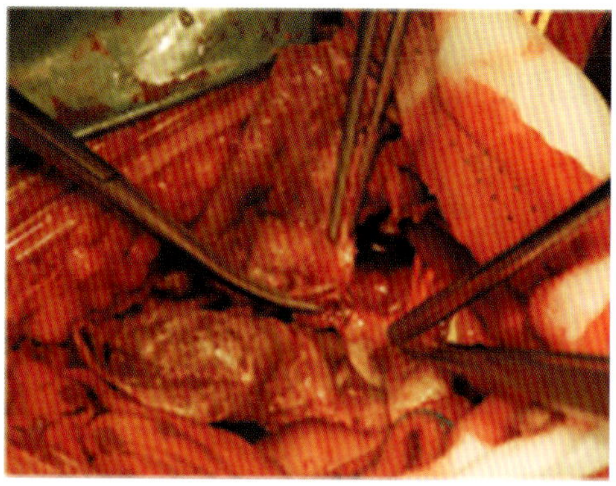

图60-6 切开瘤体,掏出动脉瘤内机化陈旧血栓、内膜及弹簧圈,并取出近肾门处肾动脉支架。

取大隐静脉修剪合适后与腹主动脉行端-侧吻合,于肾动脉行端-端吻合。吻合后撤去阻断钳,查看右肾动脉搏动良好,右肾体积、弹性恢复正常(图60-7)。

手术经过顺利,术中心率、血压、血氧稳定,出血约800mL。术后患者返ICU进一步观察。

术后处理及随访

术后带气管插管,ICU监护。应注意密切监测生命体征、意识变化和伤口引流,严格控制血压、心率,监测出入量、尿量等,监测血常规、Cr和心肌酶谱等指标。用药上予以骁悉500mg q12h 鼻饲、新山地明50mg q12h 鼻饲、甲强龙40mg qd 静滴,防治肾移植术后相关排斥反应。用降压药控制血压。用扩冠药物防治围术期心肌梗死。用静脉泵肝素抗凝,维持APTT 35~40s。必要时给碳酸氢钠并碱化尿液。用头孢他啶预防感染。监测血红蛋白,适当输血,纠正贫血。

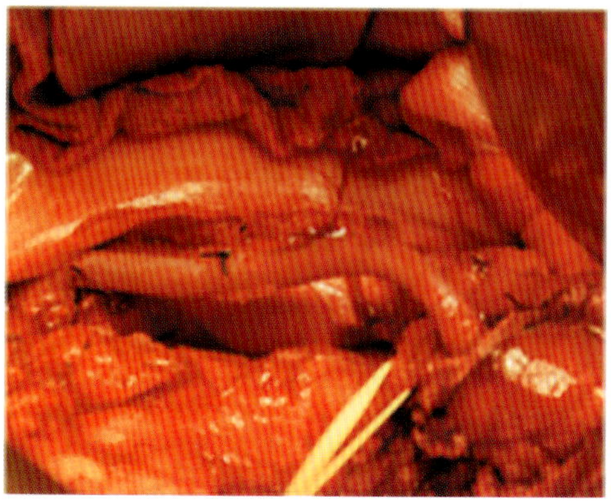

图60-7 取大隐静脉与腹主动脉行端-侧吻合,于肾动脉行端-端吻合,重建移植肾动脉。

监测心肌酶谱，评估有无围术期急性冠脉事件。

术后第 2 天：脱呼吸机，自主呼吸 22 次/分，心率 75 次/分。自主尿量维持在 1500mL/d 以上，持续监测肾功，Cr 维持在 160μmol/L。患者神志清楚，查体配合，腹部伤口引流不多，伤口愈合良好。

术后第 3 天：患者转回普通病房。继续激素+免疫抑制剂控制原发病、肝素抗凝、药物降压等治疗。

术后第 5 天：改低分子肝素，同时口服拜阿司匹林。余治疗同前。

术后第 7 天：病理回报（肾动脉瘤壁）退变的纤维囊壁组织显慢性炎，可见钙化及针状结晶。

术后第 14 天：伤口拆线，予以出院。

术后 1 年：门诊随访，患者生命体征平稳，尿量、Cr 正常。复查 CTA 示桥血管通畅，肾脏灌注良好（图 60-8）。

经验与体会

1.如何保护肾功能

本例病例为肾移植术后出现肾动脉动脉瘤合并肾动脉狭窄，入院时已出现尿量减少和 Cr 升高等肾功能不全表现，但检测 GFR>20mL/min，仍有保留肾脏指征。考虑到孤立肾脏对于患者的重要性，且失去肾脏后患者可能面临终身透析的结局，因此如何切除动脉瘤同时有效保留肾脏功能为该患者治疗方案选择的重中之重。总结本例患者的治疗经验，肾脏功能保护的重要措施包括：①通过低温灌注延长了肾脏缺血的耐受时间，为重建移植动脉争取了宝贵的时间；②通过细致操作，避免了瘤体破裂和静脉损伤等导致的大出血，避免了急性缺血性肾脏损伤；③术后密切监测，严密抗凝、抗血小板治疗，防治急性血栓形成，避免了可能的肾脏急性缺血；④桥血管的吻合方式采用近端腹主动脉-大隐静脉端-侧吻合，因自腹主动脉灌注的血流具有更高的灌注压，因此具有更高的远期通畅率。

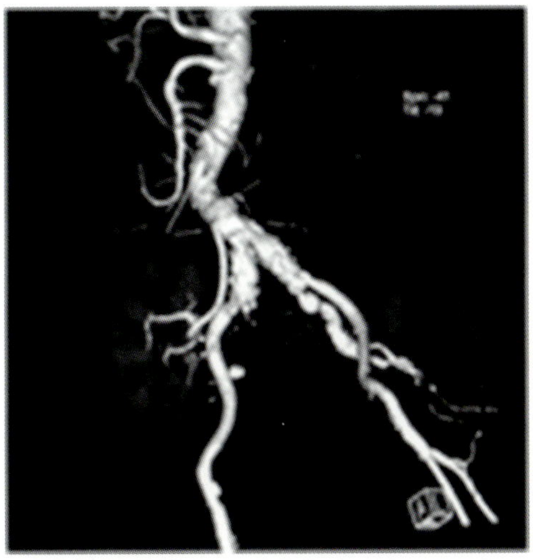

图 60-8　术后 1 年门诊随访，复查 CTA 示桥血管通畅，肾脏灌注良好。

2.如何保证多并发症患者大手术的围术期安全

血管外科患者多因高龄和并发症较多等特点，临床处理风险高。本例患者长期高血压，采用围术期四联降压药物，血压方可控制平稳，预期血管受损程度较大，顺应性不佳，且因涉及血管重建，需在保证肾脏灌注的条件下严防过高的血压造成吻合口破裂出血。因此，围术期血压控制要求严格，需与心内科医师密切交流，及时调整药物降压方案。患者既往合并陈旧性脑梗死，但因涉及开腹手术和肾脏动脉重建，术后抗凝、抗血小板方案的时机及剂量选择应通过监测相应体征的变化设计更为个体化的方案。本例患者的另一手术风险在于长期口服激素及免疫抑制剂，围术期需继续使用激素，防治排斥反应带来的严重后果。但使用激素会增加多种风险，包括组织炎性粘连加重、手术难度提高、术后吻合口破裂、术后伤口不愈合或延迟愈合、术后感染、围术期电解质失调和术后深静脉血栓形成等。因此，更要仔细进行手术操作。同时术后应加强排痰和下地活动等护理措施，以防止相关并发症。总之，保证多并发症患者的大手术围术期安全需要术前严密评估并设计方案，术中仔细操作，术后严格管理，多学科密切合作，各展所长，方能保证患者的顺利康复。

小结

如何在切除动脉瘤的同时有效保留肾脏功能为该患者治疗方案选择的重中之重。保证多并发症患者的大手术围术期安全需要术前严密评估并设计方案，术中仔细操作，术后严格管理，多学科密切合作，各展所长，方能保证患者的顺利康复。

（李方达　郑月宏　张慧）

参考文献

1. Pan G, Chen Z, Liao D, et al. The application of the iliac artery in the ex vivo reconstruction of renal arteries in renal transplantation. Transplantation, 2010, 89(9): 1113–1116.

2. Martin RS 3rd, Meacham PW, Ditesheim JA, et al. Renal artery aneurysm: selective treatment for hypertension and prevention of rupture. J Vasc Surg, 1989, 9(1): 26–34.

3. Li FD, Ji ZG, Ren HL, et al. Revascularization of a giant right renal artery aneurysm near the hilum. Urology, 2015, 85(5): e33–34.

病例 61

体外肾动脉重建和原位自体肾移植治疗 Ⅰ型神经纤维瘤病合并左肾门动脉瘤

导　读

神经纤维瘤病(Neurofibromatosis,NF)是一组累及全身各个系统的疾病,主要表现为生长在神经系统的肿瘤,包括三种类型:神经纤维瘤病Ⅰ型、神经纤维瘤病Ⅱ型和神经鞘瘤病。Ⅰ型神经纤维瘤病累及血管病变比较少见,对于合并肾动脉狭窄和动脉瘤导致继发性高血压的NF-Ⅰ患者,治疗较为困难。本文分享1例体外肾动脉重建和原位自体肾移植治疗Ⅰ型神经纤维瘤病合并左肾门动脉瘤的病例。

病例简介

女性患者,28岁。主诉:血压升高1个月。

【现病史】 患者1个月前发现血压升高,最高达200/160mmHg,口服两种降血压药物后可控制在正常(具体不详)。患者出生时即有多发的咖啡斑,青春期后颜色加深,7岁起出现皮下小结节,未在意其直径变化。患者父亲有类似皮肤表现。患者有一弟,其皮肤表现均正常。

【既往史】 无殊。

【查体】 发现患者前胸和后背散在多发的咖啡斑(箭头所示)和皮下神经纤维瘤(三角箭头所示),四肢少见(图61-1)。腹部查体未见明显异常。

【辅助检查】

腹主动脉CT血管造影提示近肾门水平的左肾动脉瘤,不规则扩张,累及分支血管(图61-2)。

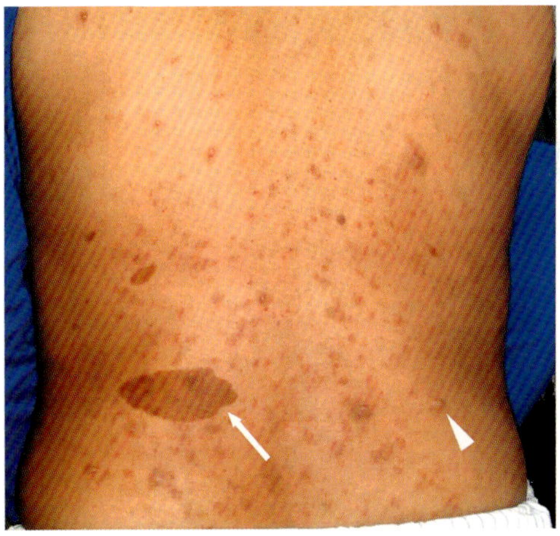

图61-1　后背散在咖啡斑。

诊断

Ⅰ型神经纤维瘤病合并左肾门动脉瘤。

病情分析

本例患者躯干部散在多发的牛奶咖啡斑及皮下神经纤维瘤,有一级亲属家族史,符合NIH提出的NF-Ⅰ诊断标准,故考虑此患者诊断Ⅰ型神经纤维瘤病合并左肾动脉瘤明确。患者为有生育要求女性,需

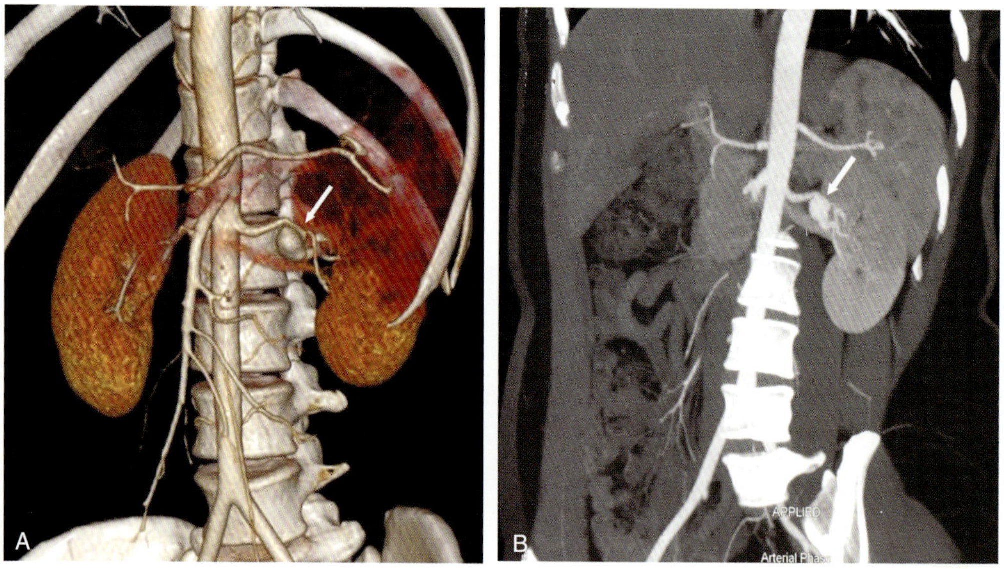

图 61-2 腹主动脉 CTA 图像。

避免长期服用抗高血压药物和高血压恶化带来的并发症甚至子痫的发生。同时，考虑动脉瘤的大小(直径约 2.0cm)和位置(靠近肾门处，累及肾动脉二级分支)，若腔内治疗，可能导致肾动脉二级分支堵塞，进而造成肾脏区域性缺血。所以我们排除了介入治疗的可能性，并认为手术是最佳选择。患者肾血流图提示左肾 GFR 为 29.5mL/min，所以保留左侧肾脏是有意义的。我们最终决定行体外左肾动脉瘤切除及左肾动脉重建，原位自体肾移植术，而不是左侧肾切除术。

临床决策分析

1.手术治疗方案

体外左肾动脉重建，原位自体肾移植术。

2.药物治疗方案

口服抗血小板药物阿司匹林 100mg，每天 1 次。

诊疗过程

1.术前多学科会诊

请泌尿外科、肾内科、麻醉科及影像科等科室进行多学科会诊，制订详细的心、肺、肾、脑功能围术期保护预案。

2.手术方案

左肾动脉瘤切除+左肾动脉重建+原位自体肾移植术。

3.手术过程

术中看到左肾动脉瘤(白色箭头所示)，动脉瘤位于左肾动脉远端，靠近肾门，直径约 2.0cm。游离左肾动静脉，蓝色系带示左肾静脉，红色系带示左肾动脉(图 61-3A)。

体外左肾动脉瘤切除。修剪后的肾动脉瘤如白色箭头所示。将左肾置于体外切口表面的碎冰上，以 UW 液灌注。钳夹左肾输尿管(黄色系带)，以防肾脏通过输尿管血管回暖(图 61-3B)。

体外肾动脉重建。切除动脉瘤后，取大隐静脉与瘤体远端肾动脉行端端吻合。白色箭头示已与左肾动脉吻合的自体大隐静脉。通过重建后的肾动脉灌注 UW 溶液，可见清亮的溶液从左肾静脉流出(白色三角箭头)(图 61-3C)。

原位自体肾移植。将肾脏移植回原位，将移植血管近端同肾下腹主动脉行端-侧吻合 (白色箭头)，再将肾静脉吻合至下腔静脉(白色三角箭头)。撤去阻断钳后，左肾色泽正常，灌注恢复良好(图 61-3D)。

术后处理及随访

患者术后恢复情况良好，血压显著下降。术后组织病理回报破碎、退变的动脉壁组织，伴玻璃样变性及灶性成纤维细胞增生。术后随诊 7 个月，患者血压维持在正常范围。

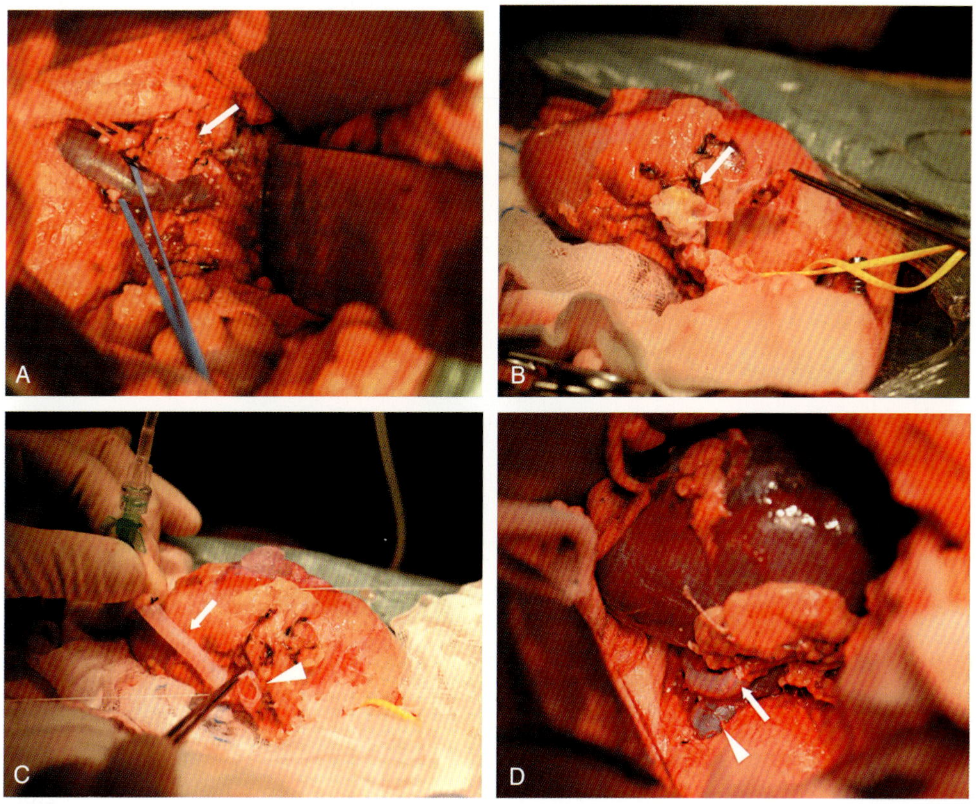

图 61-3　(A)左肾动脉瘤；(B)体外切除左肾动脉瘤；(C)体外重建肾动脉；(D)原位自体肾移植。

经验与体会

NF-Ⅰ是一种相对常见的常染色体显性疾病，发病率约为 1:3000，外显率为 100%，临床表现多样，子代约有 50%可能性遗传此病，另外约有 50%的案例来源于自发突变。病变起源于神经嵴，累及外胚层、神经外胚层和中胚层。根据 NF-Ⅰ的诊断标准，患者和其父亲均可被诊断为 NF-Ⅰ。患者为此家系中的先证者。我们可以推断此患者的致病基因来源于其父，而其父亲的致病基因应为自发突变所致。NF-Ⅰ基因编码的蛋白为神经纤维素，在调节细胞增殖、DNA 合成和凋亡的特定信号通路中起重要作用。NF-Ⅰ致病基因的突变导致细胞增殖和生物合成活性增加以及肿瘤发生的开始。

Ⅰ型神经纤维瘤病患者存在血管病变比较少见，大部分合并血管病变的 NF-Ⅰ患者没有症状，且多根血管受累，症状多在青少年期出现。肾动脉是最常受累的部位，同时肾血管性高血压是最常见的表现。此例患者主要临床表现即为肾动脉瘤导致的高血压。肾动脉瘤在 NF-Ⅰ患者中相对少见，一般无症状，有部分患者会表现为高血压、动脉瘤破裂或肾功能不全。肾动脉瘤导致高血压的机制目前未被很好地解释，尤其是不合并肾动脉狭窄时。目前认为可能和动脉瘤囊来源的血栓栓塞导致区域性肾缺血，或外部肿块效应导致肾内肾动脉的血流扭曲有关。

对于合并肾动脉狭窄和(或)动脉瘤导致继发性高血压的 NF-Ⅰ患者来说，治疗往往需要药物治疗、经皮腔内血管成形术和手术治疗相结合。对于动脉瘤患者，积极处理的指征包括动脉瘤直径>2cm、肾动脉瘤合并夹层、肾动脉瘤破裂和有生育要求的女性患者。肾动脉瘤治疗方式的选择取决于动脉瘤的位置，包括肾动脉重建、肾切除术、腹腔镜修补和腔内手术，包括弹簧圈栓塞和支架植入。对于那些位于肾动脉分叉及累及远端分支的动脉瘤，原位或体外开腹手术被认为是金标准。Gustavo S. Oderich 等报道了 31 例Ⅰ型神经纤维瘤病合并血管疾病患者，其中 15 例接受了动脉重建手术治疗，6 例接受了肾动脉重建手术。得出结论认为对有症状及大动脉瘤的患者，手术治疗是安全、有效且持久的。这项技术同其他手术方式相比，对于复杂动脉疾病的治疗是一种很有竞争力的选择。

本例患者行体外左肾动脉重建和原位自体肾移植术，以治疗肾血管性高血压并恢复肾动脉解剖结构。患者疗效满意，术后血压显著下降。术后随诊7个月，患者血压维持在正常范围。

小结

对于合并复杂肾动脉疾病的NF-Ⅰ患者，累及肾动脉二级分支，解剖结构复杂。体外肾动脉重建和原位自体肾移植术对于患者降低血压、保留肾功能和避免肾切除都是有益处的。本例所选技术对于NF-Ⅰ合并复杂肾动脉疾病的患者是一项有效的技术选择。

(桂欣钰 王威 郑月宏)

参考文献

1. Dzsinich C, Gloviczki P, Mckusick M A, et al. Surgical management of renal artery aneurysm. Cardiovascular Surgery, 1993, 1(1): 243-247.

第 11 篇

下肢动脉疾病

病例 62

杂交手术治疗 TASC D 型下肢动脉硬化闭塞症

导 读

下肢动脉硬化闭塞症因患者全身状况及病变本身的复杂性，其临床处理方式也非常复杂。由于多数为慢性闭塞，患者就诊时多为多节段、多平面阻塞病变，病变复杂，单纯传统手术或血管腔内治疗并不能获得较好效果。对于复杂的下肢多节段病变，将传统手术与腔内技术相结合的杂交手术较单一方法治疗能取得更好的效果。下文分享 1 例杂交手术处理复杂 TASC D 型下肢动脉硬化闭塞症的经验。

病例简介

女性患者，64 岁。主诉：双下肢疼痛 1 年，再发加重 1 个月。

【现病史】 患者于 1 年前无明显诱因出现双下肢疼痛，表现为小腿远端疼痛，间歇性，运动后加重，休息后缓解，无麻木感。近 1 个月开始出现双下肢疼痛加重，静息状态下也出现疼痛不适，无法缓解。患者来本院后双下肢 CTA 提示双下肢动脉硬化闭塞，双侧股动脉闭塞钙化。门诊以“下肢动脉硬化闭塞症”收入本科。

【既往史】 高血压Ⅰ级(极高危)。

【查体】 患者双上肢肱动脉、桡动脉搏动正常。双下肢无明显肿胀，远端皮色苍白、干燥，双侧股动脉、腘动脉、足背动脉及胫后动脉未扪及。

【辅助检查】

CTA 右侧股动脉中下段及左侧髂外动脉末端、腘动脉可见闭塞。右髂外动脉及股动脉、股浅动脉可见充盈缺损，双侧胫前动脉、腓动脉、胫后动脉显影欠佳，周围大量侧支循环开放(图 62-1)。ABI：左侧 0.5，右侧 0.3。

诊断

1.双下肢动脉硬化闭塞症。
2.高血压病Ⅰ级(极高危)。
3.冠心病。

病情分析

患者为老年女性，以双下肢疼痛 1 年，再发加重 1 个月为主要表现，既往合并有高血压、冠心病等慢性疾病，体格检查示双下肢远端皮色苍白、干燥，双侧股动脉、腘动脉、足背动脉及胫后动脉未扪及。本例患者是一例典型的下肢动脉硬化闭塞症，诊断明确，下肢缺血严重，目前处于静息痛期，已明显影响患者的生活质量，需要手术干预，重建下肢血运，恢复下肢的血液供应，缓解症状。

临床决策分析

对于本病例复杂、多处、长段闭塞病变，外科处理

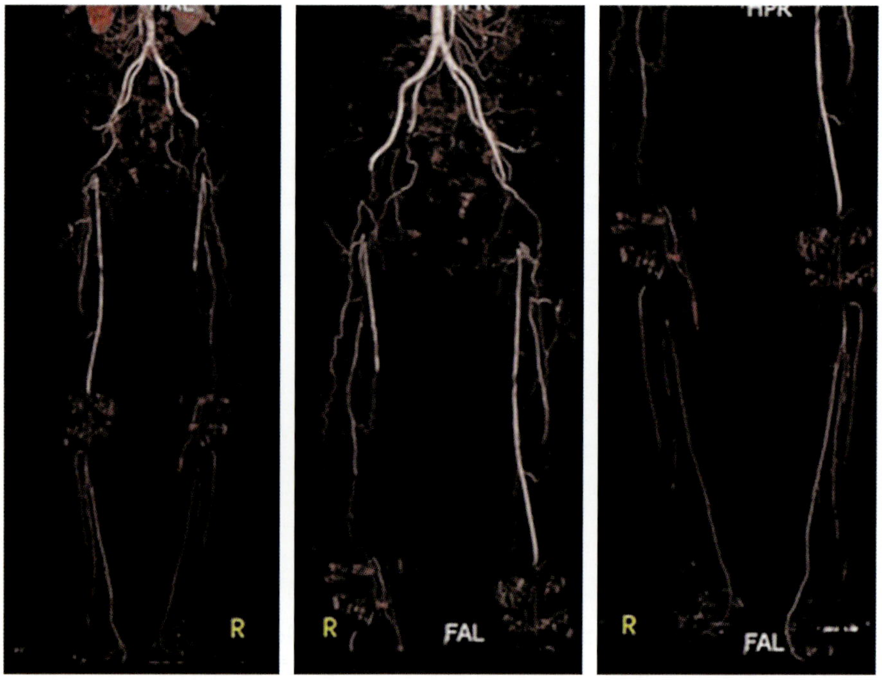

图 62-1　双下肢 CTA 图像。

方案主要在以下两方面进行讨论：同期处理双侧下肢或分期手术，以及手术方式如何选择。

1.同期处理还是分期处理

患者双下肢均有症状，CTA 也发现双下肢动脉均有病变，均需处理。然而患者双下肢病变均属于 TASC D 型长段闭塞性病变，处理困难，耗时长，术中射线暴露量大，如果同时处理，耗时极长，局麻或简单的静脉麻醉都无法达到要求，只能选择全麻。如此对患者及医师双方均是一个不小的挑战，且同期处理，所使用的球囊、支架不在少数，总费用也很高。鉴于此，我们打算先处理症状重的一侧下肢，即右下肢。

2.手术方式的选择

本病例有三类手术方式可供选择：腔内手术、开放手术和复合手术。

(1)腔内手术。腔内手术首先要考虑的是手术入路的问题。该病例双侧的股总动脉都是闭塞的，显然都不适合作为腔内治疗入路而只能选择左侧肱动脉入路，但通过肱动脉来开通下肢，路径太长，效果不一定满意。而先行置管溶栓，患者病程较长，有慢性病变，无明显急性发作过程，考虑急性血栓形成可能性不大，故溶栓效果预计也不佳，且会增加出血风险。患者右下肢自右侧髂外动脉开始至膝下长段闭塞，一路支架铺下来，容易造成支架内再狭窄，支架的远期通畅率不高。

(2)开放手术。开放手术无须考虑入路问题，行右侧股动脉切开，试行取栓，但患者远端长段闭塞，应考虑在取栓过程中如何确定取栓导管全程位于血管腔内而不发生血管破裂情况。且患者膝下血管流出道差，如果取栓失败，血管旁路手术也不适宜开展。

(3)杂交手术。通过以上分析，该病例无论是通过腔内手术还是开放手术，单凭一种手术方式均难以取得良好效果，而将两者结合的杂交手术能够取长补短，采用静脉麻醉+局麻，小切口就能够很好地解决问题。

最终手术方案确定为通过杂交手术优先处理右侧下肢病变。

诊疗过程

1.术前多学科会诊

请影像科、麻醉科和心内科等多学科会诊，制订围术期患者管理方案。应完善术前检查，评估心、肺、肾、脑等重要脏器功能。患者术前检查各项指标尚可，预计可耐受手术。术前通过对患者 CTA 进行剖面分析，考虑患者右下肢病变是闭塞+血栓性病变为主(图 62-2)。如果能够完善 MRA，效果更佳。

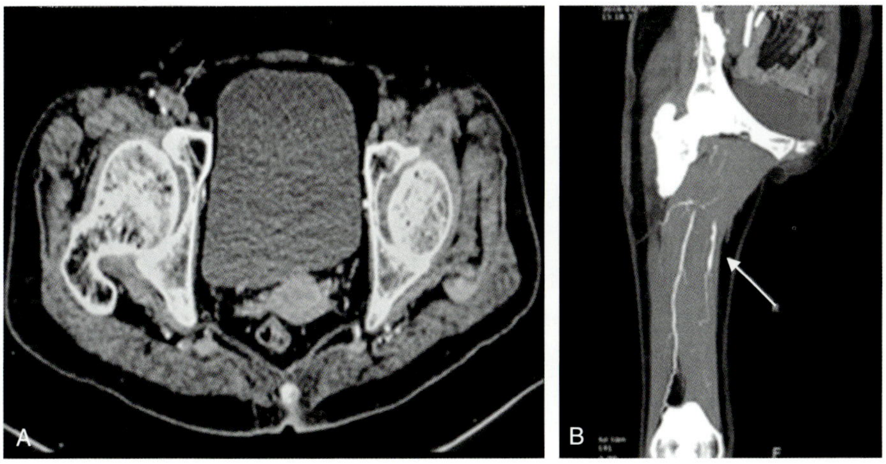

图 62-2　血管剖面分析右下肢病变为闭塞+血栓性病变(箭头所示)。

2.手术方案

静脉麻醉+局麻条件下行右侧股动脉切开取栓+右侧股动脉内膜剥脱成形术+右下肢动脉球囊扩张支架植入术。

3.手术过程

患者取仰卧位,静脉麻醉,右侧腹股沟区常规消毒铺单。利多卡因稀释后局部浸润麻醉右侧腹股沟区,解剖右侧股动脉。静脉给予 50mg 肝素后,右侧股总动脉、股浅动脉、股深动脉分别过带阻断。用尖刀片切开股总动脉前壁 1cm,发现其内为陈旧性黑色血栓,以 4F Fogarty 取栓导管分别向股总动脉近端和远端取栓。股总动脉近端导管可顺利插入 30cm 至腹主动脉,取出长约 6cm 的陈旧性血栓,可见血栓头端,近端取栓后动脉搏动可及。远端可插入 15cm 取出少量陈旧性血栓。再将股动脉分叉处进行内膜剥脱成形(图 62-3)。然后将动脉鞘管插入股浅动脉造影,发现股浅动脉中段以下闭塞,膝下血管不显影,再将动脉鞘管置入股深动脉造影,可见膝下胫后动脉显影(图 62-4)。

之后以 V-18 导丝配合 CXI 支持导管,开通股浅动脉及膝下动脉, 导丝远端可以顺利到达胫后动脉(图 62-5)。接下来就是常规的球囊扩张,我们依次以 3mm、5mm 球囊分别扩张胫后动脉及股浅动脉。在股浅动脉中段最狭窄处植入 6mm×60mm 支架(Ev3, Everflex),最后造影显示浅动脉开通好,膝下胫后动脉通畅(图 62-6)。手术顺利,出血约 50mL,使用造影剂约 120mL,耗时 3 小时。

术后处理及随访

患者术后停静脉麻醉即苏醒,安返病房,常规心电监护,吸氧。注意密切监测患者生命体征和下肢血运,控制血压、心率,用药上予以抗生素预防感染、低

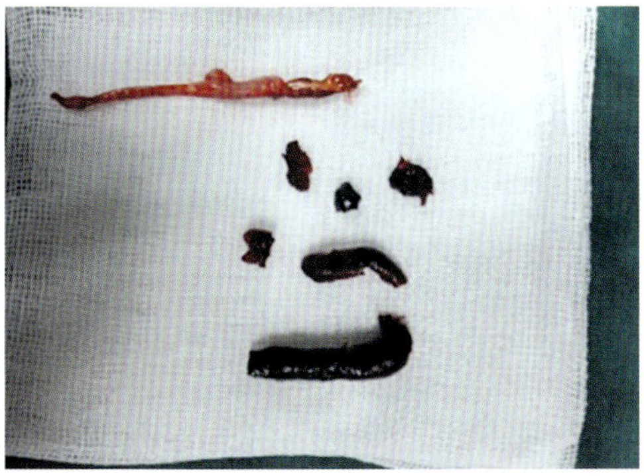

图 62-3　取出的血栓。

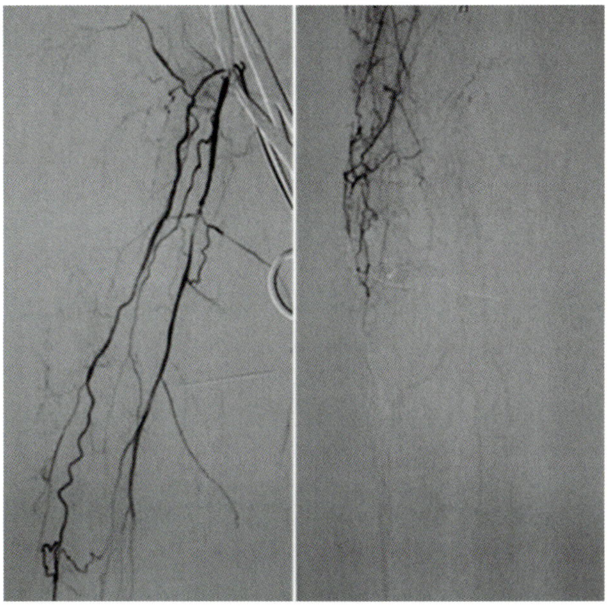

图 62-4　股深动脉造影,显示膝下动脉。

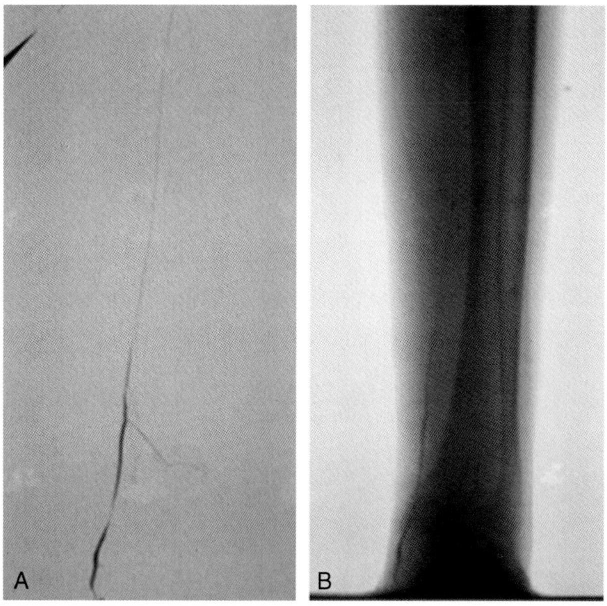

图 62-5 开通胫后动脉。

分子肝素抗凝、他汀类药物降脂等对症支持处理。

术后第 4 天:出院。出院时右下肢症状明显好转,右胫后动脉可扪及。右下肢 ABI 0.9。患者出院后口服阿司匹林肠溶片 100mg,每天 1 次;氯吡格雷片 75mg,每天 1 次;阿托伐他汀钙片 20mg,每天 1 次。

术后 3 个月:门诊复查,患者双下肢症状明显好转。ABI(左,0.7;右,0.95)。左下肢抗凝治疗后症状缓解,患者拒绝手术,想继续保守治疗(图 62-7)。

经验与体会

随着中国社会的发展,老年人群增加,下肢动脉硬化闭塞症的发病率也逐年增加。下肢动脉硬化闭塞症具有较高的致残率和致死率,且每个患者病变血管的位置、长度及严重程度都各不相同,所以其治疗一直比较棘手且具有个体化的特点。特别是 TASC D 型长段病变,临床治疗难度较大,传统手术治疗创伤大、风险高,特别是一些高龄体弱的患者往往难以耐受手术。单纯腔内治疗由于现有器材的限制又有一定的局限性。对于长段闭塞病变或分叉部位病变,腔内治疗的远期通畅性尚无法达到手术治疗的通畅性。因此,将两种治疗方法有机结合起来的杂交治疗显示出了特殊的优越性,近年来得到了迅猛的发展。

杂交手术具有创伤小、无须大量静脉移植物及人工血管、能克服长段动脉闭塞和费用低廉等优点。下肢动脉长段闭塞的开通要充分结合介入和开放手术各自的优势(介入进假腔、开放回真腔)。股总动脉分叉处内膜剥脱+补片具有诸多优势(同时保留股浅、股深动脉)。

本例患者是典型的 TASC D 型下肢动脉硬化闭塞症,双侧长段闭塞性病变,且双侧股动脉闭塞,首先面临的是手术入路的问题。我们通过做右侧股动脉切

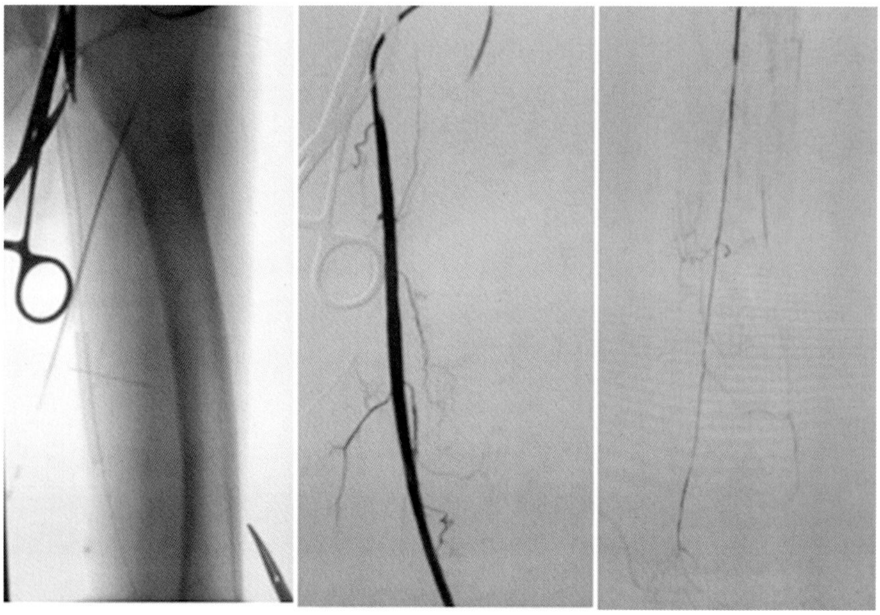

图 62-6 最终造影结果。

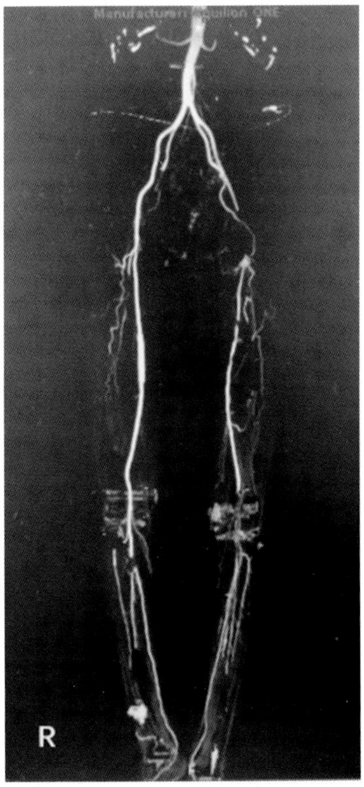

图 62-7 术后 3 个月复查。

开,显露入路,在直视下可以明确引起管腔闭塞的血管内容物,通过简单的取栓手术,对血管腔进行减容,同时显露远端的血管真腔,然后通过内膜剥脱成形术,同时保留股深和股浅动脉。直视下找到股浅动脉的真腔,然后在 DSA 引导下通过导丝导管技术开通下肢远端的闭塞段。最后在股浅动脉的最狭窄部位放置 1 枚短支架。保持血管腔通畅,在具有良好疗效的同时也节省了医疗费用,使患者获益颇多。

采取复合手术治疗复杂的下肢动脉硬化闭塞症,患者治疗前后症状改善明显,同时由于避免多个支架的重叠放置,血管腔内减容,重要分支血管保留,避免了跨关节放置支架,术后血管通畅率也较满意。

小结

尤其对于高龄、基础疾病较多、多节段病变的高危患者，杂交手术将是一种有效的个体化治疗措施，是一种安全、有效的治疗方式。

(吴科敏 黄建华)

参考文献

1. Huynh TT, Bechara CF. Hybrid interventions in limb salvage. Methodist Debakey Cardiovasc J, 2013, 9(2): 90-94.
2. Karpenko A, Starodubtsev V, Ignatenko P, et al. Hybrid operative interventions in patients with multi-level atherosclerotic lesions of lower-limb arteries. Angiol Sosud Khir, 2014, 20(2): 60-65.
3. Masaki H, Tabuchi A, Yunoki Y, et al. Collective therapy and therapeutic strategy for critical limb ischemia. Ann Vasc Dis, 2013, 6(1): 27-32.

病例 63

大隐静脉高位结扎抽剥手术中误将下肢动脉抽剥后的处理

导　读

下肢静脉曲张指下肢浅静脉瓣膜关闭不全，使静脉内血液倒流，远端静脉瘀滞，继而病变静脉壁扩张、变性，出现不规则膨出和扭曲。先天性浅静脉壁薄弱和静脉瓣膜结构不良是发病的主要原因，静脉曲张家族史、高腹压、肥胖、妊娠、长期站立或久坐不动，以及深静脉血栓病史都是其高危因素。治疗方式包括压力治疗、药物治疗、硬化剂注射治疗和手术治疗。对于血管外科医师来说，静脉曲张高位结扎抽剥术是最基础、最简单的入门手术，但如果对解剖不熟悉的话，也可造成罕见的后果。本文分享 1 例大隐静脉高位结扎抽剥术中误将下肢动脉当作大隐静脉予以抽剥后的处理经验。

病例简介

男性患者，30 岁。主诉：左下肢静脉迂曲 2 年入外院治疗。

【现病史】 患者在外院行“左下肢大隐静脉高位结扎抽剥术”，术中一切顺利，术后予以弹力绷带加压包扎时，发现左下肢冰凉，足背动脉搏动不可及。予以造影检查(图 63-1)，发现股浅动脉远端截断，完全无显影，急诊转来本院。

【既往史】 患者体健。手术医师诉手术顺利，腹股沟小切口，找到“大隐静脉”主干后，用止血钳阻断，结扎近端。远端插入金属抽剥导管(前端较粗)，进入一段距离后无法通过，导管亦无法退出，予以暴力后抽剥出长段血管(图 63-2)。

【辅助检查】

下肢动脉造影。

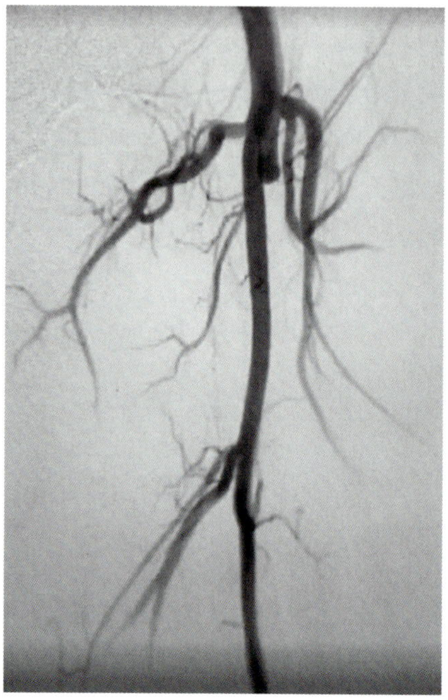

图 63-1　造影结果。

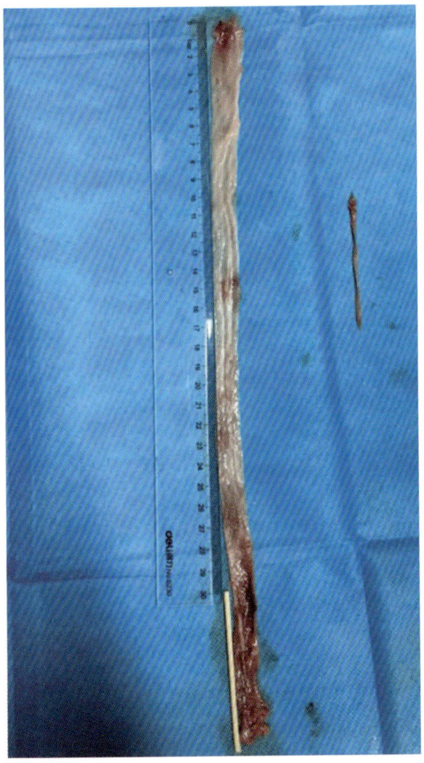

图 63-2　抽剥出的血管。

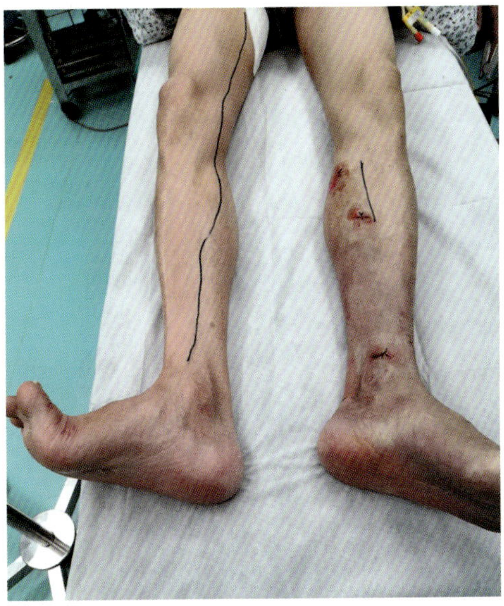

图 63-3　左下肢花斑样改变。

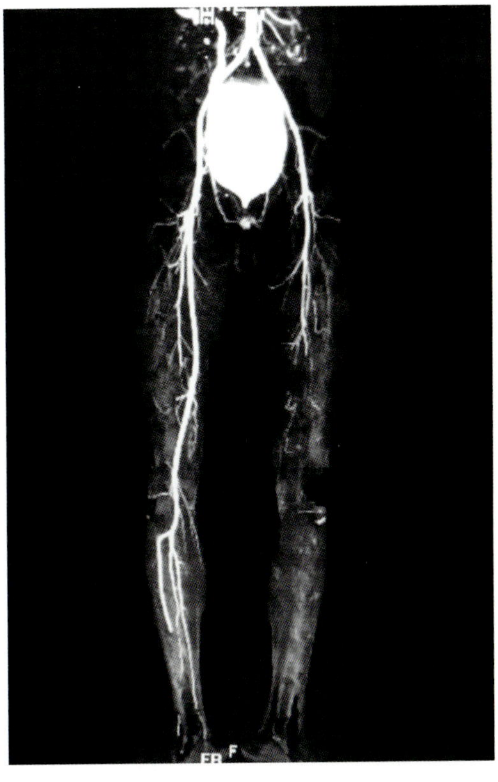

图 63-4　下肢 CTA。

诊断

1.股动脉损伤。

2.静脉曲张术后。

病情分析

患者为青年男性,“大隐静脉曲张”术后立即出现下肢花斑样改变(图 63-3),是否为急性动脉栓塞?结合主刀医师的术中情况,我们分析术中把股动脉当成大隐静脉予以了高位结扎和抽剥!为了解远端血管情况,我们给患者完善了 CTA 检查(图 63-4),可见患者左侧股浅动脉开口 2cm 以下完全消失,股深动脉显影好。远端流出道血管无法评估,这给我们制订治疗方案带来了困惑。

临床决策分析

对于这名青年男性,如无法重建下肢动脉,必将面临高位截肢。根据术中抽剥出血管的长度约 40cm,我们制订了方案:探查膝下动脉,找到残存正常动脉后,行血管搭桥术。

诊疗过程

1.手术方案

股浅动脉-胫后动脉搭桥术。

2.手术过程

急诊手术探查，术中可见股浅动脉近端被结扎(图 63–5),腘动脉远端中层及内膜层完全断裂,残留腘动脉外膜与胫腓干相连(图 63–6),胫腓干及腓动脉撕裂,腓动脉近端断裂,左侧大隐静脉完整,取双侧大隐静脉主干(小腿段大隐静脉细小,不适合作移植静脉),倒置后行股浅动脉–胫后动脉搭桥术(图 63–7 和图 63–8)。

术后处理及随访

术后予以抗凝、扩血管等对症支持治疗,恢复良好,肢体得以保留。胫后动脉搏动好,下肢 ABI 结果 1.04,复查 CTA 显示搭桥血管通畅(图 63–9)。

经验与体会

大隐静脉高位结扎抽剥手术将股动脉结扎并抽剥,实属罕见医源性损伤。造成这一损伤的原因是患者较瘦,误将股浅动脉当作大隐静脉,结扎近端后,将金属抽剥导管顺着股浅动脉插入腓动脉近端后暴力穿出该动脉,回退时因导管前端粗大,撕裂近端腓动脉及胫腓干,进入腘动脉时将腘动脉及股浅动脉中层及内膜逆行抽剥,因此仅残留外膜与胫腓干相连,从而导致下肢严重缺血。通过这一病例,我们可以从中获取很多有益的反思,首先应熟悉解剖结构,不要将有搏动的动脉当作静脉，同时要严格遵从手术步骤，找到大隐静脉主干后可见多个属支并逐一结扎,插入抽剥导管应从远端足踝处大隐静脉顺行插入后再予以抽剥。股动脉抽剥后,面临高位截肢的可能性极大,应尽快行下肢动脉 CTA 或 DSA 明确诊断,迅速进行血管修复重建。

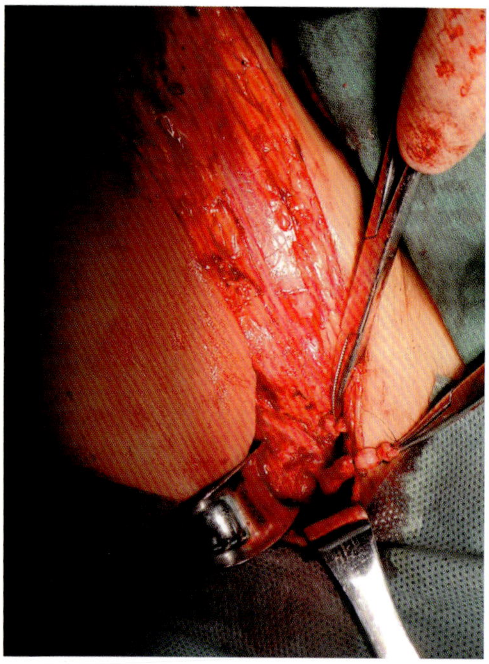

图 63–5 被结扎的股浅动脉。

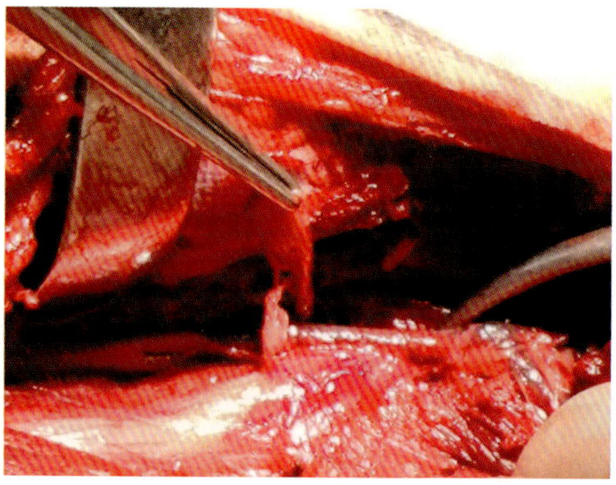

图 63–6 远端血管情况。

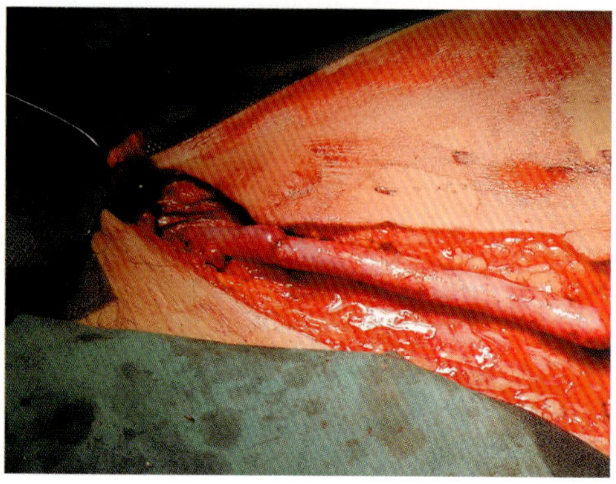

图 63–7 股浅动脉吻合口。

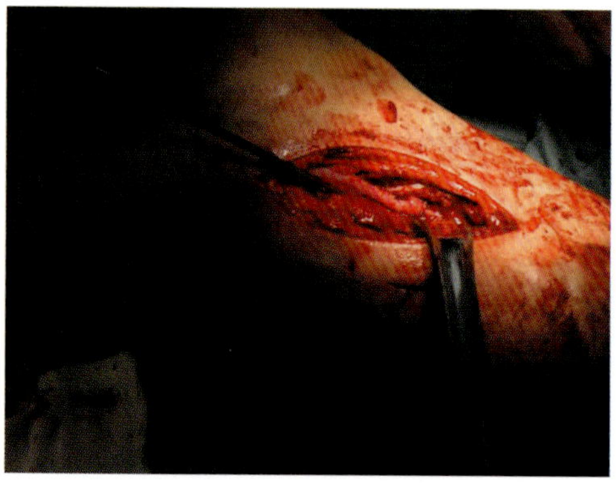

图 63–8 胫后动脉吻合。

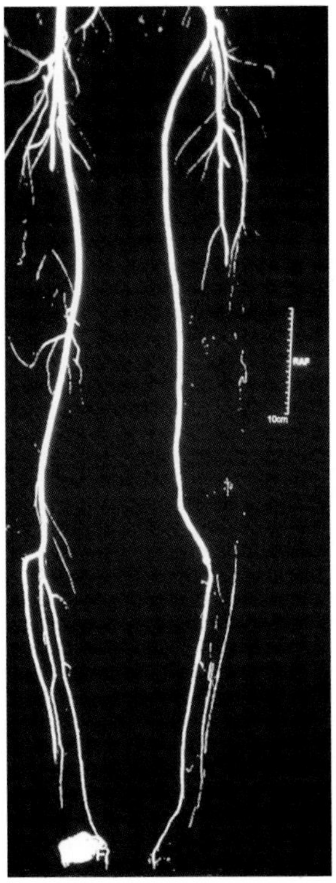

图 63-9　复查双下肢 CTA。

小结

此损伤主要发生于患者较瘦，误将股浅动脉当作大隐静脉时。因此应熟悉解剖结构，同时严格遵守手术步骤，以避免其发生。如股动脉剥脱，应尽快明确诊断，并迅速行血管重建。

（刘光强　杨璞　黄建华）

参考文献

1. Carroll C, Hummel S, Leaviss J, et al. Systematic review, network meta-analysis and exploratory cost-effectiveness model of randomized trials of minimally invasive techniques versus surgery for varicose veins. Br J Surg J, 2014, 101(9): 1040–1052.
2. Jianjin Wu, Lefeng Qu. Endovascular repair of peripheral traumatic pseudoaneurysm with ViabahnTM self-expanding covered stent. Intervent Radiol J, 2015, 24(7): 632–636.
3. Piazza G. Varicose veins. Circulation J, 2014, 130 (7): 582–587.

病例 64

肾移植术后反复下肢动脉栓塞合并感染、出血的开放及腔内联合治疗

导　读

肾移植术后患者需长期服用激素及免疫抑制剂治疗，血液高凝状态、机体免疫功能受抑制，易致血栓形成且易感染。移植术后肾动脉狭窄或血栓形成是常见并发症，而肾外动脉的栓塞临床少见。患者不但表现为急性动脉栓塞的典型症状，且血管情况较差，合并感染会使病情进一步复杂化。对这类患者是否选择介入治疗及何时选择介入治疗存在不同的理解。本文分享 1 例肾移植术后股动脉栓塞合并感染的开放和腔内联合治疗。

病例简介

男性患者，39 岁。主诉：突发右下肢疼痛，皮温降低，跛行 4 天。

【现病史】 患者于 2017 年 5 月 23 日在无明显诱因下突发右下肢疼痛，伴皮温降低、跛行。2017 年 5 月 25 日，外院 CT 提示右股动脉闭塞，髂总动脉及左右髂内外动脉管壁钙化，右侧肾移植术后改变。患者当日于外院行右股动脉切开取栓术，术后第 1 天，突发右下肢皮温降低，遂于 2017 年 5 月 27 日转入本科。

【既往史】 患者高血压Ⅱ级（极高危），肾功能不全，2010 年因尿毒症行肾移植手术。肾移植术后长期服用泼尼松 10mg，每天 1 次；他克莫司 2mg，每天 2 次；吗替麦考酚酯 0.5g，每天 2 次。

【查体】 体温 36.9℃，脉搏 62 次/分，心率 18 次/分，血压 169/103mmHg。患者神志清楚，查体合作，双肺呼吸音清晰对称，心率 62 次/分，律齐，腹部体查右侧髂窝可见一条长约 14cm 的手术瘢痕。右侧腹股沟伤口敷料干燥、固定，右足部皮肤苍白，右足底至踝上 10cm 皮温凉，右股动脉、腘动脉、足背及胫后动脉搏动未扪及。左下肢正常。

【辅助检查】

2017 年 5 月 25 日外院 CT 提示右股动脉闭塞，髂总动脉及左右髂内外动脉管壁钙化，右侧肾移植术后改变（图 64-1）。

诊断

1.右股动脉栓塞。

2.手术后状态

（1）肾移植术后。

（2）右股动脉切开取栓术后。

3.高血压Ⅱ级（高危）。

病情分析

患者为青年男性，突发右下肢疼痛，伴皮温降低、跛行 4 天，1 天前于外院行右股动脉切开取栓术。患者既往有慢性肾功能不全、肾性高血压病史 9 年，7 年前有肾移植手术史。体格检查提示右侧腹股沟伤口敷料干燥、固定，右足部皮肤苍白，右足底至踝上约

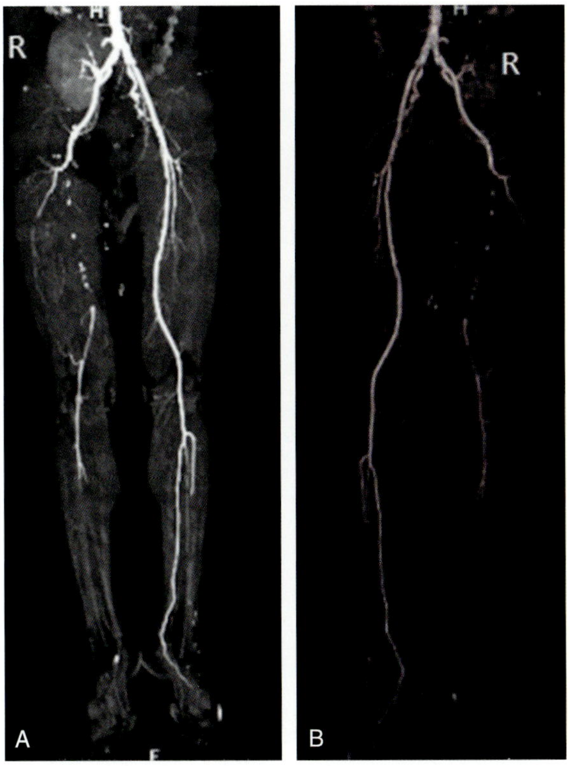

图 64-1　本院第一次取栓手术前 CTA。

10cm 皮温偏凉，右股动脉、腘动脉、足背及胫后动脉搏动未扪及。外院影像学资料提示右股动脉闭塞，髂总动脉及左右髂内外动脉管壁钙化，右侧肾移植术后改变。本病例患者有肾移植手术史，术后长期服用激素及免疫抑制剂，血管情况较差。现患者右股动脉急性栓塞诊断明确，手术指征强烈，需尽快取栓，恢复右下肢血流供应。

临床决策分析

本例患者有肾移植手术史，术后长期服用激素及免疫抑制剂，血管情况较差。且在外院已行一次取栓术，术后再次急性栓塞，二次手术难度较大。考虑患者血栓形成的原因可能为慢性排斥反应所致血小板激活及聚集、免疫抑制剂促血小板聚集和长期服用激素所致血液高凝状态。外院行取栓术时的手术应激及抗凝不充分可能是术后再次急性栓塞的主要原因。现患者右股动脉急性栓塞诊断明确，手术指征强烈，需立即行股动脉切开取栓术。

诊疗过程

1.手术方案

股动脉切开取栓术。

2.手术过程

入院后完善术前相关检查。2017 年 5 月 27 日，本院双下肢动脉成像 CTA：①右股动脉中上段未见对比剂显影：闭塞？②右股动脉下段、腘动脉、胫后动脉内血栓形成可能性大，且其远侧动脉显示不佳。双侧髂总动脉和髂外动脉多发钙化灶。

考虑患者在外院行右股动脉取栓术后再次栓塞，具体原因不详，但患者手术指征明确，嘱停用泼尼松，于 2017 年 5 月 27 日在全麻下行右股动脉切开取栓术，术中于右侧股浅动脉远端取出大量血栓，右侧股深动脉及髂动脉未见明显血栓，取栓后远端回血良好，术后即可扪及足背动脉搏动明显，患肢皮温较前明显上升。术后予以抗凝、溶栓、祛聚及对症支持处理。

第一次出血：第二次取栓术后 4 天。2017 年 6 月 1 日凌晨 1 点，患者突发右股动脉伤口出血，出血量约为 300mL，诉伤口处疼痛难忍，给予纱布加压包扎止血紧急处理，并急诊行全麻下右股动脉探查、清创缝合术，术中见伤口内大量积血块，周围软组织糟脆，考虑可能有伤口感染，遂取标本送细菌培养。右股动脉见小破口渗血，给予牛心包包裹股动脉缝合后未见明显渗血，清创缝合伤口，麻醉满意，手术顺利，术中出血约 300mL，术后安返病房，予以抗凝，头孢哌酮、舒巴坦抗感染处理。术后出现右下肢肿胀，查双下肢静脉彩超提示右侧小腿肌间静脉血栓形成，右侧胫后动脉不完全栓塞可能。伤口组织细菌培养结果回报金黄色葡萄球菌+链球菌感染。继续抗感染、抗凝治疗，伤口换药。

第二次出血：2017 年 6 月 11 日夜间 22 点 20 分，患者上厕所后右股动脉伤口处再次出血，出血量约 600mL，给予紧急扩容处理，密切监测生命体征、血色素及尿量变化。结合患者细菌培养结果，考虑出血原因为伤口感染。患者右股动脉已行 3 次手术，血管及周围组织情况糟脆，不宜再行开放手术。感染为介入手术的相对禁忌证，但患者出血情况无法缓解，仍考虑在积极抗感染的前提下备支架植入。2017 年 6 月 13 日，于局麻下行右股动脉覆膜支架植入术(图 64-2)，术中于股动脉处放置 9mm×100mm Viabahn 支架。手术顺利，术后无出血。

术后给予抗感染、抗凝、止痛、检测肾功能等对症支持治疗。

术后第 2 天：患者生命体征平稳，无发热，伤口敷料干燥，右下肢皮温较前明显提升，皮色暗红。右腘动脉、足背动脉未扪及明显搏动，右足趾处末端颜色发绀，略有花斑。

术后 22 天：患者下肢血运较前明显改善，活动尚可，下肢花斑较前明显改善，予以出院，出院后口服阿司匹林肠溶片 100mg，每天 1 次；阿托伐他汀钙片 20mg，每天 1 次。

第三次取栓：2017 年 11 月 15 日，患者因“突发右下肢疼痛、麻木及皮温下降 1 天”再次入住本院。体查见右下肢皮肤苍白，感觉减退，皮温下降，右股动脉、腘动脉、足背动脉均未扪及搏动。彩超示右下肢动脉栓塞。诊断考虑右下肢动脉栓塞并硬化闭塞症。术前 CTA 显示右侧髂总动脉部分栓塞，右侧髂外动脉、股深动脉、股浅动脉、腘动脉及膝下三分支均不显影，仅见右侧髂内动脉及肾动脉(移植肾)全支尚通畅(图 64-3)。此时如不及时手术，血栓蔓延则可能累及移植肾。如行介入手术，考虑闭塞段血管太长，其血栓难以清除，远端无流出道，无介入治疗指征，遂决定行右股动脉血栓切除术。右侧股浅

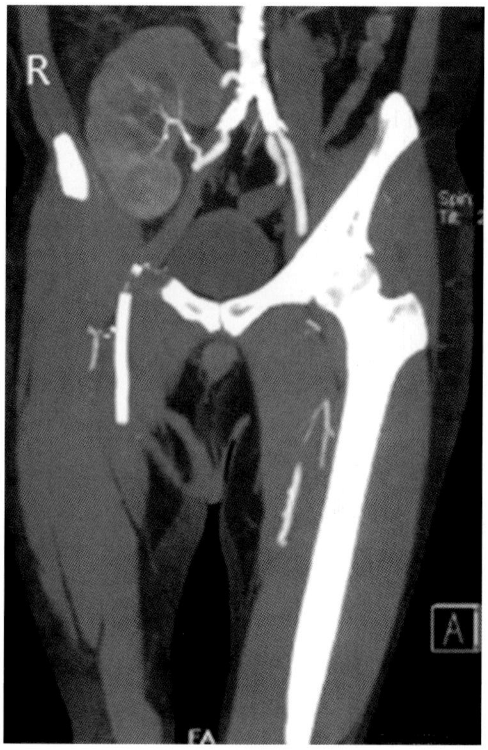

图 64-3　第三次取栓术前 CTA。

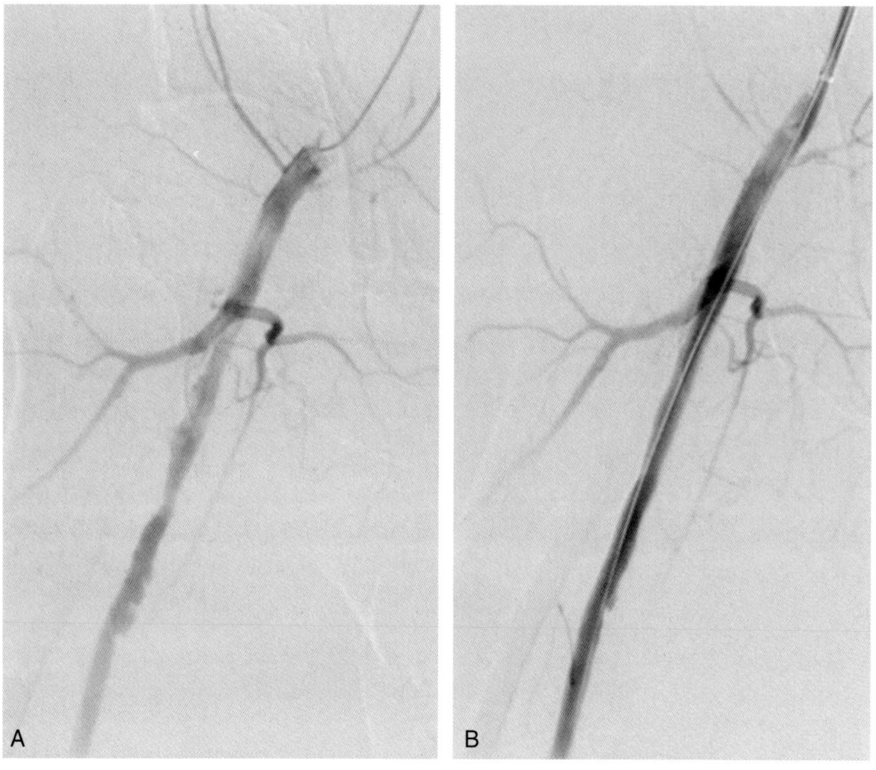

图 64-2　右股动脉覆膜支架植入。(A)支架植入前；(B)支架植入后。

动脉开口处已行三次手术，包括切开、修补、支架植入，故决定行股浅动脉中上段切开取栓术（2017 年 11 月 16 日）。

取栓术中，从股动脉向近心端达到髂总动脉，取出长条血栓，并将 Viabahn 内血栓取出，近心端射血好，向远心端取栓能够达到膝下 1/2 处，但在腘动脉处球囊有很大阻力，考虑动脉硬化闭塞，遂于 2017 年 11 月 23 日在局麻下行右股动脉腘动脉球囊扩张成形术+支架植入术。术中髂动脉下端造影见股动脉上段稍狭窄，下段至腘动脉处闭塞，闭塞段长约 6cm，泥鳅导丝穿过闭塞段，分别以 3mm、5mm 球囊导管扩张闭塞段，置入 5mm×100mm supera 支架，最后做右侧股总动脉造影见股浅动脉形态良好，流速快（图 64-4）。

考虑患者长期服用免疫抑制剂，机体免疫功能受抑制，且支架作为移植物可造成感染，遂术后予以积极抗感染治疗，同时抗凝、扩血管。

术后处理及随访

2017 年 12 月 4 日患者出院时，生命体征平稳，无发热，右下肢皮温、皮色正常，右足趾末端颜色发绀，右股动脉搏动可扪及。出院后口服阿司匹林肠溶片 100mg，每天 1 次；氯吡格雷 75mg，每天 1 次；阿托伐他汀 20mg，每天 1 次；贝前列素片 40μg，每天 3次。

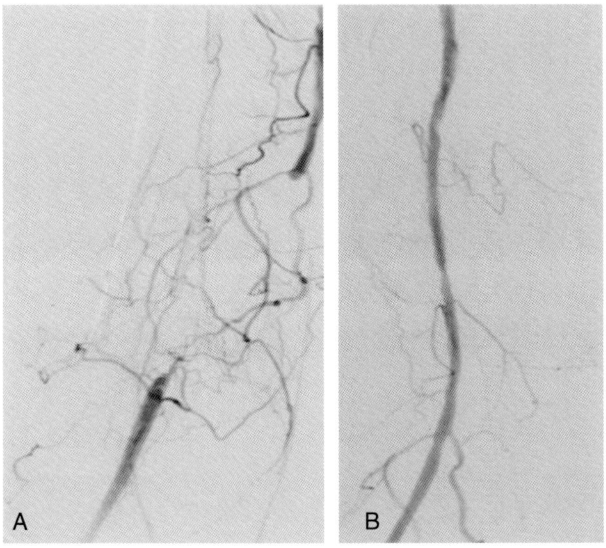

图 64-4 右股腘动脉闭塞介入治疗。（A）右侧股浅动脉下段到腘动脉闭塞；（B）右腘动脉支架植入术后造影。

术后 6 个月：电话随访，患者下肢活动尚可，无间歇性跛行及下肢疼痛，尿量尚可，继续服用免疫抑制剂。

经验与体会

急性下肢动脉栓塞是各种原因导致的栓子脱落所致的患者动脉血管栓塞，表现为下肢突然疼痛、发凉、皮肤苍白、足背动脉均不能触及搏动等典型动脉栓塞 5P 征。临床上，大约有 91%的急性肢体动脉栓塞栓子系心源性，且大多有房颤病史，起病急骤。对急性下肢动脉栓塞患者如果未采取及时、有效的干预措施，就容易导致患者劳动力的丧失，甚至给患者生命安全带来威胁。单纯取栓术再栓塞发病率为 13%~17%。

本例患者右下肢动脉急性栓塞，经取栓术后出现感染并合并出血，反复取栓、出血，处理困难。肾移植术后患者长期服用激素及免疫抑制剂，易致血栓形成且易感染。外院取栓术后再栓塞，二次手术后因感染导致出血，血管情况很差，开放手术修补几乎不可能，经讨论后决定采用覆膜支架植入，以修复血管破口。术后加强对感染的控制，患者恢复出院。数月后因再次出现动脉栓塞入院，取栓术中发现远端动脉闭塞，后行球囊扩张及支架植入。

患者反复血栓形成，但无房颤、风心病病史，血液高凝状态，考虑血栓为高凝状态所致可能性大。因血管手术后伤口出血风险大，抗凝始终无法达标，导致反复血栓形成。而感染又导致伤口愈合困难，伤口反复出血，进入出血与血栓形成的双重恶性循环。及时终止此恶性循环对于患者预后十分重要，针对该类患者，腔内治疗可作为过渡治疗手段。如伤口愈合后，二期行搭桥手术等可作为备选方案，但经验认为大部分患者可一期达到治愈效果，无须二期干预，但需要更多的临床实例来证实。

以上为本例肾移植术后股动脉栓塞合并感染的开放和腔内联合治疗分享。对于因基础疾病而需长期服用激素及免疫抑制剂的患者，除常规术前准备外，需注意在不影响其基础疾病的前提下减少或停用激素，加强围术期抗感染治疗。开放和介入手术各有利弊。多次开放手术已经导致血管条件极差，感染明显时，欲再次行血管修补重建是不可能的，采取介入下覆膜支架植入是万不得已的措施。最后一次发生血管栓塞时，选择从股浅动脉中段入路，避开多次手术过的部位，便于显露血管和重建，可见切口的选择也很有考究。在开放手术中，发现有梗阻病变无法用开放手术解决时，需考虑在介入下造影、扩张、支架等解决。在临床工作中应根据患者病情变化，适时选择适当的方法，才能够最大限度地解决患者的需求。

小结

肾移植术后反复下肢动脉栓塞患者常合并感染，血管条件差。开放和介入手术各有利弊，应根据患者病情，选择最适当的治疗方案。

（刘倩 蔡舟 黄建华）

参考文献

1. 戈小虎，管圣.急性下肢动脉栓塞的诊断及治疗要点.外科理论与实践，2009，14(3)：274-227.
2. 汪忠镐.血管淋巴外科学.北京：人民卫生出版社，2008：148-149.
3. 吴孟超，吴在德.黄家驷外科学.北京：人民卫生出版社，2008：1198.
4. 谷涌泉，张建，俞恒锡，等.膝下动脉腔内成形术治疗严重下肢缺血.中华普通外科杂志，2007，22(2)：123-124.
5. Klonaris C，Katsargyris A，Vasileiou I，et al. Hybrid repair of ruptured infected anastomotic femoral pseudoaneurysms：emergent stent-graft implantation and secondary surgical debridement. J Vasc Surg，2009，49(4)：938-945.

第 12 篇

静脉疾病

病例 65

肺动脉栓塞合并左下肢深静脉血栓形成的一站式治疗

导　读

急性肺动脉栓塞(pulmonary embolism,PE)和下肢深静脉血栓形成(deep vein thrombosis,DVT)是同一种疾病的不同表现，约 79%的 PE 患者的栓子来自下肢 DVT，下肢 DVT 合并 PE 的发生率约为 50%。而肺动脉栓塞是一种严重危害患者生命的疾病,具有较高的病死率,患者常表现为突发的呼吸困难、剧烈胸痛、缺氧、低血压甚至休克。而下肢 DVT 可以阻塞静脉腔,导致静脉充血、肿胀和下肢静脉瓣膜功能损伤,从而导致血栓形成综合征。静脉血栓栓塞的长期并发症发生率可能达到 40%,有些并发症的患者更有可能产生终生不良临床后果。对于此类疾病,手术风险大,其主要治疗方式有腔内介入和药物治疗,本文分享 1 例急性下肢 DVT 合并 PE 的一站化治疗。

病例简介

男性患者,33 岁。主诉:胸闷 3 天伴咯血 12 小时。

【现病史】 患者醉酒后突然出现左下肢疼痛,1 周后出现左下肢肿胀,肿胀以小腿为主。外院下肢血管超声提示 DVT,遂至上级医院就诊,CTA 示左下肢深静脉血栓形成,予华法林、迈之灵,以及控制血压等保守治疗,保守治疗后症状仍逐渐加重。患者 3 天前突发胸痛、胸闷、咳嗽,于外院查肝胆超声未见明显异常,症状持续加重未见明显好转,后由 120 送至本院急诊。急诊以“急性肺动脉栓塞”收入院。

【既往史】 患者高血压病史 10 余年,口服厄贝沙坦,控制尚可。

【查体】 患者痛苦面容,憋喘,呼吸急促,点头样呼吸,心率 120~14 次/分,BP145/101mmHg,左下肢肿胀。

【辅助检查】

CTA 示右肺动脉主干及分支大范围栓塞,右肺中下叶梗死。

诊断

1.急性肺动脉栓塞。

2.右肺中下叶梗死。

3.右肺肺炎。

4.急性左下肢深静脉血栓形成。

5.急性呼吸窘迫。

病情分析

患者为年轻男性,以急性左下肢肿痛,突发胸痛、胸闷、咯血和呼吸窘迫进行性加重为主要表现。既往体健,否认有外伤、特殊感染或自身免疫病等病史;体格检查示痛苦面容,憋喘,呼吸急促,点头样呼吸,心率 120~145 次/分,血压 145/101mmHg,左下肢肿胀。影像学资料提示右肺动脉主干及分支大范围栓塞,右肺中下叶梗死(图 65–1 和图 65–2)。患者为年轻男

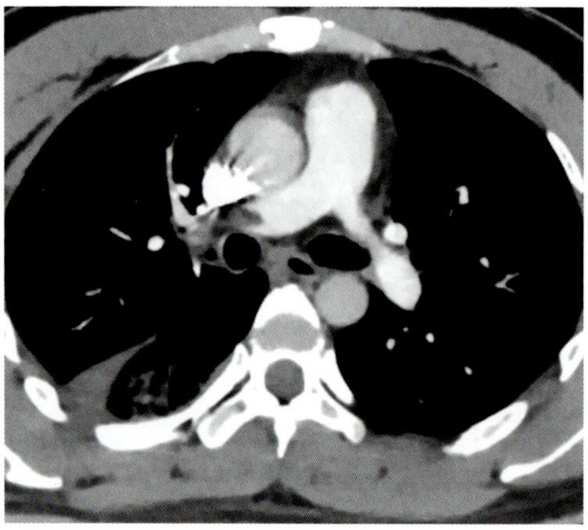

图 65-1 右肺动脉主干栓塞。

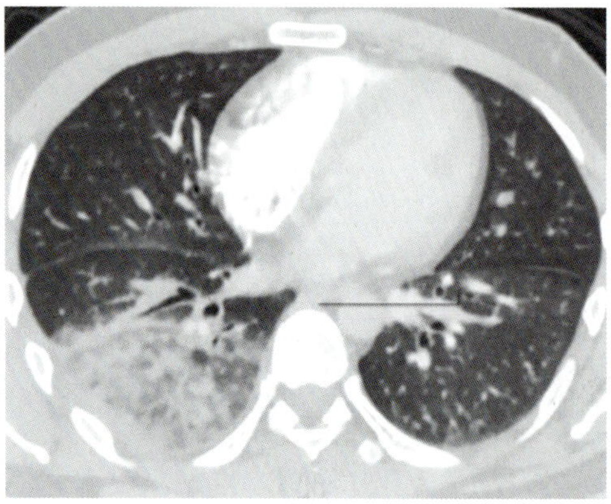

图 65-2 右肺中下叶梗死。

性，无冠状动脉粥样硬化高危因素，否认有外伤、特殊感染或自身免疫病等病史。本例左下肢深静脉血栓+肺动脉栓塞诊断明确，需尽快抢救，手术干预，防止进一步恶化。

临床决策分析

患者肺栓塞诊断明确，且 CTA 提示出现肺梗死，需尽快手术处理。外科处理方案主要围绕何种术式进行讨论。

1.介入手术

介入治疗属于微创治疗，具有简单、微创、有效、扎实等特点，大部分患者能耐受，同时经皮机械性血栓清除治疗可以解除或碎解中心血栓，使血栓转移到外周肺循环中，以使主要的大血管开放，从而缓解肺动脉主干阻塞，改善肺灌注，减轻右心室负荷，增加肺静脉血流灌注和通气血流比值，纠正缺氧状态。它对于新近发生的血栓效果较好，慢性期血栓由于常伴有机化粘连，介入碎栓往往难以奏效。腔静脉滤器置入术可以有效地预防肺动脉栓塞的发生，使深静脉血栓脱落导致的肺动脉栓塞率由 60%~70% 下降至 0.9%~5%。已经发生肺动脉栓塞并伴有深静脉血栓形成的患者为腔静脉滤器置入的绝对适应证。本例患者可以采取Ⅰ期肺动脉碎栓、溶栓，然后在腔静脉滤器保护下置管溶栓，Ⅱ期复查造影再行干预措施。

2.开放手术

开放手术以肺动脉切开取栓为主，创伤较大，且急性大面积 PE 时，给予抢救时间有限，手术风险极大。

3.药物治疗

药物治疗以抗凝、溶栓、补液等维持生命体征治疗为主，但溶栓后会导致血管内血栓一定程度纤溶降解，深静脉血栓容易松动，脱离会导致肺动脉再栓塞。另外，纠正休克时，大量液体灌注加重肺循环阻力，增加心脏负荷，导致心力衰竭。

最终手术方案确定为肺动脉经皮机械性血栓清除术（percutaneous mechanical thrombectomy，PMT），腔静脉滤器保护下左下肢深静脉经皮机械性血栓清除术，根据术中情况决定是Ⅰ期下腔静脉临时滤器取出还是Ⅱ期复查造影再行干预措施。

诊疗过程

1.术前多学科会诊

请影像科、呼吸内科等多学科会诊，对围术期管理和手术方案进行进一步优化：①进一步精确三维重建 CTA，精确下肢深静脉血栓形成部位、肺动脉栓塞部位、范围等；②呼吸内科术前会诊，评估患者肺功能及一般病情，共同制订相关应急处理方案。

2.手术方案

一站式治疗：肺动脉经皮机械性血栓清除术+腔静脉临时滤器植入+左下肢深静脉经皮机械性血栓清除术+下腔静脉临时滤器取出。

3.手术过程

患者取仰卧位，常规腹股沟区消毒，铺无菌手术巾，局部麻醉。

（1）于右侧股静脉穿刺，用 0.035 英寸导丝配合 Pigtail 导管超选至右侧肺动脉。肺动脉造影示右肺动脉主干及中下动脉分支栓塞(图 65-3)。

(2)猪尾导管旋转碎栓。Angiojet 配合尿激酶喷栓吸栓。复查造影肺动脉显影良好(图 65-4)。

(3)回撤导管,下腔静脉造影。植入下腔静脉临时滤器,复查造影,滤器在位(图 65-5)。

(4)左下肢静脉顺行造影,结果提示自腘静脉至股静脉段主干呈现“双轨征”,侧支代偿明显(图 65-6)。

(5)交换翻山鞘,至右侧髂静脉。髂静脉造影通畅。Angiojet 配合尿激酶,股-腘静脉全程喷栓吸栓。复查造影,腘-股静脉通畅,血栓清除(图 65-7)。

(6)下腔静脉滤器取出,行腔静脉造影,未见造影剂外泄(图 65-8)。遂拔除导管导丝,穿刺点封堵器封堵后加压包扎。患者手术顺利,术中无一过性呼吸困难等反应,术后安返病房。

术后处理及随访

术后注意密切监测生命体征、意识变化和穿刺点渗出情况,予以水化、碱化、抗凝、改善循环和对症支持等处理。

术后第 2 天:胸闷、咯血、呼吸窘迫症状完全缓解。

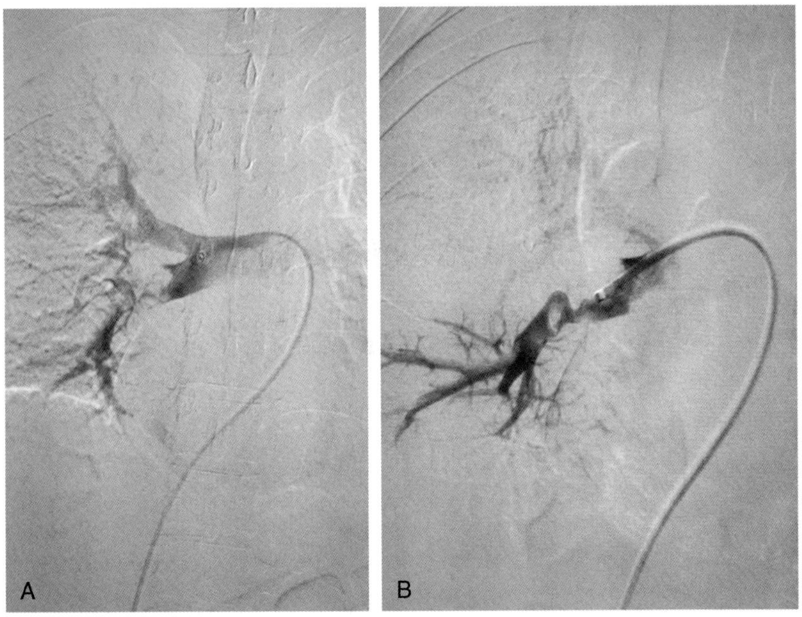

图 65-3　肺动脉造影示右肺动脉主干及中下动脉分支栓塞。

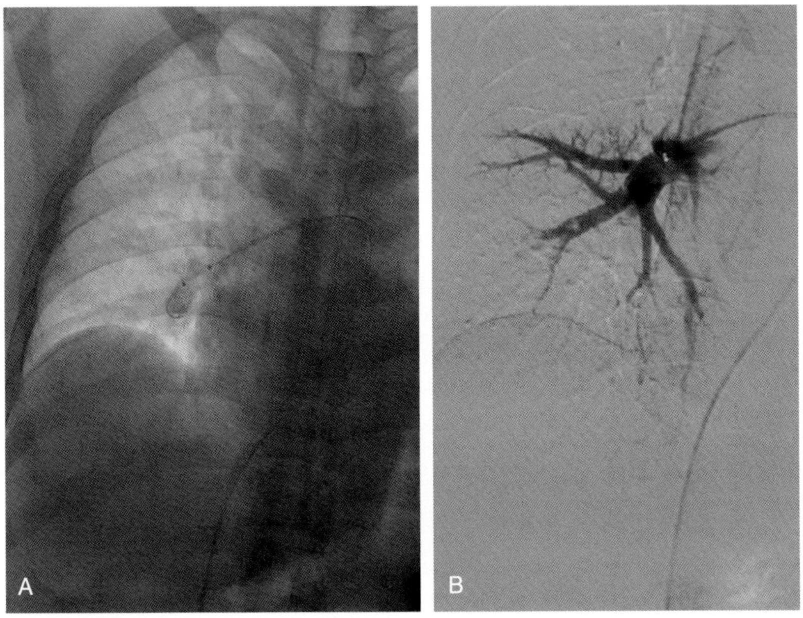

图 65-4　Angiojet 配合尿激酶喷栓吸栓,复查造影肺动脉显影良好。

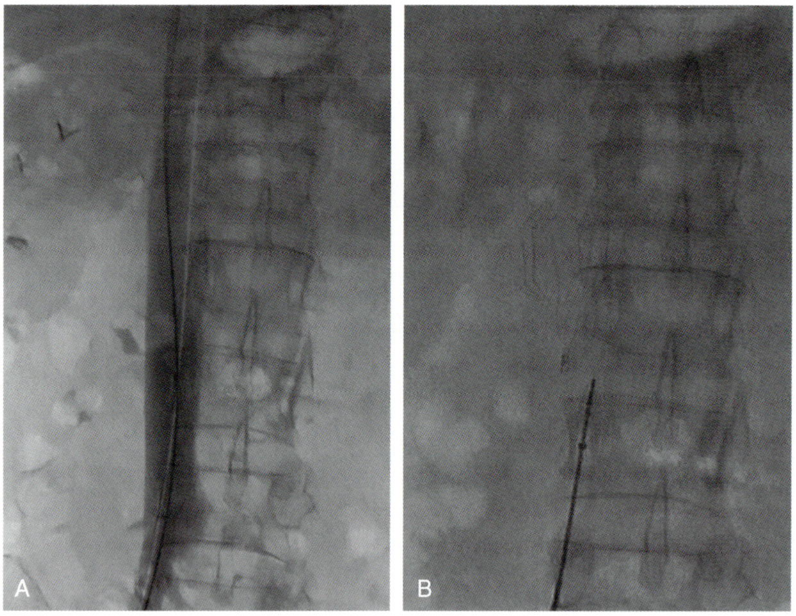

图 65-5 下腔静脉造影良好，植入“威高”下腔静脉临时滤器。

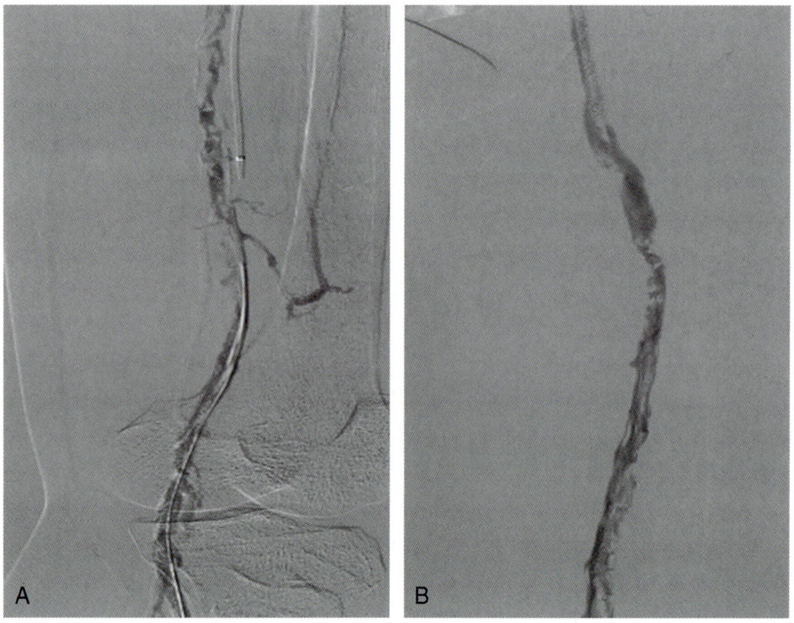

图 65-6 左下肢静脉顺行造影，结果提示自腘静脉至股静脉段主干呈现“双轨征”，侧支代偿明显。

术后第 7 天：复查肺动脉 CTA，肺动脉通畅，梗死缓解(图 65-9)。

术后第 10 天：出院。出院后口服拜瑞妥 15mg，每天 2 次；迈之灵 300mg，每天 2 次。

术后第 20 天：电话随访，患者生命体征、呼吸、心率正常，神志清楚，对答如流。

经验与体会

急性肺动脉栓塞已成为我国常见的心血管系统疾病，在美国等西方国家也是常见的三大致死性心血管疾病之一，主要原因为 DVT 的发病率较高。美国普通人群中静脉血栓的发病率是(1~3)/1000，主要表现为下肢 DVT 和 PE。最新研究表明，全球每年确诊的 PE 和 DVT 患者约数百万人。美国每年发生致死性和非致死性静脉血栓超过 90 万例，其中约 29.64 万例死亡，其余非致死性静脉血栓栓塞包括 37.64 万例 DVT 和 23.71 万例 PE。在致死性病例中，约 60% 的患者被漏诊，只有 7% 的患者得到及时、正确的诊断和治疗。我国目前缺乏 PE 的流行病学资料，但随着

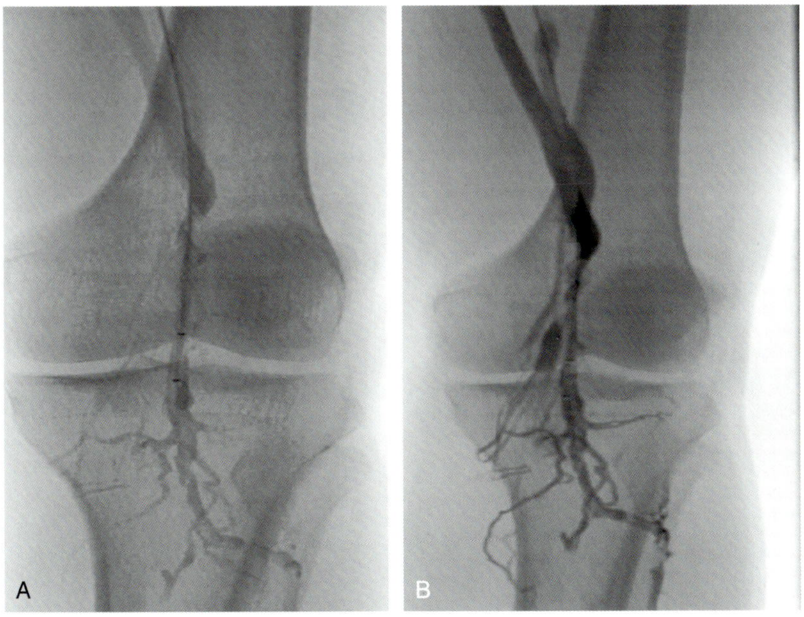

图 65-7　Angiojet 配合尿激酶全程喷栓吸栓,复查造影显示腘-股静脉通畅。

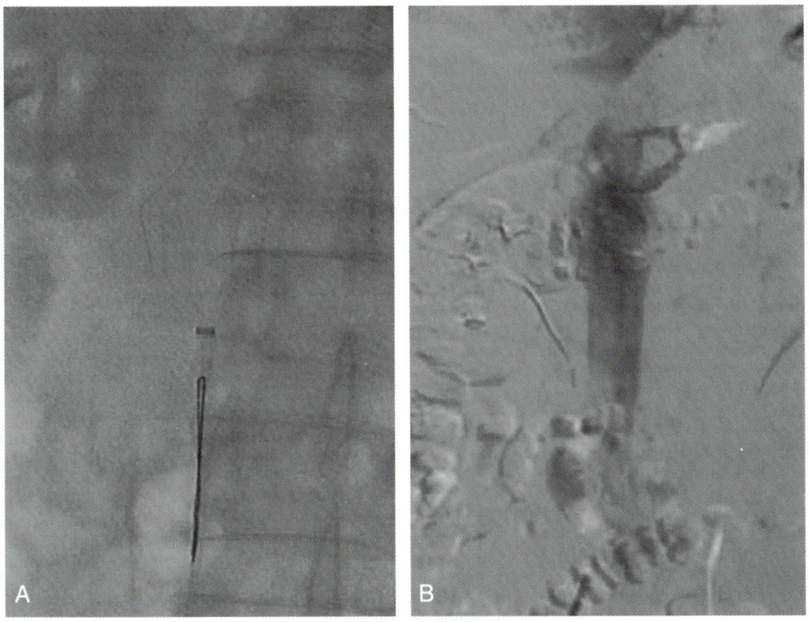

图 65-8　下腔静脉滤器取出，未见造影剂外泄。

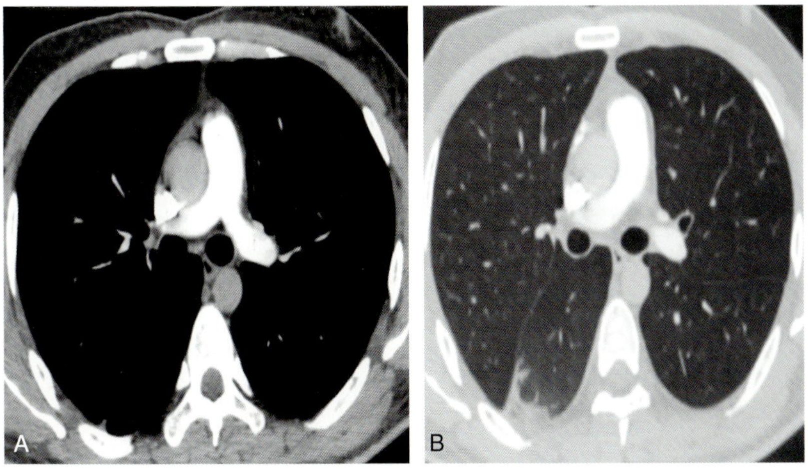

图 65-9　复查肺动脉 CTA,肺动脉通畅,梗死缓解,炎症消退。

临床医师诊断意识和水平的不断提高、影像技术的快速发展以及医务人员对肺栓塞警惕性的增强，国内PE诊断、治疗的病例数逐年大幅提高，误诊、漏诊较少见，但如何积极、安全、有效地治疗尚无统一规范。抗凝治疗是基础，但是否做更进一步的溶栓或介入导管溶栓、碎栓等治疗亦有争议。

肺动脉栓塞治疗的目的是早期恢复血流，降低肺动脉压力，预防右心衰竭。传统治疗方法，如静脉溶栓或外科手术往往由于禁忌证和并发症的限制而无法应用或疗效欠佳。对于静脉血栓栓塞的治疗，单纯的系统溶栓无法有效地清除深静脉系统的血栓，肺动脉栓塞的介入治疗可以直接清除血栓，迅速恢复肺血

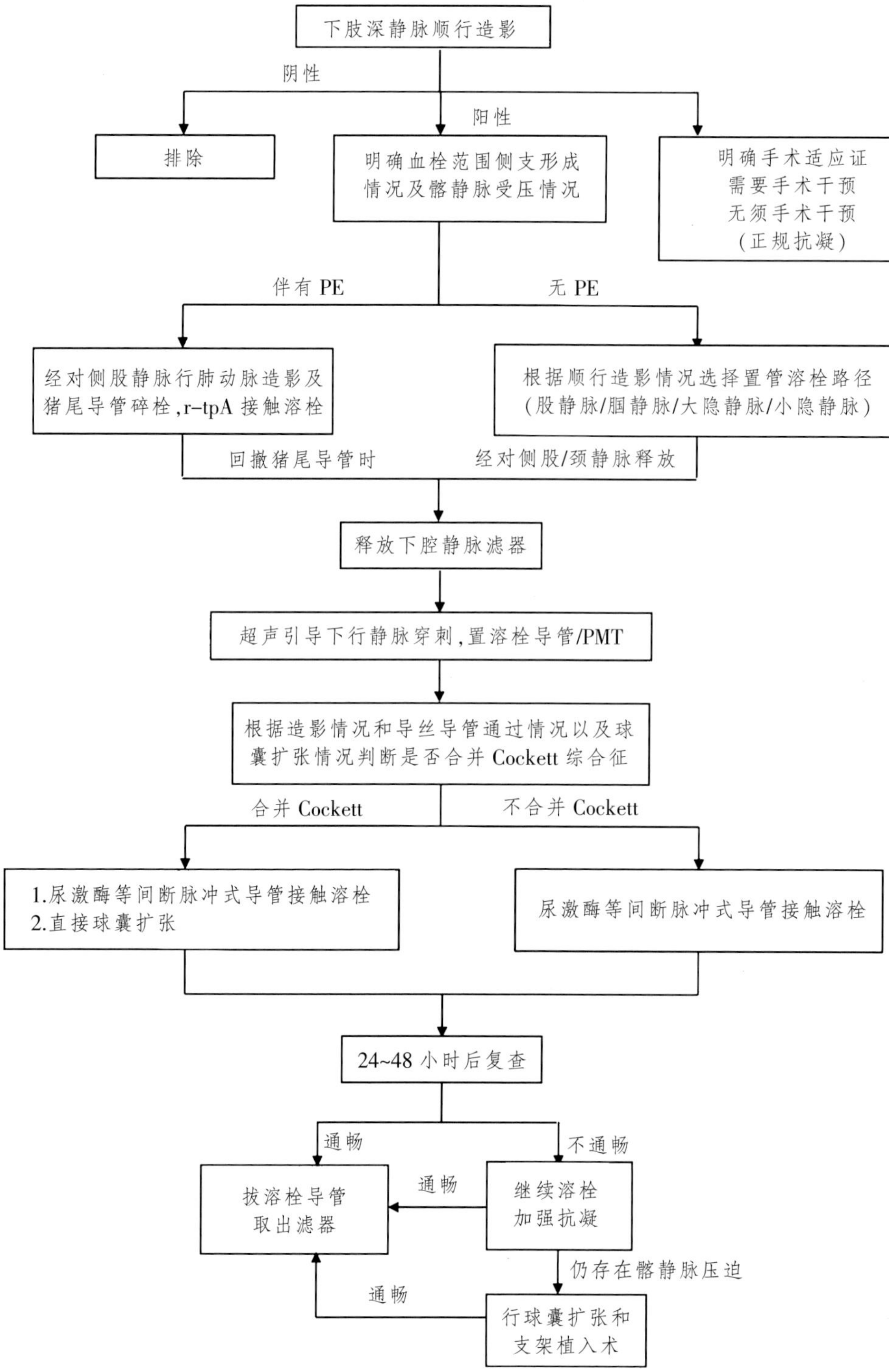

图65-10 静脉血栓栓塞症的“一站式”诊疗流程。

流。现有治疗主要缺乏系统思维，在大多数情况下，下肢血栓的治疗是在肺动脉血栓溶解完成后才开始的。从本质上说，这种方式延长了溶解时间，降低了治疗效果，并且可能错过左下肢 DVT（通常为 14 天）的最佳治疗窗口，从而导致血栓后综合征发生率显著增加。下肢 DVT 合并 PE 的患者，不但要快速降低右心室负荷，改善肺循环，恢复肺动脉血流，还应积极治疗下肢 DVT，从而预防血栓后综合征的出现。

本例患者左下肢深静脉血栓和肺动脉栓塞诊断明确，右肺主干肺动脉栓塞，大面积肺梗死，胸闷，咯血，呼吸窘迫进行性加重，药物治疗疗效不确切，且有大量液体摄入和栓子脱落再栓塞的风险。采用“一站式”治疗（图 65-10），既可以做到快速诊断，又可迅速降低肺动脉压力，缓解右心负荷，增加肺灌注，达到改善临床症状甚至挽救生命的目的。此外还可减少远期肺动脉高压的发生，提高生存质量。这种治疗方法具有创伤小，恢复快，操作简单，安全性高，并发症率低等特点，值得临床推广。

小结

肺动脉栓塞发生率、死亡率高，与传统静脉溶栓等治疗方法相比，“一站式”治疗可迅速诊断并改善症状，并可减少远期并发症的发生。

（沈旭 曲乐丰）

参考文献

1. 黄祥忠，郭新春，高峰，等.高危肺动脉栓塞的介入治疗.实用临床医药杂志，2017（5）：115-117.
2. 徐晓明.介入治疗在急性肺栓塞合并下肢深静脉血栓形成中的临床观察.中国医药指南，2018（1）：138-139.
3. 中华医学会心血管分会肺血管学组，中国医师协会心血管内科医师分会.急性肺血栓栓塞症的诊断与治疗指南.中国专家共识.中华内科杂志，2010，49：74-81.
4. Liu B，Liu M，Yan L，et al. Percutaneous mechanical thrombectomy combined with catheter-directed thrombolysis in the treatment of acute pulmonary embolism and lower extremity deep venous thrombosis：A novelone-stop endovascular strategy. J Int Med Res，2018，46（2）：836-851.
5. Heit JA，Cohen AT，Anderson FA. Estimated annual number of incident and recurrent，non-fatal and fatal venous thromboembolism（VTE）events in the US. Blood，2005，106：267A.

病例 66

急性下腔静脉血栓并发肺栓塞的血管腔内综合治疗

导　读

急性下腔静脉血栓(inferior vena cava thrombosis,IVCT)是一种比较罕见但死亡率很高的疾病。下腔静脉血栓治疗的主要目标是降低肺栓塞发生风险,减少下肢肿胀和疼痛等后遗症,降低慢性发作风险,如静脉血栓栓塞再发、下肢静脉功能不全和下肢深静脉血栓后综合征(post-thrombosis syndrome,PTS)。目前,抗凝治疗仍是下腔静脉血栓的基本治疗方式。近年来,随着血管外科技术的发展,下腔静脉血栓的治疗有了许多新的认识和进展,其中包括导管置管溶栓和机械血栓清除术。本文分享1例急性下腔静脉血栓形成并发肺栓塞的综合治疗经验。

病例简介

男性患者,43岁。主诉:突发胸闷2天余。

【现病史】 患者于2天前无诱因突发活动后胸闷,当时无黑矇、晕厥,无恶心、呕吐,无肩背部放射痛,无大汗淋漓,患者遂来本院心内科就诊,急诊查D二聚体2.20ng/mL,TNI 0.00ng/mL。胸部CT增强提示肺栓塞。心内科给予心电监护、吸氧、达比加群酯抗凝等对症处理后肺栓塞症状好转,转入血管外科继续治疗。

【既往史】 患者10年前无诱因出现左下肢周围型深静脉血栓,保守抗凝治疗2年,造影复查基本治愈停药。

【查体】 患者神清、气平,呼吸平稳,无肋间隙增宽,叩诊双肺呈清音,未闻及干啰音,未闻及哮鸣音,心界叩诊无扩大,心率76次/分,节律齐,无杂音。腹部平坦,无腹部压痛,无腹部反跳痛,未触及肝,未触及脾脏,肝颈静脉回流征(-)。双下肢无明显肿胀,无浅静脉曲张,无色素沉着,腓肠肌松软,Homans征(-),Neuhof征(-),无溃疡,无皮色变化。患者否认有手术或外伤史。

【辅助检查】

肺动脉CTA示两侧肺动脉及其分支见多发充盈缺损,双侧肺动脉栓塞(图66-1)。

下腔静脉和双侧髂总静脉见长条状充盈缺损影,考虑下腔静脉和双侧髂总静脉血栓形成(图66-2)。

双下肢静脉超声未见明显血栓形成。

诊断

1.急性下腔静脉血栓形成。

2.双髂静脉血栓形成。

3.肺栓塞。

病情分析

患者为中年男性,既往体健,以“突发胸闷”为主要表现,心内科诊断为急性肺栓塞,转入血管外科前已给予抗凝、吸氧等对症处理,目前肺栓塞症状明显好转。影像学资料提示髂静脉血栓形成并下腔静脉血

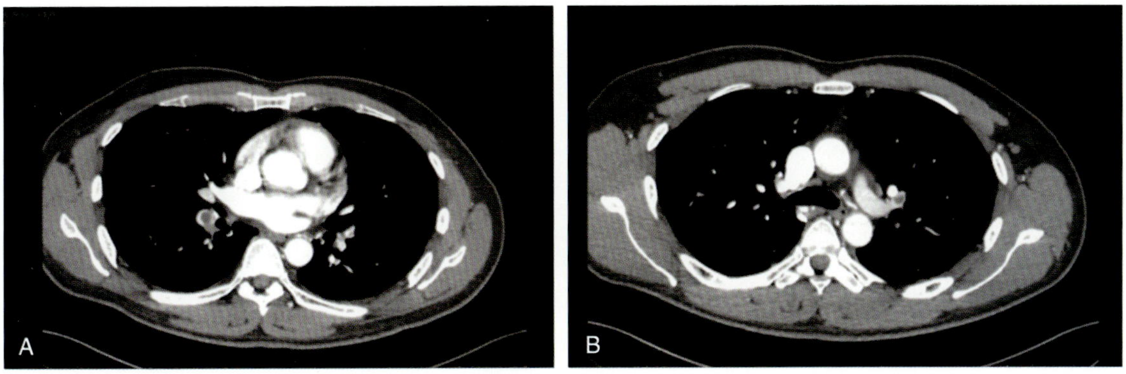

图 66-1　(A)肺动脉 CTA 见右侧肺动脉充盈缺损；(B)肺动脉 CTA 见左侧肺动脉充盈缺损。

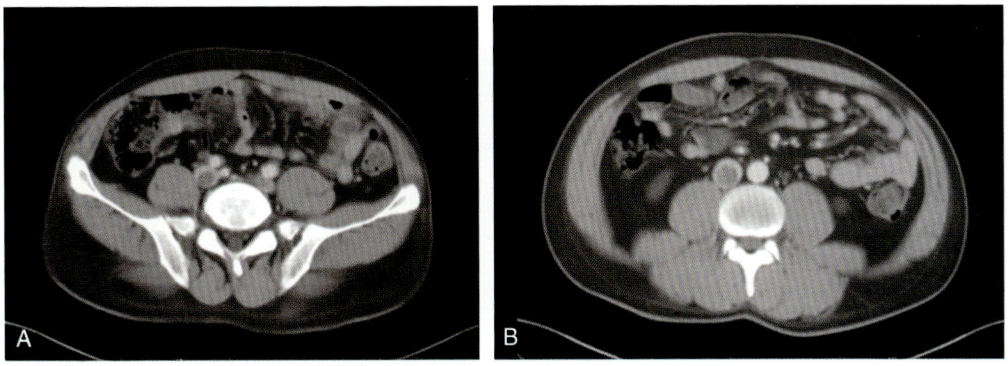

图 66-2　(A)下腔静脉血栓形成；(B)双侧髂总静脉血栓形成。

栓形成。患者目前诊断明确，血栓处于急性期，可行早期血栓清除，以开放受影响的静脉，降低血栓后综合征的发病率。

临床决策分析

本病例诊断明确，为急性下腔静脉血栓形成和髂静脉血栓形成，有肺栓塞病史，病例特点为青年男性，对后期生活质量要求较高，治疗应以降低肺栓塞和深静脉血栓后遗症的发生为目标。

对于本患者，常用的治疗方式有如下几种。

1.单纯抗凝治疗

单纯抗凝治疗是下腔静脉血栓的基础治疗，根据情况放置滤器或不放滤器，可以抑制血栓蔓延，有利于血栓自溶和管腔再通，可以减轻下肢肿胀和疼痛的后遗症。但单纯抗凝治疗不能有效清除血栓，需要结合其他手术方式达到血栓清除的目的。

2.导管接触溶栓(catheter-directed thrombolysis，CDT)

导管接触溶栓是将溶栓导管伸入血栓内，经导管缓慢推注或持续泵入溶栓药物，使新鲜血栓溶解。其可使溶栓药物最大限度与血栓接触，并通过药物的持续泵入，保证足够的血药浓度，来发挥溶栓作用。

3.AngioJet 机械血栓清除系统

AngioJet 机械血栓清除系统是可以联合药物与机械作用的血栓抽吸系统(pharmacomechanical thrombectomy，PMT)，是近年临床开展的微创治疗新技术。对于出血风险小、预期生命较长的患者，为尽快清除血栓，恢复静脉血流，在人员和设备条件许可的情况下，可以选择 AngioJet 机械性血栓清除，且可以联合喷药治疗增加血栓清除效果。

4.综合治疗

综合治疗是在 AngioJet 机械性血栓清除的基础

上联合导管内接触溶栓达到血栓清除、血管再通的目的。

5.开放手术治疗

开放手术治疗适用于其他治疗无效,需行下腔静脉重建或旁路手术的情况。该术式创伤大, 并发症多,远期再狭窄率高,术后恢复慢,排除。

最终手术方案确定为血管腔内综合治疗。

诊疗过程

1.术前多学科会诊

请影像科、呼吸科、心内科、麻醉科和ICU等多学科会诊,制订围术期保护预案,进行手术方案的优化及术后患者的诊疗:①术前先行下肢静脉造影,必要时行三维重建,根据造影情况决定下一步具体治疗方式;②在血栓抽吸过程中可能有微小的血栓块脱落导致PE,预防性置入临时腔静脉滤器,如患者出现严重低氧血症、血流动力学不稳定或呼吸衰竭,可由呼吸科给予患者评估行气管插管和机械通气治疗;③注意术中出血并发症的发生,术中应仔细、轻柔操作,血栓抽吸结束后及时复查造影,如有髂静脉或下腔静脉出血,可给予球囊压迫止血或手术止血;④介入治疗首选局部麻醉,但需麻醉监护,由麻醉科医师根据患者术中情况必要时选择气管插管全麻;⑤心内科术前再次评估患者心脏功能,术中及术后严密心电监护,下腔静脉腔内治疗应注意迷走神经反射的发生,严密监测患者心率和血压;⑥因血栓抽吸过程中不可避免地会导致红细胞破坏, 术中应注意抽吸时间的控制,术后注意观察患者尿液颜色变化,给予积极水化和碱化尿液,降低血红蛋白尿的发生风险。

2.手术方案

双下肢静脉造影+腔静脉临时滤器植入+AngioJet机械性血栓清除+导管接触溶栓术。

3.手术过程

分别经足背静脉造影示左小腿静脉、腘静脉、股浅静脉、股总静脉、髂外静脉通畅,左髂总静脉少量血栓,右侧髂外静脉、髂总静脉、下腔静脉(L3上缘)血栓形成(图66-3)。自右颈静脉植入BRAUN临时滤器(图66-4),穿刺右股静脉成功后,行静脉造影,明确血栓的部位和范围。AngioJet导管到达血栓部位,先喷洒生理盐水稀释尿激酶12.5万U约100mL,20分钟后再次插入吸栓导管进行吸栓,抽吸速度为2mm/s,吸栓约150mL(图66-5),复查造影仍有残留(图66-6),留置Unifuse 5F×20cm,于L3上缘至髂外(图66-7)。整个过程较顺利,患者术后安返,术中心率至50次/分,给予阿托品1支静脉注射后好转,术后心率80次/分。患者血压较稳定,血氧饱和度为100%。

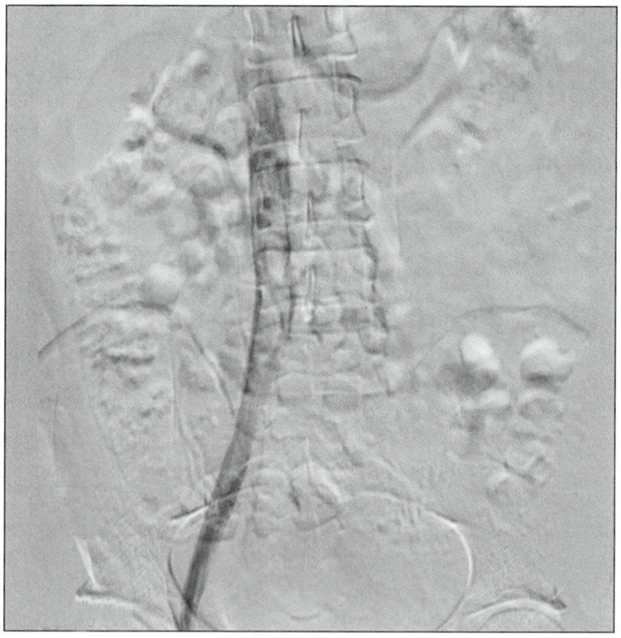

图66-3 右侧髂外静脉、髂总静脉、下腔静脉(L3上缘)血栓形成。

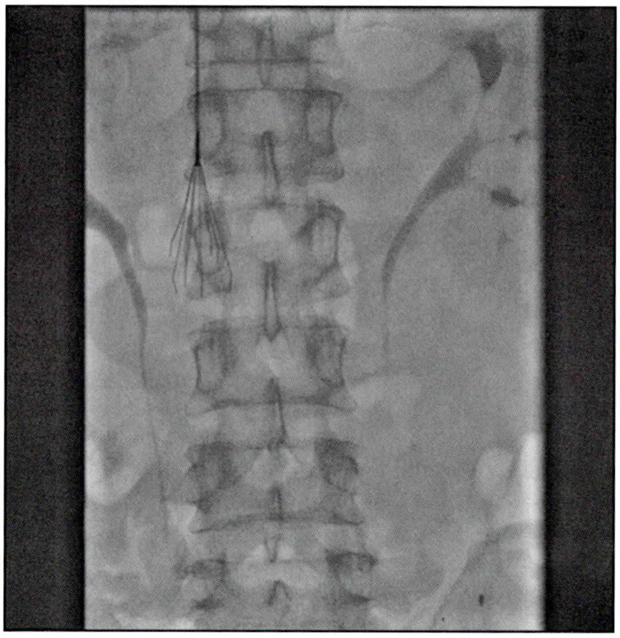

图66-4 自右颈静脉植入BRAUN临时滤器。

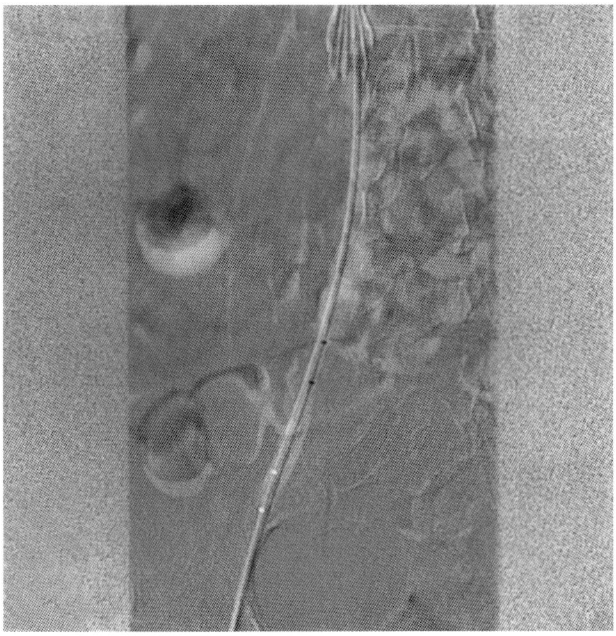

图 66-5　AngioJet+取栓约 150mL。

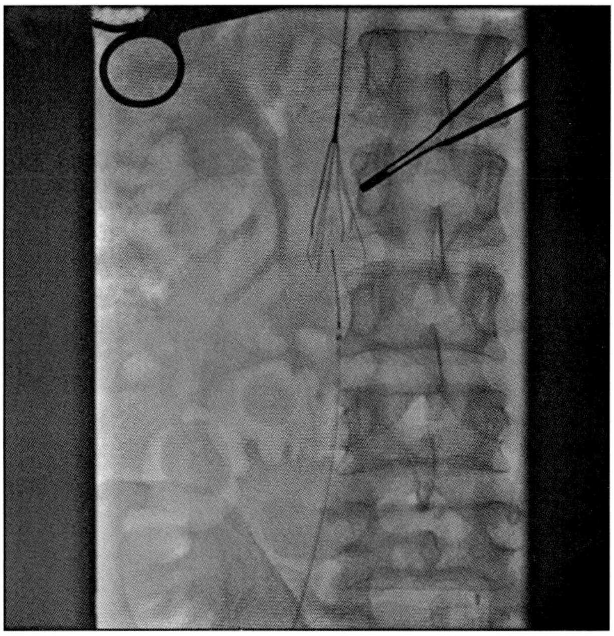

图 66-7　留置 Unifuse 5F×20cm，于 L3 上缘至髂外。

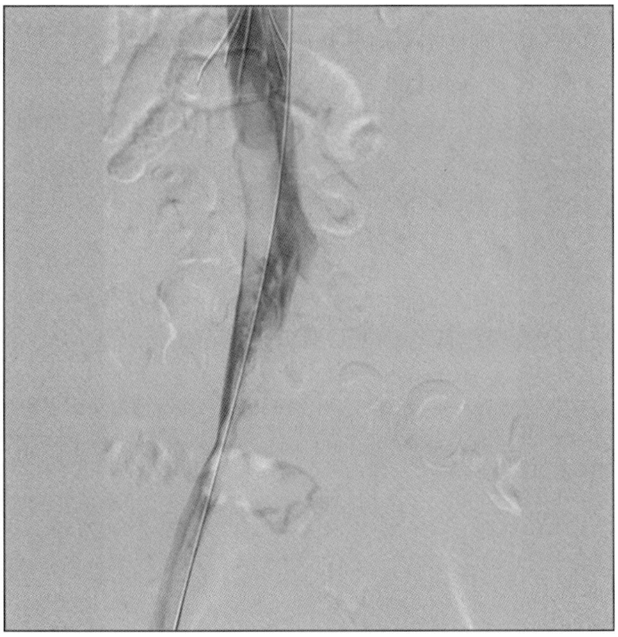

图 66-6　复查造影仍有残留。

术后处理及随访

患者术后返回病房，绝对卧床，持续心电监护。应注意密切监测生命体征，严格控制血压、心率，持续泵入尿激酶溶栓治疗，并复查出凝血每 8 小时 1 次，根据纤维蛋白原控制尿激酶泵速(20 000~40 000U/h)。

术后第 3 天：复查造影示，经原溶栓导管造影示下腔静脉血栓部分溶解，下腔静脉下段及右髂外静脉仍有部分血栓残留(图 66-8)。

术后第 7 天：复查造影示，经原溶栓导管造影示下腔静脉血栓部分溶解，下腔静脉分叉处及右髂外静脉仍有少量血栓(图 66-9)。取出原溶栓导管，置换 6F 长鞘，AngioJet+取栓约 96mL(图 66-10)后造影仍有少许残留，留置 Unifuse 5F×20cm，于 L2 上缘至髂外。整个过程较顺利，术后患者安返，术中心率出现一过性降低至 50 次/分，术后心率 80 次/分。患者血压较稳定，血氧饱和度为 100%。

术后第 9 天：复查造影示，术中经溶栓导管和鞘管造影示下腔静脉、右髂总静脉和右髂外静脉血栓溶解，右髂总静脉见少许腹壁血栓(图 66-11)。局麻下拔除临时滤器，上存少许血栓，缝合右颈部切口，手术顺利，术后安返。

术后第 10 天：出院。出院后弹力袜支持，口服拜瑞妥 20mg，每天 1 次。

术后第 15 天：生命体征平稳，呼吸、心率正常，双下肢无水肿。复查 CT 示，右髂静脉腹壁血栓较前明显减少(图 66-12)。

术后 3 个月：复查 CT 示，右侧髂静脉腹壁血栓消失(图 66-13)。

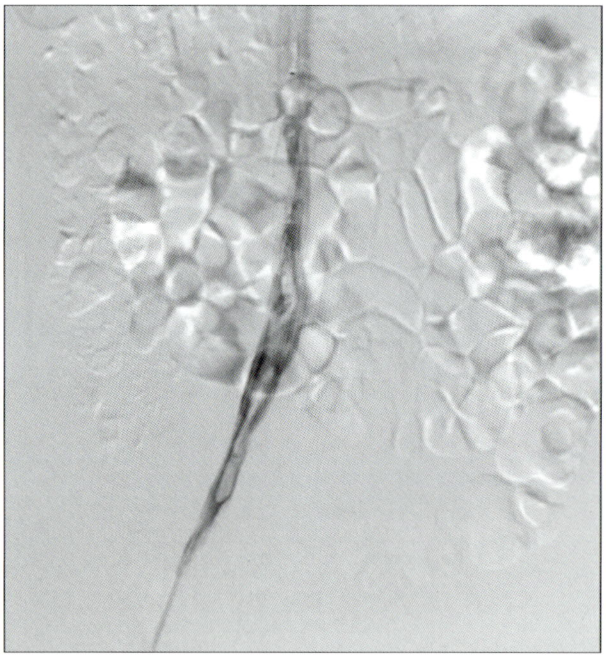

图 66-8 下腔静脉血栓部分溶解，下腔静脉下段及右髂外静脉仍有部分血栓残留。

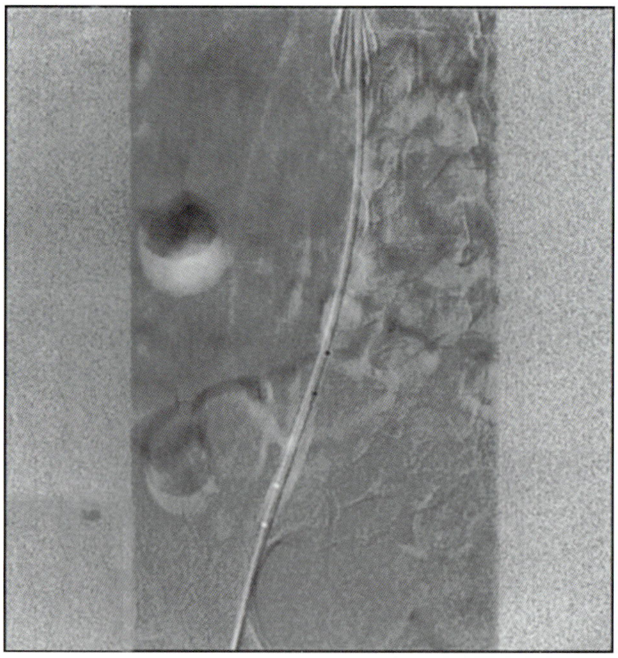

图 66-10 AngioJet+吸栓约 96mL。

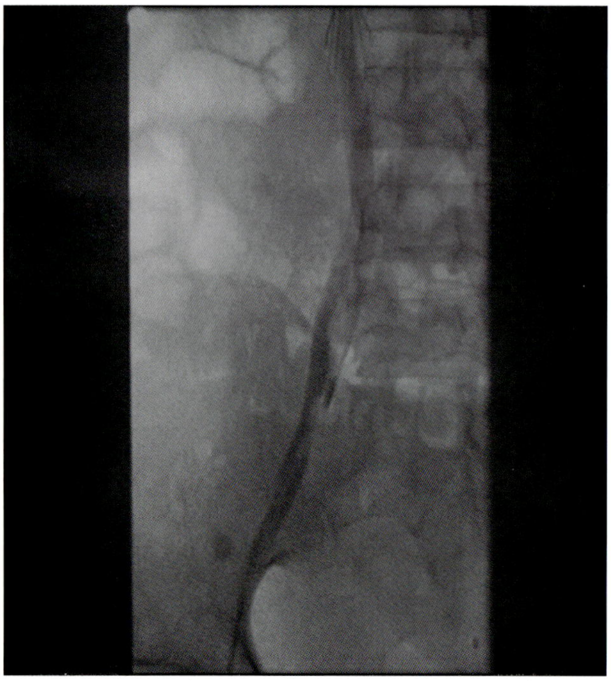

图 66-9 下腔静脉分叉处及右髂外静脉仍有部分血栓。

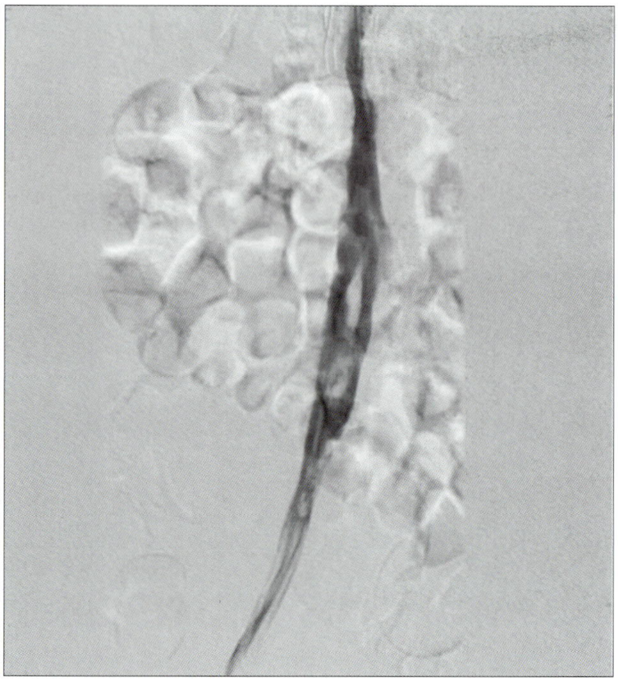

图 66-11 下腔静脉、右髂总静脉和右髂外静脉血栓溶解，右髂总静脉见少许腹壁血栓。

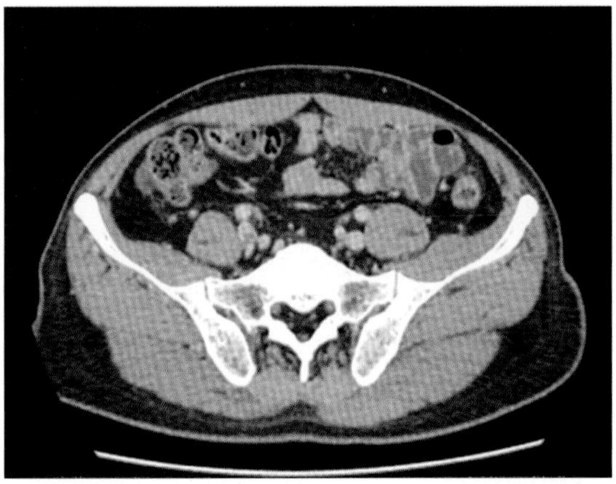

图 66-12　右髂静脉腹壁血栓较前明显减少。

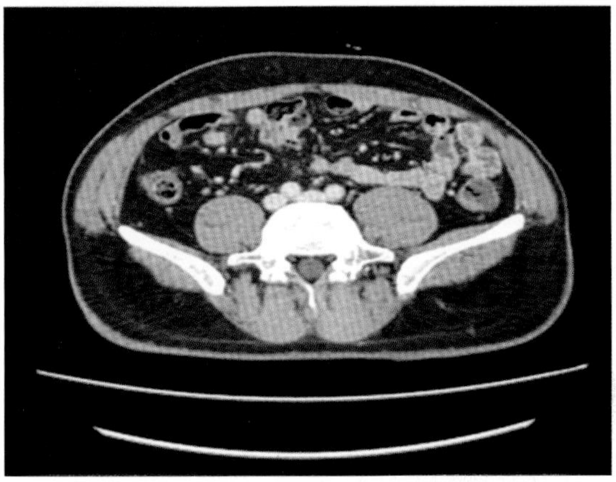

图 66-13　右侧髂静脉腹壁血栓消失。

经验与体会

下腔静脉血栓是指各种原因导致的下腔静脉内血液异常凝结，通常是从髂静脉蔓延至下腔静脉所致。孤立性下腔静脉血栓发病率较低，一般与下腔静脉阻塞有关，如布加综合征、下腔静脉发育异常或下腔静脉受压（如肿块或血肿）。静脉血栓栓塞的发病率和死亡率报道广泛，但对下腔静脉血栓的相关报道却很少。根据发病原因，下腔静脉血栓可分为原发性和继发性两大类。

目前对于下腔静脉血栓的诊治暂没有统一标准，没有特定的临床表现，从无症状到循环系统衰竭都有可能出现，所以要求我们在临床工作中要时刻保持警惕。彩色多普勒超声、CTV、MRV 及 DSA 检查是其常用检查方法。其治疗包括单纯抗凝、开放手术及血管腔内治疗，而血管腔内治疗可以安全祛除血栓，开放血流，减轻患者症状，并减少慢性血栓后综合征的发生。

对于高龄、有明确严重出血风险、无法接受抗凝治疗、合并严重疾病和预期寿命<1 年的患者，应禁止施行血管腔内介入治疗。对于初次发病、症状持续时间<14 天、低出血风险、有自主活动能力且对后期生活要求较高者，如条件许可，推荐 AngioJet 机械性血栓清除术+导管置管溶栓术，且干预越早，效果越好。

手术首先经颈静脉放置滤器，AngioJet 入路选择健侧股静脉，选用工作长度为 90cm 的 AngioJet 6F Solent 导管，沿导丝将导管送至血栓部位，溶栓药物首选尿激酶，一般术中喷洒用量为 100 000~150 000U，经远心端向近心端逐渐喷洒溶栓药物，喷洒范围需覆盖血栓全程。因下腔静脉直径较粗，喷洒过程中应注意调整导管位置，以保证溶栓药物与血栓的充分接触，在喷洒结束后，等待时间应长于 15 分钟。然后调整系统为抽吸模式，抽吸速度可以控制在 1~2mm/s，抽吸完成后复查造影。

AngioJet 机械性血栓清除术中患者出现心率下降，考虑为血迷走神经反射，其原因为血栓抽吸过程中对下腔静脉牵拉刺激，易致迷走神经反射，且抽吸过程中血流喷射或容量变化使血流速度短时间内快速改变，引起血流动力学变化，多为一过性表现，在停止操作后可以逐步缓解。

AngioJet 机械吸栓后如有残余血栓，可进一步施行导管置管溶栓术，造影明确血栓部位后置入相应长度带有侧孔的溶栓导管，根据术前纤维蛋白原浓度，给予尿激酶 250 000U 全量或半量。术后采用脉冲式灌注方法，微泵给予尿激酶（Urokinase，UK）40 000~100 000U/h，每 6~8 小时监测纤维蛋白原，根据检测纤维蛋白原水平调整 UK 用量，<1g/L 时，停用尿激酶。溶栓过程中应注意观察患者皮温、皮色、动脉搏动及全身情况，并及时复查 DSA 造影，以观察溶栓效果，必要时可再次行 AngioJet 机械吸栓，此时一般可达到满意的临床效果。

小结

对于条件允许的下腔静脉血栓患者，推荐尽早干预，行导管置管溶栓和机械血栓清除术，一般会达到满意的治疗效果。

（薛冠华　杨猛）

参考文献

1. Shi W, Dowell JD. Etiology and treatment of acute inferior vena cava thrombosis. Thromb Res, 2017, 149: 9-16.
2. Alkhouli M, Morad M, Narins CR, et al. Inferior Vena Cava Thrombosis. JACC Cardiovasc Interv, 2016, 9(7): 629-643.
3. Wong TW, Gridley DG, Feiz-Erfan I. Epidural venous plexus engorgement due to inferior vena cava thrombosis resulting in cauda equina syndrome: Case report and literature review. Surg Neurol Int, 2018, 9: 129.

病例 67

股动脉旁路术后急性肺栓塞

导　读

急性大面积肺栓塞为临床上常见的致死性疾病之一，其发病隐匿，死亡率极高。及时、快速地发现并诊断肺栓塞以及及时、准确地处理对患者预后及转归具有重大意义。

病例简介

女性患者，49岁。主诉：车祸致右髋疼痛5天，右下肢疼痛发凉2天。

【现病史】 患者于5天前因车祸致右髋损伤，当时感右髋明显疼痛，功能活动受限，不伴活动性出血。于外院就诊，被诊断为骨盆骨折，予以保守治疗，2天前出现右下肢疼痛，伴有皮温降低，为求进一步诊治，来本院就诊，以骨盆骨折收住本院骨科。患者受伤时无昏迷，无恶心呕吐，无呼吸困难，无大小便失禁。患者自受伤以来精神可，饮食可，睡眠可，大小便正常，体重无明显变化。

【既往史】 患者既往体健。

【查体】 患者神志清楚，右髋部皮肤稍肿胀，右大腿根部及右侧下腹部皮肤有青紫及广泛压痛。左足末梢血运存在，足背动脉可扪及，感觉及活动正常。右大腿及小腿略肿胀，无压痛，右下肢活动正常。右足感觉正常，右侧足背动脉未扪及。

【辅助检查】

骨盆CT示右侧耻骨上下支、右侧髋臼、左侧耻骨上下支多发骨折，盆腔右侧软组织、右大腿软组织挫伤。右下肢动脉深静脉血管彩超示右侧腘动脉中下段至胫后动脉未见明显血流信号，右侧腘动脉中段狭窄，右侧胫前动脉流速偏低。右侧股静脉、股深静脉、腘静脉、胫后静脉、胫前静脉内径正常，管腔内血流充盈好，未见明显反流血流，频谱形态正常。

诊断

1.骨盆骨折。
2.耻骨骨折(双侧耻骨上下支)。
3.髋臼骨折(右侧)。
4.腘动脉狭窄(右侧)。
5.股动脉血栓形成(右侧)。
6.双侧胸腔积液。

病情分析

患者为中年女性，有明显的外伤病史，以骨盆骨折收入骨科，入院后完善多学科会诊讨论，因急性血管损伤，考虑血管内膜损伤可能，单纯行取栓术术后再发狭窄或闭塞可能性大，遂决定急诊行股动脉旁路手术治疗。患者右侧腘动脉中下段至胫后动脉未见明显血流信号，考虑急性血栓形成可能，右侧腘动脉狭窄考虑血栓形成后继发改变，同时行右下肢取栓术。

临床决策分析

1.术前多学科会诊

请骨科、血管外科、麻醉科和 ICU 等多学科会诊，制订详细的围术期处理方案：①患者目前骨盆骨折、耻骨骨折(双侧耻骨上下支)、髋臼骨折(右侧)，经积极保守治疗后病情基本得到控制，建议骨折以保守治疗为主，骨盆及髋部支架固定，轴线翻身，避免剧烈翻动；②患者存在骨折后迟发性大出血可能，应注意监测血常规；③患者有肺部感染和胸腔积液，如术后脱机或拔管困难，可考虑转入 ICU 治疗。

总结意见：急诊行右侧股总动脉-右侧股浅动脉旁路+右下肢动脉取栓手术治疗。

诊疗过程

1.手术方案

急诊行右侧股总动脉-右侧股浅动脉旁路+右下肢动脉取栓手术治疗。

2.手术过程

第一次手术：在全麻下行右侧股总动脉-右侧股浅动脉旁路+右下肢动脉取栓术。术中先做右侧腹股沟和大腿下段切口，显露股总动脉、股浅动脉和股深动脉，并上下端过阻断带，见股浅动脉开口往上 1.5cm 处动脉血管发黑，股动脉内填充大量血栓，纵行切开股动脉，插入取栓导管分别往上下两端抽取出大量条形血栓。检查股动脉损伤段(发黑段)血管未见明显内膜苍白，考虑合并内膜损伤，予以剪除该段股动脉(长约 1.5cm)，行股动脉成形。再取大隐静脉约 3cm，倒置后两端分别与股总动脉和股浅动脉吻合。

术后病情变化：术后予以抬高患肢消肿，预防感染、补液等对症支持治疗，术后第一天转血管外科继续治疗。

患者转科过床后突发胸闷和呼吸困难，面色苍白，满头大汗，血氧饱和度为 85%，血压降至 78/49mmHg。改良早期预警评分 (modified early warning score, MEWS)为 3 分，予以高流量吸氧 6L/min，吸痰，上心电监护，陪同患者做 CTA 检查。CTA 示肺主动脉干栓塞(图 67-1)，予以 0.9%生理盐水 50mL+尿激酶 40 万 U 以 100mL/h 泵入以溶栓治疗，后以 0.9%生理盐水 250mL+尿激酶 80 万 U 维持 24 小时以溶栓治疗，同时予以低分子肝素 5000U 皮下注射，每 12 小时 1 次。

经积极溶栓治疗后，患者呼吸困难情况较前改善，待生命体征平稳后，予以下腔静脉滤器置入术。

术后处理及随访

经溶栓治疗 1 周后复查 CTA 提示原肺动脉主干、左右肺动脉干内充盈缺损未见显示(图 67-2)。

术后半年电话随访，患者下肢活动可，无气促及呼吸困难，无下肢肿胀。

经验与体会

急性大面积肺栓塞临床上比较少见，一旦发现，

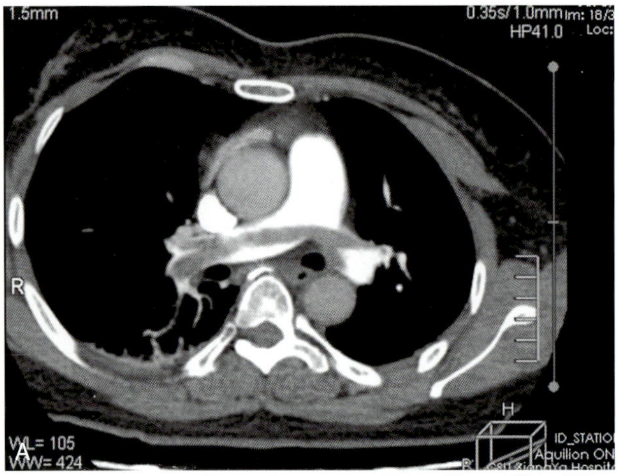

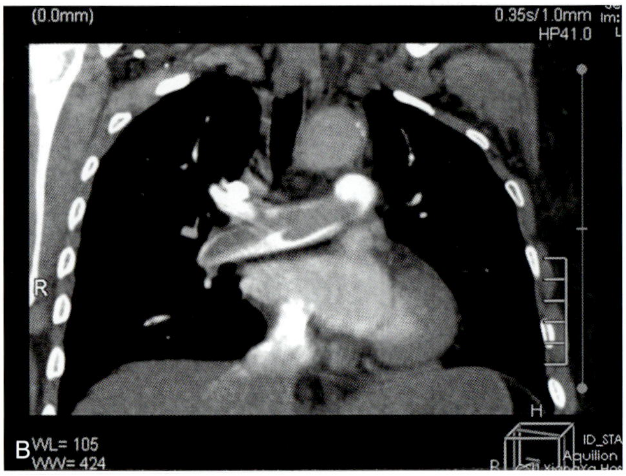

图 67-1 肺动脉 CTA 显示双侧肺动脉主干栓塞。

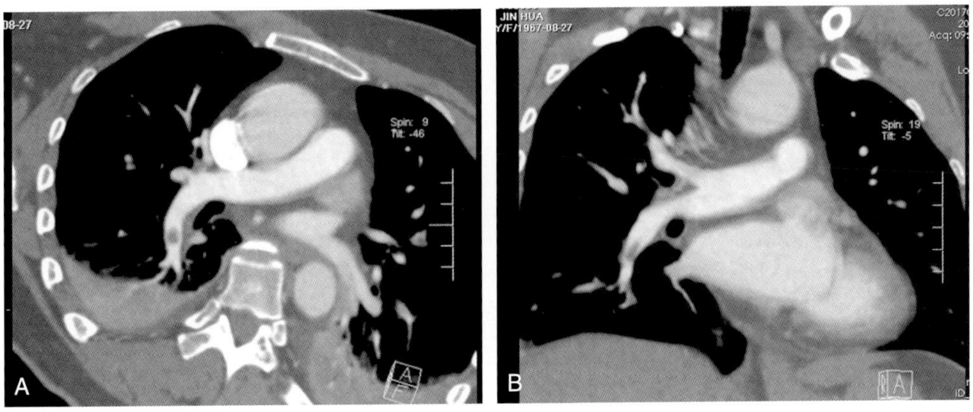

图 67-2　系统性溶栓术后肺动脉 CTA。

死亡率高，预后差。

本例患者术后突发呼吸困难，胸闷不适，血氧饱和度下降，血压低，考虑以下几种可能：①迟发性大出血，患者有近期骨折病史，左侧身体皮肤大面积瘀斑，右侧大腿外侧皮肤大面积瘀斑，需排除骨盆骨折致大出血可能，但患者腹部平软，无明显腹膜刺激征，急查血红蛋白 100g/L，故不予以考虑；②急性心肌梗死或心衰，患者肌酸激酶 330.5U/L 突发呼吸困难，胸闷不适，需排除急性心肌梗死，但患者既往无胸痛病史，既往心功能正常，急查肌钙蛋白阴性，B 型钠尿肽前体 366pg/mL 心电图未见急性心肌梗死证据，故不予以考虑。排除以上因素后考虑肺栓塞可疑，予以医师陪同下行急诊完善 CTA 检查，从患者发病至患者 CTA 诊断肺动脉栓塞仅 10 分钟时间，15 分钟之内即用尿激酶溶栓治疗，治疗迅速准确，预后较好。

患者在血管外科发现肺栓塞，所以诊治十分及时，然而在其他科发现肺栓塞时往往诊断较晚，处理也较晚，从而使得肺栓塞死亡率居高不下。DVT 中心的建立及肺栓塞知识的普及，使得更多的肺栓塞患者能更及时地得到诊治。

该例患者发生肺栓塞的原因，考虑有以下几种可能：①股静脉血栓，患者第一次术前下肢静脉彩超检查未见明显血栓，血流充盈好，但并不能完全排除同侧股静脉内膜受损及可能，术后可能继发血栓形成，从而导致肺栓塞；②髂静脉血栓，患者骨折后可能存在盆腔静脉损伤，如髂内静脉损伤，继发血栓后，过床时血栓脱落致肺栓塞可能。针对以上两种情况，我们建议对于急性股动脉损伤的患者，术前除行下肢静脉彩超检查外，常规行髂总静脉及髂内外静脉检查排除继发性血栓可能。

小结

对于急性大面积肺栓塞患者，及时、正确的诊断与治疗是改善患者预后的关键。对于急性股动脉损伤的患者，术前除行下肢静脉彩超检查外，建议常规行髂总静脉及髂内外静脉检查排除继发性血栓可能。

（蔡舟　黄建华）

参考文献

1. 周波，刘立新，黄晨晖，等.心电图与 D-二聚体在急性肺栓塞患者的诊断价值.临床肺科杂志，2016，21(3)：489-491.
2. Le Roux PY，Pelletier Galarneau M，De Laroche R，et al. Pulmonary scintigraphy for the diagnosis of acute pulmonary embolism：a survey of current practices in Australia，Canada，and France. J Nucl Med，2015，56(8)：1212-1217.

病例 68

门–腔静脉并发血栓形成的处理

导　读

静脉损伤、血流缓慢和血液高凝状态是造成深静脉血栓形成的三大因素。深静脉血栓并不罕见，其最危险的并发症为血栓脱落至下腔静脉和肺动脉，引起肺栓塞而危及患者生命。门脉系统血栓可出现腹胀和腹痛症状，严重时引起肠瘀血坏死和腹膜炎表现。此患者同时发生下腔静脉血栓肺栓塞，同时合并门脉系统血栓临床少见，患者病情复杂危重，该如何治疗？本文分享此病例的治疗经验。

病例简介

男性患者，46 岁。主诉：腹痛，腹胀，反复发热 10 天。

【现病史】 患者 2 周前在外院行肠镜下直肠息肉切除术。术后病检示绒毛状腺瘤，伴重度不典型性增生，局部不排除癌变。肠镜后 3 天开始出现腹痛、腹胀，伴有恶心，无呕吐，有反复发热，体温最高达 39℃。外院无法明确原因，为求进一步治疗急诊来本院。

【既往史】 患者 2013 年有高空坠落病史，在外院被诊断为脾破裂和右侧肋骨多发性骨折，行脾切除手术。

【查体】 体温 38.8℃，脉搏 102 次/分，呼吸 25 次/分，血压 130/80mmHg。腹隆起，全腹压痛及反跳痛，未扪及明显包块，肠鸣音亢进、调高。双下肢无明显肿胀。

【辅助检查】

白细胞 17.8×10^9/L，血红蛋白 80g/L，血小板 674×10^9/L，D–二聚体 1.74mg/L。

CT 示下腔静脉内大量血栓，充满管腔，血栓平面达肾静脉上方（图 68–1）。

肺动脉 CTA 示肺动脉内血栓（图 68–2）。

CT 示门静脉、肠系膜上静脉内血栓形成（图 68–3）。

诊断

1.下腔静脉血栓。

2.门静脉血栓，肠系膜上静脉形成。

3.肺栓塞。

4.腹膜炎。

病情分析

患者为中年男性，以肠镜电切后腹痛并发热为主要表现，一般诊断首先会考虑是否为肠道穿孔所致。体格检查有明显的腹膜炎体征，实验室检查提示感染明显，D–二聚体（+）。影像学资料提示下腔静脉血栓，门静脉肠系膜上静脉血栓，肺动脉栓塞。本病例患者病情危重，有下腔静脉血栓和肺栓塞，我们是否需要放置下腔静脉滤器？但患者下腔静脉血栓平面达肾静脉以上，我们能否将滤器放置于肾静脉平面以上？患者门静脉肠系膜上静脉血栓，腹膜炎体征明显，是否存在肠管坏死，是否需立即剖腹手术探查呢？这些问

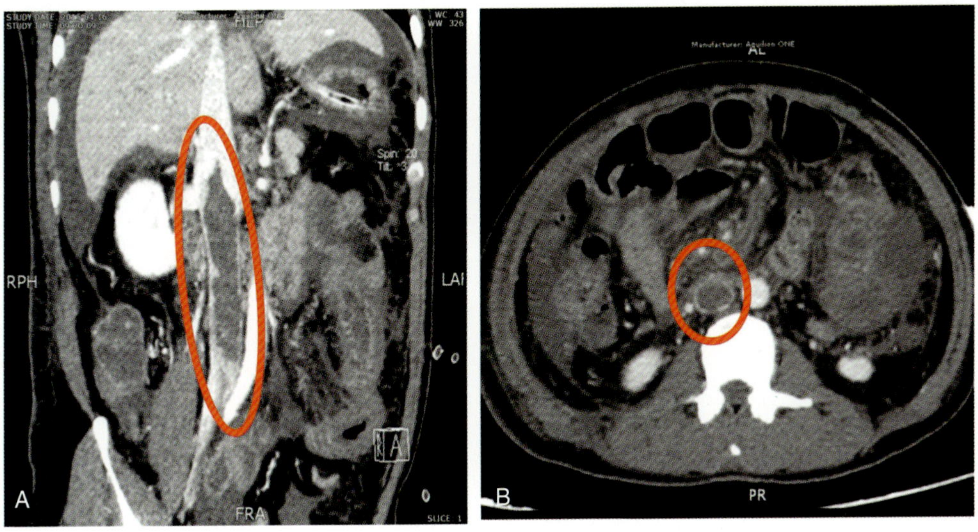

图 68-1　下腔静脉 CT 图像。

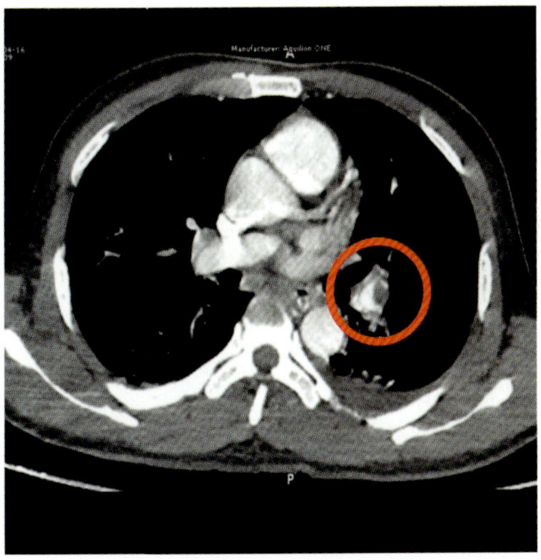

图 68-2　肺动脉 CTA。

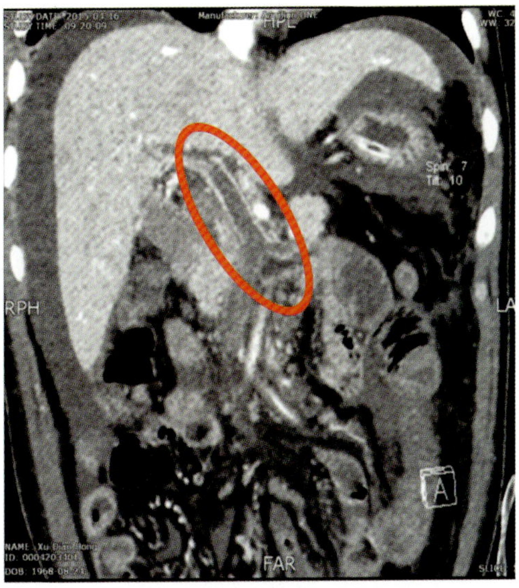

图 68-3　门静脉、肠系膜上静脉 CT 图像。

题都困扰着我们。

临床决策分析

本病例如此复杂、危重，我们需如何治疗？下腔静脉血栓并出现肺栓塞，有下腔静脉滤器置入指征，但滤器放置于肾静脉平面以上，是否会进一步引起肾静脉血栓的发生而出现更加严重的并发症？门脉系统血栓是否已引起肠管瘀血坏死，手术时机如何决定？带着这些问题，我们查阅了大量相关资料和文献，并组织了病例讨论，制订治疗方案如下：患者血栓予以足量的抗凝治疗，不予以放置滤器。患者有腹膜炎体征，但肠鸣音活跃，予以保守治疗的同时密切观察腹部情况。

诊疗过程

1.抗凝治疗：低分子肝素 4000U 皮下注射，每 12 小时 1 次。

2.予以禁食、抗炎、抑酸、生长抑素、静脉营养等对症支持治疗。

3.密切观察腹部体征以及实验室结果，随时做好手术剖腹探查准备。

治疗后，患者腹痛、腹胀、发热症状逐步缓解，白细胞和D-二聚体都稳步下降，通便后开始给予患者流质饮食。20天复查结果示白细胞 4.8×10^9/L，D-二聚体0.65mg/L。

影像学复查可见下腔静脉血栓明显减少，并部分再通（图68-4）。

术后处理及随访

患者症状和体征消失，恢复好，予以出院，出院后继续口服抗凝药物治疗。然而，6个月后患者复诊，诉进食后饱胀不适，体重明显减轻，达15kg！患者被再次收入住院，检查检验结果如下：白细胞正常，血红蛋白68g/L，血小板 596×10^9/L，D-二聚体(-)，考虑患者为营养不良性贫血。

CT和钡餐结果可以看到明显的肠管扩张和液气平面，以及造影剂的大量滞留（图68-5）。

考虑患者为不完全性肠梗阻，予以手术剖腹探查，

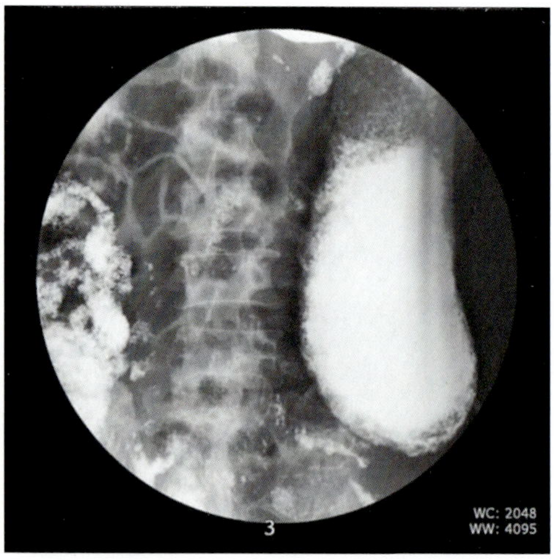

图68-5 CT和钡餐结果。

术中见空回肠交界处严重狭窄，与乙状结肠粘连紧密，行肠切除和肠吻合（图68-6）。

第二次手术后患者恢复良好，病检结果未见肿瘤。出院后嘱患者继续口服利伐沙班片20mg每天1

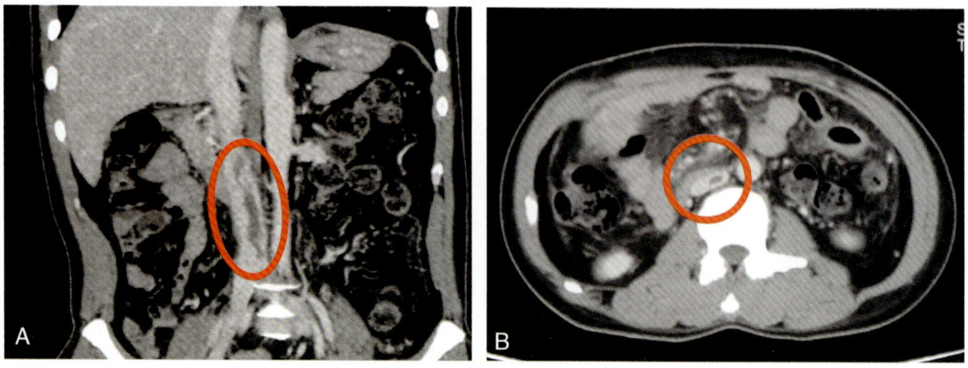

图68-4 影像学复查。

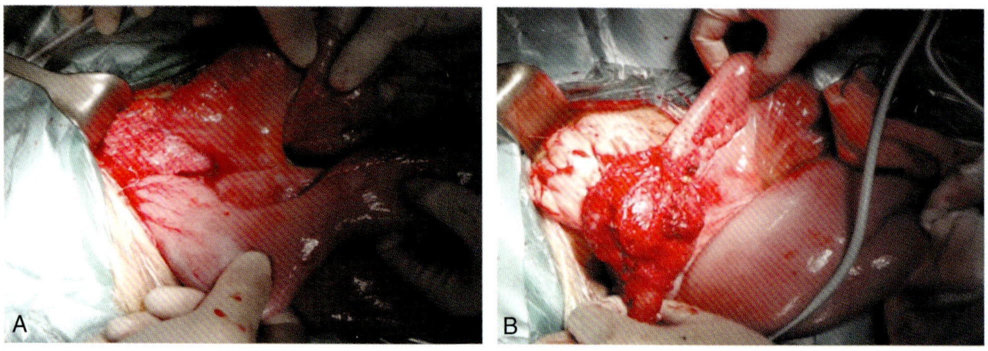

图68-6 术中所见。

次抗凝治疗，一直予以随访，患者进食正常，体重逐步恢复正常。

经验与体会

对于急性静脉血栓的治疗，应首选抗凝治疗！脾切除是门静脉系统血栓形成的病因之一，肠镜电切是其诱发因素。门静脉系统血栓按照症状持续时间长短或是否伴有门静脉海绵样变分为急性和慢性两类，血栓阻塞肠系膜上静脉可导致肠瘀血坏死，一旦出现肠坏死，应立刻进行手术切除。此患者同时有门静脉-腔静脉血栓并合并肺栓塞，病情危重，我们首先予以足量抗凝治疗。之所以未予以立即剖腹探查，是结合考虑了患者腹部体征情况以及实验室检查检验结果，在保守治疗的同时密切观察病情变化，随时做好手术准备。患者经保守治疗后腹部体征缓解并出院，但存在肠管的局限性炎症后包裹，造成通而不畅的情况，我们通过随访发现患者的病情，经积极手术治疗后根治。

小结

门静脉-腔静脉血栓并合并肺栓塞的患者应首选抗凝治疗，有脾切除及腹部手术史的患者应在保守治疗的同时密切观察病情，随时做好手术准备。

（杨璞　黄建华）

参考文献

1. Sabbagh A, Keikhaei B, Joorabian M, et al. Retrospective study of the incidence of portal vein thrombosis after splenectomy in hematological disorders: Risk factors and clinical presentation. Blood Cells Mol Dis, 2019, 74: 1-4.
2. Moriarty JM, Steinberger JD, Bansal AK. Inferior vena cava filters: when to place and when to remove. Semin Respir Crit Care Med, 2017, 38(1): 84-93.
3. Paraskeva P, Akoh JA. Small bowel stricture as a late sequela of superior mesenteric vein thrombosis. Int J Surg Case Rep, 2015, 6C: 118-121.

病例 69

盆腔巨大静脉瘤的外科治疗

导读

静脉瘤是少见的血管病变，可在整个静脉系统中形成，且最常见于颈部、腘窝和中央静脉。已报道的并发症有血栓形成、肺栓塞和静脉瘤破裂。在颈部和四肢，已报道的原发性静脉瘤指没有明确的创伤、手术、动静脉瘘或先天性血管疾病的病因。腹膜后静脉瘤极为罕见，可能起源于下腔静脉、髂静脉或肾静脉，在这种情况下的诊断具有挑战性，因为它们与软组织肿瘤不易鉴别。在这里，我们报道了这种罕见的大型盆腔静脉瘤来自骶前静脉丛，据我们所知，这是迄今为止尚未报道过的。术前诊断指向血管或间充质来源的恶性肿瘤，然而，在手术过程中发现它是静脉瘤，并通过组织病理学检查进一步证实。

病例简介

男性患者，28 岁。主诉：腰骶部胀痛伴尿频 5 年。

【现病史】 近 1 年来患者自觉症状明显加重，表现为持续的腰骶部疼痛，向臀部和右下肢放射，尿频尤为明显(约 1 次/时)，同时伴有排便次数增加。

【既往史】 无殊。

【查体】 无殊。

【辅助检查】

CTA 显示右侧盆腔卵圆形肿物，直径约 9cm×12cm，边界清楚，膀胱受压向左侧移位，髂动脉紧邻肿物表面迂曲下行，肿物于动脉期明显增强，中心可见低密度区(图 69-1)。

诊断

1.盆腔占位。

2.血管肉瘤可能。

病情分析

患者为青年男性，因“腰背痛伴双下肢放射性痛 1 年余，尿频，尿急，大便次数增多 3 个月，发现盆腔内巨大占位 3 周”入院，查体方面无特殊异常，增强 CT 见盆腔内巨大实性占位，大小约 88.6mm×113.5mm，动脉期明显强化，与主动脉强化基本一致，同时内部密度不均。根据以上特点，考虑患者盆腔巨大实性占位明确，患者病程较短，肿物强化明显，内部密度不均，考虑为生长过快内部坏死软化灶可能，以上特点提示肿物恶性可能性大，但观察肿物与直肠及膀胱邻近，但分界存在，边界相对光滑且清晰，此特点支持良性可能。因肿物强化情况与同层主动脉基本一致，呈快进快出表现，且患者为青年男性，考虑血管源性肿瘤，血管肉瘤可能性较大，血管肉瘤为发生于血管内皮细胞的恶性肿瘤，本病好发于皮肤及皮下组织，以头颈部多见，其次为软组织、乳腺、肝、脾及骨等处，发生于腹膜后者罕见。该病患者以男性老年人居多。病理学可分为高分化和低分化两种类型。临床表现为无痛迅速增大的肿物，恶性程度很高，早期易发生血行转移，预后差。该病在治疗上与其他软组织肉瘤一样，早期彻底切除是其主要治疗手段。对包膜完整，与周围脏器和大血管较易剥离的肿瘤应完整切除。对不能完整切除的，也应大部分或部分切除，对附近脏器有侵犯或粘连不可分离的，应同时切除邻近脏器。

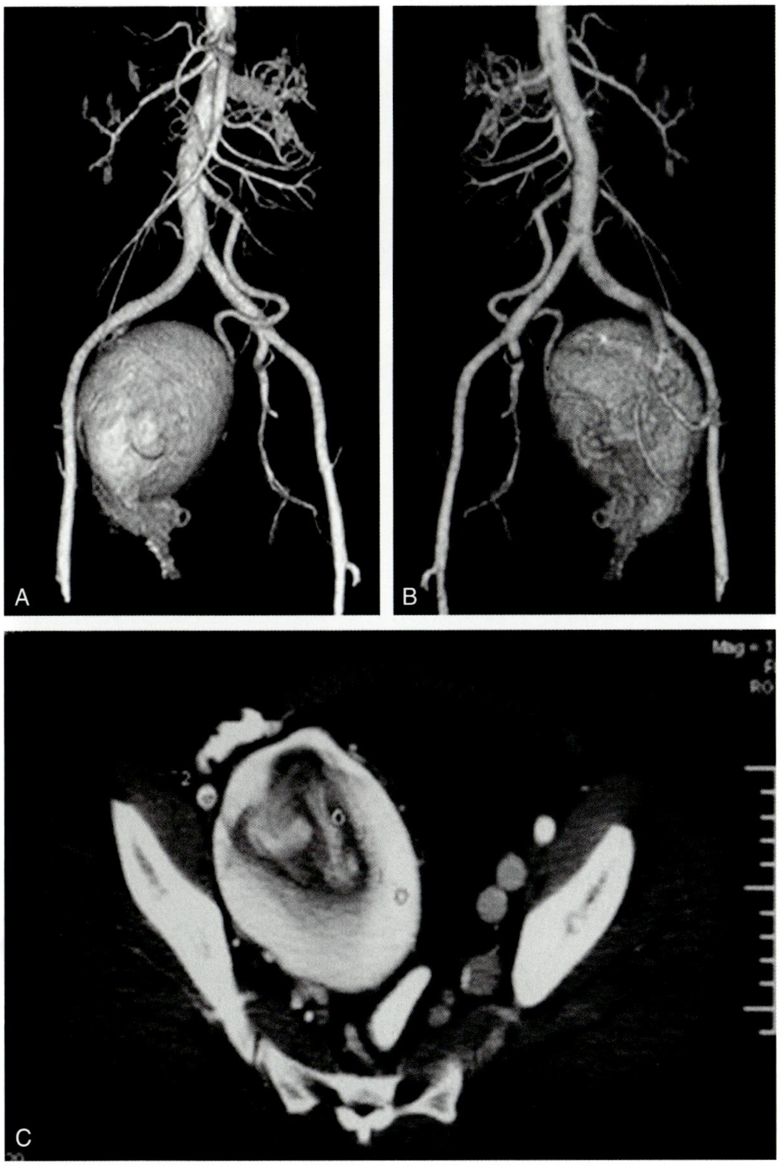

图 69–1　CTA 血管成像。

临床决策分析

患者入院后行剖腹探查和右侧盆腔肿物切除术。

诊疗过程

1.术前多学科会诊

请麻醉科和急救科等多学科会诊，制订详细的心、肺、肾、脑功能围术期保护预案。

2.手术方案

右侧盆腔肿物切除术。

3.手术过程

右下腹旁正中切口入路，逐层进腹，可见右侧盆腔 10cm×15cm 大小的肿物，质软，包膜完整，无搏动。

肿物与周围组织粘连不重、易分离，基底部来源于骶前静脉丛，内侧为右侧输尿管，髂内、外动静脉骑跨肿物分别沿外侧和后方下，外侧为右侧精囊腺及输精管，下方为膀胱颈部。

切开瘤壁，见瘤壁薄弱，瘤腔内包含大量半新鲜血栓。完全去除血栓后，基底部静脉丛未见返血。切除大部分瘤壁，剩余基底部分瘤壁予以连续缝合封闭(图 69–2)。

4.术后诊断

盆腔静脉瘤。

术后处理及随访

患者早期下地活动，腰骶部、下肢疼痛及尿频症

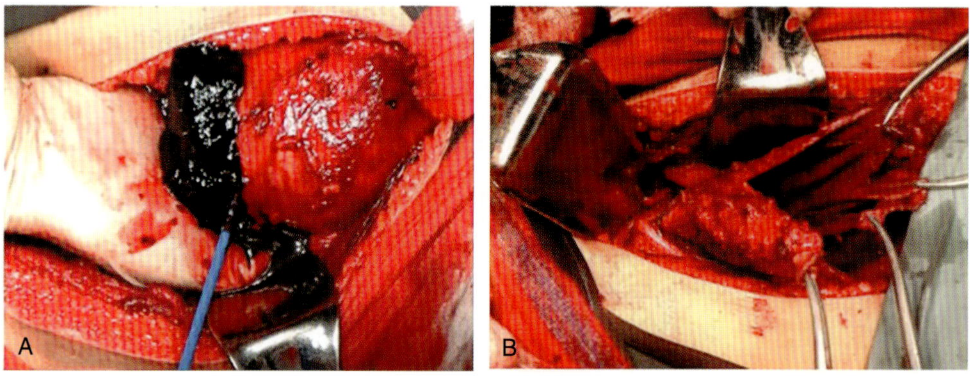

图 69-2 切除肿物。

状明显缓解，排便次数正常，术后 7 天拆线出院。半年后患者随诊未再主诉腰骶部疼痛、泌尿系及消化道症状，复查 CT 盆腔未见占位。

经验与体会

腹膜后肿瘤主要为原发或转移的恶性肿瘤或间叶组织来源的肿瘤，目前为止见于报道可混淆于腹膜后软组织肿瘤的静脉瘤不超过 10 例。Bree 报道一例下腔静脉来源的原发静脉瘤，初步诊断为血管源性恶性肿瘤继发血栓形成，通过术中探查及病理检查后被确诊为囊状静脉瘤。Krinsky 发现钆增强 MR 检查中的"分层钆"特征性征象有助于诊断静脉瘤，但静脉瘤出现阻塞时不具备诊断价值。

原发性静脉瘤是罕见的血管畸形，多见于个案报道，下腔静脉、肾静脉和颈静脉相对较多，大隐静脉、髂静脉和腘静脉亦有报道。静脉瘤较小时可无症状，常通过 B 超等检查偶然发现，多因血栓形成或增大、破裂导致症状或产生严重的并发症。

该例原发盆腔静脉瘤患者的特殊性在于起源自骶前静脉丛，目前为止未见报道。该例患者术前 CTA 提示肿物增强时 HU 值接近动脉，而中心存在低密度灶，且肿物与周围组织关系紧密，不能排除软组织来源恶性肿瘤的可能，最终依靠术中探查及病理被诊断为起源于骶前静脉丛的静脉瘤。追溯病史，可能因为其来源于相对慢速血供的静脉丛，且属于"口小囊大"的静脉瘤，DSA 检查之前即已形成血栓，导致造影时未能显影。

治疗方案方面，当前对于最佳治疗方案并没有明确的指南。最常见的腹膜后静脉瘤为下腔静脉来源，预防性手术切除、下腔静脉重建或腔内治疗均有报道，也有学者认为对于无症状和增长不明显的下腔静脉瘤可选择保守治疗。本例患者没有破裂症状或血栓形成导致的肺栓塞表现，但巨大的瘤体已导致严重的神经、泌尿系和消化道压迫症状，因此选择手术切除，并得到满意的效果。

本病例是一例罕见的巨大盆腔静脉瘤，为首例报道见于起源于骶前静脉丛的腹膜后静脉瘤，并导致了严重的神经、泌尿系和消化道压迫症状，通过手术探查切除的方式进行治疗，疗效满意，术后上述症状完全消失，CT 复查肿物完全切除。

小结

腹膜后静脉瘤有可能混淆于软组织肿瘤，确诊依靠术中探查和病理。腹膜后静脉瘤的术前诊断仍有待于进一步研究，手术切除可达到明确诊断和解除症状的目的。

（邵江 王威 郑月宏）

参考文献

1. Ahuja T, Jaggi N, Kalra A, et al. Hemangioma: review of literature. Contemp Dent Pract, 2013, 14: 1000-1007.

索 引